AF359311

TRAITÉ

DE

NOSOGRAPHIE

MÉDICALE.

III.

Paris. Imprimerie de Bourgogne et Martinet, rue Jacob, 30.

TRAITÉ

DE

NOSOGRAPHIE

MÉDICALE,

PAR

J. BOUILLAUD,

PROFESSEUR DE CLINIQUE MÉDICALE A LA FACULTE DE MÉDECINE DE PARIS,
CONSEILLER DE L'UNIVERSITÉ, DÉPUTÉ DE LA CHARENTE,
MEMBRE DE L'ACADÉMIE ROYALE DE MÉDECINE ET DE PLUSIEURS AUTRES SOCIÉTÉS SAVANTES,
NATIONALES ET ÉTRANGÈRES.

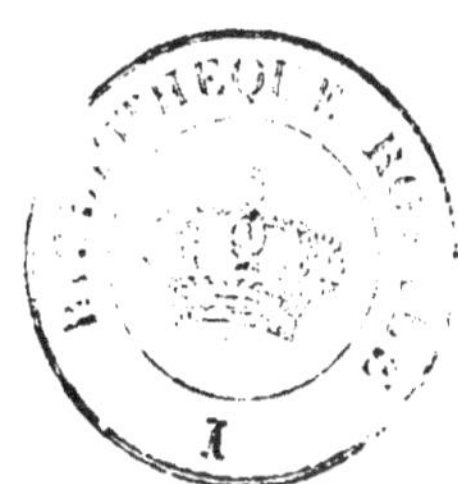

> La médecine fut longtemps repoussée du sein
> des sciences exactes : elle aura droit de leur être
> associée, au moins pour le diagnostic des mala-
> dies, quand on aura partout uni à la rigoureuse
> observation l'examen des altérations qu'éprou-
> vent nos organes.
>
> (BICHAT, *Anat. génér.*)

TOME III.

A PARIS,

CHEZ J.-B. BAILLIÈRE,

LIBRAIRE DE L'ACADÉMIE ROYALE DE MÉDECINE,
Rue de l'École-de-Médecine, 17 ;

A LONDRES, CHEZ H. BAILLIÈRE, 219, REGENT-STREET.

1846.

NOSOGRAPHIE
MÉDICALE.

CHAPITRE VII.

(SUITE.)

DEUXIÈME GROUPE.

INFLAMMATIONS DE L'ESTOMAC ET DES INTESTINS.

L'estomac et les intestins peuvent être enflammés ensemble ou séparément, soit dans leur membrane interne ou muqueuse, soit dans leur membrane externe ou séreuse, soit peut-être dans leur membrane moyenne ou musculeuse. Comme nous ne possédons encore rien de précis sur cette dernière espèce d'inflammation, nous traiterons seulement de celles des membranes séreuse et muqueuse et du tissu cellulaire sous-jacent. Nous consacrerons un article particulier à l'inflammation de la membrane muqueuse de chacune des principales divisions du tube gastro-intestinal; mais nous décrirons dans un seul article l'inflammation de la grande membrane séreuse qui revêt à l'extérieur, soit ce tube gastro-intestinal, soit encore plusieurs autres organes contenus dans la cavité abdominale, et se réfléchit ensuite sur les parois de cette vaste cavité. C'est par la description de cette inflammation que nous allons commencer.

I. Péritonite, ou inflammation de la membrane séreuse abdominale (péritoine).

§ Ier. Fréquence, espèces de la péritonite.

La péritonite est une des plus graves et malheureusement aussi une des plus fréquentes phlegmasies. Sa gravité tient à la fois, et à la vaste étendue du péritoine, la plus grande de toutes les membranes séreuses, et à l'importance de la plupart des organes sur lesquels se déploie le péritoine, tels que l'estomac, les intestins, le foie, le diaphragme, et aussi, dans quelques cas, aux circonstances au milieu desquelles la maladie se développe, l'état puerpéral, par exemple.

La péritonite ne s'étend pas toujours au péritoine tout entier : elle peut n'en affecter que certaines portions. De là la division de cette phlegmasie en péritonite *générale* et en péritonite *partielle*.

Les deux principales péritonites partielles sont : la péritonite *pariétale* (celle du feuillet qui tapisse les parois abdominales), et la péritonite *viscérale* (celle du feuillet qui se réfléchit sur les nombreux viscères abdominaux, et forme divers replis, connus sous les noms d'épiploons et de mésentères). Cette dernière se subdivise et comprend les variétés suivantes :

1° La péritonite *utérine* et de tout le petit bassin en général ; 2° la péritonite *intestinale, gastrique* et *gastro-intestinale*, dans laquelle on peut comprendre la péritonite *épiploïque*, si l'on n'aime mieux faire une espèce à part de cette dernière sous le nom d'*épiploïte* (1) ; 3° la péritonite *hépatique* ; 4° la péritonite *splénique* ; 5° la péritonite *rénale* ; 6° la péritonite *diaphragmatique*. Plusieurs de ces périto-

---

(1) Il s'agit surtout de l'inflammation du grand épiploon. Il est certain qu'il se rencontre des cas où l'inflammation occupe spécialement ce grand repli du péritoine et le tissu cellulo-graisseux ou adipeux dont il est si abondamment pourvu. Or, la présence de ce dernier élément imprime à la maladie, considérée d'une manière générale, et sous le rapport anatomo-pathologique en particulier, des caractères spéciaux. Je ne crois pas m'abuser, par exemple, en émettant ici l'opinion que certaines formes de productions accidentelles, telles que les masses ou tumeurs d'apparence *suifeuse*, stéatomateuse, etc., que l'on rencontre à la suite de certaines péritonites chroniques, tiennent essentiellement à ce que le tissu adipeux ou graisseux épiploïque a participé à l'inflammation.

nites partielles existent d'ailleurs souvent réunies. Il serait beaucoup trop long, dans un ouvrage élémentaire tel que celui-ci, de consacrer un article particulier à chacune des péritonites partielles; mais j'aurai soin, dans la description de la péritonite générale, de faire ressortir les caractères propres à telle ou telle de ces péritonites partielles. Il en sera de même de quelques autres espèces de péritonite fondées sur certaines circonstances particulières au milieu desquelles survient cette phlegmasie, espèces parmi lesquelles celle qu'on appelle *péritonite puerpérale* tient le premier rang.

§ II. Caractères anatomiques.

PÉRITONITE AIGUE. 1° Rougeur, injection et légère tuméfaction du péritoine et surtout du tissu cellulaire sous-jacent (la rougeur du péritoine se présente souvent sous forme de bandes, de rubans ou de larges plaques, comme si dans ces points la séreuse eût été teinte de sang, mais sans injection apparente, celle-ci occupant particulièrement le tissu cellulaire sous-péritonéal). L'épaississement du péritoine ne tient pas uniquement au gonflement du tissu cellulaire sous-jacent; je me suis, nombre de fois, assuré qu'il appartenait, en partie du moins, au péritoine lui-même, lequel perd alors de sa diaphanéité, devient opalin, et se détache, avec une remarquable facilité, des organes qu'il revêt, des intestins grêles, en particulier, que je suis parvenu quelquefois à dépouiller par une assez légère traction dans toute leur longueur, ce qui tient à ce que le tissu cellulaire a perdu de sa force de cohésion, est *ramolli* (1). Quoi qu'il en soit, l'épaississement réuni du péritoine et du tissu cellulaire sous-péritonéal donne aux parois intestinales une épaisseur double et même plus que double de

(1) Dans ces derniers temps, M. le docteur Ménière a signalé une circonstance anatomique qui avait échappé à ses prédécesseurs, savoir, le très notable raccourcissement du tube intestinal à la suite de la péritonite.

celle de l'état normal, phénomène d'autant plus remarquable que l'intestin est dilaté en même temps que ses parois ont acquis plus d'épaisseur.

2° Épanchement de véritable pus, bien lié, homogène, ou d'une simple *lymphe plastique* qui s'est partagée en deux éléments bien distincts, savoir: une partie *coagulée* en pseudo-membranes, et une partie séreuse, plus ou moins trouble et floconneuse, en raison d'une certaine quantité de matière coagulable ou plastique qu'elle retient encore. La quantité de l'épanchement est variable, ainsi que la proportion entre la sérosité et la matière plastique. Dans certains cas, cette quantité s'élève à plusieurs pintes.

Dans quelques cas, le liquide purulent est rougi par une quantité plus ou moins considérable de sang (péritonite *hémorrhagique* de certains auteurs). L'épanchement n'est jamais composé de sang seulement, et s'il en était ainsi, ce n'est plus à une inflammation, mais à une hémorrhagie du péritoine, qu'on aurait affaire.

Les circonvolutions intestinales et tous les viscères abdominaux en général sont agglutinés entre eux et avec les régions des parois abdominales correspondantes, là où une masse de liquide interposée ne s'oppose pas au contact des surfaces qui se regardent. Plus tard, à la place de cette simple agglutination par une matière plastique encore à l'état amorphe, on trouve des adhérences organisées, susceptibles des diverses transformations fibreuses, fibro-cartilagineuses, etc., dont nous avons parlé ailleurs. Il résulte quelquefois de ces adhérences des espèces de brides, de ponts, au-dessous desquels peuvent s'engager des anses intestinales, et c'est là une cause d'étranglement dont tout récemment encore nous avons observé un très beau cas.

La composition chimique de l'épanchement dans la péritonite ordinaire est, sans doute, la même que celle des autres épanchements inflammatoires des membranes séreuses, telle que la plèvre et le péricarde. Notons que des recherches récentes ont démontré l'existence de certains éléments du lait, du caséum en particulier, dans l'épanchement de la péritonite puerpérale ou des femmes nouvellement accouchées. Il y a loin de ce fait à l'opinion de ceux qui avaient considéré comme un pur épanchement de lait l'épanchement purulent qui se forme à la suite de la péritonite des femmes récemment accouchées. Toutefois cette découverte, si elle ne la justifie pas, *atténue* du moins l'erreur dont nous venons de faire mention.

L'épanchement de la péritonite peut être mêlé de divers corps étrangers, venus du dedans ou du dehors, tels que la bile, l'urine, les matières contenues dans le tube digestif (j'y ai même trouvé un ver lombric), etc., lorsque la maladie a été produite par une rupture de la vésicule biliaire, une perforation intestinale, etc.

3° Refoulés, comprimés par l'épanchement, les viscères abdominaux, selon qu'ils sont plus ou moins mobiles, creux ou solides, éprouvent divers déplacements et divers changements de forme dont on conçoit trop facilement le mécanisme pour qu'il soit nécessaire d'y insister avec détail.

PÉRITONITE CHRONIQUE. 1° Un épanchement purulent, des pseudo-membranes en partie organisées, en partie amorphes, se rencontrent dans certaines péritonites chroniques non encore trop prolongées, et quelquefois les intestins grêles, adhérents, forment une espèce de peloton inextricable. On trouve, le plus souvent aussi, une sorte d'éruption de granulations, les unes du volume d'un grain de millet, les autres plus volumineuses, à la surface du péritoine (péritonite tuberculeuse de plusieurs auteurs modernes). Dans un cas que nous avons recueilli en 1839, les granulations du feuillet viscéral, de sa portion intestinale surtout, avaient laissé leur empreinte sur le feuillet pariétal, ce qui lui donnait un aspect chagriné, assez analogue à celui que présente la peau des individus marqué de petite-vérole.

A la longue, lorsque le travail inflammatoire a cessé, le liquide sécrété ne consiste plus qu'en une sérosité ordinaire, tantôt entièrement libre, tantôt enkystée. Les kystes contiennent parfois des hydatides.

2° C'est dans le cours de la péritonite chronique que surviennent ces *épaississements organiques* du péritoine, ces transformations fibreuses, fibro-cartilagineuses des pseudo-membranes organisées, déposées à la surface du péritoine, et particulièrement là où il est appliqué sur des capsules de nature fibreuse, comme le péritoine de la rate, du foie, des reins, du diaphragme. C'est, en effet, sur ces organes que se plaisent en quelque sorte plus particulièrement ces *plaques laiteuses, fibro-cartilagineuses,* si communes à la suite des péritonites chroniques.

3° C'est encore dans le cours de cette même péritonite chronique que l'on voit se développer quelquefois ces tumeurs plus ou moins volumineuses, ces masses lardacées, *suifeuses, stéatomateuses,* signalées par les observateurs qui ont étudié toutes les phases anatomiques de la maladie dont nous traitons. Mais ce n'est plus à l'inflammation du péritoine lui-même, c'est à celle du tissu cellulaire et cellulo-graisseux, post-péritonéal et inter-péritonéal (épiploons, mésentères), que doivent leur première origine les produits *accidentels* ou *anormaux* dont il s'agit. Tout en rapportant ainsi ces espèces de *secreta* ou de produits morbides à la péritonite et au *phlegmon* qui l'accompagne, nous n'avons point la prétention de soulever le voile qui couvre le mécanisme de l'évolution et des transformations ou métamorphoses de ces tumeurs *parasites.* Nous ajouterons seulement que quelques unes de ces transformations constituent, pour ainsi dire, des maladies des produits *primitivement* sécrétés, et que le meilleur moyen de répandre quelque lumière sur l'*anatomie et la physiologie pathologiques* de ces produits, c'est d'en faire l'objet de recherches physiques et chimiques exactes, suffisamment répétées. Il est probable, par exemple, du moins à mon avis, que dans ces dépôts sécrétés au sein d'un tissu cellulo-adipeux, dans ces agrégats, pourvus ou dépourvus des rudiments de la vie, il s'opère des réactions plus ou moins analogues à celles qui ont été si admirablement étudiées par M. Chevreul (1). Au reste, l'évolution, l'existence et, si j'ose le dire, la destinée de ces nouvelles formations sont sujettes à de nombreuses vicissitudes, selon les circonstances ou les éventualités qui peuvent se présenter.

Pour la centième fois, dois-je répéter qu'il ne faut point confondre avec l'inflammation elle-même le travail, quel qu'il soit, qui préside à la transformation des *secreta inflammatoires* en tissus dits *analogues* ou *hétérologues*, sorte de génération ou de *genèse* pathologique, qui n'est qu'une modification de la génération normale de nos divers tissus? Ce travail, sur-ajouté à l'inflammation, en diffère tellement, qu'il en est quelquefois la terminaison par guérison, comme il arrive dans la *cicatrisation* et dans la formation du cal, etc., ces *types* des curieux phénomènes dont nous nous occupons.

Il va sans dire que les adhérences partielles ou générales du péritoine, que surtout les masses ou tumeurs dont nous venons de parler, constituent par elles-mêmes de nouvelles maladies ; que du moins, d'*effets* de maladie, elles deviennent, à leur tour, *causes* de maladie; qu'elles gênent, compriment les organes voisins; qu'elles s'opposent au cours des matières fécales, quand cette compression a lieu sur les intestins, au cours du sang, quand elle s'exerce sur les vaisseaux, et particulièrement sur les veines et les vaisseaux lymphatiques, dans lesquels la circulation est bien moins énergique que dans les artères; qu'elles en-

(1) *Recherches chimiques sur les corps gras d'origine animale*, Paris, 1823, in-8.

travent le mouvement ou le travail nutritif des organes sur lesquels elles pèsent, et en produisent ainsi l'atrophie, etc., etc.

4° Dans certains cas où l'inflammation revêt la forme ulcérative, il peut s'établir des communications anormales ou fistuleuses entre la cavité du péritoine et l'extérieur, ou bien entre cette même cavité et les divers organes creux contenus dans l'abdomen.

Quelquefois la solution de continuité du péritoine et des parties sous-jacentes s'opère par voie de gangrène, comme il arrive dans certains cas de hernie étranglée, etc.

§ III. Symptômes, signes et diagnostic.

1. *Péritonite aiguë.* a. SYMPTOMES LOCAUX. 1° *Douleur générale* de l'abdomen (1), vive, poignante, brisant les forces, altérant les traits et produisant l'état *grippé* du visage, accompagnée de tendance aux défaillances, aux lipothymies, à la syncope, augmentant à la moindre pression, de telle sorte que le poids des couvertures lui-même est quelquefois insupportable, arrachant des gémissements plaintifs à la plupart des malades; en un mot, douleur des plus cruelles, des plus horribles, des plus atroces que l'on puisse observer dans les phlegmasies (2).

(1) Dans les péritonites *partielles*, la douleur correspond au siége particulier de la phlegmasie.

(2) Je n'ai pas besoin de dire que les degrés de cette douleur varient comme ceux de la péritonite elle-même, suivant la sensibilité plus ou moins délicate des malades, etc. Si j'insiste sur les principaux caractères de la douleur de la péritonite, c'est qu'il importe de bien savoir la distinguer de quelques autres douleurs abdominales, telles que celles qui accompagnent, par exemple, l'inflammation du gros intestin, les coliques dites *nerveuses, venteuses,* la *colique de plomb,* la douleur du rhumatisme abdominal, etc. A la faveur de cette distinction, éclairée par quelques autres *différences* importantes que je vais signaler ci-dessous, on peut toujours, quand on a quelque habitude clinique, établir le *diagnostic différentiel* de la péritonite.

La douleur qui accompagne l'entéro-colite ou la colique proprement

2" *Tension*, *tuméfaction*, *rénitence* de l'abdomen.

3º *Matité* dans les points correspondants à l'épanchement une fois fermé, et *résonnance tympanique* plus ou moins marquée dans les régions correspondantes aux intestins refoulés par l'épanchement et plus ou moins distendus par des gaz. La matité se déplace selon les positions qu'on imprime aux malades; le liquide se portant, comme on sait, vers les parties les plus déclives, à moins que des adhérences ou autres obstacles ne s'y opposent (la percussion doit être exercée avec une grande douceur, attendu qu'elle augmente la douleur, circonstance qui rend même cette opération insupportable à que'ques

dite, diffère de la douleur de la péritonite : 1° par son siège dans le trajet du colon; 2° parce qu'elle est moins superficielle, qu'elle n'augmente pas sensiblement, qu'elle diminue même quelquefois à la pression. Que si à cette différence on ajoute celles qui existent entre les autres phénomènes locaux et généraux de ces deux maladies, il sera très facile assurément de les distinguer l'une de l'autre.

Les coliques dites *nerveuses*, *venteuses*, la colique de plomb, ne sont point exaspérées par la pression, comme les douleurs de la péritonite; elles sont, au contraire, plutôt calmées par cette pression; et comme, d'ailleurs, les symptômes caractéristiques de l'épanchement manquent dans les cas que nous comparons ici aux cas de péritonite, et que, de plus, la réaction fébrile qui a lieu dans ces derniers ne se rencontre pas dans les premiers, etc., il est clair qu'un médecin attentif et un peu exercé ne saurait confondre les uns avec les autres.

La douleur de certains rhumatismes très aigus des parois abdominales est, sans contredit, celle qui ressemble le plus à la douleur péritonitique. Elle est superficielle comme elle; comme elle, elle augmente à la pression, et siège dans les mêmes régions. Sous ce rapport, il est réellement assez difficile de distinguer une péritonite naissante d'un rhumatisme très douloureux des parois abdominales. Ce n'est que par une exploration exacte et un examen approfondi de toutes les autres circonstances que l'on peut alors parvenir à différencier ces cas l'un de l'autre. Mais quand la péritonite est plus avancée, et qu'un épanchement plus ou moins considérable s'est opéré, on peut d'autant moins la confondre avec le rhumatisme douloureux des parois abdominales que, à part les symptômes propres à cet épanchement qui manquent dans ce rhumatisme, les symptômes généraux ou *sympathiques* de celui-ci sont bien moins graves que ceux de la péritonite.

malades. Il faut aussi apporter de grands ménagements dans les mouvements qu'on doit imprimer ou faire exécuter aux malades pour constater le déplacement de la matité).

4° *Fluctuation* générale ou partielle selon les degrés de l'épanchement.

5° *Bruit de frottement* entre les surfaces opposées du péritoine pendant les mouvements de la respiration, qui sont en général peu étendus, exécutés avec précaution et comme à regret, lorsque la péritonite est très douloureuse, car ces mouvements augmentent la douleur. En raison de cette particularité et des autres conditions de glissement où se trouvent les feuillets opposés du péritoine, le bruit de frottement dont il s'agit doit être, en général, assez obscur. Néanmoins je l'ai entendu d'une manière distincte, et fait entendre à plusieurs autres personnes dans quelques uns des cas de péritonite que nous avons eus à la clinique (il va sans dire que, pour l'entendre, il faut que le feuillet viscéral et le feuillet pariétal du péritoine, tapissés de fausses membranes, ne soient pas écartés l'un de l'autre par un épanchement trop considérable, et que par conséquent ici, comme dans la pleurésie, c'est surtout au commencement de la maladie, ou bien lorsque plus tard l'épanchement péritonitique a été presque complétement résorbé, qu'il faut chercher le phénomène séméiologique dont nous nous occupons).

6° Les lésions fonctionnelles que présentent les organes abdominaux dans les cas de péritonite sont essentiellement les mêmes que ceux provenant de certaines irritations directes ou idiopathiques de ces organes. Les principaux sont les suivants : régurgitations et vomissements plus ou moins répétés d'une bile verdâtre, porracée; hoquet, sanglots; constipation le plus souvent, mais quelquefois aussi selles bilieuses; diminution ou même suppression des urines (il est évident que ces divers symptômes tiennent à l'inflammation de la portion du péritoine qui revêt les organes dont les fonctions sont ainsi troublées, inflammation qui réagit nécessairement sur ces organes) (1).

b. SYMPTOMES GÉNÉRAUX, etc. Après un frisson initial, plus ou moins intense et plus ou moins prolongé, survient la réaction fébrile. On enseigne généralement que dans la péritonite le pouls est petit, faible, concentré, étroit. Cette proposition comporte cependant des restrictions, et il faut distinguer les cas. Dans ceux où les douleurs sont extrêmes et tendent à produire les défaillances, les lipothymies, et où il existe déjà un épanchement considérable, sorte de déplétion ou de saignée blanche quelquefois énorme, le pouls présente, en effet, les caractères indiqués. Mais dans les cas où les douleurs sont modérées et l'épanchement encore peu considérable, en même temps que l'anxiété est peu prononcée ou du moins tolérable, le pouls conserve de la force, de la plénitude et une certaine largeur (il peut s'élever à 100, 120, 140 pulsations et plus par minute, surtout dans les cas de la première catégorie).

Une profonde prostration des *forces nerveuses* est un des effets les plus constants d'une violente péritonite. J'ai, à l'occasion de la douleur, signalé certains phénomènes d'*expression* qui s'y rattachent. J'ajouterai seulement ici qu'elle va quelquefois jusqu'à déterminer quelques contractions convulsives des muscles de la face, et même un léger délire, ordinairement momentané, et qui n'empêche pas les malades de répondre exactement aux questions sur lesquelles on fixe leur attention. Au reste, certains phénomènes *nerveux* qu'on observe dans quelques cas de péritonite nous paraissent dépendre, en partie du moins, de ce que le péritoine diaphragmatique, et par suite ses nerfs, participent à l'inflammation.

(1) Les vomissements, ainsi que le hoquet, les sanglots, proviennent bien moins souvent de l'irritation de l'estomac, ainsi que le pensent certains auteurs, que de la péritonite diaphragmatique, et par suite de l'irritation des nerfs phréniques et autres qui président aux phénomènes dont les symptômes ci-dessus ne sont qu'une modification.

c. Dans les cas heureux, c'est-à-dire qui doivent se terminer par la guérison, les symptômes locaux et généraux diminuent graduellement (plus ou moins promptement selon l'énergie du traitement et quelques autres circonstances); la résorption du liquide épanché s'opère, et la partie plastique s'organise en adhérences, plaques laiteuses, etc.

Mais dans d'autres cas, malheureusement trop nombreux, au lieu de cette diminution graduelle des symptômes d'une péritonite intense, on observe une aggravation incessante. Alors les *forces* tombent complétement; le visage, toujours grippé, se décompose et se couvre d'une sueur froide; les extrémités se refroidissent; le pouls, de plus en plus étroit et concentré, finit par disparaître; les lèvres et les mains deviennent pâles, froides, livides, et le léger souffle respiratoire qui restait au malade s'éteint dans un dernier soupir (1).

II. *Péritonite chronique.* Que la péritonite chronique succède à l'aiguë ou qu'elle soit primitive, ses symptômes ne diffèrent que par une moindre intensité de ceux qui appartiennent à cette dernière. On la désigne assez souvent encore sous le nom de péritonite *latente*, et elle se dérobe, en effet, quelquefois à des yeux peu exercés, ou se *cache*, comme l'indique sa dénomination. Mais la douleur abdominale, qui manque rarement, du moins à la pression, quelque sourde qu'elle soit dans certains cas, les signes *caractéristiques* d'un épanchement abdominal et une réaction fébrile plus ou moins marquée, permettent d'établir le diagnostic de cette maladie. Dans les cas *exceptionnels*, où il n'existerait ni douleur locale ni réaction fébrile aucune, si les renseignements obtenus sur l'état antérieur du malade ne fournissaient pas de données satisfaisantes, il serait à peu près impossible de

(1) Sous le rapport de l'état général, il y a beaucoup de ressemblance entre cette période d'une violente péritonite et la période du choléra dans laquelle les malades sont *cyanosés*.

savoir si l'épanchement abdominal tient réellement à l'existence d'une péritonite chronique ou s'il ne constitue pas, au contraire, une hydropisie ascite d'origine non inflammatoire. L'erreur est alors assez facile, et j'en connais plus d'un exemple.

Quant au pelotonnement des anses intestinales réunies entre elles par des pseudo-membranes organisées; quant à ces diverses dégénérescences, et spécialement à ces tumeurs enkystées (hydropisie ascite enkystée), à ces masses lardacées, stéatomateuses, cancéreuses, suifeuses, etc., qui se développent à la suite de certaines péritonites chroniques, on en reconnaît l'existence par la palpation, l'inspection, la percussion, etc. (1). Néanmoins, je dois déclarer qu'il est souvent bien difficile de déterminer avec certitude quelle est l'espèce *précise* des tumeurs abdominales dont on a ainsi reconnu la présence, quel est leur siége également précis. On parvient, toutefois, dans un certain nombre de cas, à résoudre ces problèmes; mais on n'y parvient que par une longue habitude clinique et un heureux emploi de toutes ces méthodes exactes d'exploration avec lesquelles on ne saurait trop se familiariser.

§ **IV. Causes.**

Les principales causes déterminantes de la péritonite sont les suivantes : 1° les diverses puissances traumatiques et certaines opérations dans lesquelles le péritoine se trouve plus ou moins directement intéressé, telles que l'opération césarienne, celles de la taille, de la hernie étranglée, etc.; et peut-être aussi certaines manœuvres plus ou moins violentes, quelquefois bien indiquées,

(1) On lit dans l'auteur de l'*Histoire des phlegmasies chroniques* : « Le » sentiment d'une boule qui tournoie dans le ventre et tend à se porter » vers la gorge, m'a paru correspondre à l'agglutination des intestins , » qui forment, avec les glandes mésentériques engorgées, une masse » ronde et mobile dans la cavité abdominale, souvent sans épanchement » fluide. »

d'autres fois intempestives, pratiquées dans les accouchements. Outre que les plaies pénétrantes de l'abdomen peuvent par elles-mêmes causer la péritonite, elles la déterminent encore quelquefois parce qu'elles sont compliquées de l'introduction de divers corps étrangers dans la cavité du péritoine, tels que des balles, des portions de vêtements, etc. Les plaies pénétrantes de l'abdomen peuvent encore produire la péritonite en perforant certains organes abdominaux, et en donnant lieu à des épanchements de matières plus ou moins irritantes.

2.° Ce n'est pas toujours par l'effet des agents traumatiques que s'opèrent la perforation, la rupture des organes abdominaux ci-dessus mentionnés, et par suite les épanchements qui *causent* la péritonite. Dans le cours de certaines maladies aiguës ou chroniques de ces organes, tels que l'estomac, les intestins, les réservoirs et les canaux excréteurs de la bile et de l'urine, etc., soit uniquement par les progrès d'un travail ulcératif, soit par l'effet de quelques mouvements directs des parties ou de mouvements à elles communiqués, comme il arrive dans les efforts, etc., ces parties se perforent, les matières contenues dans leur cavité s'épanchent dans l'abdomen, et une péritonite plus ou moins violente et plus ou moins étendue se déclare (1).

(1) A cette catégorie de cas de péritonite appartiennent ceux relatifs à la perforation de l'iléon dans le cours de la maladie dite fièvre typhoïde ou entéro-mésentérique, terminaison funeste dont la fréquence varie, d'une manière si frappante, selon les diverses méthodes employées pour combattre cette *fièvre*. C'est ainsi, par exemple, que, depuis treize ans, nous n'avons observé aucun cas de ce genre sur les sujets, au nombre de quatre cents environ, que nous avons pu traiter par notre méthode, tandis que sur un même nombre de malades traités par les autres méthodes, et spécialement par celle des purgatifs journaliers longtemps continués, les cas de perforation sont loin d'être extrêmement rares. Les partisans de cette méthode ne nous ont pas fait connaître encore le chiffre des cas relatifs à cet accident mortel, dans un nombre déterminé de malades. Mais voici ce que nous lisons dans les *Recherches sur la fièvre ty-*

3° Les diverses espèces d'étranglement des intestins ou de l'épiploon constituent aussi de véritables causes de péritonite.

4° Toutes les causes que nous venons d'énumérer, et d'autres analogues, par exemple la rupture d'un abcès, d'un kyste, dans l'abdomen, appartiennent à la catégorie de celles qu'on appelle *externes* (1). Quelles sont maintenant dans la catégorie des causes dites *internes*, celles qui peuvent déterminer la péritonite? Il faut convenir de bonne foi que dans la plupart des auteurs on ne trouve rien de bien satisfaisant sur ce point : aussi, dans son article *Péritonite* du *Dictionnaire de médecine et de chirurgie pratiques*, Dugès dit-il que si l'on excepte les cas où une lésion *externe* détermine l'inflammation du péritoine, et en mettant à part ce qui concerne l'état de couches, la péritonite

phoïde par M. Louis (t. II, p. 434) : « La perforation de l'intestin grêle eut lieu chez huit des cinquante-cinq sujets que j'ai ouverts, ou la septième partie des individus, proportion considérable, etc. » Or, dans la préface de son ouvrage, M. Louis nous apprend que le nombre total *des sujets atteints de fièvre typhoïde dont il a recueilli l'histoire* (de 1822 à 1829) *dans les salles de la Charité, alors confiées à M. Chomel, n'est que de cent trente-huit.* Donc la terminaison par perforation a eu lieu dans la dix-neuvième partie des cas environ, tandis que, comme je l'ai dit, sur quatre cents cas environ traités par notre méthode, la perforation n'a pas été observée une seule fois.

Moi aussi, d'ailleurs, avant d'avoir recours à cette méthode, j'avais eu occasion de rencontrer un certain nombre d'exemples de perforation de l'intestin grêle chez les sujets atteints *d'affection* ou *fièvre typhoïde* (entéro-mésentérite typhoïde), suivie d'une péritonite promptement mortelle. J'ajoute que j'en ai observé trois nouveaux cas depuis treize ans que j'enseigne la clinique à la Charité, mais chez trois individus arrivés à une époque trop avancée de la maladie, pour qu'ils pussent être soumis à la méthode nouvelle (l'un d'eux succomba même le premier jour de son entrée à la clinique).

(1) C'est encore aux péritonites de cause *externe* ou *mécanique* qu'il faudrait peut-être rapporter la péritonite qui, d'après Broussais et M. Andral, se développerait sous l'influence des accès de fièvre intermittente. Mais j'avoue qu'il me reste encore des doutes sur la réalité de péritonites provenant *essentiellement* de cette espèce de cause.

des adultes ne serait pas une maladie très commune. « On voit cependant, ajoute-t-il, naître des péritonites aiguës, et qu'on appelle *spontanées*, parce qu'elles se développent sous l'influence de causes *cachées* ou simplement occasion-nelles, et décelant une prédisposition antérieure bien manifestée par ses effets mêmes, et quelquefois par les circonstances anamnétiques (fatigues, pressions journa-lières, écarts de régime répétés). »

Quelles sont ces *causes cachées* décelant une prédisposi-tion antérieure, sous l'influence desquelles se développent des péritonites *spontanées?* Dugès ne nous en dit rien.

Dans son *Histoire des phlegmasies chroniques*, Brous-sais a justement placé les femmes en couches en tête des su-jets *prédisposés généralement et localement* à la péritonite (1).

(1) Relativement au *mécanisme* de la péritonite des nouvelles accou-chées, Broussais a émis quelques idées qui ne s'accordent guère avec la réputation de solidiste *exclusif* dont quelques uns l'ont accusé, et que plusieurs de ses ouvrages n'avaient, il faut l'avouer, que trop bien jus-tifiée : «On ne saurait nier, dit il, qu'une foule de causes ne puissent fermer » tout-à-coup les pores exhalants de la matrice et du sein. Quand ce phéno-» mène a lieu, il faut une issue, et une prompte issue aux fluides repoussés » de leurs vaisseaux excréteurs. Or, si la constriction capillaire qui fait » rétrograder le lait et les lochies est égale dans les tissus de la peau, des » reins et de la muqueuse gastrique, n'est-il pas possible que les fluides » soient exprimés par les exhalants du péritoine, et qu'une ascite soit ici » produite, comme après la suppression de transpiration, avant que l'ac-» tion augmentée du péritoine soit portée au degré de la phlogose? *Dans* » *ce cas, la péritonite qui se manifeste ensuite serait l'effet, et de la souf-* » *france des exhalants, peu faits pour un pareil fluide, et de l'action irri-* » *tante d'un corps étranger qui, sitôt extravasé, n'est plus susceptible d'être* » *entièrement résorbé.*

» Ce mécanisme est rendu probable par la susceptibilité du péritoine à » la suite des grossesses, par les qualités acides de la sueur des nou-» velles accouchées, par la prédominance d'une mucosité acide dans » les dévoiements qui leur surviennent, par le dépôt de leurs urines, » par la nature des suppurations auxquelles elles sont sujettes, et où l'on » remarque toujours beaucoup de pus blanc disposé à se décomposer et » à s'acidifier. On a observé que les péripneumonies, les frénésies, etc., » présentaient ordinairement plus de matière purulente ou lymphatique » dans les cadavres des femmes mortes en couches que dans les autres

Il insiste, de plus, en ces termes sur les cas où la péritonite se développe en l'absence de toute cause *locale:* « Il est » connu que le froid de l'atmosphère agissant sur tout le » corps, l'immersion dans l'eau froide....., sont des causes » de péritonites. »

Quelques modernes auteurs ont trop négligé l'étude de la cause dont il s'agit. La douzième observation de péritonite rapportée dans la *Clinique* de M. Andral est un bel exemple de l'influence de cette cause. Cette observation est relative à un *boulanger* qui fut pris d'un grand frisson, et bientôt des symptômes d'une péritonite fort grave, après *s'être exposé à peu près nu (selon la coutume des garçons boulangers) à l'air froid et humide d'une matinée pluvieuse.* J'ai récemment observé, en ville, l'exemple d'une violente péritonite également survenue à la suite d'un refroidissement.

» *sujets. Ce n'est pas du lait précisément qu'exhale le péritoine, car, aussitôt* » *résorbé, ce fluide n'a plus la même composition, mais ce sont ses élé-* » *ments. C'est un fluide gélatineux, très acidifiable, qui prédomine alors* » *dans l'économie, qui doit sans cesse en sortir, et qui est très propre à ir-* » *riter la partie sur laquelle il sera déposé. Les péritonites avec épanche-* » *ment, et où la douleur se développe dès le premier abord, seront donc* » *souvent attribuables, partie à l'exaltation de l'action exhalante, partie* » *au stimulus de la matière épanchée.* »

Je sais qu'on pourrait relever dans ce passage plusieurs erreurs de physiologie proprement dite, et surtout de chimie physiologique et pathologique, erreurs qu'il faut, en partie du moins, mettre sur le compte de l'époque à laquelle écrivait alors Broussais (1808), époque où l'on croyait, par exemple, que le lait était acide, tandis qu'il est alcalin, etc. Mais n'est-il pas curieux d'y trouver en germe des doctrines humorales dont l'observation ultérieure a démontré la vérité de la manière la plus éclatante? N'est-ce pas réellement une chose digne d'attention que de voir le futur auteur d'un système médical essentiellement solidiste et vitaliste émettre de pareilles idées, dont quelques unes, entre autres a présence des éléments du lait dans la matière de l'épanchement de la péritonite des nouvelles accouchées, ont de nos jours été confirmées par des recherches de chimie expérimentale?

Les connaissances que nous avons acquises sur la phlébite purulente, si fréquente chez les femmes récemment accouchées, sur la fièvre dite *purulente* en général, ne s'accordent-elles pas merveilleusement aussi avec quelques remarques du passage qu'on vient de lire?

III.   2

Dans la partie de sa *Clinique médicale* que M. le professeur Andral a consacrée à des recherches sur la péritonite, il ne s'est point occupé d'une manière dogmatique et approfondie de l'étiologie de cette maladie; mais il a rapporté un cas de *péritonite dont l'invasion coïncida avec la disparition d'un rhumatisme articulaire* (obs. V). A la suite de cette observation, il a émis quelques réflexions qui se rapportent trop directement à notre sujet pour que nous ne les consignions pas ici : « J'ai, dit-il, cité précédemment des » cas de pneumonies, de pleurésies, de péricardites, dont » l'invasion coïncida avec la disparition d'affections rhu-» matismales aiguës. L'observation qu'on vient de lire peut » être rapprochée de ces cas : c'est ici une péritonite qui » remplaça un rhumatisme. Il importe peu d'appeler ce » déplacement de maladie *métastase* ou autrement, pourvu » que l'on n'oublie pas le fait (1). »

M. Andral a soin de rappeler les cas où, comme chez son malade, des douleurs vives, atroces, se font tout-à-

(1) Ici encore, comme il l'avait fait ailleurs pour la péricardite, la pleurésie, M. Andral attribue à une *métastase* la péritonite. On voit que la doctrine de ce savant observateur est essentiellement différente de celle que j'ai développée plus tard sur la coïncidence de certaines phlegmasies, et spécialement de l'endocardite et de la péricardite avec le rhumatisme articulaire aigu. En effet, dans les cas dont parle M. Andral, il s'agit toujours de la coïncidence de pleurésie, de péritonite, de péricardite (jamais il n'a parlé de l'endocardite) avec la *disparition d'un rhumatisme*, tandis que la loi que j'ai formulée est relative à la coïncidence de l'*endocardite*, de la *péricardite*, etc., avec le rhumatisme articulaire aigu, et non avec sa *disparition*. C'est que la phlegmasie de l'endocarde, du péricarde, etc., se développe le plus souvent en même temps que celle des synoviales articulaires, et que quand elles se développent seulement dans le cours de cette dernière, cela ne suppose nullement sa disparition, qui n'arrive point alors, du moins dans l'immense majorité des cas. D'ailleurs, dans les cas où cette disparition a lieu, c'est bien vainement que, pour *remplir la principale indication*, suivant l'opinion de M. Andral et de tant d'autres, *des cataplasmes sinapisés sont appliqués tour à tour sur diverses articulations pour rappeler l'irritation à son siége primitif.*

Quoi qu'il en soit, M. Andral termine ses réflexions sur l'observation de

coup sentir dans l'abdomen, chez des individus actuellement ou anciennement atteints de rhumatisme, pour se
dissiper plus ou moins promptement, sans laisser après
elles aucune trace d'affection grave. *Alors*, dit-il, *il est au
moins douteux qu'elles soient le résultat d'une inflammation
du péritoine.* M. Andral a signalé évidemment ici ce rhumatisme des parois abdominales dont nous avons parlé à
l'occasion des symptômes de la péritonite, nous efforçant
alors d'indiquer les signes différentiels au moyen desquels
on peut distinguer ces deux affections l'une de l'autre.

§ **V. Durée, marche, pronostic et mortalité.**

1. Les auteurs ne contiennent rien de bien exact et partant de bien satisfaisant sur la durée et le pronostic de la
péritonite, selon les *diverses circonstances.* Parmi les circonstances qui doivent influer et qui influent réellement le
plus puissamment sur la durée et la mortalité de cette
phlegmasie, il faut signaler l'*espèce* et le *mode* de traitement
employé. Or, les auteurs ont précisément négligé dans
leur calcul cette grande *condition,* cette donnée capitale.

D'après M. Andral (*Cliniq. médic.*), « la marche de la
péritonite, dans *certains* cas, est tellement aiguë, qu'un
métastase *rhumatismale* dont il s'agit, en faisant remarquer que *trois jours
s'écoulèrent à peine entre l'invasion des premières douleurs abdominales et
l'époque de la mort, et que cependant on ne trouva altéré, d'une manière
appréciable, aucun des organes importants à la vie (cœur, poumon, centre
nerveux).*

Dans la relation de l'autopsie cadavérique, il n'est malheureusement
fait aucune mention de l'état du cœur, des poumons et du centre nerveux. Certes, si, à l'époque où cette ouverture fut faite, M. le professeur
Andral eût connu la *loi de la coïncidence* de l'endocardite avec le rhumatisme articulaire aigu fébrile (fièvre rhumatismale), il n'eût pas négligé de
faire une mention *spéciale* du cœur à l'article de l'ouverture du cadavre.
Mais, à cette époque, cette coïncidence était entièrement inconnue. Et
quant à la péricardite elle-même, on en possédait bien des exemples,
mais on les citait comme des cas exceptionnels et toujours, je le répète,
comme des exemples de métastase, doctrine si différente elle-même de
celle qui devait être formulée plus tard, d'après les faits fournis par des
recherches de clinique et de statistique exactes.

petit nombre d'heures s'écoule entre l'époque de l'invasion de la maladie et *celle de la mort*, tandis que d'autres fois la péritonite, toujours aiguë par ses symptômes, ne devient *mortelle* qu'au bout de trente à quarante jours. »

Dans son article déjà cité, A. Dugès s'exprime ainsi sur la durée de la péritonite des adultes : « La péritonite aiguë, soit bénigne, soit mortelle, peut durer de huit à trente et même quarante jours ; mais elle peut aussi passer à l'état chronique. Les cas dans lesquels on l'a vue faire périr en beaucoup moins de temps les individus frappés sont rares et exceptionnels. »

Avant les deux observateurs que je viens de citer, l'auteur de l'*Histoire des phlegmasies chroniques* avait écrit : « Je n'ai jamais vu de péritonite très douloureuse et très fébrile se prolonger au-delà de dix à vingt jours. J'ai remarqué que lorsque la maladie ne cédait pas dans cet espace de temps au traitement approprié, elle se terminait toujours par une mort prompte. Je n'ai point vu **cette** phlegmasie passer d'un état violent au calme et à l'indolence après avoir parcouru toutes les gradations de l'état aigu.... Des péritonites que j'ai rencontrées dans l'état chronique, les unes n'avaient été douloureuses et fébriles que pendant trois jours au plus ; les autres, et c'est la majorité, avaient débuté d'une manière insensible... De quelque manière que la péritonite ait débuté, elle ne saurait rester longtemps sans terminaison, si elle ne devient à peu près indolente, et telle qu'elle ne puisse alimenter une fièvre hectique bien prononcée... *La péritonite chronique ne s'est point terminée sous mes yeux autrement que par la mort* (1). »

II. On voit par ce qui précède combien il reste à faire encore sur le sujet qui nous occupe. Pour l'élucider convenablement, il faudra procéder en se conformant aux principes

(1) Une note des dernières éditions de l'ouvrage cité porte : « J'ai quelques exemples de guérison depuis 1808. »

d'une philosophie médicale plus sévère que celle employée jusqu'ici, et ne pas négliger surtout de bien *catégoriser* les faits qu'on aura exactement observés, analysés et comptés, et de bien *préciser* le traitement employé (1).

J'ai déjà, de mon côté, commencé le travail dont il s'agit; mais je n'ai pas encore recueilli un assez grand nombre de cas de péritonite, soit ordinaire, soit puerpérale, etc., pour pouvoir résoudre complétement les principales questions sur lesquelles il doit rouler. Tout ce que je puis affirmer déjà, c'est que nous avons guéri par la *nouvelle formule des émissions sanguines* des malades qui, selon toutes les probabilités, auraient succombé s'ils eussent été traités par les anciennes méthodes, et que nous avons en même temps abrégé de la manière la plus évidente la durée de la maladie dans les cas terminés par la guérison, tandis que dans les cas malheureux la terminaison fatale a été retardée.

§ VI. Traitement.

I. S'il est une phlegmasie dans laquelle il importe d'agir conformément aux principes qui régissent la nouvelle tactique thérapeutique des phlegmasies aiguës en général, c'est assurément la péritonite. Il faut, en effet, déployer vivement toutes les ressources de l'art dans une maladie qui, de l'aveu de tous les auteurs, marche, quand elle est

(1) Si l'on ne *catégorise* pas, en effet, les cas, si l'on ne les divise pas en séries selon le degré de gravité de la péritonite considérée en elle-même, selon qu'elle est simple ou compliquée, etc., etc., comment arriver à quelque chose de précis sur sa durée, son pronostic, sa mortalité? Est-ce que la péritonite qui se développe par suite d'une perforation de l'intestin grêle, survenue dans le cours de la fièvre typhoïde, doit, sous les rapports qui nous occupent, être mise sur la même ligne que la péritonite ordinaire? Et n'en est-il pas de même de la péritonite puerpérale, si souvent compliquée de phlébite, de lymphangite utérine, de métrite, etc.? Je ne saurais trop le redire: point de médecine exacte possible, point de *lois rigoureuses* en clinique, tant qu'on ne tiendra pas un compte exact de *toutes les conditions des faits.*

un peu intense, et surtout quand elle l'est beaucoup, avec une telle rapidité qu'elle peut entraîner la mort dans l'espace de quelques jours. Ainsi donc, on aura recours à la nouvelle formule des saignées, accommodée à toutes les circonstances des cas qu'on aura sous les yeux.

Je lis dans la *Clinique médicale* de M. Andral (xi° obs. de péritonite) un cas qui me paraît bien propre à faire ressortir les avantages qui résultent de la rapidité avec laquelle on retire une quantité donnée de sang (quatre à cinq livres, par exemple). Il s'agit d'un jeune homme de vingt-six ans, fortement constitué, atteint de péritonite aiguë, chez lequel *trois cent douze sangsues furent appliquées dans l'espace de douze jours, tant sur l'abdomen qu'à l'anus*, et chez lequel cependant la maladie n'en persistait pas moins encore, sous une forme qui se rapprochait plus de l'état chronique que de l'état aigu (1), lorsque le malade mourut subitement par suite de la rupture d'un anévrisme de l'artère iliaque primitive dans la cavité du péritoine. On peut évaluer à *huit livres* environ la quantité de sang qui fut ainsi enlevée par les saignées locales *exclusivement* dans l'espace de douze jours. Eh bien, d'après les résultats que nous avons obtenus depuis huit ans sur plusieurs centaines de malades atteints de phlegmasies aiguës graves, il est infiniment probable que cinq, six ou tout au plus sept livres de sang, enlevées dans les quatre ou cinq premiers jours de traitement, tant par les saignées générales que par les locales, auraient emporté la maladie et prévenu sa *persistance sous une forme qui se rapprochait de l'état chronique :* tant il est vrai que, pour évaluer la somme d'action thérapeutique des émissions sanguines à une dose *donnée*, il ne faut pas

---

(1) Voici les propres expressions de M. Andral : « Les douleurs furent » calmées ; le malade fut sensiblement soulagé, et ses forces étaient con- » servées en assez bon état; mais si la forme aiguë de la maladie fut ainsi » enlevée, elle n'en persista pas moins sous une forme qui se rapprochait » plus de l'état chronique. »

négliger la considération de l'espace de temps dans lequel celle-ci a été enlevée ! En un mot, cette action n'est pas seulement en raison de la masse de sang enlevée, mais, comme je l'ai déjà dit ailleurs, en raison de cette masse multipliée par la vitesse avec laquelle elle a été retirée (1).

Les moyens adjuvants des émissions sanguines sont : les vésicatoires promenés sur l'abdomen, les frictions mercurielles, le colomel à l'intérieur, les bains modérément chauds, et quelques autres pratiques dont nous avons parlé ailleurs.

La diète et les boissons émollientes, délayantes, sont de rigueur pendant la durée de l'état aigu.

II. La péritonite chronique sera combattue d'après les préceptes que nous avons indiqués en nous occupant du traitement des inflammations chroniques en général, et de celui de plusieurs phlegmasies chroniques en particulier, telles que la pleurésie, la péricardite, etc.

La *paracentèse* peut être pratiquée sans danger lorsque les phénomènes inflammatoires sont tombés (elle ne saurait entraîner les mêmes inconvénients, les mêmes accidents que l'on attribue, sans trop de fondement peut-être, à l'opération de l'empyème, sorte de paracentèse du thorax). Malheureusement, ce n'est là qu'un moyen *palliatif*, car un nouveau liquide ne tarde pas à remplacer celui qui avait été évacué.

Diverses lésions organiques sous forme de tumeurs plus ou moins volumineuses, consécutives à la péritonite pro-

(1) Je n'ai pas besoin, je l'espère, de prévenir le lecteur qu'il ne faut pas prendre trop à la *lettre* cette formule empruntée à la physique dynamique. En effet, en forçant notre pensée, on pourrait en tirer cette conséquence, qu'il vaudrait encore mieux enlever en douze ou vingt-quatre heures, ou même moins, la quantité de sang que nous enlevons en trois, quatre ou cinq jours. Une telle conclusion, mise en pratique, aurait des résultats bien funestes. Voilà pourquoi nous avons, pour les diverses catégories de cas, *formulé* si nettement notre pratique sous le double rapport de la masse du sang à retirer, et de l'espace de temps dans lequel elle doit être retirée : *Est modus in rebus.*

longée sont au-dessus de tous les moyens de la médecine.

III. Nous n'avons eu en vue, dans tout ce qui précède, que le traitement de la péritonite ordinaire. Quant à celui de la péritonite puerpérale en particulier, nous n'avons pas eu d'assez fréquentes occasions de nous en occuper pour en parler ici *ex professo*. Le temps n'est plus où l'on considérait, avec les Doublet et les Doulcet, l'ipécacuanha comme l'infaillible remède de cet élément de la maladie dite fièvre puerpérale. (Voy. l'art. *Métrite*.)

II. Des inflammations de la membrane muqueuse gastro-intestinale.

ARTICLE PREMIER.

GASTRITE, OU INFLAMMATION DE LA MEMBRANE MUQUEUSE DE L'ESTOMAC.

Considérations historiques préliminaires.

I. Avant la publication de l'*Histoire des phlegmasies chroniques* (1808), la gastrite était une des inflammations dont l'étude laissait le plus à désirer. Pour donner une idée de l'état précaire où se trouvait alors la description de cette maladie, nous ne saurions mieux faire que d'emprunter à l'ouvrage que nous venons de citer les passages suivants : « Les gastrites sont si peu connues, que les au-
» teurs français ont besoin des histoires d'empoisonne-
» ments pour nous les montrer dans toute leur intensité.
» En effet, les phlogoses de la muqueuse gastrique n'ont
» encore été traitées *ex professo* qu'à l'occasion des empoi-
» sonnements. L'auteur de l'excellent *Traité de l'empoison-
» nement par l'acide nitrique*, M. le docteur Tartra, trop
» circonscrit par son sujet, n'a pu comparer l'action des
» autres causes qui ont pour ordinaire de phlogoser la
» membrane interne des voies gastriques, avec celle dont
» il étudiait les effets. Il en est résulté que son ouvrage,
» quoique offrant des gastrites de tous les degrés, ne pré-
» sente, en effet, qu'un des genres de cette maladie. Nous

» en trouvons encore deux autres dans des dissertations
» inaugurales très estimées sur les effets de l'acide sulfu-
» rique et de l'oxide d'arsenic introduits dans les voies
» digestives, et cependant nous manquons d'un ouvrage
» capable d'éclairer les cas les plus communs, et que tout
» médecin peut rencontrer à chaque instant dans la pra·
» tique. Nous avons sans cesse sous les yeux une foule
» d'hommes qui passent leur vie à se tourmenter l'estomac
» avec tout ce que les deux règnes animés peuvent pro-
» duire de plus incendiaire, et nos livres de pathologie ne
» nous entretiennent que d'embarras gastriques et de
» saburres bilieuses ou muqueuses. Si un buveur perd
» l'appétit et périt d'inanition par défaut de digestion sto-
» macale, on ne nous parle le plus souvent que de la perte
» du ton, du racornissement des fibres de l'estomac ou de
» la coagulation des fluides, résultat de l'abus des puis-
» sances digestives. S'il devient hydropique, s'il succombe
» avec la diarrhée, même explication.

» Cependant le père de la médecine clinique française
» nous a dépeint la gastrite chronique sous le titre de *ca-*
» *tarrhe de l'estomac...,* et il regarde cet état comme con-
» duisant au squirrhe du pylore (1).

» La gastrite paraît donc, dans nos auteurs, sous deux
» formes : 1° par suite des poisons corrosifs : alors on ne
» nous la montre que dans son plus haut degré et avec
» des symptômes particuliers à la circonstance; 2° par
» l'abus des matériaux de l'hygiène : mais ici on ne nous
» la fait connaître que dans une des nuances de l'état chro-
» nique.

» Ainsi l'histoire de la gastrite est encore très peu
» avancée parmi nous...... J'ose assurer qu'elle est beau-
» coup plus commune en France qu'on ne l'imagine : ce
» qui suppose qu'elle est souvent méconnue.

» La gastrite n'étant jamais décrite que dans son plus

(1) Voyez la *Nosographie philosophique.*

» haut degré d'intensité, toutes les nuances peu exprimées
» devaient être méconnues et mal traitées..... J'ai essayé
» de remédier à cette calamité publique en disposant dans
» une série méthodique les gastrites assez obscures pour
» échapper souvent au diagnostic , et en m'étudiant
» à les rattacher, d'un côté avec les variétés les plus in-
» flammatoires, de l'autre *avec la sensibilité purement*
» *nerveuse et la véritable faiblesse de l'estomac.* »

A l'époque où Broussais découvrait en quelque sorte la gastrite la plus ordinaire, ou celle d'origine non vénéneuse, n'oublions pas qu'il était encore partisan de la doctrine pyrétologique de Pinel. En effet, à propos de l'ouvrage de Prost (*Médecine éclairée par l'ouverture des corps*), publié en 1804, ouvrage dans lequel cet auteur faisait jouer un si grand rôle à la *souffrance de la muqueuse gastro-intestinale dans le développement des fièvres en général et de la fièvre ataxique en particulier*, Broussais consignait dans une note la déclaration suivante : « J'ai trop souvent rencontré cette membrane
» en bon état, à la suite des typhus les plus malins ; j'en ai
» vu un trop grand nombre s'améliorer par l'emploi des
» stimulants les plus énergiques, pour partager l'opinion
» de ce médecin sur la cause de la fièvre ataxique. » Heureux l'auteur de l'*Histoire des phlegmasies chroniques*, si lui-même, plus tard, n'eût exagéré l'influence de la gastrite *proprement dite* dans le développement des maladies fébriles !

II. Dans la dernière édition de sa *Nosographie philosophique*, publiée en 1818, Pinel ne mentionne même pas les recherches de l'auteur de l'*Histoire des phlegmasies chroniques* sur la gastrite ; et comme pour justifier celui-ci d'avoir dit que la seule forme ou nuance de gastrite étudiée jusqu'à lui était la gastrite par l'empoisonnement, il ne s'occupe guère, en effet, que de celle-ci (1). Il est vrai qu'à l'occasion de *ses fièvres gastriques* , Pinel a décrit des

(1) Sur huit pages de *considérations générales*, sept sont consacrées à la gastrite par empoisonnement et à certaines altérations graves dites *spon-*

groupes symptomatiques qui se rattachent à certaines formes des irritations gastriques, ainsi qu'il paraît en convenir lui-même dans ses *Considérations sur la nature des fièvres gastriques* (1). Il est d'autant plus étonnant que Pinel n'ait pas entrevu quelque rapport entre la gastrite considérée dans ses diverses nuances et les *fièvres gastriques* par lui décrites, qu'en présentant la synonymie de la gastrite, il ne manque pas d'indiquer la dénomination de *febris stomachica inflammatoria*. Or, si la maladie connue avant lui sous le nom ci-dessus indiqué n'est autre chose que la gastrite, d'où vient qu'il a fait deux maladies essentiellement distinctes de la gastrite et de la *fièvre gastrique*, cette dernière dénomination n'étant que la traduction française de la *febris stomachica* qu'il dit être synonyme de gastrite? N'y a-t-il pas là une frappante contradiction? Mais que de contradictions, devenues les plus éclatantes à une époque donnée de la science, sont restées longtemps inaperçues ou du moins à peine entrevues à des époques antérieures!

III. La doctrine de Broussais sur les inflammations gastriques en général, et sur le rôle particulier que cer-

tanées de l'estomac. Après avoir tant insisté sur la gastrite par empoisonnement, Pinel n'en professe pas moins que *la gastrite et l'empoisonnement par l'acide nitrique sont deux affections qu'il n'est pas permis maintenant de confondre quand les symptômes en sont bien prononcés.* Il est cependant bien certain que l'acide nitrique, introduit dans l'estomac, y produit une violente inflammation. Reste seulement à étudier la *spécificité* de l'action de l'acide nitrique sur les parties qu'il enflamme.

(1) Consultez, par exemple, le passage suivant de ces *Considérations*: « Tout semble indiquer que le siége principal des maladies de cet ordre » (fièvres dites bilieuses ou gastriques) est dans le conduit alimentaire, » *surtout l'estomac et le duodénum*, non moins que dans les organes sécréteurs de la bile et du suc pancréatique : cela est manifeste dans les » embarras gastriques, le *choléra-morbus*, non moins que dans la fièvre » gastrique continue ou rémittente... Mais quelle connexion ont les causes » occasionnelles, physiques ou morales, avec cette augmentation d'irri- » tabilité fébrile dans l'estomac ou le duodénum, ou dans les conduits ou » réservoirs biliaires ou pancréatiques ? »

taines formes d'entre elles jouent dans la production des fièvres dites essentielles, a été l'objet des recherches d'un grand nombre d'observateurs modernes. Toutefois aucun auteur, que je sache, n'a, depuis Broussais, fait une véritable *monographie* sur la gastrite.

Le mémoire de M. Louis sur le *ramollissement avec amincissement, et sur la destruction de la membrane muqueuse de l'estomac*, mérite une mention particulière. Mais la maladie décrite sous ce nom par M. Louis est-elle bien identique à la gastrite? Voici comment M. Louis s'explique sur la *nature* présumée de l'affection dont il s'agit : « A ne » considérer que les symptômes, nous ne pouvons y voir » qu'une inflammation de la membrane muqueuse de » l'estomac, *une véritable gastrite.*» M. Louis développe ensuite les raisons d'après lesquelles les altérations de la membrane muqueuse de l'estomac lui paraissent favorables à la même doctrine.

Voici ces raisons : « Sans parler du ramollissement, qui » est la suite ordinaire de l'inflammation aiguë intense, » l'amincissement et même la destruction de la muqueuse » n'ont rien qui répugne à l'idée de l'inflammation, puisque » tous les jours nous voyons la peau s'ulcérer, s'amincir, » disparaître entièrement à la suite de l'application plus » ou moins prolongée d'un vésicatoire... La décoloration » n'a pas été constante; et quand bien même elle le serait » elle ne pourrait rien conclure contre notre proposition, » la décoloration des tissus étant inévitable à une époque » rapprochée de leur destruction. Enfin, nous observerons » que, dans les points où la lésion qui nous occupe n'exis- » tait pas, on a trouvé dans plusieurs cas la membrane » muqueuse inégale, mamelonnée et ulcérée, que cet état » paraît être un résultat de l'inflammation; en sorte que si » d'un côté la décoloration ne repousse pas l'idée de l'in- » flammation, la rougeur observée quelquefois dans le cas » de ramollissement avec amincissement, l'amincissement

» lui-même et l'état de la membrane muqueuse dans les
» parties contiguës à la lésion, y sont favorables. »

A ces arguments, on peut encore ajouter ce que dit
M. Louis dans le paragraphe où il traite des causes de la
maladie. Après avoir rappelé les circonstances dans lesquelles elle s'était déclarée, il poursuit ainsi :

« Les deux seuls cas dans lesquels l'affection paraisse
» avoir été déterminée par des causes manifestes, sont
» favorables à l'opinion que nous avons émise sur sa na-
» ture : l'un des trois sujets s'était livré à des excès de vin
» et d'eau-de-vie, trois jours de suite ; l'autre *vivait dans la*
» *misère* depuis six mois, quand se développèrent les pre-
» miers symptômes gastriques. »

Il faut convenir que le second de ces deux cas aurait
plus de valeur étiologique si l'on eût mieux précisé le
genre de vie du sujet.

Enfin, avant de terminer, disons qu'en *ordonnant les antiphlogistiques, en les proportionnant aux forces de l'individu,*
M. Louis a, du moins implicitement, reconnu le *génie* inflammatoire de la maladie qu'il a décrite sous le nom indiqué plus haut.

Après avoir ainsi exposé les arguments favorables à la
nature inflammatoire du ramolissement de l'estomac,
M. Louis ajoute : « Les rapprochements les plus naturels
» ne garantissent pas toujours de l'erreur : aussi n'insiste-
» rons-nous pas plus longtemps sur une manière de voir
» que l'on peut considérer comme douteuse, d'autant plus
» que notre but a été, *non de faire une théorie,* mais de dé-
» crire un état pathologique non encore observé. »

Dans un ouvrage postérieur à celui auquel nous empruntons ces extraits, M. Louis doute de plus en plus de
la *nature inflammatoire* de l'*état pathologique* qu'il croit avoir
observé le premier.

Qu'il y ait, en effet, des ramollissements qui ne soient pas
de nature inflammatoire, puisqu'ils peuvent se développer

après la mort, et que, comme l'a fait M. Carswell, on peut produire artificiellement sur le cadavre, cela ne saurait être aujourd'hui l'objet du moindre doute; mais telle n'est pas la question que nous avons à décider pour le moment. Il s'agit de savoir si le ramollissement que l'on rencontre dans l'estomac d'individus qui ont présenté, de l'aveu de M. Louis, des *symptômes d'une véritable gastrite*, peut être légitimement considéré comme un des effets ou des caractères anatomiques de cette maladie, pour les cas où l'ouverture des cadavres est pratiquée dans des circonstances qui ne sont pas celles au milieu desquelles s'opère le ramollissement *cadavérique*, et lorsqu'il existe en même temps d'autres caractères anatomiques de l'inflammation de la membrane muqueuse de l'estomac. Il me semble que c'est une *théorie* bien permise que de se prononcer en pareil cas pour l'affirmative. Si donc nous avons placé à la suite de la description des symptômes de la gastrite chronique par Broussais, celle des symptômes du ramollissement, avec amincissement de la membrane muqueuse de l'estomac par M. Louis, c'est que nous avons pensé que le ramollissement auquel M. Louis assignait de pareils symptômes était bien un résultat, une lésion d'origine inflammatoire. Mais si, plus tard, M. Louis parvient à nous démontrer que cette espèce de ramollissement n'est point le produit d'une inflammation, nous renoncerons au rapprochement que nous avons fait ici ; et par une conséquence inévitable, nous ne pourrons plus considérer comme de nature inflammatoire le ramollissement du cerveau, du foie, du poumon, etc., dont les symptômes auront été ceux d'une encéphalite, d'une pneumonie, d'une hépatite, etc.

Au reste, la discussion précédente prouve assez combien sont grands les inconvénients de désigner une maladie par un nom qui rappelle un seul de ses caractères anatomiques. Ces inconvénients sont au fond les mêmes que ceux qui résultent des dénominations fondées sur un seul des symptômes

d'une maladie, telles que celles d'*asthme*, de coliques, etc.
Comme le même symptôme, le même caractère anatomique, peuvent, en effet, appartenir à des maladies différentes, les dénominations qui reposent sur une base
aussi mobile deviennent la source d'éternelles disputes.

Mais ce n'est pas seulement dans les maladies chroniques
que M. Louis a rencontré le ramollissement de la membrane muqueuse de l'estomac; il l'a également observé, ainsi
que d'autres altérations de cette membrane, telles que des
ulcérations, chez des individus atteints de la maladie qu'il
appelle *affection typhoïde* et d'autres maladies, et voici le
résumé de sa doctrine à cet égard :

« Non seulement les altérations de la membrane mu-
» queuse de l'estomac étaient les mêmes chez les sujets
» emportés par l'affection typhoïde et chez ceux qui
» avaient succombé à d'autres maladies aiguës, mais la
» proportion des cas dans lesquels ces lésions existaient
» n'offrait que des différences assez légères.... Puisque la
» membrane muqueuse de l'estomac n'est pas affectée dans
» tous les cas où l'affection qui nous occupe a lieu; qu'on
» la trouve dans l'état normal chez des sujets qui succom-
» bent très rapidement et chez lesquels on ne saurait
» admettre que la lésion, si elle eût existé, ait pu dispa-
» raître complétement; que dans les cas où l'une des lésions
» indiquées existe, elle ne se développe qu'à une époque
» plus ou moins éloignée du début, il s'ensuit rigoureuse-
» ment qu'une fièvre typhoïde ou putride, ou ataxique,
» n'est pas plus une gastro-entérite qu'une péripneumonie
» n'est une gastro-péripneumonie, bien qu'on trouve la
» membrane muqueuse de l'estomac plus ou moins pro-
» fondément altérée chez un grand nombre de sujets qui
» succombent à une inflammation du parenchyme pulmo-
» naire (1). En sorte que tout ce qu'on peut conclure des

(1) Pour qu'on pût savoir à quoi s'en tenir au juste sur la valeur de
l'argument de M. Louis, il aurait fallu que cet auteur voulût bien nous

» faits exposés, c'est que dans tous les cas où une affection
» aiguë, quelle qu'elle puisse être, donne lieu à un mou-
» vement fébrile de quelque durée, la membrane muqueuse
» de l'estomac devient, à une époque variable de la maladie,
» le siége d'une lésion plus ou moins grave, suivant la
» prédisposition du sujet : lésion qui accélère plus ou moins
» la mort, et en est, dans certains cas, la véritable
» cause (1).

» Si, d'ailleurs, je me suis abstenu d'apprécier la nature
» des diverses lésions qui viennent d'être décrites (ramol-
» lissement avec ou sans amincissement, destruction, état
» memelonné, ulcérations de la membrane muqueuse de
» l'estomac), c'est qu'elles n'ont rien offert de particulier,
» que je m'en suis occupé dans un autre ouvrage (2). Tou-
» tefois je dirai, relativement au ramollissement avec
» amincissement de la membrane muqueuse de l'estomac,
dire si les altérations gastriques dont il parle sont ou ne sont pas le résultat d'une inflammation. En admettent qu'elles seraient réellement le *caractère anatomique* d'une inflammation, il est bien clair que dans les cas
où on les trouve en même temps qu'une entérite, il est au moins permis
de dire qu'il existait une gastro-entérite. Que si, au contraire, M. Louis
ne considère jamais le ramollissement, l'injection et les ulcérations de
l'estomac comme des caractères anatomiques de l'inflammation de cet organe, on conçoit alors pourquoi il s'élève ici contre la dénomination de
gastro-entérite.

(1) Que de vagues expressions dans tout cela! *affection aiguë, quelle
qu'elle puisse être, lésion plus ou moins grave, prédisposition*, etc. Comment raisonner avec des auteurs qui se servent de termes aussi peu précis,
aussi mal définis? Tout ce qui paraît résulter de cette argumentation, c'est
que M. Louis fait, à sa façon, jouer à l'estomac, dans le mouvement fébrile, un rôle non guère moins important que celui qui lui avait été assigné par Broussais. Plus de vingt années d'une observation exacte et
assidue ne me permettent pas d'adopter sans de graves restrictions l'une ou
l'autre de ces doctrines.

(2) Ici M. Louis renvoie les lecteurs au chapitre de ses *Recherches sur
la phthisie* relatif à la membrane muqueuse de l'estomac. Or, nous y voyons
que M. Louis considère ces altérations comme étant de nature inflammatoire, puisqu'il termine ainsi le chapitre indiqué : « La phthisie est tout
« à la fois une prédisposition aux inflammations de la membrane mu-
« queuse de l'estomac, et aux plus graves d'entre elles »

» que les doutes que j'éprouvais sur sa nature, à l'époque
» où je m'en suis spécialement occupé, n'ont fait que s'ac-
» croître; qu'il me paraît extrêmement vraisemblable que,
» chez un certain nombre de sujets, la lésion dont il s'agit
» n'est point inflammatoire (1). »

Au reste, en s'occupant des symptômes de ce qu'il nomme
l'affection typhoïde, M. Louis ne nous apprend rien de
bien positif, et partant de satisfaisant sur la valeur réelle
de ceux qu'il appelle *gastriques.* Il dit à cette occasion :
« On sera peut-être étonné de me voir employer des formes
» dubitatives quand il s'agit de déterminer les cas *particu-*
» *liers* de gastrite; mais cette affection, sur laquelle repose,
» en grande partie, la nouvelle doctrine médicale, est
» réellement une des moins connues; celle dont le diagnos-

(1) On conviendra qu'il est difficile de savoir le dernier mot de M. Louis
sur le sujet qui nous occupe. En effet, d'une part, il nous renvoie à un
chapitre où il reconnaît une nature inflammatoire aux diverses lésions de
l'estomac qu'il a décrites, et, d'autre part, dans l'ouvrage que nous avons
sous les yeux, il dit qu'*il lui paraît extrêmement vraisemblable que, chez
un certain nombre de sujets,* l'une de ces lésions les plus importantes *n'est
point inflammatoire.*

M. Louis nous permettra de lui rappeler ce qu'il a dit dans un de ses
ouvrages sur les choses *vraisemblables:* « Il nous semble, dit-il, qu'il fau-
« drait avoir sur les assertions médicales la manière de voir qu'avait
» Descartes sur les opinions philosophiques, et, comme lui, *regarder*
» *presque comme faux tout ce qui n'est que vraisemblable.* » D'après cette
maxime, M. Louis doit *regarder presque comme faux* ce qu'il a dit sur *la
nature non inflammatoire du ramollissement avec amincissement de la
membrane muqueuse chez un certain nombre de sujets.* Il est bien entendu
que je ne me prononce en aucune façon sur les faits observés par M. Louis,
et que je me borne à signaler les opinions diverses qu'il en a déduites.
Au demeurant, M. Louis nous aurait rendu un grand service en *déter-
minant* bien quels sont les sujets chez lesquels le *ramollissement* avec
amincissement de l'estomac n'est point inflammatoire, et quels sont ceux
chez lesquels cette *lésion* est inflammatoire. Ajoutons qu'il existe aussi de
notables différences entre des lésions, au fond les mêmes, selon qu'elles
se développent en suivant une marche aiguë, ou bien en affectant une
marche chronique, et que M. Louis n'a pas suffisamment tenu compte de
ces différences.

III. 3

» tic est le plus obscur et relativement à laquelle on a
» publié le moins de travaux positifs. On peut toutefois se
» rendre compte du peu de progrès de la science à cet
» égard, en remarquant que la gastrite simple ou du moins
» telle primitivement, et qui conduit à la mort, est très
» rare; au point que je ne crois pas en avoir vu un seul
» exemple, dans un intervalle de plus de six années, à
» l'hôpital de la Charité, sur près de trois mille sujets dont
» j'ai recueilli l'histoire, dont plus de cinq cents ont suc-
» combé; qu'on n'a, pour ainsi dire, occasion de l'observer
» sur les cadavres que comme complication; que jusqu'ici
» l'étude des complications a été très négligée; qu'il n'est
» possible, dans ces circonstances, de saisir que les sym-
» ptômes des lésions les plus graves; que ceux des plus
» légères échappent inévitablement (1); que néanmoins il
» est impossible de connaître la valeur des symptômes
» avant de les avoir comparés à l'état des organes (2).... Je
» ne puis d'ailleurs mieux faire comprendre les doutes où
» je suis relativement au diagnostic de la gastrite, qu'en
» disant que sur le point de faire l'analyse de deux longues
» séries intitulées les unes gastrites aiguës, les autres em-
» barras gastriques, j'y ai renoncé, du moins pour le mo-
» ment, dans la crainte de confondre fréquemment ces
» deux cas, n'ayant d'ailleurs aucune opinion arrêtée sur

(1) Dans les cas compliqués, les symptômes des lésions les plus légères
n'échappent point toujours inévitablement. S'il en était ainsi, que devrait-
on penser de l'art du diagnostic? Quiconque s'est longtemps familiarisé
avec les méthodes exactes sur lesquelles repose cette importante partie de
la science, *et examine les malades qui lui sont confiés avec une attention
suffisante, partant sans ménager son temps,* saisit les symptômes des lésions dont parle M. Louis.

(2) S'il en était encore ainsi, que deviendrait la pratique? N'est-ce pas
d'après la *valeur* des symptômes qu'on formule son diagnostic et son pronostic, et n'est-ce pas sur le diagnostic que repose la méthode thérapeutique dont on fait choix? Et l'on poserait en principe *absolu* qu'il est impossible de connaître la valeur des symptômes avant de les avoir comparés à l'état des organes !

» la valeur du groupe de symptômes désignés par le mot
» embarras gastrique. »

Il y a dans ce passage quelques assertions conformes à
celles que l'auteur de cette *Nosographie* avait déjà exprimées dans son *Traité clinique et expérimental des fièvres
essentielles*. Mais avant de dire quelques mots des recherches
contenues dans ce Traité sur le sujet qui nous occupe,
voyons comment il a été discuté dans la *Clinique médicale*
de M. le professeur Andral.

IV. Dans la seconde édition de cet ouvrage, publiée en
1830, on lit ce qui suit relativement à la gastrite aiguë
étudiée sous le point de vue de la part qu'elle prend dans
la production des fièvres dites essentielles continues (1) :
« 1° On trouve l'estomac sain chez un assez grand nombre
» d'individus qui succombent pendant le cours d'une fièvre
» dite essentielle, quelle qu'ait été la forme symptomatique
» de cette fièvre (2) ; 2° les altérations qu'on trouve dans
» l'estomac des individus qui meurent pendant le cours de
» cette fièvre n'ont rien de spécial, rien qui puisse en con-
» stituer le caractère anatomique (3) ; 3° ces altérations ne
» diffèrent pas de celles que l'on découvre sur les cadavres
» des individus morts de toute autre maladie, soit aiguë,
» soit chronique ; 4° elles se rencontrent avec une fré-
» quence à peu près égale, et chez ceux morts pendant une
» fièvre continue, et chez ceux qui succombent à une ma-

(1) M. Andral s'est aussi occupé, avec détail, de la gastrite chronique,
dans l'ouvrage que nous venons d'indiquer. Nous croyons devoir nous
borner pour le moment à cette simple mention.

(2) Je ne puis être ici d'accord avec M. Andral, et je déclare que je n'ai
jamais trouvé l'estomac réellement sain chez les individus qui avaient
succombé après avoir présenté jusqu'au dernier moment, et à un haut
degré, l'ensemble des phénomènes qu'on appelle *gastriques* ou *bilieux*.

(3) Cela est parfaitement vrai, tant qu'on étudie ainsi la *fièvre continue*
d'une manière abstraite. Mais il n'en est plus ainsi quand on étudie cette
forme de fièvre continue bien déterminée, qu'on désigne sous le nom de
gastrique ou de *bilieuse*.

» ladie différente (M. Andral note que les recherches qui
» l'ont amené à établir cette quatrième proposition sont
» tout-à-fait confirmatives de celles de M. Louis) ; 5° toute
» fièvre dite essentielle n'est pas nécessairement le pro-
» duit d'une gastrite (1) ; 6° les traces de gastrite qu'on
» trouve à l'ouverture des corps ne sauraient suffire pour
» rendre raison des divers groupes morbides appelés fiè-
» vres essentielles (2) ; 7° avant de placer dans un état in-
» flammatoire de l'estomac la cause de ces maladies, il
» faudrait commencer par défalquer, de ce qui peut carac-
» tériser cet état inflammatoire, les altérations diverses
» qui peuvent être dues à une tout autre cause qu'à un
» travail d'irritation, et dont plusieurs même ne se sont
» formées qu'après la mort (3). On trouverait alors que le
» nombre des cas où l'on peut rapporter la fièvre à une
» phlogose gastrique devient moins considérable qu'on ne
» serait d'abord porté à le croire. »

V. Les citations précédentes prouvent suffisamment
combien d'obscurités restaient à dissiper sur l'histoire de
la gastrite en général et en particulier sur celle qui, d'après
la doctrine de Broussais, existait dans les maladies dési-

(1) Assurément. Mais la question est de savoir s'il n'existe pas une
forme particulière de fièvre dite essentielle qui soit le produit d'une gastrite développée dans des circonstances données.

(2) Cela est parfaitement vrai. Mais il s'agirait de savoir s'il n'existe pas
une relation nécessaire entre ces traces de gastrite et *certain* des groupes
symptomatiques appelés fièvres essentielles.

(3) Il est bien important, en effet, de ne pas rapporter à une gastrite
des altérations qui ont pu se développer après la mort, ou qui se sont
opérées pendant la vie indépendamment de tout travail d'irritation. Il n'est
malheureusement pas douteux que cette erreur a été quelquefois commise par des observateurs peu exercés ou peu attentifs. La prudence la
plus vulgaire exige qu'on n'attribue positivement certaines altérations de
l'estomac à une véritable gastrite, qu'autant qu'on aura observé pendant
la vie des symptômes bien tranchés de cette maladie, et qu'en même temps
l'ouverture n'aura pas été faite au milieu de circonstances qui ont pu favoriser le développement des altérations *purement cadavériques* de l'estomac.

gnées par Pinel sous le nom de fièvres essentielles. Avant la publication de l'ouvrage de M. Louis sur l'*affection typhoïde*, et de la seconde édition de la *Clinique médicale* de M. Andral, j'avais essayé de dissiper quelques unes de ces obscurités dans un ouvrage (1) dont je rappellerai ici la proposition suivante : de plusieurs observations contenues dans cet ouvrage et d'expériences pratiquées sur les animaux, examinées les unes et les autres sous leurs principaux points de vue, je conclus que les phénomènes gastriques ou bilieux, qui caractérisaient un ordre particulier des fièvres essentielles de Pinel, se rattachent essentiellement à l'une des nombreuses nuances de l'inflammation de la membrane muqueuse gastrique, avec irritation consécutive ou, comme on dit, sympathique du foie, du pancréas et des autres organes avec lesquels cette membrane a des connexions immédiates.

Depuis près de vingt ans que je développai cette opinion, je n'ai cessé de la soumettre à l'épreuve de la clinique la plus sévère et la plus exacte. Or, elle est sortie victorieuse de cette nouvelle épreuve, et, appuyé sur une masse de quelques centaines d'observations nouvelles, je demeure bien convaincu que, comme je l'ai déjà déclaré dans ma *Clinique médicale*, *les symptômes gastriques proprement dits, quand ils sont bien prononcés, sont l'expression d'un véritable état inflammatoire de la membrane muqueuse de l'estomac, soit simple, soit combiné à un pareil état de la partie supérieure de l'intestin grêle, avec réaction sur l'appareil biliaire.*

En résumé, il est vrai que, jusqu'à l'époque de Broussais, une foule de nuances de la gastrite aiguë avaient été réellement méconnues, ignorées et se trouvaient, pour ainsi dire, absorbées dans les maladies fébriles dites saburrales, bilieuses, gastriques, etc. Mais je dois déclarer que, pendant le règne de la doctrine dite *physiologique,*

(1) *Traité clinique et expérimental des fièvres dites essentielles.* Paris, 1826.

on exagéra singulièrement l'influence de la gastrite dans le développement des phénomènes constitutifs des fièvres essentielles. Depuis quelques années, certains observateurs ne sont-ils pas tombés dans un excès contraire? Les mots de *gastrite*, d'*irritation gastrique*, etc., ne se trouvent jamais dans leur langage, ni sous leur plume : les mots *fièvre* ou *affection typhoïde*, *fièvre grave*, les remplacent. Quant à nous qui, aujourd'hui plus que jamais, n'avons rien négligé pour éviter des extrêmes aussi déplorables, nous n'admettons la gastrite, avec ses nuances diverses, que dans les cas où, pendant la vie, nous avons observé ses symptômes caractéristiques. Or, cette gastrite, réduite à sa juste valeur, est un des grands éléments de plusieurs maladies connues sous diverses dénominations, telles que *fièvre bilieuse ou gastrique, fièvre typhoïde sous forme gastrique ou bilieuse*, *fièvre jaune*, *choléra-morbus*, etc. Ce n'est pas ici le lieu d'analyser les autres éléments de ces maladies.

VI. En ce qui touche à la gastrite chronique proprement dite, il faut avouer également que, sous le règne de l'école indiquée tout-à-l'heure, elle fut admise dans un nombre infini de cas où elle n'existait réellement pas. Sous ce point de vue, la publication de l'ouvrage de M. le docteur Barras, sur les *gastralgies et les entéralgies*, fut un véritable service rendu à la pratique; car, bien que Broussais se fût *étudié*, suivant ses expressions, à distinguer les *gastrites assez obscures pour échapper souvent au diagnostic, de la sensibilité purement nerveuse et de la véritable faiblesse de l'estomac*, état morbide qui correspond à celui désigné plus tard sous le nom de *gastralgie*, le fait est que dans la pratique il ne sut pas assez tenir compte de cette distinction. Malheureusement aussi, de son côté, M. Barras méconnut l'influence qu'exerçait sur le développement des phénomènes gastralgiques, si souvent confondus alors avec ceux de la gastrite proprement dite, l'état anémique ou chloro-anémique. Depuis dix ans passés, presque chaque jour, à ma clinique, j'ai insisté sur cette influence, et j'ai démontré, sans réplique, que, depuis une trentaine d'années, on avait traité pour des gastrites chroniques, des milliers de malades (je n'exagère pas) qui n'avaient autre chose qu'une affection chlorotique ou chloro-anémique, avec symptômes purement gastralgiques.

Après ces réflexions préliminaires, engageons-nous, sans prévention aucune, dans l'étude détaillée de la gastrite.

§ Ier. Division, espèces, formes.

La gastrite se divise, sous le rapport de sa marche, en *aiguë* et en *chronique*; sous le rapport de son étendue, en *générale* et en *partielle*; sous le rapport de son intensité, en un nombre indéterminé de nuances que nous comprendrons sous les trois chefs de gastrite *légère*, gastrite de *moyenne intensité* et gastrite *très intense*.

Telles sont les divisions fondamentales d'après lesquelles nous tracerons la description de la gastrite. Un ouvrage élémentaire ne comporte pas les nombreuses divisions secondaires qui pourraient encore être établies pour cette phlegmasie comme pour toutes les autres du même genre. Des circonstances si nombreuses et si diverses environnent le développement de l'inflammation de la membrane muqueuse gastrique, qu'on n'en finirait pas si l'on voulait classer toutes les *variétés* provenant de ces circonstances.

En ayant égard au siége de la maladie dans tel ou tel des éléments constituants de la membrane muqueuse, on pourrait établir une autre division spéciale de la gastrite. Mais, dans l'état actuel de la science, il serait impossible de décrire séparément, d'une manière exacte et précise, les espèces de gastrites fondées sur une semblable base. Nous aurons soin toutefois, dans la description que nous allons donner, d'insister sur certaines particularités relatives au siége de l'inflammation dans les divers éléments *immédiats* de la membrane muqueuse. Bichat avait déjà conçu l'idée de l'espèce de division dont il s'agit, lorsque,

dans son *Traité des membranes*, il posait la question suivante : « Les aphthes ne sont-ils pas une affection inflammatoire isolée des glandes des membranes muqueuses,
tandis que les catarrhes sont caractérisés par une inflammation générale de toutes les parties de ces membranes?»
Il est au moins probable que les éléments *médiats* eux-
mêmes, tels que les vaisseaux sanguins et lymphatiques,
les nerfs, etc., participent souvent à l'état inflammatoire ;
mais nous manquons de recherches précises à cet égard.

§ II. Caractères anatomiques.

A. Gastrite aiguë.

Pour que la gastrite aiguë laisse à sa suite des lésions
positives, incontestables, caractéristiques, il faut qu'elle
ait été d'une *certaine intensité* et qu'elle ait duré *un certain
temps*. S'il en était autrement, on s'exposerait souvent à
prendre pour des caractères anatomiques de gastrite, des
lésions qui en seraient indépendantes. Il ne sera donc ici
question que des altérations qu'entraîne à sa suite une
gastrite aiguë bien *caractérisée* pendant la vie par des symptômes que nous exposerons plus loin.

La rougeur, l'injection capillaire, l'épaississement, le
ramollissement, les érosions, les ulcérations, un *secretum
accidentel*, tels sont les principaux caractères anatomo-
pathologiques de la gastrite aiguë, à ses diverses périodes.

I. *La rougeur et l'injection* offrent de nombreuses nuances :
la première est souvent d'une teinte vive, cerise, rutilante ;
d'autres fois, sombre, foncée, un peu brune ; elle est tantôt
disséminée, inégalement distribuée, d'autres fois, générale,
uniforme (j'ai particulièrement rencontré la rougeur uniforme, générale, et d'une teinte foncée, vineuse, dans les
cas de gastrite violente, où l'estomac fortement contracté
ne présente guère que le volume d'un intestin grêle). L'injection peut être pointillée, arborescente, en réseaux ; elle
se mêle quelquefois à des taches *hémorrhagiques* ou à des

ecchymoses plus ou moins nombreuses et plus ou moins larges (j'ai trouvé de pareilles taches dans l'estomac des chiens chez lesquels j'avais enflammé artificiellement l'estomac au moyen de l'émétique). Un certain épaississement ou gonflement de la membrane muqueuse accompagne quelquefois la rougeur.

II. Le *ramollissement* est un caractère anatomique d'une si grande importance, que, dans ces derniers temps, certains observateurs ont substitué le mot de ramollissement de l'estomac à celui de gastrite, comme le mot de ramollissement du cerveau à celui d'encéphalite ou de cérébrite. De pareilles substitutions, ainsi que je l'ai dit ailleurs, ne sont néanmoins pas heureuses. En effet, tout ramollissement n'est pas de *nature* ou d'origine inflammatoire, et, d'un autre côté, cette altération n'accompagne pas toutes les périodes d'une inflammation. Pour l'estomac, en particulier, il est un ramollissement qui se produit après la mort sous l'influence de conditions physico-chimiques aujourd'hui bien connues, et sur lequel, avant les recherches de M. le docteur Carswell, l'attention des anatomo-pathologistes ne s'était pas suffisamment fixée (1).

C'est une chose surprenante que Broussais, dans la description qu'il donne des *altérations organiques* produites par la gastrite aiguë, n'ait pas fait une mention expresse du ramollissement qui nous occupe. Il parle en passant, il est vrai, d'un état de *fragilité* de la membrane muqueuse gastrique, mais c'est à l'occasion de la terminaison par *gangrène,* comme nous le verrons plus loin.

Le ramollissement de la membrane muqueuse gastrique

(1) Ce ramollissement est une sorte de macération et de dissolution par les liquides et du mucus acide qui se rencontrent dans la portion splénique du grand cul-de-sac de l'estomac. J'ai constaté un grand nombre de fois sur le cadavre l'acidité du mucus de cette région soit par le papier de tournesol, soit par l'odoration. (Cette région de l'estomac exhale, en effet, une odeur aigre très prononcée qui rappelle celle de l'acide chlorhydrique.)

est susceptible d'un grand nombre de degrés, depuis celui où cette membrane est seulement un peu plus *friable* qu'à l'état normal jusqu'à celui où elle s'enlève sous forme d'une espèce de pulpe au moyen du plus léger râclement. Ce ramollissement pourrait être désigné sous le nom de ramollissement *rouge* ou *aigu*, attendu qu'il est pour l'estomac ce qu'est pour le poumon et le cerveau, le ramollissement de cet organe connu également sous le nom *anatomique* de ramollissement rouge.

III. Les *ulcérations* de l'estomac à la suite de gastrite aiguë n'ont pas été bien décrites jusqu'à ces derniers temps. L'auteur de l'*Histoire des phlegmasies chroniques* ne dit à cet égard que les mots suivants :

« Les érosions n'ont lieu que partiellement, dans les » lieux les plus agacés, et semblent être des commence- » ments d'ulcère. » Broussais est porté à croire que certaines ulcérations ont leur siége dans les cryptes. Il ne faut pas confondre les ulcérations superficielles de la membrane muqueuse gastrique avec celles des follicules de cette membrane muqueuse; les premières constituent des espèces d'érosions ou d'*écorchures* formant des bandes ou des plaques plus ou moins étendues. Les secondes ne diffèrent point essentiellement des ulcérations aphtheuses dont nous avons parlé en traitant de la stomatite et de l'œsophagite folliculeuses. Les ulcérations des follicules gastriques sont précédées d'un simple gonflement de ces follicules. J'ai eu occasion d'observer de pareilles ulcérations chez les chiens que j'avais fait périr en leur enflammant artificiellement l'estomac au moyen de l'émétique.

L'ulcération des follicules de l'estomac peut aller jusqu'à la perforation. Mais cet accident est heureusement très rare. Quelques unes d'entre elles ont reçu le nom impropre de perforations *spontanées*.

A la suite de l'inflammation de l'estomac, qui constitue un des éléments du choléra, on rencontre assez souvent dans cet organe la même éruption granuleuse que dans les intestins grêles, où elle a été décrite sous le nom de *pso-rentérie*.

IV. La *gangrène* de la muqueuse gastrique n'a été constatée d'une manière positive qu'à la suite de la gastrite par empoisonnement au moyen des poisons corrosifs (1). De véritables escarres sont quelquefois le résultat de l'action de ces terribles agents, et leur chute donne lieu à des ulcérations qu'il ne faut pas confondre avec celles indiquées plus haut. Les ulcérations de l'estomac peuvent se terminer par cicatrisation. J'en ai rapporté un exemple dans le *Journal hebdomadaire* pour l'année 1833. — Chez un individu qui mourut, au bout de deux mois environ, des suites d'un empoisonnement par l'acide nitrique, je constatai la présence de véritables cicatrices à l'extrémité inférieure de l'œsophage et dans la région pylorique. D'autres observateurs ont constaté avant moi cette terminaison. On a mis, il y a quelques années, sous les yeux de l'Académie de médecine, une pièce pathologique, relative à l'objet qui nous occupe. Chez un homme qui survécut pendant 64 jours à un empoisonnement par l'acide sulfurique du commerce, on trouva *une cicatrice complétement formée* à la face interne de l'estomac et de l'œsophage.

V. Nos connaissances sont bien peu avancées sur les altérations du mucus sécrété par la membrane muqueuse enflammée. Il forme quelquefois une couche assez épaisse, glutineuse, filante comme du blanc d'œuf un peu épais, ou comme certaines mucosités nasales. J'ai souvent con-

---

(1) Il faut bien se garder de prendre pour une gangrène de la membrane muqueuse de l'estomac le ramollissement de cette membrane avec coloration noirâtre. Sous ce rapport, nous pensons qu'il ne faut pas adopter sans réserve l'opinion exprimée par Broussais dans le passage suivant de l'*Histoire des phlegmasies chroniques:* «Les malades qui succombaient après » avoir passé de l'agitation à l'affaissement, et avec quelques symptômes » de la fièvre adynamique putride, surtout la fétidité de l'haleine, m'ont » quelquefois offert une muqueuse *noire*, *fragile*, et d'une odeur gan- » gréneuse. Ici le sphacèle est manifeste... »

staté la non-acidité de celui de la région pylorique et l'acidité de celui de la région splénique. Dans quelques cas, la membrane muqueuse est en quelque sorte sèche, luisante, nullement tapissée d'une couche muqueuse.

VI. Je n'ai rien d'important à dire du *volume* de l'estomac, sinon que dans la gastrite qui a été très violente, très intense, cet organe est revenu sur lui-même et contracté au point de n'avoir que le volume d'un intestin grêle : c'est alors que la membrane muqueuse offre une rougeur vineuse générale en même temps qu'elle est plissée sur elle-même, de manière à former de grosses circonvolutions qui rappellent celles du cerveau.

J'ajouterai ici que chez les individus qui ont éprouvé une gastrite aiguë bien caractérisée, on trouve assez ordinairement la rate augmentée de volume et quelquefois plus ou moins *ramollie*.

B. Gastrite chronique.

1° Le ramollissement, les érosions, les ulcérations (celles-ci peuvent aussi se transformer en perforations) se rencontrent dans la gastrite chronique comme dans l'aiguë (1).

Le ramollissement *chronique* n'est pas toujours accompagné d'une rougeur bien prononcée. Quand il en est exempt, on peut le désigner sous le nom de ramollissement blanc de la membrane muqueuse de l'estomac. Il est le plus souvent accompagné d'un amincissement de cette membrane muqueuse, et le dernier degré de cette altération consiste en une destruction complète de la membrane, de telle sorte que la couche celluleuse est à nu dans une étendue plus ou moins considérable.

Il faut bien prendre garde de ne pas confondre ce ramollissement d'origine inflammatoire avec le ramollissement purement cadavérique que l'on rencontre si souvent

(1) « Les gastrites chroniques que j'ai observées en Italie, dit Broussais, m'ont fait voir les mêmes lésions cadavériques que les aiguës, » c'est-à-dire rougeur ou noirceur avec épaississement, et quelques éro- » sions. »

dans la région du grand cul-de-sac de l'estomac lorsqu'on ouvre les cadavres à une époque assez éloignée du moment de la mort (1).

2° Les altérations que nous venons d'indiquer ne sont pas les seules que la gastrite, dans de certaines conditions, puisse entraîner à sa suite. Il y faut ajouter ces épaississements, ces tumeurs, ces fongus, ces indurations, ces dégénérescences, que l'on désigne sous les noms vagues de *squirrhe* et de *cancer* de l'estomac. Contesté par quelques modernes, ce mode de terminaison était admis par Pinel lui-même, comme le prouvent les passages suivants de la *Nosographie philosophique*, aux articles *gastrite* et *entérite* : « Quelle que soit d'ailleurs sa cause, la gastrite devient » chronique, et peut amener une véritable dégénérescence » squirrheuse du pylore, du cardia, ou de toute autre » région de l'estomac... Une singularité remarquable, c'est » qu'on a quelquefois trouvé une ou plusieurs excrois- » sances fongueuses dans l'estomac ou dans les intestins. » Dans un cas de cette nature, Schwilgué a vu la surface » muqueuse de l'estomac très rouge et épaissie, et, vers le

(1) C'est particulièrement ce ramollissement qui a été étudié par M. Louis dont le mémoire, en effet, a pour titre : *Du ramollissement avec amincissement, et de la destruction de la membrane muqueuse de l'estomac.* Lorsque M. Louis publia pour la première fois ses recherches sur ce sujet (1824), on n'avait pas suffisamment étudié le ramollissement et la destruction de la membrane muqueuse de l'estomac qui peuvent s'opérer sous des influences purement cadavériques. Cet auteur n'en fit même alors aucune mention, et je suis tenté de croire que telle était la *nature* de celui observé dans quelques uns des cas rapportés par M. Louis, comme les observations IX et XIII, par exemple.

Bien que le ramollissement *chronique* de la membrane muqueuse de l'estomac ait particulièrement fixé l'attention de M. Louis, cependant, parmi les cas de ramollissement de cette membrane qu'il a rapportés, il en est qui appartiennent au ramollissement aigu, et de là cette remarque de l'auteur : « Quelquefois la marche de la maladie a été rapide, vérita- » blement aiguë, et la mort a dû en être le résultat, bien plus que de » toute autre lésion. » M. Louis rappelle ensuite un cas dans lequel la durée de ce ramollissement fut à peine de vingt jours.

» milieu de ce viscère , deux tumeurs fongueuses non pé-
» diculées , du volume et de la forme d'un pois; et, au
» commencement du duodénum, deux tumeurs analogues.
» Plus près de l'orifice pylorique , il a remarqué un fongus
» rouge , pédiculé , etc... En poursuivant ces recherches
» sur les affections chroniques abdominales , Serain a sou-
» vent rencontré ces mêmes tumeurs fongueuses et analo-
» gues aux polypes, variées de forme et de volume, isolées
» ou groupées dans différentes régions de l'estomac, et
» souvent près de l'orifice cardiaque : elles étaient toujours
» assez molles , et surtout vers leur sommet, qui, dans
» des cas très rares , était le siége d'une ulcération , pre-
» mier point, sans doute , d'un véritable cancer de l'esto-
» mac. »

Dans l'*histoire des phlegmasies chroniques*, Broussais,
après avoir dit que , « en séjournant deux et trois mois, et
» même quelque chose de plus, dans la membrane mu-
» queuse de l'estomac , l'irritation peut fort bien ne pas la
» désorganiser d'une manière appréciable (1), » poursuit
ainsi : « Mais si la phlogose, se maintenait beaucoup plus
» longtemps, par exemple, plusieurs années; si elle exi-
» stait dans un degré inférieur; si elle se concentrait dans
» un point, le résultat serait différent. Il y aurait une désor-
» ganisation très appréciable , manifestée, après la mort ,
» par un épaississement de plusieurs pouces, et une con-
» fusion de tissus qui va jusqu'à intéresser les deux autres
» membranes. N'est-ce pas ainsi que se forment les squir-
» rhes du pylore , du cardia ou d'ailleurs , que nous avons
» souvent sous les yeux? Mais aussi leur production ne
» suppose-t elle pas une cause de nature à affecter plutôt
» un point de l'estomac qu'un autre, ou un ordre de ca-
» pillaires plutôt qu'un autre, par exemple le lymphatique?

(1) Par là Broussais entendait que l'irritation pouvait n'entrainer que
les altérations organiques dont il avait parlé en traitant de la gastrite
aiguë.

» L'irritation universelle de la membrane gastrique n'ex-
» clut-elle pas la concentrée? Je ne saurais encore que pro-
» poser ces questions ; les faits pourront un jour les dé-
» cider (1). »

Voici un passage de la *clinique* de M. Andral, où l'on
voit que ce savant observateur range le cancer de l'estomac
parmi les suites de la *gastrite chronique : «* Sous le terme de
» *gastrite chronique*, nous comprenons plusieurs altérations
» qui sont ordinairement décrites comme des maladies spé-
» ciales, telles, par exemple, que le cancer... Le terme
» générique de *gastrite*, sous lequel nous comprenons de
» si variables altérations de texture, ne nous semble d'ail-
» leurs utile qu'en tant qu'il rappelle la cause générale et
» le lien commun de ces altérations (2). »

Et qu'on ne s'imagine point que les dégénérescences dites
squirrheuses ou cancéreuses de l'estomac ne se développent pas à la suite de gastrites bien caractérisées. En effet,
on a vu de telles dégénérescences s'opérer à la suite de ces
violentes gastrites que détermine l'ingestion des poisons
irritants, corrosifs, tels que l'acide nitrique, par exemple.
J'ai lu à l'Académie royale de médecine, et j'ai publié dans
le *Journal hebdomadaire de médecine* (1833), un cas remar-

(1) On sait assez que, plus tard, Broussais résolut par l'affirmative
la question de savoir si la gastrite chronique pouvait produire le squirrhe.

(2) M. Andral professe que la cause des différences des altérations de
texture dont il s'agit ne se trouve ni dans l'intensité ni dans la durée de l'irritation, et qu'il faut admettre des causes prédisposantes particulières de
chacunes d'elles. Certes, personne plus que moi n'est porté à reconnaître,
dans toute son étendue, dans toute sa plénitude, l'influence des *causes
prédisposantes*. Mais il ne faut pas se dissimuler que la véritable science
aura fait peu de progrès tant que nous nous bornerons à faire intervenir
les *causes de ce genre*, sans montrer comment elles agissent. Je ne puis
d'ailleurs admettre *littéralement*, avec M. Andral, que *la cause des différences des altérations de texture de l'estomac ne se trouve ni dans l'intensité
ni dans la durée de l'irritation*. J'admets seulement que ces deux conditions ne suffisent pas pour expliquer *toutes* les différences; mais il est
certain qu'elles sont la cause de quelques unes d'entre elles.

quable de ce genre (1). Cette observation a été transcrite tout entière dans un ouvrage de M. le professeur Andral, parce qu'elle lui *a semblé*, dit-il, *avoir une très haute portée dans la question de l'étiologie du cancer.*

Je me fais un plaisir de consigner ici les réflexions que ce cas a suggérées à notre collègue : « On a beaucoup » agité, dans ces derniers temps, dit-il, la question de » savoir si le squirrhe ou cancer d'estomac, tel que nous » venons de le décrire, devait être considéré comme un » des produits de l'inflammation de cet organe. Il nous » semble au moins raisonnable d'admettre qu'une inflam- » mation peut produire dans l'estomac un cancer, comme » elle en détermine un dans une mamelle qui a été sou- » mise à une violence extérieure. Voici, du reste, un fait » bien important sous ce rapport, dont on doit la connais- » sance à M. le professeur Bouillaud, et qui nous paraît » *démontrer de la manière la plus manifeste* qu'un cancer » dans l'estomac peut se développer à la suite de l'inges- » tion dans cet organe d'une certaine quantité d'acide ni- » trique. *Il est évident qu'en pareil cas un travail phlegma-* » *sique a précédé la formation du cancer* (2). »

(1) Notes et réflexions sur un cas d'induration squirrheuse du pylore et du commencement du duodénum, à la suite d'un empoisonnement par l'acide nitrique ; travail lu à l'Académie royale de Médecine, dans sa séance du 12 décembre 1833.

(2) On trouve dans le beau travail de Tartra sur l'empoisonnement par l'acide nitrique, une observation qui se rapproche beaucoup de celle que j'ai recueillie, si ce n'est que l'induration squirrheuse survenue à la suite de l'ingestion d'une certaine quantité d'acide nitrique occupait plus le duodénum que l'estomac lui-même. Après avoir noté que *le pylore, un peu engorgé, était plus étroit que dans l'état ordinaire,* Tartra ajoute . *Les parois du duodénum parurent très épaisses, un travers de doigt au-dessous du pylore ; cet intestin présentait un engorgement de plusieurs millimètres d'épaisseur, et son calibre était oblitéré au point qu'on n'y passait qu'avec peine un stylet ordinaire, d'une ligne environ de diamètre.*

Au reste, dans sa description générale des lésions que peut entraîner l'empoisonnement par l'acide nitrique, Tartra dit expressément qu'à l'intérieur de l'estomac, l'altération la plus remarquable est le rétrécissement

Cela posé, il nous resterait à décrire toutes les différences que présentent les productions *accidentellement* développées dans l'estomac, considérées sous le rapport de leur volume, de leur siége, de leur forme, de leur structure, etc. Mais on sent que, dans un ouvrage tel que celui-ci, nous ne pouvons entrer dans tous les détails que comporterait cette matière. Nous y reviendrons d'ailleurs, lorsque, dans une autre partie de cet ouvrage, nous étudierons spécialement les divers produits accidentels. En ce moment nous nous bornerons aux considérations suivantes :

a. Les parois de l'estomac peuvent être indurées et épaissies, comme fibro-cartilaginisées dans presque toute leur étendue; toutefois ces cas sont rares. Le plus ordinairement l'induration et l'épaississement affectent soit la région pylorique, soit la région cardiaque, soit la région de la petite courbure de l'estomac.

b. Lorsque l'induration et l'épaississement affectent les deux premières régions, il en résulte un rétrécissement plus ou moins considérable des orifices pylorique et cardiaque, résultat qui confirme une loi que nous avons formulée ailleurs, savoir, que les inflammations prolongées et profondes des organes creux en général, en même temps qu'elles entraînent l'épaississement, l'induration, etc., de leurs parois, amènent un rétrécissement plus ou moins considérable, et quelquefois même l'obstruction complète de leur cavité.

---

du pylore, et que les parois sont tellement ÉPAISSIES ET COMPACTES *dans cet endroit, qu'il ne leur reste plus rien de leur souplesse naturelle.* On dira peut-être que Tartra ne prononce point les mots de *squirrhe* ni de *cancer :* à la bonne heure ! Mais qui ne voit que *l'espèce d'induration et d'épaississement* dont parle Tartra n'est réellement autre chose que la lésion décrite par les auteurs sous le nom de squirrhe de l'estomac? N'allons point substituer une misérable question de mots à la sérieuse question de choses que nous étudions ici.

Il est des cas où l'on peut à peine introduire une sonde ou un stylet à travers l'orifice pylorique. J'ai recueilli, en 1822, une observation d'une obstruction complète, hermétique pour ainsi dire, de cette ouverture par un noyau de prune qui s'y était engagé (il est bien entendu que l'orifice était, d'ailleurs, rétréci par suite d'une induration squirrheuse de la région pylorique de l'estomac).

c. La nature, la structure, la composition des productions développées à la suite d'un travail inflammatoire chronique de l'estomac, varient selon plusieurs circonstances qui n'ont pas encore été bien déterminées. Lorsque la membrane muqueuse est le siége exclusif ou principal du travail inflammatoire chronique, les productions anormales se présentent sous la forme de *fongus* ou de *polypes*, susceptibles d'éprouver eux-mêmes diverses dégénérescences dont le mécanisme est encore peu connu. Lorsque, au contraire, le travail inflammatoire chronique envahit le tissu cellulaire ou cellulo-fibreux sous-jacent à la membrane muqueuse, les produits qui se développent affectent les caractères de l'induration squirrheuse ou cancéreuse,. laquelle, comme les végétations polypeuses ou fongueuses, est susceptible de transformations ultérieures, telles que le ramollissement encéphaloïde, par exemple, surtout, si je ne me trompe, lorsque, la dégénérescence faisant des progrès, le tissu cellulo-graisseux voisin se trouve lui-même envahi. Les lésions organiques avec ramollissement et ulcération sont parfois suivies de divers accidents, entre autres de l'érosion des vaisseaux gastriques, d'où quelquefois une hématémèse qui peut être mortelle.

d. La couche musculeuse de l'estomac est ordinairement hypertrophiée d'une manière très remarquable chez les individus qui succombent à une gastrite chronique, terminée par épaississement et induration d'une portion plus ou moins étendue de l'estomac, et en particulier de la région pylorique avec rétrécissement du pylore. J'ai recueilli, dès 1822 (1), quelques exemples de cette hypertrophie musculaire, que l'on doit rapprocher de celle qui se rencontre dans la vessie à la suite de certaines cystites chroniques, et même de celle que présente le cœur, consécutivement à certaines endocardites chroniques.

e. Le volume et la forme de l'estomac peuvent éprouver de notables changements. Dans presque tous les cas de gastrite chronique, d'origine toxicologique, rapportés par Tartra, l'estomac était rétracté, réduit quelquefois au volume d'un intestin ; toutefois cette circonstance n'est pas constante. En effet, dans un cas du même genre, que j'ai recueilli, et déjà signalé plus haut, l'estomac avait une ampleur démesurée (2). On peut même dire que, règle générale, lorsqu'il existe un rétrécissement considérable du pylore, et que les ingesta peuvent s'introduire librement dans l'estomac, celui-ci est dilaté derrière l'obstacle (du moins dans les gastrites ordinaires).

f. Les altérations chroniques de l'estomac s'étendent souvent aux organes voisins, et il s'établit quelquefois de nouveaux rapports entre le premier et les seconds. C'est ainsi, par exemple, qu'on a cité des cas de perforation de l'estomac, sans épanchement dans la cavité du péritoine, par l'effet d'adhérences établies entre les bords de la perforation et l'organe voisin qui formait en quelque sorte le fond de la perforation. On a communiqué à l'Académie un

(1) Ces observations ont été publiées dans le tome I de la *Revue médicale*, pour l'année 1827.

En 1824, M. Louis avait publié dans le même recueil un mémoire *sur l'hypertrophie de la membrane musculaire de l'estomac dans toute son étendue, dans le cancer du pylore.*

(2) Il ressemblait à une immense cornemuse, qui, après avoir rempli l'hypochondre gauche, descendait jusque vers la fosse iliaque du même côté. Le diamètre longitudinal de l'estomac avait au moins un pied, et, dans la région de la grosse tubérosité, le diamètre transversal égalait presque le vertical. (Le sujet était remarquable par son insatiable gloutonnerie.)

cas curieux de ce genre : il s'agissait d'une perforation située vers le grand cul-de-sac de l'estomac, complétement fermée par la face interne de la rate, qui avait contracté des adhérences avec les parois de l'estomac. Dans ce cas, *l'artère et la veine spléniques avaient été détruites par le travail d'ulcération, qui envahit successivement l'estomac et la rate.*

Les ulcérations chroniques de l'estomac, cancéreuses ou non cancéreuses, n'ont pas toujours une terminaison semblable à celle dont il vient d'être question, et les perforations complètes qui peuvent en être la suite déterminent parfois une péritonite promptement mortelle, en permettant aux matières que contenait l'estomac de se faire jour dans la cavité du péritoine.

Dans le cours de cette année (1844), nous avons recueilli un nouvel exemple de cette fatale terminaison des ulcérations gastriques. Un homme de soixante-dix ans avait été admis dans nos salles pour une affection *chronique-organique* du cœur et de l'aorte, lorsqu'il fut pris tout-à-coup des phénomènes d'une violente péritonite à laquelle il succomba dans l'espace d'environ quarante-huit heures. L'autopsie cadavérique fit constater, entre autres lésions, les suivantes : dans l'hypochondre gauche, épanchement d'un liquide floconneux, trouble; des adhérences molles et récentes commençaient à s'établir entre la surface de l'estomac et celles de la rate et du foie. A la face antérieure du premier de ces viscères, non loin de l'extrémité pylorique, on découvrit une perforation très régulièrement arrondie, de la grandeur d'une pièce de 25 cent., à bords très minces, coupés comme avec un emporte-pièce, et non adhérents aux parties voisines. L'examen de la face interne de l'estomac fit reconnaître que la perforation s'était formée au centre d'une ulcération qui occupait tout le pourtour de la région pylorique. Les bords de cette ulcération étaient saillants, durs, lardacés; sa surface, de la largeur d'une pièce de 5 fr., irrégulièrement arrondie, était grisâtre, bourgeonnée. Près de la perforation, les parois de l'estomac n'étaient plus formées que par la membrane péritonéale. L'ouverture pylorique était libre, plutôt élargie que rétrécie (1).

§ III. Symptômes, signes et diagnostic.

A. Gastrite aiguë.

Les symptômes de la gastrite aiguë présentent de notables différences selon les divers degrés d'intensité de cette maladie. Lorsqu'elle est légère, les signes en sont quelquefois assez incertains, et il ne faut rien moins qu'une longue expérience clinique pour ne pas la méconnaître ou la confondre avec d'autres maladies Mais la gastrite très intense ou de moyenne intensité est caractérisée par des signes qui ne sauraient tromper un observateur tant soit peu exercé. Commençons par les signes tirés de l'exploration des fonctions de l'organe malade, ou de ceux qui ont avec lui des rapports fonctionnels, étroits et directs.

I. *Symptômes locaux ou idiopathiques.* Douleur ou simple sentiment de chaleur et d'ardeur dans la région de l'estomac; quelquefois sentiment de constriction, de pesanteur dans la même région; nausées, éructations, hoquets (2), vomissements plus ou moins répétés, soif plus ou moins vive, dégoût pour les aliments, bouche amère, langue plus ou moins rouge, recouverte d'un enduit saburral plus ou moins épais, ou nette, sèche, polie, lisse; la salive est souvent mais pas constamment acide; teinte jaune du pourtour de la bouche et des ailes du nez.

A ces symptômes peuvent s'en joindre d'autres qui tiennent à la coïncidence de la gastrite avec l'inflammation

(1) Le malade n'avait jamais eu de vomissements pendant son séjour à l'hôpital, ni avant son entrée. Il ne s'était pas même plaint de gêne considérable de la digestion (on lui accordait deux portions). Mais le teint offrait la couleur particulière à la cachexie cancéreuse.

(2) Quelques secousses d'une toux sèche accompagnent quelquefois la gastrite. Cette toux *gastrique*, signalée par Broussais, et dont M. Louis a également parlé, constitue un épiphénomène, un accident *réactionnel* plutôt qu'un signe direct : il suffit de le mentionner en passant.

d'autres parties du tube digestif, et qui ne doivent pas être exposés ici. Présentons quelques détails sur les principaux symptômes qui viennent d'être notés.

La *douleur* de la région épigastrique n'est pas toujours très prononcée, même à la pression de cette région; elle n'est même réellement très forte que dans la gastrite par empoisonnement. Le *sentiment de constriction* n'est pas constant non plus; il paraît coïncider particulièrement avec une gastrite assez intense pour donner lieu au retrait de l'estomac sur lui-même, tel que nous l'avons indiqué précédemment. On observe souvent, en même temps que le sentiment de constriction de la région épigastrique, un sentiment du même genre dans la région de l'œsophage, lequel sentiment peut être sympathique, ou bien l'effet direct d'une œsophagite coïncidant avec la gastrite.

Les vomissements sont à peu près constants dans la gastrite bien caractérisée (1). Ils se succèdent quelquefois avec une grande rapidité, et les matières vomies sont tantôt bilieuses, muqueuses, tantôt presque uniquement composées des boissons prises par les malades. Il est des cas où les liquides les plus doux sont eux-mêmes rejetés, et alors, même lorsque l'estomac est complétement vide, des nausées et des efforts de vomissement tourmentent les malades, comme si l'organe cherchait en quelque sorte à vomir l'irritation elle-même. Le phénomène qui nous occupe est l'analogue de ces efforts pour uriner ou pour aller à la garde-robe, qu'on observe dans certaines cystites et dans certaines inflammations de la partie inférieure du gros intestin, chez des sujets dont la vessie ne contient pas une seule goutte d'urine, ou dont l'intestin ne contient pas un atome de matière excrémentitielle ou autre. Ces efforts impuissants de vomissement constituent donc alors une sorte de *ténesme gastrique*. Broussais a noté, avec raison, que

(1) Je ne me rappelle pas avoir rencontré de gastrite *intense* bien caractérisée sans vomissements. Cependant on lit dans l'*Histoire des phlegmasies chroniques* que cette gastrite se déclare quelquefois sans vomissements.

dans les cas de nausée continuelle, les malades se plaignent de la sensation d'un corps rond qui tend à remonter et qui comprime douloureusement la base de la poitrine.

Comme chaque vomissement est ordinairement suivi d'un soulagement momentané, les malades, ainsi que Broussais l'a fort bien remarqué, demandent sans cesse des vomitifs (1). C'est encore ainsi que les individus en proie à de violentes envies d'uriner ou d'aller à la selle par suite de cystite ou d'entérite du gros intestin, sont soulagés ordinairement à la suite de l'émission des urines ou des matières fécales, qui semblent jouer alors le véritable rôle de corps étranger, et dont la présence tend à augmenter l'irritation déjà existante.

Dans les cas de gastrite légère, les signes principaux que nous venons d'exposer peuvent manquer pour la plupart. Cette nuance ou ce degré de maladie constitue le simple *embarras gastrique* tel qu'il a été décrit par Pinel. En voici les principaux symptômes : sentiment de pesanteur et d'*embarras* dans la région épigastrique, envies de vomir sans vomissement, éructations, inappétence, amertume de la bouche, langue recouverte d'une couche saburrale blanchâtre ou jaunâtre, soif médiocre, teinte jaunâtre du pourtour de la bouche.

II. *Symptômes réactionnels, sympathiques ou généraux.* Un mouvement fébrile plus ou moins violent accompagne la gastrite aiguë de moyenne intensité ou très intense. Mais dans la plupart des cas, la gastrite étant combinée à l'inflammation de quelque autre portion du tube digestif, on

______

(1) C'est là une de ces nombreuses méprises que fait commettre ce qu'on appelle l'*instinct*. En effet, si les matières contenues dans l'estomac étaient la cause de l'inflammation de cet organe, la demande des malades serait tout-à-fait rationnelle : *sublatâ causâ, tollitur effectus.* Mais dans les cas où ces matières ne sont point la cause de la maladie, et dans ceux où les envies de vomir existent en l'absence de toute matière dans la cavité de l'estomac, quels seraient les avantages des vomitifs? quels ne seraient pas, au contraire, leurs inconvénients?

ne sait pas bien exactement alors la part réelle qu'elle prend dans la réaction fébrile. Nous reviendrons sur ce sujet en traitant de l'inflammation des intestins grêles. Broussais dit avoir toujours trouvé la *chaleur de la peau sèche et âcre*, en même temps que *considérable dans la violence de l'état aigu*. Si cet état de la peau n'est pas constant, il *paraît* être du moins le plus ordinaire.

La *réaction* sur le système nerveux a été indiquée ainsi qu'il suit dans l'*Histoire des phlegmasies chroniques* : « La » céphalalgie peut exister, mais elle n'est point essentielle. » Les altérations du jugement, passagères d'abord, con- » tinuelles ensuite tant qu'on ne cause pas au malade » quelques distractions, paraissent tenir davantage au » caractère de la gastrite. J'ai vu des malades délirer aussi » complétement que dans la *fièvre ataxique* la plus intense » ou dans la frénésie. L'analogie est d'autant plus grande » qu'ils ont en même temps la conjonctive rouge, l'œil » enflammé et les traits décomposés... A mesure que la » maladie avance, l'attention se perd de plus en plus » jusqu'à l'état de coma... En même temps on observe des » contractions irrégulières des muscles de la face, des » grincements de dents, des soubresauts des tendons, des » mouvements convulsifs multipliés. Les malades se dé- » couvrent; ils disent que la chaleur qui les dévore est » mille fois plus insupportable quand ils ont la poitrine » couverte. S'ils ont des topiques maintenus par des ban- » dages de corps, ils s'en débarrassent; ils se lèvent, se re- » couchent et prennent toute sorte d'attitudes; ils poussent » des soupirs fréquents, et leurs traits font voir l'expression » de la plus vive souffrance. Si on les interroge sur la » nature et le siége de leurs douleurs, ils portent la main » vers le bas du sternum, mais ils ne peuvent bien qualifier » leurs souffrances. Le sentiment de brûlure intérieure est » le seul qui soit pour eux bien distinct... La force mus- » culaire n'est point détruite, puisqu'au milieu de l'ac-

» cablement qui succède aux crises les plus orageuses, on
» voit tout-à-coup se développer des efforts surpre-
» nants (1). »

Lorsque la gastrite aiguë se prolonge, le pouls se rétrécit graduellement, la peau devient aride et se refroidit
vers les extrémités, qui prennent une teinte violacée. L'a-
maigrissement devient chaque jour plus prononcé, les
forces s'épuisent.

B. Gastrite chronique.

La gastrite dite *chronique* peut être telle de prime abord,
d'emblée pour ainsi dire, ou bien, au contraire, une transformation de la gastrite *aiguë*. Ses symptômes méritent
une étude approfondie. En effet, s'ils étaient l'objet d'une
attention superficielle, on serait souvent exposé à confondre la maladie avec d'autres états de l'estomac qui en
diffèrent essentiellement sous tant de rapports, et qu'on
rencontre particulièrement chez les individus nerveux,
hypochondriaques, chlorotiques.

Je vais d'abord transcrire ici la description des symptômes de la gastrite chronique que Broussais a consignés dans son *Histoire des phlegmasies chroniques;* puis je
placerai à la suite la description que M. Louis a tracée du
ramollissement *chronique* de la mem' rane muqueuse de
l'estomac, en ne tenant compte que des cas dans lesquels
cette lésion avait été annoncée pendant la vie par des symptômes gastriques tranchés, et ne pouvait pas être considérée comme un effet cadavérique.

I. Voici la description de l'auteur de l'*Histoire des phleg
masies chroniques* (2): « La gastrite chronique prélude

(1) Il est probable que la plupart des cas d'après lesquels Broussais
traçait ce tableau appartenaient à la gastrite compliquée d'entérite des
intestins grêles, maladie qu'il ne connaissait que très incomplétement à
l'époque où il publia l'histoire des phlegmasies chroniques.

(2) Elle est précédée de quelques réflexions que le lecteur nous saura gré
de rappeler en note : « La gastrite *chronique* peut exister après les orages
» de l'état aigu, lorsque celui-ci n'a pas été assez violent pour être mortel,

» de la même manière que l'aiguë. Si le médecin examine
» attentivement l'état du malade, il lui retrouve tous les
» symptômes de l'état aigu, mais dans un degré beaucoup
» moins considérable, à quelques exceptions près.

» Le malade se plaint d'une douleur transversale à la
» base de la poitrine, c'est-à-dire dans le fond des hypo-
» chondres et à l'épigastre... Cette douleur est continuelle
» et fort importune; elle peut être brûlante, lancinante,
» pongitive, et bornée à un point très rétréci. Elle est le
» plus souvent accompagnée d'un sentiment de constric-
» tion. De toutes les espèces de douleurs que les malades
» peuvent accuser, la lancinante et la pongitive sont celles
» qui acquièrent le plus d'intensité. Les autres sont ob-
» scures, et restent si longtemps dans un léger degré, que
» ces malades ne se déterminent à demander du secours
» que lorsque les forces générales viennent à leur man-
» quer.

» L'appétit manque toujours, et même il est remplacé
» par un dégoût universel lorsque la maladie existe dans
» son plus haut degré; mais quand il en resterait encore,
» la digestion est tout-à-fait imparfaite. Les aliments sont
» ordinairement vomis peu de temps après qu'ils ont été

» ou n'a pas été traité par la bonne méthode, comme elle peut être pri-
» mitive et indépendante de toute affection morbide... Je décris donc sous
» le titre de *chroniques* toutes les gastrites qui ne sont point accompa-
» gnées d'un mouvement rapide de la circulation, et qui détruisent les
» ressorts de la vie avec des troubles si légers, qu'on les méconnaît in-
» failliblement si l'on n'y porte pas la plus grande attention. »

Cherchant à expliquer pourquoi la gastrite apparaît primitivement sous
forme *chronique* et non sous forme aiguë, Broussais dit : « Il est bien évident que cette différence vient de ce que les sujets sont moins propres aux
phlegmasies aiguës, ou de ce qu'ils sont organisés de manière qu'un appareil puisse être détruit par la phlogose, sans que les autres, et surtout
l'appareil circulatoire, éprouvent de grands troubles.» Mais en quoi consiste précisément cette *prédisposition organique?* Broussais n'en dit rien.
Ajoutons que d'autres circonstances encore favorisent le développement
de la forme *chronique*.

» pris. Plus les malades ont mangé et plus ce qu'ils ont
» pris était stimulant, plus tôt ils vomissent, et cela les
» soulage beaucoup. Ceux qui ne vomissent pas, soit que
» la maladie soit moins intense, soit que l'idiosyncrasie
» particulière de l'estomac s'y refuse, sont fatigués, pen-
» dant tout le temps que dure la digestion stomacale, par
» des pesanteurs, des nausées, des rapports acides et cor-
» rosifs, ou nidoreux et fétides, par la rumination ; et l'es-
» pèce de douleur gastrique à laquelle ils sont accoutumés
» s'exaspère (il en est qui n'éprouvent d'autre lésion que
» des rapports, de l'agitation, du malaise et du délire. Le
» pouls s'élève pour quelque temps et la peau s'échauffe :
» tout cela se calme après l'effort de la digestion).

» Ces souffrances, bien peu vives, sont toujours difficile-
» ment supportées par les malades, qu'elles rendent tristes,
» impatients, taciturnes. Ils ont l'air souffrant, la peau
» ridée à longs traits, les conjonctives rouges, les lèvres et
» les éminences malaires d'un rouge foncé et vineux,
» tirant vers la couleur de la teinture du bois de campê-
» che. La langue et tout l'intérieur de la bouche offrent
» d'ordinaire le même aspect. Cependant on voit quelque-
» fois sur le milieu de la langue une espèce d'encroûtement
» muqueux et desséché en forme de fausse membrane.
» J'ai encore trouvé chez certains sujets la langue très
» chargée, très muqueuse, l'haleine fétide, et la bouche
» habituellement amère (1) ; mais on doit se souvenir qu'il
» n'y a point de signe exclusif, et que le diagnostic ne peut
» résulter que de l'ensemble (2).

(1) Broussais aurait pu ajouter qu'il survient, chez quelques autres sujets, une éruption aphtheuse, et cette circonstance est généralement de très mauvais augure. Il y a quelques années (novembre 1838), nous avons rencontré un remarquable exemple de cette éruption, M. Casimir Broussais et moi, chez une dame atteinte d'une gastrite chronique des *mieux caractérisées*, et comme nous ne l'avions que trop prévu, la mort est survenue peu de temps après le développement des aphthes (8 à 10 jours après).

(2) On ne saurait trop insister sur la vérité de cette proposition. Il ne

» Aussitôt que la gastrite chronique est bien établie, le
» tissu cellulaire sous-cutané est à peu près effacé, bien
» que les muscles soient peu diminués de volume; la peau
» est collée sur ceux-ci et s'enfonce dans leurs interstices.
» Le tissu cellulaire est si contracté qu'on ne peut faire
» mouvoir la peau dans les régions où d'ordinaire elle est
» fort lâche. Dans aucune autre espèce de marasme, je
» n'ai vu cette adhérence aussi prononcée; si l'on ajoute à
» ce caractère de la peau celui tiré de sa coloration (qui
» toujours est d'un brun tirant vers l'ocre ou la lie de vin),
» on aura deux des signes les plus constants de la gastrite
» chronique. Dans l'état avancé, la peau se couvre, en une
» foule de points, de taches d'un rouge vineux très foncé,
» et tenant même du violet.

» La toux gastrique, à petites secousses, peut se faire
» quelquefois remarquer.

» Dans le commencement de la gastrite chronique, la
» circulation générale n'est point influencée de manière
» qu'il en résulte un mouvement fébrile appréciable.
» Lorsque le mal a fait certains progrès, le pouls devient
» roide et fréquent, en même temps la peau est chaude et
» sèche au tact. Il y a toujours un redoublement dans la
» soirée, pendant lequel le malade s'agite et se tourmente.
» Si ce degré se maintient quelque temps, les forces se
» dissipent promptement (cette gastrite rentre dans la
» classe des aiguës); mais si le mouvement fébrile n'est
» marqué que par une fréquence du pouls sans chaleur
» de la peau, ou si le patient n'éprouve que quelques heures
» de chaleur vers le soir ou pendant la digestion, la maladie
» peut persister dans l'état chronique. Dans tous les cas,
» quand elle tire beaucoup en longueur, le mouvement
» fébrile s'efface, et le redoublement du soir cesse d'être
» sensible. En même temps aussi la peau se refroidit et

faut jamais l'oublier au lit des malades, si l'on veut éviter de fâcheuses
méprises.

» prend la teinte ci-dessus indiquée ; enfin le marasme se
» prononce de plus en plus (1). »

II. Voyons maintenant comment M. Louis a décrit les symptômes du *ramollissement avec amincissement, et de la destruction de la membrane muqueuse de l'estomac* (2).

« Soit qu'il y eût ou non dérangement des voies diges-
» tives depuis un certain temps, que la maladie de l'estomac
» fût simple ou compliquée, primitive ou secondaire, les
» malades éprouvaient, dès le début, une diminution plus
» ou moins considérable, ou même une perte complète
» d'appétit, des douleurs à l'épigastre, des frissons entre-
» mêlés de chaleur, de la soif, et, après un temps plus ou
» moins considérable, des nausées et des vomissements,
» ou bien ces derniers symptômes, accompagnés d'ano-
» rexie, de soif et de fièvre, débutaient, et les douleurs à
» l'épigastre ne se manifestaient qu'après une ou plusieurs
» semaines. Enfin, dans d'autres cas, les nausées, les vo-
» missements et les douleurs à l'épigastre se montraient

(1) J'ai confirmé par l'observation de faits nombreux l'exactitude du *fond* de la description qu'on vient de lire. On peut consulter, entre autres, le cas de gastrite d'abord aiguë, puis chronique, produite par l'acide nitrique, que j'ai publiés dans le *Journal hebdomadaire* pour l'année 1833. On y verra tous les principaux symptômes ci-dessus notés, et le malade succomber vers la fin du troisième mois, consumé par un *marasme squelettique.* Ce marasme, sur lequel l'auteur de l'*Histoire des phlegmasies chroniques* a justement insisté, se rencontrait aussi chez tous les individus observés par Tartra, qui succombèrent également à une gastrite produite par l'a-cide nitrique et passée à l'état chronique. Autre circonstance digne de re-marque : c'est que les malades dont il s'agit périrent, comme le nôtre, vers la fin du troisième mois.

(2) Dans quelques uns des cas d'après l'analyse desquels les symptômes dont il s'agit ont été constatés, la maladie avait suivi une marche aiguë. Toutefois ces cas étaient, jusqu'à un certain point, exceptionnels ; et c'est surtout d'après les cas dans lesquels la maladie avait suivi une marche chronique que la description de M. Louis a été tracée. « En gé-
» néral, dit-il, la maladie parcourait ses diverses périodes avec lenteur,
» sa durée était considérable, et on peut croire qu'elle l'eût été davan-
» tage encore, sans les complications qui existaient. »

» à la fois. Ces symptômes persistaient avec plus ou moins
» d'intensité jusqu'à la mort, quelquefois d'une manière
» continue, presque sans interruption ordinairement avec
» des rémittences plus ou moins considérables. Dans plu-
» sieurs cas, ils offraient beaucoup d'intensité dès leur
» principe; dans d'autres, également nombreux, ils se
» développèrent d'une manière lente, et ne prirent d'é-
» nergie qu'à une certaine époque de leur durée. »

Après avoir indiqué les degrés très variables de chacun
des symptômes précités, M. Louis poursuit ainsi :

« La langue ne nous offrit rien de constant.... la physio-
» nomie n'offrait rien de remarquable dans l'absence des
» douleurs épigastriques; elle prenait l'empreinte du
» malaise et de la souffrance dès qu'elles se faisaient
» sentir.

» Les *frissons* et la *chaleur* éprouvés par quelques ma-
» lades au début et dans les jours qui l'ont suivi, semble-
» raient indiquer que la circulation a été vivement in-
» fluencée par la maladie de l'estomac; mais la chose est
» pour le moins douteuse, vu la faible accélération chez
» un sujet dont la maladie débuta et marcha avec vio-
« lence (1). »

Dans la description de Broussais et M. Louis, il n'est
pas fait mention de la nature des matières vomies; c'est
une lacune qu'il serait important de combler. Nous reviendrons un peu plus bas sur ce point.

III. La description que nous venons de mettre sous les
yeux du lecteur est celle de la gastrite chronique en général.
Il resterait à faire connaître les symptômes propres à cha-

______

(1) Il est bon de noter que ce sujet (Obs. VI du *Mémoire* de M. Louis)
était une femme atteinte à la fois et de la maladie de l'estomac dont il
s'agit, et d'une forte diarrhée, et d'un cancer de l'utérus. Un cas aussi
complexe n'est guère propre à résoudre la question examinée ici par
M Louis. Au reste, l'opinion de cet auteur confirme les résultats de l'observation de Broussais sur le peu de réaction fébrile qu'exerce la gastrite
chronique.

cune des *variétés* de cette maladie, ou du moins les modifications que présentent les symptômes, suivant que la maladie est partielle ou générale, suivant qu'elle n'affecte que la membrane muqueuse, ou qu'elle a envahi les tissus sous-jacents et entraîné telle ou telle espèce de *lésion organique*. C'est un travail délicat qu'aucun auteur n'a jusqu'ici exécuté, et que ne comporte guère un ouvrage élémentaire.

Le passage suivant de la *Clinique médicale* de M. le professeur Andral fait assez sentir les difficultés d'un pareil travail. Après avoir décrit les altérations que la gastrite chronique détermine dans la membrane muqueuse et les tissus subjacents, cet auteur, étudiant les symptômes de cette maladie, entre en matière ainsi qu'il suit : « Ici se » présente une importante question à discuter : les lésions » infiniment variées que nous avons décrites sont-elles » chacune annoncées par des symptômes spéciaux? nous » ne craignons pas de répondre négativement. A l'excep-» tion de quelques accidents, qui sont le résultat tout » mécanique de l'oblitération du cardia ou du pylore par » une tumeur, les mêmes phénomènes révèlent le plus » ordinairement pendant la vie ces altérations organiques » de forme et de structure si différentes!. .. »

Passant en revue les *symptômes locaux*, les *symptômes qui résultent de l'altération du mouvement nutritif général*, enfin les *symptômes purement sympathiques*, M. Andral n'y trouve point les données propres à faire distinguer avec certitude les unes des autres les diverses altérations organiques de l'estomac, et il termine en concluant que : « Hors le cas où » une tumeur se fait sentir à travers les parois abdomi-» nales, il n'existe aucun signe certain pour distinguer ce » qu'on appelle, dans le langage médical ordinaire, un » cancer d'estomac de ce qu'on appelle une gastrite chro-» nique. »

Avant de terminer ce qui regarde les symptômes de la gastrite chronique, disons, pour notre part, quelques mots des symptômes de celle qui entraîne à sa suite ces *lésions organiques* si remarquables, connues sous les noms de *squirrhe*, de *cancer*, etc., par suite de l'extension du travail phlegmasique chronique aux tissus sous-jacents à la membrane muqueuse, et circonvoisins.

1° Les simples fongosités, les végétations polypeuses ou les hypertrophies partielles de la membrane muqueuse de l'estomac, qui peuvent survenir à la suite d'une gastrite dite chronique, ne donnent lieu à aucun symptôme qui puisse les faire diagnostiquer, quand elles n'occupent point la région des orifices cardiaque ou pylorique. Dans le cas où elles siégeraient dans cette région, les effets locaux qu'elles produiraient seraient essentiellement les mêmes que ceux dus à une dégénérescence squirrheuse ou cancéreuse, c'est-à-dire qu'ils seraient l'expression d'un obstacle mécanique au passage des aliments à travers les orifices indiqués. J'ai rencontré quatre végétations polypeuses, du volume d'une cerise ou un peu plus grosses, dans la région de la petite courbure de l'estomac d'une femme, dont la membrane muqueuse était d'ailleurs parfaitement saine. Aucun accident, aucun symptôme n'avait pu faire soupçonner, pendant la vie, la présence de ces végétations (1).

2° Les affections squirrheuses ou cancéreuses de l'estomac peuvent-elles, quelle que soit la région de l'estomac où elles siègent, donner lieu à des symptômes qui permettent

---

(1) Je ne saurais trop souvent répéter que les végétations ci-dessus et tous les produits accidentels en général que l'on doit rattacher à l'existence d'une inflammation chronique dans les points qu'ils occupent, peuvent persister quand celle-ci a complétement disparu. Tel était le cas de la femme dont il est ici question. Ajoutons aussi que le mode inflammatoire qui, par une insensible *dégradation*, dégénère en un simple travail hypertrophique, diffère de celui caractérisé par un travail qui suppose à la fois une augmentation de nutrition et de sécrétion, et une *altération* dans les produits sécrétés. Enfin, n'oublions jamais que certains produits nés d'un travail inflammatoire peuvent devenir le foyer de métamorphoses dont le mécanisme nous est encore profondément inconnu.

de les diagnostiquer *sûrement?* Nous répondrons, avec
M. Andral, que, hors le cas où ces affections sont caractérisées par des tumeurs sensibles au toucher, et placées,
disposées de telle sorte qu'on ne puisse pas les confondre
avec de pareilles tumeurs développées dans le voisinage
de l'estomac ; hors ces cas, dis-je, un diagnostic certain
n'est pas possible. On peut, toutefois, soupçonner, pré-
sumer l'existence de la lésion qui nous occupe, en s'aidant
à la fois et des symptômes actuels et d'une connaissance
profonde des symptômes antécédents, de la marche, de la
durée, de la cause de la maladie, chez un sujet qui a
présenté les symptômes de la gastrite chronique en général.

Lorsque le toucher fait sentir une tumeur plus ou
moins volumineuse vers la région pylorique de l'estomac,
que les individus vomissent les aliments qu'ils ont pris,
deux, trois ou quatre heures après leur ingestion, et déjà
chymifiés en totalité ou en partie, on peut, sans crainte de
se tromper, annoncer l'existence d'une affection squirrheuse ou cancéreuse de la région indiquée avec rétrécissement plus ou moins considérable de l'orifice gastro-
duodénique.

Lorsque, chez un individu qui a présenté les symptômes de la gastrite en général, tels que nous les avons
exposés plus haut, les aliments et même les boissons,
parvenus à la fin de l'œsophage, ne pénètrent que très
difficilement ou même ne peuvent pas pénétrer dans
l'estomac, et sont en quelque sorte *régurgités*, on est autorisé à diagnostiquer une affection cancéreuse de la région
cardiaque de l'estomac avec rétrécissement plus ou moins
considérable de l'orifice du même nom.

Les signes d'après lesquels on peut ainsi diagnostiquer
l'affection cancéreuse des régions pylorique ou cardiaque
sont, comme on voit, de l'ordre des signes *physiques* et mécaniques. Ils supposent, en effet, un obstacle physique ou

mécanique au passage des ingesta à travers les orifices de l'estomac. Que si cet obstacle n'existait pas, comme il arrive quelquefois, par suite du travail ulcératif qui s'est emparé de la production cancéreuse, ou par toute autre cause, ces signes n'auraient plus lieu, et dès lors le diagnostic manquerait de sa donnée la plus positive, la plus lumineuse. D'un autre côté, des obstacles physiques ou mécaniques, d'un ordre différent de celui qui nous occupe ici pourraient aussi donner lieu aux effets produits par un cancer avec rétrécissement des orifices pylorique ou cardiaque. Voilà pourquoi nous avons posé comme double condition d'un diagnostic assuré la présence de ces signes chez des sujets qui avaient offert les symptômes ordinaires de la gastrite chronique en général.

Sachons enfin qu'il est des cas où des causes mécaniques venues du dehors peuvent concourir, avec une affection squirrheuse ou cancéreuse de l'estomac, au rétrécissement ou même à l'oblitération complète de l'un des orifices de l'estomac. C'est ainsi que j'ai rappelé plus haut un cas où j'avais trouvé un noyau de prune bouchant *hermétiquement* l'orifice pylorique, déjà considérablement rétréci par suite d'un épaississement et d'un endurcissement squirrheux de ses parois.

L'espèce de douleur éprouvée par les malades, la nature des vomissements, l'aspect de l'habitude extérieure, peuvent fournir quelques données à la solution du problème qui nous occupe. Toutefois ces données ont une valeur assez limitée. Voici, d'ailleurs, comment M. Andral s'exprime à ce sujet :

« C'est une grande erreur de croire que les douleurs » dites lancinantes accompagnent plus particulièrement la » lésion désignée sous le nom de cancer de l'estomac. Loin » de là, nous croyons pouvoir déduire d'un grand nombre » d'observations que de pareilles douleurs ne sont que bien

» rarement le produit de cette affection (1). Parmi les indi-
» vidus chez lesquels nous avons constaté, après la mort,
» l'existence des différentes formes du cancer gastrique,
» soit induration squirrheuse ou encéphaloïde des tissus
» subjacents à la muqueuse, soit végétations fongueuses,
» cérébriformes de cette membrane, soit ulcérations avec
» destruction profonde des tissus, et fond constitué par le
» foie ou le pancréas; parmi ces individus, disons-nous,
» les uns n'ont jamais accusé de douleur à l'épigastre; chez
» d'autres, elle ne consistait que dans un sentiment de
» gêne et de pesanteur habituelle vers cette région; ailleurs
» la pression seule la faisait naître, tandis que d'autres fois
» l'épigastre pouvait être impunément comprimé. Chez
» plusieurs malades, la douleur ne naissait que lorsque les
» aliments avaient été introduits dans l'estomac.

» La nature des vomissements pourrait-elle davantage
» nous éclairer? On a dit que l'hématémèse était exclusi-
» vement liée à l'existence de végétations fongueuses,
» d'ulcères cancéreux, de masses encéphaloïdes ramollies,
» développées à l'intérieur de l'estomac. On a dit que ces
» mêmes lésions produisaient aussi ces vomissements,
» semblables à de la suie ou à du marc de café, qu'on ob-
» serve assez fréquemment, et en très grande abondance,
» chez les individus atteints d'affection chronique de l'es-
» tomac. Nul doute qu'ils n'aient lieu fréquemment, lorsque
» l'estomac est le siége d'une des lésions qui viennent d'être
» indiquées (2); mais ils peuvent se montrer avec des alté-

(1) Les nombreuses observations que j'ai recueillies de mon côté sont
parfaitement d'accord avec celles de M. Andral.

(2) Pour qu'il existe des vomissements d'un sang plus ou moins altéré
dans les cas dont il s'agit, il faut qu'une effusion sanguine s'opère à la
surface des parties *cancérisées*, ou qu'une rupture, une érosion perfora-
tive se soit effectuée dans quelqu'une des branches artérielles ou veineuses
des parois de l'estomac. J'ai déjà dit plus haut, et je répète ici, que cette
dernière lésion a été constatée par l'inspection anatomique. Lorsque le
vaisseau est assez volumineux, surtout quand il appartient au système ar-

» rations bien différentes, et dès lors ils n'ont plus de va-
» leur pour en caractériser aucune. Nous en avons effecti-
» vement constaté l'existence : 1° chez des malades dont
» l'estomac ne nous présenta, dans la muqueuse, d'autre
» altération qu'un peu d'injection ou de ramollissement,
» avec induration squirrheuse plus ou moins considérable
» des tissus subjacents ; 2° chez d'autres dont la membrane
» muqueuse gastrique était hypertrophiée, avec coloration
» grise ou brunâtre, les tissus subjacents étant intacts.

» Quant aux symptômes généraux, soit sympathiques,
» soit résultant du trouble de la chymification ou de son
» anéantissement, ils ne nous semblent pas plus propres
» que les symptômes locaux à distinguer avec certitude les
» unes des autres les diverses altérations organiques de
» l'estomac. Il faut toutefois reconnaître que la teinte jaune-
» paille de la face, la maigreur, le dépérissement, sont
» surtout très prononcés dans le cas où l'estomac est le
» siége d'affection squirrheuse ou cancéreuse proprement
» dite (1). »

§ IV. Causes.

1. *Causes prédisposantes.* On doit considérer comme telles
la chaleur atmosphérique, certaines maladies chroniques
fébriles, la tuberculisation pulmonaire, par exemple, etc. (2).

tériel, une hématémèse promptement mortelle, *foudroyante*, peut être
la suite de la lésion *accidentelle* qui nous occupe.

(1) Cette remarque de M. le professeur Andral est parfaitement juste.
Si l'on ne rencontre pas plus souvent les signes extérieurs de la *cachexie
cancéreuse*, c'est que beaucoup de malades succombent avant que celle-ci
ait eu le temps de se produire, du moins complétement.

(2) M. Louis a eu soin de noter que le ramollissement avec destruction
de la membrane muqueuse de l'estomac se *manifestait dans le cours des
affections chroniques, et plus ordinairement dans celui de la phthisie
pulmonaire.*

Broussais avait également avancé, dans son *Histoire des phlegmasies
chroniques*, que parmi les *prédispositions* à la gastrite, il fallait ranger
les *excitations qui sont le résultat d'une maladie antérieure*. « Il est, dit-il,

Il ne faut pas confondre les causes *prédisposantes* avec cette *prédisposition* organique et constitutionnelle en vertu de laquelle les mêmes causes prédisposantes et déterminantes font éclater chez les individus qui en sont porteurs une gastrite qu'elles ne produiraient pas chez les individus non prédisposés. Ici, comme dans beaucoup d'autres maladies, la *prédisposition organique* ne peut guère être établie qu'à *posteriori*. Cependant Broussais croit pouvoir admettre que cette maladie affecte une fâcheuse préférence : 1° *parmi les forts pour les hommes bruns, secs, charnus, irritables, chez qui les mouvements des passions sont très précipités;* 2° *parmi les faibles, pour les individus grêles, plus longs que larges, irritables et nerveux, qui ont les passions plus fortes que le tempérament, mélancoliques.*

L'*Histoire des phlegmasies chroniques* contient sur l'influence et le mécanisme de la chaleur atmosphérique, considérée comme cause prédisposante de la gastrite, de longs et beaux développements que nous regrettons de ne pouvoir consigner ici. Broussais fait expressément remarquer que les influences atmosphériques agissent sur tout l'*organisme*, et qu'elles ne peuvent développer la gastrite sans le concours des causes qui agissent directement sur la membrane muqueuse de l'estomac. Il ajoute que *les affections morales qui maintiennent l'âme dans un état habituel de tristesse donnent un nouveau degré d'énergie aux autres causes prédisposantes qu'il a signalées.*

II. *Causes déterminantes ou efficientes.* Broussais regarde avec raison comme telles les substances stimulantes que l'on avale, soit pour se nourrir, soit pour tout autre motif. Mais pour qu'elles opèrent l'effet que nous leur attribuons, il faut qu'elles soient douées d'une certaine énergie, ou qu'elles agissent un nombre suffisant de fois, et souvent

» quelques lésions de fonctions qui rendent l'estomac plus susceptible de
» se phlogoser sous l'influence des irritants divers; telles sont, en géné-
» ral, les inflammations chroniques des autres organes. »

aussi qu'elles soient secondées par la *prédisposition et les causes prédisposantes*.

Les détails suivants sont empruntés par nous à l'*Histoire des phlegmasies chroniques*. Toutes les personnes prédisposées par leur complexion et les influences atmosphériques signalées (*l'élévation de la température et l'état électrique de l'atmosphère*) seront facilement affectées de la gastrite si leur estomac est souvent irrité par un certain ordre d'*ingesta*. Tels sont : 1° parmi les aliments solides, les viandes noires, le gibier, certains poissons très ammoniacaux et très putrescibles, les ragoûts trop chargés d'épices, et assaisonnés avec des sauces rendues âcres par la partie extractive de la viande, et par les huiles et les graisses brûlées, les champignons, les alliacées et toutes les racines brûlantes des crucifères, la moutarde, enfin toutes les préparations de la cuisine qui sont d'une saveur piquante et relevée. 2° Parmi les boissons, nous indiquerons l'alcool, le punch, les vins généreux. 3° Parmi les excitants de l'estomac se rangent aussi certains médicaments que l'on fait prendre habituellement sous le nom séduisant de *stomachiques*, ou sous le titre d'*apéritifs*, de *désobstruants*, de *fondants*, d'*incisifs*, d'*antiglaireux*, etc., et que l'on administre sous toutes les formes (élixirs de *longue vie* ou autres, teintures, opiats, bols, pilules, etc.).

En général, poursuit Broussais, les causes ci-dessus indiquées ne font éclater la gastrite que par la continuation de leur action. Mais souvent cette maladie se déclare tout-à-coup à la suite d'un excès quelconque dans les aliments ou les boissons. Suivant l'auteur de l'*Histoire des phlegmasies chroniques*, les vomitifs et les purgatifs, indiscrètement administrés lorsque la prédisposition est portée au plus haut degré, manquent rarement aussi de faire paraître la maladie.

Les poisons corrosifs déterminent, comme on sait, les gastrites les plus violentes, les seules même qui, avant les belles recherches de Broussais, fussent, ainsi que nous l'avons déjà dit, bien connues des nosologistes.

On peut, du moins à mon avis, considérer comme se rattachant à la gastrite par empoisonnement cette violente inflammation de l'estomac qu'on observe dans le choléra-morbus bien caractérisé.

Certains corps étrangers, de nature non vénéneuse, introduits dans l'estomac et y séjournant longtemps, peuvent y déterminer une inflammation qui est ordinairement partielle, et bien moins violente que celles produites par un grand excès de régime, un poison irritant, etc.

Les chutes, les percussions sur l'épigastre sont banalement signalées parmi les causes déterminantes de la gastrite ; mais les véritables gastrites produites par de pareilles causes sont bien rares, si tant est qu'elles existent.

Beaucoup d'auteurs, et Pinel lui-même, placent la *suppression de la goutte et de différents exanthèmes* parmi les causes de la gastrite ; mais cette *cause* ne me paraît pas mieux *démontrée* que la précédente. Je n'ai jamais rencontré encore de coïncidence de véritable gastrite avec le rhumatisme ou de *gastrite rhumatismale*.

III. On trouve dans l'*Histoire des phlegmasies chroniques* d'ingénieuses et importantes idées sur le *mécanisme des phlogoses gastriques*. Nous croyons devoir les mettre sous les yeux du lecteur, sans rien changer à ce style pittoresque et figuré avec lequel elles ont été exprimées par l'illustre auteur de cet ouvrage, en faisant observer seulement que quelques unes ont déjà un peu vieilli.

Après avoir rappelé que « l'inflammation de la membrane » muqueuse de l'estomac devait, comme toutes les autres, » son origine à une action organique trop fortement » sollicitée, » Broussais continue ainsi : « Je suppose une » irritation qui a produit une exaltation qui ne peut être » apaisée qu'en vingt-quatre heures. Si, avant ce terme, des » irritants nouveaux, un grand repas, des vins brûlants,

» arrivent sur la partie déjà souffrante , ils donneront une
» nouvelle impulsion qui ne pourra être détruite que dans
» quatre jours. Cependant le sujet, qui ne sera point averti
» de cette loi de l'économie, n'attendra pas ces quatre jours
» pour appliquer une troisième cause d'excitation déme-
» surée... Or, pour que le médecin puisse alors juger com-
» bien de temps la surface douloureuse a besoin pour perdre
» son surcroît morbifique d'action , il faut qu'il *calcule* la
» susceptibilité du sujet, l'intensité des causes, et qu'il
» sache , autant que possible , combien de fois les causes
» morbifiques ont agi, et à quels degrés différents leurs
» stimulations répétées ont porté l'action morbide. C'est
» d'après ces données que le médecin peut calculer com-
» bien de temps durera l'irritation gastrique, et il serait
» fort important qu'il calculât juste ; mais , s'il ne peut le
» faire , il faut au moins qu'il ait des signes pour recon-
» naître que l'irritation est tombée, et qu'il peut, sans dan-
» ger, inviter la surface, qui désormais n'est plus doulou-
» reuse , à reprendre ses anciennes fonctions ; car, s'il a le
» malheur de les forcer avant le temps, il continuera de
» fournir des causes à la maladie ; il l'entretiendra dans un
» degré obscur et propre à lui faire méconnaître entière-
» ment l'ennemi qu'il doit combattre... C'est ainsi que se
» perpétuent les irritations chroniques des voies alimen-
» taires.....

» Lorsque les causes irritantes exaltent tout-à-coup l'ac-
» tion de la muqueuse gastrique assez vivement pour que
» la *douleur* suspende ses fonctions, réveille énergiquement
» et désharmonise tous les mouvements ; c'est-à-dire, lors-
» que l'irritation gastrique devient tout-à-coup assez forte
» pour qu'il en résulte douleur locale, vomissement et
» fièvre prononcée , *il y a phlogose aiguë.*

» Lorsque les causes irritantes ne produisent, durant
» un long espace de temps, que des excitations modérées
» qui ne suspendent les fonctions gastriques que pour peu

» de temps, et ne sollicitent que faiblement le jeu des
» sympathies, par conséquent n'excitent que de légers
» troubles dans l'harmonie générale, *il y a phlogose chro-*
» *nique.*

» On voit que les différences ne sont que dans le degré.
» En effet, 1° supposez des causes puissantes et un sujet
» irritable et vigoureux, vous aurez tout-à-coup le plus
» haut degré de la phlogose aiguë.

» 2° Admettez un sujet déjà fatigué par des excitations
» antécédentes, qui tout-à-coup est soumis à l'action de
» causes puissantes, vous aurez une phlogose moins aiguë :
» tel est l'homme déjà sujet aux embarras gastriques ou
» aux diarrhées, mais non encore épuisé, qui tombe brus-
» quement dans le choléra ou dans la dysenterie, à l'occa-
» sion d'une débauche, d'un émétique et d'un purgatif.
» Eh ! combien n'en ai-je pas vu d'exemples !

» 3° Prenez un sujet encore plus faible, qui soit à moitié
» épuisé par une fièvre dite essentielle, ou par l'*hectique*,
» et soumettez-le à la même cause excitante : si elle agit
» assez énergiquement, vous aurez un troisième degré de
» gastrite aiguë, dont la violence sera inférieure aux deux
» premières, et qui se maintiendra moins longtemps assez
» forte pour causer de grands troubles : c'est-à-dire que
» ce degré tendra bientôt de lui-même vers l'état chro-
» nique (1).

» 4° Enfin, si l'on suppose une série d'excitations tou-
» jours renouvelées avant qu'elles aient eu le temps de se

(1) Il est curieux de placer ce que dit ici Broussais de *cette forme de
gastrite* qui se rencontre chez les sujets atteints de *fièvre hectique*, à côté
de ce que M. Louis a écrit sur cette maladie de l'estomac étudiée sous le
nom de *ramollissement avec amincissement de la membrane muqueuse de
l'estomac.* On doit regretter que M. Louis n'ait pas lui-même songé à
rapprocher ses recherches de celles de l'auteur de l'*Histoire des phlegmasies chroniques*, d'autant qu'à l'époque où M. Louis publia son Mémoire,
il était à peu près convaincu que l'altération *qui lui semblait n'avoir pas
été décrite* jusque là était le résultat d'une inflammation de l'estomac.

» calmer, et surtout si cela a lieu sur un sujet peu propre
» aux grands mouvements et aux perturbations violentes,
» on se fera l'idée d'une phlogose des plus chroniques. Il
» faudra ranger à côté celle qui s'entretient de la même
» manière après avoir été quelque temps plus ou moins
» aiguë. »

§ V. Durée, pronostic et mortalité.

I. Broussais a soumis cette partie de l'histoire de la gastrite à des considérations importantes que nous allons exposer, en les accompagnant des réflexions qu'elles nous suggéreront. Pour étudier son sujet avec quelque succès, Broussais a bien soin d'examiner séparément chacun des principaux degrés de la gastrite ; il commence même par examiner les simples excitations de l'estomac, produites au moment d'un repas plus ou moins stimulant.

1° Il considère comme le premier degré de la *phlogose* l'excitation gastrique provoquée par une *débauche prolongée, surtout si l'on a pris beaucoup de viandes noires et de liqueurs alcooliques.* Ce degré de phlogose s'apaise ordinairement de lui-même, si l'on se retranche un repas ou tout au plus deux ; mais, si l'on recommence les mêmes excès avec aussi peu de ménagement, il se prolonge *du plus au moins.* L'*habitude* parvient cependant à soustraire un certain nombre d'hommes aux suites fâcheuses de ces irritations trop souvent répétées. Toutefois cette habitude elle-même a un terme, et Broussais fait observer qu'*un estomac longtemps agacé par un régime trop irritant, auquel il paraît habitué, s'en fatigue quelquefois tout-à-coup, et se déclare en état de phlogose,* ce qui arrive surtout chez les individus qui se trouvent sous l'influence de la *diathèse inflammatoire* (1).

____

(1) Ici, Broussais renvoie, et nous renvoyons nous-même, à ce qu'il a dit plus haut sur cette *diathèse inflammatoire.*

2° Mais quand on serait doué d'un de ces heureux esto-
macs qui s'*accoutument* à toute espèce de stimulants, si la
sensibilité du viscère se trouve exaltée par une cause étrangère, comme la chaleur, une affection morale, une disposition fébrile dépendant d'une irritation placée ailleurs;
ou si les stimulants des voies gastriques acquéraient tout-
à-coup un nouveau degré d'énergie, l'irritation de la muqueuse s'annoncerait avec tous les caractères de la phlogose *aiguë*. — Alors il faut bien plus de temps à cette
membrane pour qu'elle soit en état de reprendre ses
fonctions; *sa souffrance pourrait avoir la durée des autres
phlegmasies, dont rien n'entrave le cours, c'est-à-dire dix à
vingt jours, si on la laissait se terminer librement* (1); mais,
si on l'entretient, elle n'a plus de période déterminable.

Si la *phlogose aiguë est d'une violence outrée, soit dans son
premier élan, soit par l'activité qu'on lui prête en la traitant
mal, elle peut finir dans dix à vingt jours, et même vingt-cinq,
par la mort de la membrane irritée* (2). « Pour moi, dit
Broussais, je pense que, hors les cas de poison et d'une
complication de virus putride et pestilentiel, la phlogose
de la muqueuse a rarement ce degré d'activité (je parle
des latitudes où j'ai pratiqué). Le plus ordinairement, elle
tend à se dissiper à compter du dixième ou du vingtième
jour, et, dans un espace de temps à peu près moins long de
moitié, elle est parfaitement éteinte (3). »

(1) Le lecteur est toujours prié de tenir compte du langage figuré
familier à Broussais et à toute l'école de Bichat.

(2) Que le lecteur ne perde pas de vue cette proposition. Elle est l'expression du peu d'empire que la médecine exerçait sur le cours des violentes phlegmasies à l'époque où parut l'ouvrage de Broussais (1808).

(3) En calculant ainsi la durée de la gastrite aiguë, Broussais ne
manque pas, d'ailleurs, d'ajouter qu'il suppose qu'on a traité convenablement la maladie. Certes, il y a loin de la durée que parcourt aujourd'hui
la gastrite aiguë traitée par la *nouvelle formule des émissions sanguines*, à
celle que lui assigne ici Broussais. Le traitement que Broussais croyait
alors convenable ne le serait donc pas de nos jours.

Au reste, il est bon de prendre acte de ce que dit ici Broussais sur

3° Si l'on se presse trop de forcer la membrane muqueuse de l'estomac à reprendre ses fonctions, ou si, pour l'y préparer et remédier au sentiment général de débilité qui est inséparable de cette maladie, on a recours aux boissons dites toniques, on prolonge nécessairement l'irritation, et la phlogose devient alors véritablement chronique. Combien de temps peut-elle durer ainsi? « Si on irrite beau-
» coup, la mort, qui est inévitable, arrive infiniment plus
» tôt. Je ne saurais déterminer ce temps d'après mon ex-
» périence; il me semble seulement, d'après certains rap-
» prochements, qu'il ne doit guère s'étendre au-delà de
» cinquante ou soixante jours. Si l'on irrite peu, et si l'on
» vacille dans le traitement, l'irritation n'a plus de durée
» que l'on puisse déterminer à *priori* : tout dépend des
» rapports qu'il y a entre la susceptibilité et la force indi-
» viduelle d'une part, la quantité et l'activité des irritants
» de l'autre. Il y a des *sensibilités* gastriques qui, quoique
» traitées par les stomachiques et les irritants de toute
» espèce, ne se terminent qu'après plusieurs années; mais
» on sent que la persévérance dans ce traitement rend la
» terminaison funeste inévitable (1).... J'ai guéri des gas-
» trites de cinquante jours; mais je suis persuadé qu'on en
» triomphera difficilement, si elles ont été intenses dans
» leur début, après vingt jours de mauvais traitement.....
» Lorsque la phlogose chronique n'a pas encore opéré la
» désorganisation locale, et que le traitement vient enfin
» à être dirigé d'une manière plus rationnelle, moins le
» sujet est exténué, plus prompt doit être le succès... En

la rareté des gastrites aiguës ordinaires, assez violentes pour devenir mortelles. M. Louis, en énonçant une opinion tout-à-fait semblable, ne se doutait pas certainement qu'il ne faisait autre chose que de confirmer une doctrine enseignée dans l'*Histoire des phlegmasies chroniques.*

(1) Rappelons qu'il importe de bien distinguer le degré de phlegmasie dont il s'agit ici de ces affections purement nerveuses dans lesquelles le tissu même de la membrane muqueuse de l'estomac n'est point enflammé.

» trois ou quatre jours j'ai vu céder la phlogose, et la gué-
» rison se consolider en douze et quinze jours. — Lors-
» qu'au contraire le malade est déjà près du marasme,
» comme quand la phlogose a duré environ soixante jours,
» la cure sera beaucoup plus longue : le soulagement sera
» prompt ; mais les pas rétrogrades ou les demi-rechutes
» arriveront souvent dans la cure lorsqu'on essaiera d'aug-
» menter les stimulants. J'ai quelquefois passé plus d'un
» mois dans ces pénibles tâtonnements, et pourtant je
» finissais par réussir....

» La terminaison par la guérison est une *résolution* (1).
» Celle qui traîne trop en longueur s'annonce par la lenteur
» des digestions et les vomissements alimentaires et mu-
» queux. Le degré d'irritation que je cherche à déterminer
» ici est au-dessous de la véritable phlogose chronique. Il
» mérite d'être connu, parce qu'il expose à une rechute
» si on ne parvient pas à le détruire. Je l'appelle *résolution*
» *prolongée* (2).

(1) Le sens du mot *résolution* n'est pas encore bien rigoureusement
déterminé et le même pour tous les auteurs. C'est ainsi, par exemple,
que, dans la suite du passage que nous citons ici, Broussais rallie à
la catégorie des cas terminés par résolution ceux dans lesquels il s'est
opéré une sécrétion de *pus*, tandis que la plupart des pathologistes
distinguent formellement la *suppuration* de la *résolution*. Quoi qu'il en
soit, il est très certain qu'il est des gastrites terminées par la guérison, bien
qu'elles fussent arrivées déjà à une période où la résolution proprement
dite n'était plus possible. C'est ainsi que, dans un supplément à son premier *Mémoire sur le ramollissement avec amincissement de la membrane*
muqueuse de l'estomac, M. Louis rapporte trois observations de guérison
chez des femmes *qui offrirent, à un degré remarquable, tous les sym-*
ptômes de cette maladie. Or, parvenue à ce degré, la gastrite ne se termine plus par une simple résolution. Enfin, la gastrite dans laquelle il
s'est opéré un certain nombre de véritables ulcérations, soit de son propre
tissu, soit surtout de ses follicules (gastrite folliculeuse), peut aussi se
terminer par guérison, laissant à sa suite de véritables *cicatrices*, cicatrices que, comme je l'ai déjà énoncé plus haut, j'ai eu occasion de rencontrer chez quelques sujets.

(2) Il est extrêmement probable que le degré de gastrite signalé ici
par Broussais n'est autre chose que celui qui a pour *caractère anato-*

II. Rapprochons de ce qui précède ce que M. Louis a écrit sur la marche, la durée et le pronostic du ramollissement avec amincissement de la membrane muqueuse de l'estomac (en tenant toujours compte des circonstances au milieu desquelles il a étudié cette maladie) : « En général, la maladie parcourait ses périodes avec lenteur ; sa durée était considérable, et on peut croire qu'elle l'eût été davantage encore, sans les complications qui existaient. On l'a vue de trois mois et demi dans un cas, de six dans un autre, de treize dans un troisième.... Quelquefois, cependant, la marche de la maladie a été rapide, véritablement aiguë, et la mort a dû en être le résultat, bien plus que de toute autre lésion (1).

» Dans sa forme chronique, la maladie, comme toutes les affections de long cours, n'avait pas une marche uniforme ; elle semblait quelquefois stationnaire, ou même tendre à la guérison ; mais le mieux apparent était promptement suivi de rechute. C'est ainsi qu'un sujet, après cinq mois de maladie, recouvre l'appétit pendant un espace de

mique *principal* le ramollissement avec ou sans amincissement de la membrane muqueuse de l'estomac.

(1) Ici, M. Louis rappelle deux cas dans lesquels la maladie se termina par la mort dans l'espace d'environ vingt jours, et qui confirmeraient assez une des assertions de Broussais qu'on a lue un peu plus haut.

S'il était bien vrai, comme M. Louis était alors porté à le croire, qu'il s'agit dans ces deux cas d'une altération de la membrane muqueuse de l'estomac produite par l'inflammation de cette membrane, et que cette gastrite fût *simple* ou à peu près (je dis à peu près, car plus loin, comme nous le verrons, cet auteur assure n'avoir dans aucun cas observé la maladie dans son état de simplicité), ils tendraient à modifier un peu cette proposition de M. Louis, émise dans un ouvrage de plusieurs années postérieur à ses premières recherches sur la maladie qui nous occupe, savoir, que : *la gastrite simple, ou du moins telle primitivement, et qui conduit à la mort, est une affection très rare.*

En signalant ainsi certaines contradictions échappées à M. Louis sur le sujet que nous étudions, notre unique intention est de montrer combien ce sujet est encore obscur pour les observateurs les plus renommés, et combien il réclamerait impérieusement de nouvelles recherches.

temps à peu près aussi considérable, paraît entrer en convalescence, est repris de la même affection qui n'en marche pas moins ensuite, bien qu'avec lenteur, vers une terminaison fatale.

» Nous n'avons dans aucun cas observé la maladie dans son état de simplicité; chez la plupart des sujets, elle n'était que secondaire à une affection mortelle de sa nature, et l'on pourrait, par ces raisons, regarder les règles du pronostic comme de fort peu d'importance ici. Néanmoins, si l'on considère que la lésion qui nous occupe est quelquefois la maladie principale, et *peut causer la mort au moment où l'on s'y attend le moins*, que, quand elle est accessoire à une maladie inévitablement mortelle, elle peut encore en accélérer de beaucoup le terme fatal, on conviendra que l'exactitude du pronostic serait d'un très grand prix. Malheureusement nous n'en possédons pas les éléments...... L'expérience se borne à montrer, dans la lésion qui nous occupe, une altération extrêmement grave, et *probablement mortelle*, quand les symptômes qui peuvent la faire reconnaître ont duré un certain temps, et que la susceptibilité de l'estomac est telle qu'il ne peut plus rien supporter (1). »

III. Que conclurons-nous de ce que nous venons de puiser dans les recherches de Broussais et de M. Louis? Que ces recherches, quelque précieuses qu'elles soient, ne nous éclairent que très imparfaitement sur les graves questions de la durée, du pronostic et de la mortalité de la gastrite. Pour les résoudre, il fallait recueillir de nouveaux faits, et les recueillir avec plus de précision et d'exactitude dans les différents détails qu'ils comportent. Ainsi recueillis en assez grand nombre, il était indispensable d'étudier, d'analyser

---

(1) Nous avons rappelé plus haut (note de la page 77) qu'à une époque postérieure à celle où il écrivait ceci, M. Louis a vu guérir trois sujets chez lesquels il avait observé, *à un degré remarquable, tous les symptômes* de la maladie dont il est question.

séparément ceux relatifs à la gastrite aiguë et ceux relatifs à la gastrite chronique. Chacune de ces deux séries de faits devait elle-même être partagée en plusieurs catégories, selon les divers degrés d'intensité de la maladie, les complications, etc. Il ne fallait pas oublier non plus de tenir le compte le plus sérieux de l'espèce de traitement employé; car c'est là une condition qui exerce une immense influence sur la durée et la mortalité de la maladie. Broussais n'avait qu'à peine effleuré cette dernière question, et M. Louis ne parait pas même y avoir songé un seul instant.

Moi-même, je n'ai point encore fait, pour la gastrite aiguë, ce que j'ai fait, sous le point de vue qui nous occupe, pour d'autres phlegmasies aiguës. Cela tient à ce que la gastrite aiguë ordinaire est bien rarement *simple* et *isolée :* quand elle existe, elle est le plus souvent combinée à une phlegmasie également aiguë des intestins (des grêles surtout), et il est fort difficile alors de faire exactement la part de la gastrite quand il s'agit d'analyser ces cas complexes sous les rapports qui nous occupent ici. Cette combinaison constitue les maladies dites *fièvres bilieuse* ou gastrique *grave*, fièvre gastro-adynamique, bilioso-putride, fièvre typhoïde à *forme bilieuse* de certains auteurs. Or, on peut voir, dans ma *Clinique médicale*, les essais que j'ai déjà tentés pour résoudre le grave problème de la durée et de la mortalité de cette maladie complexe, dans certaines conditions que j'ai déterminées. (Voy. aussi plus bas l'article relatif à l'*entéro-mésentérite*.)

Quant à la gastrite chronique, on ne peut également offrir rien de positif sur sa durée et sa mortalité, sans avoir préliminairement bien *distingué* ses différentes espèces, ses formes variées. En effet, sous le double rapport qui nous occupe, il y a une grande différence entre la gastrite chronique avec simple ramollissement de la membrane muqueuse, et celle qui s'est terminée par une dégénérescence, une désorganisation squirrheuse ou cancéreuse; enfin, dans

cette dernière espèce elle-même, la durée et le pronostic
varieront selon que les orifices de l'estomac seront ou ne
seront pas libres. L'oblitération extrême de ces orifices
est par elle-même, à la longue, une condition *mécanique*
de mort inévitable, sans préjudice d'ailleurs des autres lésions qui peuvent concourir à la production plus ou moins
prochaine de cette fatale terminaison.

Chez un *certain* nombre d'individus emportés par une
gastrite chronique, suite d'un empoisonnement au moyen
de l'acide nitrique, j'ai déjà noté précédemment que la
mort avait eu lieu vers la fin du troisième mois. Je ne tire
encore de là aucune conclusion générale.

§ VI. Traitement.

A. Gastrite aiguë (1).

Jusqu'au moment où la *nouvelle formule des émissions
sanguines* a été employée, le traitement de la gastrite aiguë
grave, comme celui des autres phlegmasies de même
espèce, était, j'ose le dire, bien peu satisfaisant (2).
Voyons rapidement en quoi il consistait.

1. Dans son *Histoire des phlegmasies chroniques*, Broussais fait reposer ce traitement sur les deux grands principes
suivants : 1° *donner à la phlogose le temps de se calmer avant
d'introduire des aliments dans l'estomac ; 2° favoriser sa terminaison heureuse par des médicaments appropriés* (Broussais ajoute en note qu'il ne dira rien des vomitifs, qui

(1) Il ne sera point question ici des moyens spéciaux que réclame la
gastrite par empoisonnement. Nous devons renvoyer pour ce point aux
Traités de toxicologie.

(2) On m'objectera peut-être ce que dit l'auteur de l'*Histoire des
phlegmasies chroniques*, savoir : *qu'il n'est point de traitement plus simple
et plus facile que celui de la gastrite aiguë*. A cela je n'ai rien à répondre,
sinon qu'en s'en tenant au traitement proposé par l'illustre auteur dont il
s'agit, on n'arrêtera point la marche d'une gastrite violente, et que les
conséquences graves d'une pareille gastrite non arrêtée sont surabondamment démontrées dans le beau travail même dont nous venons de
rappeler le titre.

ne conviennent que dans les empoisonnements). Pour remplir ces deux *indications* fondamentales, Broussais propose les moyens suivants :

« Durant les premiers jours d'une gastrite aiguë, il ne
» faut permettre autre chose que la limonade, l'orgeat,
» l'eau de lin, de groseilles, etc., sans y ajouter un seul
» bouillon. Il faut aussi recommander que les malades boi-
» vent froid et en très petite quantité à la fois (1). Cette
» sévérité doit durer autant de temps que le mouvement
» fébrile et les troubles nerveux sympathiques persistent.
» Quand ils ont cessé, on essaie les décoctions de grami-
» nées, celles des fruits sucrés, comme de pommes, de
» pruneaux, de poires; le bouillon de veau ou de poulet,
» selon le goût du malade. Tout cela doit précéder de
» quelques jours l'administration des panades, des bouil-
» lies et des soupes, et l'on ne doit passer aux aliments
» solides qu'après s'être assuré par plusieurs épreuves que
» la digestion ne réveille aucun trouble dans la circulation,
» les sécrétions et les fonctions des sens et de l'enten-
» dement...

» Je ne saurais déterminer au juste à quelle époque
» d'une gastrite aiguë l'estomac aura recouvré la faculté de
» digérer... »

C'est à cela que se réduit l'article consacré au *traitement de la gastrite aiguë*, dans l'*Histoire des phlegmasies chroniques*. On voit qu'il n'y est même pas fait mention des émissions sanguines. Cet article est précédé de quelques considérations sur le traitement de la gastrite en général, dans lesquelles Broussais s'était exprimé ainsi qu'il suit sur ce moyen : « La saignée générale convient rarement, et seu-

---

1) Dans quelques cas où les boissons les plus légères ne passent pas, on donne avec avantage la glace elle-même en petits morceaux. Je me suis souvent trouvé très bien de ce moyen. La glace peut être aussi mêlée aux solutions des sirops de gomme, de groseille, etc., ou à l'eau pure elle-même.

» lement dans le plus haut degré, lorsque la force du
» pouls, *la dyspnée ou la toux sympathique la réclament.* Les
» saignées locales, surtout par les sangsues placées autour
» de l'épigastre, sont d'un plus grand secours ; mais, en
» général, ces moyens ne sont point curatifs (1). »

II. Dans la dernière édition de la *Nosographie philosophi-*
que, publiée en 1818, on ne trouve sur le traitement de la
gastrite, d'origine non vénéneuse, que les lignes suivantes :
« Comme l'estomac est dans un état tel qu'il ne saurait
» supporter même les liquides les plus doux, on ne doit
» faire usage que des mucilagineux, et en donner très peu
» à la fois. C'est en lavements qu'on est souvent obligé
» d'administrer les médicaments. Les sédatifs ne sauraient
» convenir avant que la chaleur de l'estomac soit consi-
» dérablement diminuée, et que la douleur et les vomisse-
» ments présentent une rémission notable. »

III. Dans le mémoire de M. Louis sur le *ramollisse-*
ment, etc., de la membrane muqueuse de l'estomac, l'article
du traitement de cette maladie est ainsi conçu : « L'incerti-
» tude du pronostic fait pressentir celle du traitement... Si la
» maladie, accompagnée de peu de fièvre à son début, et
» de symptômes gastriques plus ou moins prononcés, en-
» gageait à essayer un émétique, et que cet émétique eût
» été donné sans succès, on devrait renoncer à cette mé-
» dication... on ordonnerait les *antiphlogistiques, en les*
» *proportionnant aux forces de l'individu.* Mais, si les acci

(1) Dans une note de l'édition de 1822 de l'ouvrage cité, Boussais
dit : *Je regarde aujourd'hui les sangsues comme le meilleur moyen.* Mais
il ne donne aucun détail sur cet élément important du traitement de la
gastrite.

Dans le tome I de son *Cours de pathologie,* publié en 1831, Broussais
n'est guère plus explicite sur le sujet qui nous occupe. On y lit seulement *qu'il faut recourir à la saignée générale s'il y a pléthore, aux saignées*
locales sur l'épigastre dans le cas contraire. Il est bien clair que les praticiens ne sauraient trouver un guide sûr et précis dans des *prescriptions*
aussi vagues.

» dents avaient déjà duré longtemps, que la susceptibilité
» de l'estomac fût extrême (auquel cas on pourrait soup-
» çonner que la lésion de la muqueuse est irremédiable),
» on ne devrait employer que des palliatifs. Toutefois, nous
» observerons, par rapport au traitement de la première
» période, que les *antiphlogistiques* ont été employés assez
» largement chez un de nos malades, dans cette même pé-
» riode, sans empêcher la lésion de la membrane muqueuse
» de l'estomac de marcher comme dans les autres cas (1);
» et quant aux palliatifs, nous rappellerons aussi qu'à
» une époque assez avancée de la maladie tous les moyens
» employés l'ont été à peu près également sans succès. »

IV. Les moyens dont on vient de prendre connaissance
sont tellement impuissants contre une inflammation aiguë
bien caractérisée, intense, de l'estomac (2), qu'on ne sera
point étonné si nous avons appliqué au traitement de cette
nuance de la gastrite la formule nouvelle des émissions
sanguines, convenablement modifiée selon les diverses

(1) Le malade auquel M. Louis fait ici allusion est le sujet de l'Observation VII de son mémoire. C'est, en effet, un bel et triste exemple de
l'impuissance des *antiphlogistiques assez largement employés*, selon
M. Louis. Ce malheureux était affecté d'une *pleurésie aiguë*, datant d'environ six jours, quand il fut conduit à l'hôpital. (Il existait une complication gastrique.) *Le surlendemain de son entrée seulement*, 60 sangsues
furent appliquées sur le côté douloureux, et le soir on fit une saignée de
10 onces. — Les jours suivants, point de nouvelles émissions sanguines,
et la mort arrive six semaines environ après l'entrée. — Une saignée de
10 onces et 60 sangsues, voilà ce que M. Louis appelle des *antiphlogistiques assez largement employés!!* Certes, ce n'est pas ainsi qu'on guérit
les phlegmasies aiguës de la plèvre et du poumon. Il y a loin des *larges
antiphlogistiques* de M. Louis à notre formule des émissions sanguines en
pareil cas : aussi les résultats thérapeutiques ne se ressemblent guère.

(2) Cette impuissance est reconnue hautement par M. Louis; et quant
aux objections que l'on pourrait tirer de l'opinion de l'auteur de l'*Histoire
des phlegmasies chroniques*, le meilleur moyen d'y répondre, c'est de renvoyer aux observations particulières de l'ouvrage dont il s'agit. On y
verra, dans les cas graves, la maladie poursuivre sa marche, se terminer
trop souvent par la mort, ou n'arriver que très lentement, en vingt.

circonstances des cas particuliers. N'oublions pas, d'ailleurs, que l'inflammation de l'estomac est le plus souvent réunie à une inflammation des intestins grêles, ce qui constitue cette *gastro-entérite*, dont on s'est tant occupé depuis une trentaine d'années; par conséquent son traitement se confond presque entièrement avec celui de cette dernière. Nous renvoyons donc, pour les détails, au chapitre où nous traiterons de l'inflammation de la membrane muqueuse des intestins grêles.

La méthode *simple* proposée par Broussais, dans l'*Histoire des phlegmasies chroniques*, peut suffire, s'il s'agit de gastrite légère ou très modérée, telle qu'il l'admet dans les cas désignés avant lui sous les noms d'*indigestion*, d'*embarras gastrique* ou de *fièvre gastrique*, *bilieuse*, à un degré peu élevé. Toutefois, dans cette dernière *forme*, il est prudent, pour peu que la réaction fébrile soit prononcée, d'appuyer la méthode émolliente et rafraîchissante, du secours de quelques émissions sanguines modérées. Sans cette précaution, on est fort exposé à voir des cas d'abord très légers revêtir peu à peu un caractère de gravité auquel on ne s'attendait pas.

V. Depuis Stoll jusqu'au règne de la nouvelle doctrine pyrétologique, la fièvre dite *bilieuse* ou *gastrique* était presque universellement combattue par les vomitifs. Pour avoir été moins généralement adoptée, depuis la réforme indiquée, cette pratique n'en a pas moins conservé un grand nombre de partisans, et nous avons vu plus haut que, sacrifiant lui-même à cette pratique, M. Louis avait conseillé d'essayer un émétique dans les cas de ramollissement de la membrane muqueuse de l'estomac.

trente, quarante jours, et même plus, à une heureuse issue. Malheureusement Broussais n'a point fait de statistique. Mais si l'on compare les résultats de ce mode de traitement avec ceux du mode de traitement que nous employons, les grands avantages de ce dernier frapperont les yeux les moins clairvoyants.

Mon intention n'est pas d'examiner quelles sont les indications diverses d'après lesquelles les vomitifs ont été prescrits. La seule question qui doive ici m'occuper est celle de savoir si, dans les maladies qui méritent réellement le nom d'embarras ou de fièvre gastrique (l'embarras gastrique étant considéré, avec Pinel et son école, comme le premier degré de la fièvre gastrique), les vomitifs méritent la confiance qu'on leur a si longtemps et si généralement accordée (1). Or, d'après l'examen des faits mêmes sur lesquels s'appuient les auteurs, comparés à ceux dans lesquels on a eu recours aux antiphlogistiques purs, *convenablement administrés*, je ne crains point d'affirmer, *en thèse générale*, que, non seulement les vomitifs ne sont pas utiles, mais encore qu'ils sont plus ou moins nuisibles. Je sais très bien qu'en exagérant ma pensée, on pourra la trouver entachée d'esprit de *système* ; on se trompera singulièrement. Je ne suis prévenu ni pour ni contre les vomitifs dans les cas que nous étudions ; j'ai cherché con-

(1) Il est bien entendu que je pose en fait que les phénomènes gastriques ou bilieux, dans les cas ici précisés, ne sont pas le résultat *essentiel et primitif* de l'irritation produite par la présence de la bile, mais qu'au contraire c'est l'irritation de la membrane muqueuse de l'estomac et du duodénum qui provoque l'afflux de la bile, et qui détermine essentiellement les phénomènes gastriques. Je conviens, au reste, que cette irritation primitive étant donnée, la bile devient pour la membrane muqueuse une sorte de corps étranger qui peut, jusqu'à un certain point, agir comme irritant et provoquer aux nausées et aux vomissements. Aussi un soulagement momentané suit-il l'expulsion de la bile, comme, dans la dysenterie, l'évacuation des matières intestinales est suivie de soulagement, comme l'émission de l'urine, dans la cystite, est suivie de soulagement, etc. Mais, dans tous ces cas, il n'est pas besoin d'agents thérapeutiques pour provoquer les évacuations, et l'indication fondamentale est de combattre la phlegmasie. Celle-ci étant dissipée, tous les phénomènes disparaissent, d'après le principe *sublatâ causâ, tollitur effectus*. Les évacuants, émétiques ou autres, ne seraient indiqués que dans les cas où les seules forces de la nature ne suffiraient pas à la production des actes d'élimination ou d'expulsion de matières dont la présence serait nuisible. Or quels sont ces cas, clairement déterminés ?

sciencieusement à m'éclairer sur cette question pratique comme sur toutes les autres questions controversées de la médecine. Parmi les observateurs qui se sont constitués partisans des vomitifs dans les fièvres gastriques ou bilieuses, il en est dont j'estime le caractère et dont je sais apprécier les hautes connaissances; il n'a donc rien moins fallu que l'évidence des faits pour me convaincre de la vérité clinique affirmée par moi plus haut.

Cela posé, je déclare que les dangers des vomitifs ont été singulièrement grossis par certains praticiens, comme l'avaient été leurs avantages par d'autres praticiens; car les réacteurs en sens opposé ne sont pas plus rares en médecine que partout ailleurs, et là aussi on tombe facilement d'un extrême dans un autre. Je sais que dans les cas de simple indigestion, d'embarras gastrique, ou même de fièvre gastrique très légère, l'emploi des vomitifs n'entraîne pas toujours de bien notable inconvénient; s'il en eût été autrement, ces moyens n'auraient pas joui d'une aussi grande et aussi longue vogue. Moi-même, comme on le verra dans ma *Clinique médicale*, je les ai employés un assez grand nombre de fois (l'épécacuanha en particulier) dans les cas bien déterminés dont je viens de parler, et comparativement avec les simples délayants, afin de montrer aux assistants de quel côté seraient les avantages. Or, jamais les vomitifs ne se sont comportés en moyens vraiment héroïques, et les malades traités par eux n'ont pas guéri plus promptement ni plus sûrement que les autres.

Mais je ne saurais trop répéter que dans les cas où la maladie qui nous occupe est assez intense pour exciter un mouvement fébrile considérable, on n'emploierait pas toujours impunément les vomitifs. Alors la saine pratique, inséparable de la prudence, réclame impérieusement l'emploi bien entendu de la méthode antiphlogistique pure (1).

(1) Déjà en 1826, dans mon *Traité clinique et expérimental des fièvres dites essentielles*, j'avais émis sur la question des vomitifs une opinion

B. Gastrite chronique.

Tant que la gastrite n'a point entraîné d'irréparables désordres dans la structure de l'estomac, et spécialement une dégénérescence squirrheuse ou cancéreuse de l'estomac, il faut se conduire d'après les principes que nous avons exposés plus haut ; que si l'on a recours aux émissions sanguines, soit parce qu'elles n'avaient pas encore été mises en usage, soit qu'elles l'eussent été à une dose trop faible, il importe beaucoup d'en user avec une grande *sobriété*, de les *accommoder* à la forme de la gastrite, à la force des individus et à toutes les autres circonstances individuelles. Quand le temps des émissions sanguines est passé, il faut s'en tenir aux émollients, aux révulsifs, aux opiacés, etc.

Mais quand il existe une dégénérescence squirrheuse ou cancéreuse de l'estomac, avec ou sans rétrécissement des orifices de cet organe, il ne reste plus que le triste secours des palliatifs. Que peuvent, dans de pareils cas, et la ciguë et tant d'autres médicaments trop vantés ? les seuls moyens de la chirurgie seraient alors de quelque utilité, si l'estomac n'était un de ces organes sur lesquels la chirurgie et ses opérations n'ont malheureusement aucun empire (1).

ARTICLE II.

DUODÉNITE.

L'inflammation du duodénum coïncide le plus souvent avec celle de l'estomac. Aussi, jusqu'à ces derniers temps,

semblable à celle que je viens de développer. L'espace ne me permet pas de rappeler ici toutes les considérations, tous les développements que l'on trouve dans l'ouvrage indiqué sur la question agitée tout-à-l'heure.

(1) Avant de terminer, rappelons encore ici combien il est essentiel, sous le point de vue pratique, de ne pas confondre, comme il arrive, hélas ! trop souvent, les unes avec les autres, et les véritables gastrites chroniques et les simples *gastralgies*. En traitant de ces dernières maladies, nous reviendrons sur cette grave question de diagnostic.

la duodénite n'a-t-elle pas été étudiée à part (1). Nous allons en tracer très rapidement l'histoire. Elle est tantôt aiguë et tantôt chronique.

§ Ier. Caractères anatomiques.

Les caractères *anatomo-pathologiques* de la duodénite sont essentiellement les mêmes que ceux de la gastrite.

A l'état aigu, rougeur, injection, ramollissement de la membrane muqueuse, gonflement, ulcération des follicules (duodénite *folliculeuse*). Nous ne savons rien de bien positif sur les altérations de sécrétion qui sont le résultat de la duodénite aiguë. On trouve souvent une grande quantité de bile dans la cavité de l'intestin, et il est probable qu'une certaine quantité de mucus et de fluide pancréatique se trouve mêlée à cette bile.

A l'état chronique, le ramollissement, les ulcérations peuvent se rencontrer également, et ces ulcérations peuvent se terminer par des perforations et un épanchement des matières que contient le duodénum dans la cavité abdominale. On trouve dans la *Lancette française* (21 mars 1839) un remarquable exemple de cette terminaison, recueilli dans le service de M. Rayer, par M. Lenepveu : la perforation du duodénum eut lieu dans un point où l'on voyait les traces d'une ancienne cicatrice. Mais, à l'état chronique, on n'observe plus la même injection, la même turgescence que dans l'état aigu : c'est une sorte de ramollissement *blanc* du duodénum qui existe alors, et les ulcérations pourraient aussi être désignées sous le nom de *blanches*, par opposition à ces ulcérations *rouges* qui existent à l'état aigu. Tant que l'inflammation est bornée et à la membrane muqueuse, et à ses follicules, voilà ce qu'on rencontre après la mort. Mais, si le tissu cellulaire sous-

---

(1) M. Casimir Broussais est, je crois, le premier qui ait ainsi étudié la duodénite, et il a spécialement appelé l'attention des observateurs sur la forme chronique de cette phlegmasie.

muqueux participe fortement à l'inflammation chronique, celle-ci est suivie de l'épaississement, de l'hypertrophie et de la dégénérescence squirrheuse ou cancéreuse des parois du duodénum. Les parties voisines du duodénum, et particulièrement les couches cellulo-graisseuses sous-péritonéales, les ganglions lymphatiques sont souvent envahis par le travail morbide, et alors on rencontre des tumeurs plus ou moins volumineuses qui deviennent la cause d'accidents divers par la compression qu'elles peuvent exercer sur les organes voisins, tels que les vaisseaux excréteurs du foie, les vaisseaux lymphatiques, veineux et artériels, etc. Le pancréas est assez souvent dégénéré de la même manière que le duodénum.

En général, l'épaississement des parois de cet intestin se fait aux dépens de la cavité, et, dans quelques cas, celle-ci peut à peine admettre le petit doigt ou même une sonde ordinaire. Les masses squirrheuses et cancéreuses sont susceptibles de ces diverses formes, de ces divers états de ramollissement, d'ulcération, etc., dont nous avons parlé ailleurs. De plus longs détails sur ce point d'anatomie pathologique ne sauraient trouver place ici.

§ II. Symptômes, signes et diagnostic.

État aigu. Les symptômes qui caractérisent spécialement la duodénite aiguë sont encore assez mal déterminés. On les a jusqu'ici confondus avec ceux de la gastrite aiguë. Tout porte à croire cependant que les phénomènes *bilieux proprement* dits, tels que les vomissements abondants et fréquents de bile, la teinte jaune ou même la teinte vraiment ictérique de l'ovale inférieur du visage et de la conjonctive, qu'on observe chez les malades atteints de ce que les auteurs ont désigné sous les noms de fièvre *bilieuse* ou *gastrique*, tout porte à croire, dis-je, que ces phénomènes sont, en partie, l'expression d'une irritation idiopathique ou sympathique de la membrane muqueuse du duodénum, transmise à l'organe sécréteur de la bile, par l'intermédiaire du canal cholédoque, d'une part, et quelquefois aussi, peut-être, par voie de contiguïté.

Etat chronique. Les symptômes de la duodénite chronique, sous ses différentes formes, se confondent, en grande partie, avec ceux de la gastrite également chronique. Toutefois, l'ictère se lie d'une manière assez étroite à certaines duodénites, à celles qui ont été suivies d'un rétrécissement extrême, ou même d'une complète oblitération du canal cholédoque. Il ne faut pas, sans doute, exagérer la valeur du rapport que nous signalons ici; mais il mérite d'être pris en considération sérieuse, et peut contribuer à éclairer le diagnostic de certains cas embarrassants.

§ III. Causes, durée, pronostic et traitement.

Sous tous les points de vue que comprend ce paragraphe, je crois pouvoir renvoyer à ce que j'ai dit en parlant de la gastrite, et à ce que je dirai en traitant de l'entérite des intestins jéjunum et iléum, phlegmasies en compagnie desquelles marche le plus ordinairement la duodénite.

J'ajouterai seulement que dans une vingtaine de cas d'ictère, qu'on pourrait appeler *aigus*, dans lesquels l'examen le plus attentif et le plus scrupuleux m'avait fait diagnostiquer une duodénite, deux ou trois applications de ventouses scarifiées sur la région correspondante au duodénum (3 palettes de sang environ pour chaque application), faites dans les deux ou trois premiers jours, ont été couronnées par un prompt et plein succès. Je n'ai point eu recours à la saignée générale, attendu qu'il n'existait pas de notable mouvement fébrile. Les boissons acidulées et une diète sévère, les cataplasmes sur la région épigastrique ont secondé l'action des saignées locales.

ARTICLE III.

ENTÉRO-MÉSENTÉRITE, OU INFLAMMATION DE LA MEMBRANE FOLLICULEUSE DES
INTESTINS GRÊLES ET DES GANGLIONS MÉSENTÉRIQUES CORRESPONDANTS.

Considérations préliminaires.

1. L'inflammation purement érythémateuse ou superficielle de la membrane muqueuse de l'intestin grêle,
comprenant le jéjunum et l'iléum, n'a pas encore été
l'objet d'une monographie spéciale. Tout porte à croire
que, lorsqu'elle existe isolée de l'inflammation spéciale des
follicules intestinaux, elle n'offre pas une grande gravité.

C'est particulièrement de l'inflammation de ces follicules, combinée ou non avec celle de la membrane à la
structure de laquelle ils concourent pour une part si importante, que nous allons traiter. Elle a été décrite sous des
noms très divers : fièvre ou maladie muqueuse (Rœderer
et Wagler), fièvre glutineuse (Sarcone), fièvre adéno-
méningée (Pinel), fièvre entéro-mésentérique (Petit),
entérite folliculeuse de plusieurs auteurs modernes, dothinentérie ou dothinentérite (M. Bretonneau), fièvre ou
affection typhoïde de plusieurs médecins, qui, sous ce
nom, comprennent toutes les anciennes fièvres essentielles
de Pinel. Nous avons coutume de la désigner sous le nom
d'*entéro-mésentérite typhoïde*, et c'est sous ce nom que nous
la décrirons dans cet ouvrage. Nous ajoutons le mot
typhoïde à celui d'entéro-mésentérite, parce que, **en effet,**
cette phlegmasie, en raison même de son siége dans un
organe où séjournent des matières éminemment fétides et
fermentescibles, et sans préjudice des autres circonstances
propres à déterminer des phénomènes typhoïdes, est, plus
particulièrement qu'aucune autre, apte à donner naissance
à ce genre de phénomènes. Toutefois, dans les premiers
temps de son existence, cette phlegmasie est dégagée de
tout appareil typhoïde ou septique bien notable, et, comme
nous le démontrerons surabondamment, on peut, par un
traitement approprié, appliqué dans cette période de l'en-

téro-mésentérite, prévenir le développement des véritables accidents typhoïdes qui appartiennent aux périodes
suivantes.

Nous aurions voulu nous servir d'une dénomination plus
précise encore que celle d'*entéro-mésentérite* pour désigner
l'importante espèce de phlegmasie intestinale que nous
allons étudier, mais jusqu'ici nous ne sommes pas parvenu
à en trouver une (1).

II. Quoi qu'il en soit, il reste bien entendu que l'élément
essentiel et fondamental de l'*affection fébrile* dont nous allons
tracer l'histoire, consiste dans l'inflammation des follicules
agminés et isolés de la membrane muqueuse de l'intestin
grêle, lesquels sont généralement connus sous les noms de
glandes de Peyer et de glandes de Brunner. Les glandes
de Peyer, en raison de la forme et de la disposition qu'elles
affectent, sont ordinairement désignées sous les termes de
plaques de Peyer, *plaques elliptiques ou ovalaires*, *plaques
gaufrées*, etc. L'existence de ces plaques, à l'état normal,
est constante, quelles que soient, d'ailleurs, leur structure, leur *nature* anatomique et leurs véritables fonctions.
Ces plaques sont plus nombreuses et plus étendues dans
la partie inférieure de l'iléon (les deux ou trois derniers
pieds de cet intestin), près la valvule iléo-cœcale en particulier, que dans le reste de l'intestin grêle, et c'est là,
en conséquence, que se rencontrent, à leur maximum
de développement, les altérations constatées à l'ouverture des individus qui succombent à la *fièvre dite typhoïde* de certains auteurs. Mais ces plaques n'existent

(1) Pour que la dénomination donnât une idée du siège principal de
l'inflammation, j'avais pensé à celles de *cryptentérite*, de *folliculo-entérite*;
mais j'ai craint qu'elles ne fussent pas favorablement accueillies. D'un
autre côté, comme c'est l'inflammation de l'iléon, bien plus que celle du
jéjunum, qui a été décrite sous les noms de *fièvre entéro-mésentérique*,
de *fièvre ou affection typhoïde*, etc., la dénomination d'*iléo-mésentérite
typhoïde*, dans l'immense majorité des cas, serait plus exacte que celle
d'*entéro-mésentérite typhoïde*.

point exclusivement dans la partie inférieure de l'iléon. En effet, chez un certain nombre de sujets, j'en ai trouvé non seulement dans la partie supérieure de l'iléon, mais aussi dans le jéjunum lui-même. Le nombre total de ces plaques n'a pas encore été rigoureusement déterminé. J'en ai compté quelquefois 25, 30 et même plus. La plupart, comme leur nom l'indique, étaient ovalaires ou elliptiques. Quelques unes formaient une espèce de ruban de 5 à 8 centim. (2 à 3 pouces) de long sur 10 à 15 millim. (4 à 6 lignes) de largeur. Quelques autres, très petites, d'un diamètre de 5 à 7 millim. (2 à 3 lignes), arrondies, représentaient des espèces d'*étoiles* ou de *constellations*, composées de 5, 6, 7 ou 8 follicules agglomérés. L'espace ne me permet pas d'insister plus longtemps sur l'anatomie des plaques de Peyer, et je termine en rappelant qu'elles occupent le bord de l'intestin opposé au mésentère.

§ Ier. Caractères anatomiques.

I. Intestin grêle.

1° *Disposition extérieure.*

Les dernières circonvolutions de l'iléon sont constamment ou à peu près amincies, affaissées, flasques et comme chiffonnées, du moins chez les individus qui ont succombé à une époque assez éloignée du début (vers le quinzième jour, par exemple, et plus tard). Elles sont ordinairement cachées sous les circonvolutions supérieures qui, quelquefois, sont un peu distendues par des gaz, bien que ce *météorisme* soit moins fréquent et moins prononcé que celui du gros intestin. Les dernières circonvolutions de l'iléon offrent extérieurement une rougeur plus ou moins foncée qui contraste avec la blancheur des circonvolutions supérieures. On distingue souvent sur la face externe de la portion d'intestin malade des plaques grisâtres, rougeâtres ou brunâtres, qui correspondent aux plaques intérieures dont nous exposerons plus bas les lésions.

Il n'est pas extrêmement rare de rencontrer une ou plusieurs invaginations de l'intestin grêle.

Dans les cas de perforation intestinale, cette solution de continuité se présente à l'extérieur sous forme d'une sorte de déchirure étroite, à circonférence mince, plus ou moins irrégulière.

2.º *Altérations de la membrane muqueuse elle-même, et du tissu cellulaire sous-jacent.*

a. La membrane muqueuse intestinale et le tissu cellulaire sous-jacent sont *rouges et injectés*, quelquefois même infiltrés de sang, *ecchymosés* dans une étendue plus ou moins considérable, chez les sujets dont l'ouverture est pratiquée à une époque pas trop éloignée du début de l'inflammation. Dans le cas contraire, on peut trouver la membrane interne de l'iléon *grisâtre*, *blanchâtre*, *livide*, *ardoisée*, *brunâtre*, et même tout-à-fait *noire*. Chez le même sujet, elle offre souvent des couleurs différentes selon les régions de l'intestin malade qu'on examine. Il importe, au reste, de ne pas confondre les colorations variées qui résultent de l'inflammation dans ses divers degrés et ses diverses périodes avec les colorations dues à la présence de certains gaz ou à l'imbibition par la bile, etc.

b. La membrane muqueuse est tantôt *épaissie* et tantôt *amincie*. L'épaississement coïncide avec la rougeur et l'injection, et correspond à la première ou la seconde période de l'inflammation, tandis que l'amincissement coïncide avec la pâleur, la décoloration de la membrane, et paraît n'avoir lieu que dans les portions d'intestin dans lesquelles l'inflammation avait cessé d'exister. J'ai constaté cet amincissement, cette sorte d'usure et d'atrophie de la membrane muqueuse chez les sujets dont les parois intestinales, considérées dans toute leur épaisseur, étaient également atrophiées, et de là cette sorte d'amincissement et de chiffonnement dont j'ai parlé en décrivant la disposition extérieure de l'intestin.

c. La membrane muqueuse est plus ou moins *ramollie*,

et, suivant les périodes de la maladie, ce ramollissement coïncide tantôt avec de la rougeur et de l'épaississement, tantôt avec de la blancheur et de l'amincissement (*ramollissement rouge et ramollissement blanc*) (1).

Le tissu cellulaire sous-muqueux participe aux différents états de la membrane muqueuse. Comme elle, il est souvent épaissi à la fois, et ramolli, friable. Dans le voisinage de certaines ulcérations, la membrane muqueuse et le tissu cellulaire sont épaissis au point de former une couche de deux lignes d'épaisseur et même plus, offrant un aspect fongueux et comme lardacé. Lorsque le tissu cellulaire est friable, ramolli, *fragile*, on enlève facilement de larges lambeaux de la membrane muqueuse. J'ai quelquefois, par une traction modérée, séparé cette membrane de la musculeuse dans une grande étendue de l'iléon, comme, à la suite d'une péritonite intestinale, on sépare la couche péritonéale de la musculeuse.

3° *Altérations des follicules agminés* (*plaques de Peyer*) *et isolés* (*glandes de Brunner*).

Les follicules agminés ou les plaques dites de Peyer, et les follicules isolés ou les glandes de Brunner, se présentent sous plusieurs formes selon les diverses périodes de la maladie. De ces formes, les deux principales sont la simple *tuméfaction* avec ou sans *ramollissement* et l'ulcécération (plus tard, à la place de celle-ci, on peut observer une véritable cicatrice). On trouve souvent chez un seul

(1) M. Louis pense que *le ramollissement rouge et le ramollissement blanc ont chacun une cause à part, au moins dans certains cas. Loin donc de penser que le ramollissement de la membrane de l'intestin grêle soit toujours inflammatoire, il lui semble nécessaire d'admettre qu'il est d'une autre nature chez quelques sujets.* Malheureusement M. Louis ne fonde son opinion que sur une hypothèse, et il ne s'explique point sur la *nature* du ramollissement qu'il croit non inflammatoire. Quant à moi, je me borne à exposer ce fait anatomique, savoir que, selon la période de l'inflammation qui nous occupe, le ramollissement est tantôt rouge, tantôt blanc, et je ne dois pas traiter ici des ramollissements indépendants de cette inflammation, développés avant ou après la mort.

et même sujet ces deux formes d'altération. Le nombre des follicules isolés ou agminés malades varie beaucoup selon les cas. Le nombre des *plaques* elliptiques affectées dans les cas analysés par M. Louis, était de 12 à 40 dans les deux tiers des cas.

Le développement anormal ou la tuméfaction des follicules isolés peut offrir différents degrés. Leur volume peut varier, par exemple, entre celui d'un grain de millet et celui d'un grain de chènevis (1). Les ulcérations des follicules isolés ont la plus parfaite ressemblance avec des aphthes ou des chancres, étudiés dans les différentes périodes de leur évolution. Quand ces ulcérations sont à leur phase de plein développement, elles offrent un fond grisâtre, des bords saillants, épais, taillés à pic ou perpendiculairement. En se réunissant les unes avec les autres, ces ulcérations en forment de plus étendues.

La simple tuméfaction anormale des plaques de Peyer caractérise en quelque sorte la première période de leur inflammation. Comme les malades ne succombent, dans l'immense majorité des cas, que postérieurement au premier septénaire de la maladie, on a bien rarement occasion de voir les premières plaques affectées dans un simple état de tuméfaction et de turgescence (2). Toutefois,

(1) Dans mon *Traité clinique et expérimental des fièvres dites essentielles*, j'avais considéré comme appartenant à des follicules développés une éruption granuleuse qu'on observe chez la moitié environ des individus qui succombent à l'entéro-mésentérite que nous décrivons ici. M. Louis en a fait autant dans ses *Recherches sur l'affection typhoïde*. Cette éruption de granulations est exactement la même que celle rencontrée chez les individus morts du choléra dans l'épidémie de Paris, en 1831, et que MM. Serres et Nonat ont désignée sous le nom de *psorenterie*. Or, selon ces deux auteurs, les *papilles* et non les *follicules* seraient le siège de ces granulations. J'avoue que ce point d'anatomie pathologique n'est pas suffisamment éclairci pour moi.

(2) Dans les *Leçons* de M. Chomel sur la fièvre typhoïde, on cite un cas terminé par la mort avant le huitième jour (elle eut lieu le septième), et, à l'ouverture du corps, on trouva plusieurs follicules isolés et agmi-

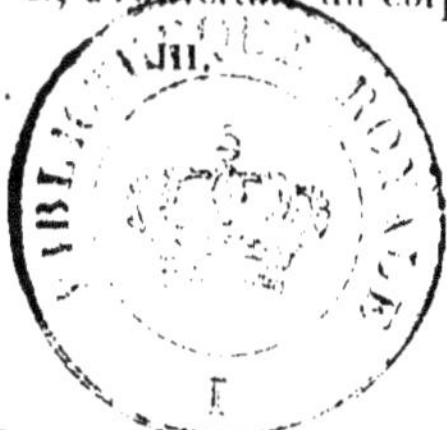

comme, dans beaucoup de cas, toutes les plaques ne s'enflamment pas simultanément, on peut, chez les individus qu'on ouvre à la seconde ou troisième période de la maladie, trouver quelques unes d'entre elles qui ne se sont prises que peu de jours avant la mort. Quoi qu'il en soit, lorsque les plaques de Peyer sont tuméfiées, au lieu de se trouver au niveau de la membrane muqueuse ou même un peu déprimées, elles forment une saillie d'une demi-ligne à une ligne et plus au-dessus du niveau indiqué. Ces plaques se rencontrent à peu près constamment dans les

nés, tuméfiés, mais sans ulcération. (On ne dit pas s'ils étaient ramollis.) Voici un cas du même genre sous le rapport de l'époque de la mort :

Dans le cours de cette année (1844), on conduisit dans nos salles un jeune homme de vingt-sept ans, atteint depuis cinq jours seulement d'une *fièvre typhoïde*. L'état était déjà des plus graves, et les phénomènes cérébraux étaient tels, que l'on ne put obtenir presque aucune réponse du malade. On s'assura positivement auprès des personnes qui l'apportèrent à l'hôpital que l'affection ne datait réellement que de cinq jours. (Une saignée lui fut pratiquée le soir du jour de son entrée.) Le lendemain, quand je vis le malade pour la première fois, son état me parut désespéré, et on s'abstint de toute nouvelle émission sanguine. Il mourut, en effet, avant ma visite du lendemain. Nous trouvâmes dans l'intestin grêle vingt-sept plaques de Peyer altérées : elles étaient saillantes, tuméfiées, très évidemment ramollies, et commençaient déjà à être ulcérées. (Au voisinage de la valvule iléo-cœcale, dans l'étendue de huit à dix centimètres, la membrane folliculeuse, transformée en une sorte de plaque unique par la réunion des plaques confluentes de cette région de l'intestin, était même assez profondément ulcérée) Entre les vingt-sept plaques indiquées, se rencontraient un très grand nombre de follicules isolés, saillants, rouges, ramollis, ou même ulcérés.

Les ganglions mésentériques, considérablement tuméfiés, étaient rouges, ramollis, friables, etc., etc.

Ainsi, dans ce cas, dès le septième jour après le début, le travail d'ulcération et de ramollissement était en pleine activité.

Dans l'ouvrage cité tout-à-l'heure (*Leçons de M. Chomel sur la fièvre typhoïde*), nous lisons que chez deux des sujets qui avaient succombé avant le quinzième jour, mais pas avant le huitième, *les plaques elliptiques étaient seulement plus ou moins rouges, épaissies et ramollies dans une partie de l'iléum, et, chez les autres, les ulcérations étaient généralement petites, peu profondes et peu nombreuses.*

régions de l'intestin grêle les plus éloignées de son extrémité cœcale, tandis que vers celle-ci on trouve des plaques
plus ou moins profondément ulcérées. Au-delà des plaques
simplement tuméfiées, on en trouve d'autres qui présentent toutes les conditions de l'état normal. De ces remarques anatomiques découle, comme très probable, cette
conclusion que, à part un très petit nombre d'exceptions,
la maladie sévit dans toute son intensité, et primitivement,
sur l'appareil folliculeux de la portion inférieure de l'iléon,
d'où elle se propage en s'affaiblissant vers la partie supérieure de l'intestin grêle. Toutefois, il ne serait pas impossible que, dans certains cas du moins, l'inflammation
commençât par la partie supérieure, et n'envahît que
plus tard la partie inférieure. Cette question mérite de
nouvelles recherches.

Dans un degré intermédiaire au simple développement des plaques et à leur ulcération bien caractérisée,
ces plaques, en même temps qu'elles sont plus ou moins
saillantes, offrent un *ramollissement* plus ou moins marqué; elles sont comme boursouflées, fongueuses; leur
surface est inégale, rugueuse, grenue, et les orifices
folliculaires semblent agrandis. En râclant le fond de
quelques unes de ces plaques *fongueuses*, ramollies, on
les transforme quelquefois en de véritables surfaces
ulcéreuses.

Le tissu cellulaire sous-jacent aux plaques participe à
leur tuméfaction et à leur ramollissement. J'ai rencontré
une seule fois un emphysème sous-muqueux qui se prolongeait dans l'étendue d'environ 8 pouces (l'autopsie cadavérique n'avait été faite que onze heures seulement après
la mort, et en hiver). Une rougeur et une ingestion plus
ou moins prononcées, mais constantes, accompagnent
la lésion ci-dessus indiquée des plaques; cette lésion est
un véritable *ramollissement rouge de ces plaques*, lequel est
susceptible de divers degrés, et finit, quand l'inflammation

poursuit sa marche, par faire place à la destruction complète des plaques par voie d'ulcération.

Par rapport à l'état du tissu cellulaire sous-muqueux, M. Louis a divisé en deux formes principales la lésion des plaques ; il désigne celles dont nous venons de décrire le ramollissement, sous le nom de plaques *molles*, et sous le nom de plaques *dures* celles dont le tissu cellulaire sousjacent présente les conditions anormales suivantes : « Au » lieu d'être plus ou moins rouge, épais et humide, de » partager à un degré plus ou moins remarquable l'inflam- » mation de la muqueuse qui le recouvre, comme dans la » variété précédente (*plaques molles*), le tissu cellulaire » sous-muqueux était transformé, dans toute ou presque » toute la longueur de la plaque, en une matière homo- » gène, sans organisation apparente, d'une teinte rose » plus ou moins faible ou jaunâtre, aride ou luisante à la » coupe, plus ou moins résistante ou friable, de 2 à 3 lignes » d'épaisseur.... Cette matière offrait une certaine consis- » tance à sa face supérieure, et cette consistance était plus » considérable à mesure qu'on l'approchait de la tunique » musculaire, à une certaine distance de laquelle elle était » comparable à celle des glandes lymphatiques saines. A » la période d'ulcération des plaques, la matière qui les » formait spécialement était très friable à leur surface, bien » que d'une bonne consistance près de la tunique charnue.

» D'ailleurs cette friabilité n'avait pas seulement lieu » dans les points découverts ; on l'observait encore chez » quelques sujets, dans ceux qui ne l'étaient pas ; et alors » on séparait sans effort la matière qui nous occupe des » parties avec lesquelles elle était encore unie. Dans quel- » ques cas cette séparation s'était faite *spontanément*, et la » portion détachée, sans odeur, ne tenait au pourtour de » l'ulcération que dans une très petite étendue. » Après avoir dit qu'on ne pouvait comparer le mode de séparation de cette matière *friable*, ni à celui de la matière tubercu-

leuse, ni à celui des escarres grangréneuses, M. Louis
déclare que *nous en ignorons la nature*. Il l'a trouvé chez
treize des quarante-six sujets dont il a recueilli l'histoire ; il
signale comme fait digne d'attention que les plaques *dures*
avaient lieu, proportion gardée, beaucoup plus fréquemment chez les sujets morts du huitième au quinzième jour
de l'affection que chez ceux qui avaient succombé après
cette époque (1).

Les ulcérations des plaques varient en nombre, en
étendue, en profondeur et en configuration. On trouve
quelquefois les mêmes plaques ulcérées en un point et non
ulcérées dans le reste de leur surface ; plusieurs sont remplacées quelquefois par des ulcérations qui en dessinent
exactement la forme et l'étendue. Ces ulcérations générales
paraissent être produites par la réunion de plusieurs ulcérations partielles. Dans certains cas, le tissu cellulaire
sous-muqueux forme le fond de ces ulcérations ; dans
d'autres cas, ce tissu lui-même est détruit, et la membrane
muqueuse est mise à nu. Quelquefois l'ulcération a détruit
la membrane musculeuse elle-même, et la tunique péritonéale reste seule ; enfin celle-ci peut s'ulcérer ou se rompre,
et l'ulcération *primitive* se trouve ainsi transformée en *perforation*. Cette perforation peut être la terminaison d'une
ulcération des follicules isolés comme des follicules agminés.

---

(1) M. Louis est disposé à croire qu'il faut attribuer ce fait à une *loi*
plutôt qu'au *hasard*, et il se demande s'il y aurait plus de péril attaché
aux plaques dures qu'aux plaques molles. Le même observateur regarde
comme vraisemblable que la lésion de la membrane muqueuse des plaques
et celle du tissu cellulaire sous-jacent se développent simultanément, sauf
quelques cas, peut-être, dans lesquels *l'altération du tissu cellulaire des
plaques commencerait avant celle de la membrane muqueuse correspondante.* Pour prouver le *caractère spécifique* de la lésion qu'il a décrite,
M. Louis s'appuie sur une considération qui nous paraît bien peu conforme à la rigoureuse observation, savoir : que *dans la plupart des cas où
les membranes muqueuses sont enflammées, le tissu cellulaire sous-muqueux ne participe pas à l'inflammation.*

On ne rencontre ordinairement qu'une ou deux perforations chez le même sujet, et elles occupent presque constamment la portion de l'iléon voisine du cœcum. M. Louis a rencontré l'*accident* dont il s'agit chez huit des quarante-six individus dont des lésions ont été analysées par lui, tandis que je l'ai rencontré-à peine quatre à cinq fois sur plus de cinquante individus dont j'ai fait l'ouverture depuis une quinzaine d'années. Depuis six à sept ans, je n'ai rencontré de perforation chez aucun des rares malades que j'ai perdus. Je crois pouvoir regarder comme infiniment probable, sinon tout-à-fait certain, que le traitement par les toniques, les excitants et les purgatifs, influe de la manière la plus formelle sur la fréquence relative de cette fatale terminaison des ulcérations.

Comme ceux des ulcères des follicules isolés, les bords des ulcérations des plaques sont, à une certaine période, taillés perpendiculairement ou à pic. Plus tard, leurs bords peuvent être frangés, flottants, décollés, ce qui leur donne une grande ressemblance avec ces ulcères cutanés, désignés sous le nom de fistuleux.

Dans les derniers centimètres de l'intestin grêle, les ulcérations des plaques et celles des follicules isolés sont souvent confluentes, confondues, en sorte que cette région et la valvule iléo-cœcale elle-même se trouvent comme rongées ou détruites par de vastes ulcérations à bords durs, épais, infiltrés, fongueux, quelquefois même lardacés et rouges, saignants.

Telles sont les altérations des plaques à une certaine période de leur développement inflammatoire; mais, à une époque plus éloignée, les plaques non ulcérées peuvent s'affaisser, se résoudre, et les plaques ulcérées se cicatriser. J'ai observé plusieurs fois des cicatrices de cette espèce, soit achevées, soit commençantes; elles ont été également observées par MM. Andral, Louis et beaucoup d'autres. J'en ai publié des exemples dans mon *Traité clinique et expérimental des fièvres dites essentielles*, et plus récemment dans ma *Clinique médicale*.

Lorsque les plaques sont ainsi examinées à la période de résolution ou de cicatrisation, on ne trouve plus autour d'elles la rougeur et l'injection dont nous avons parlé précédemment, ou si l'on en trouve encore, c'est à un faible degré.

Il me reste à parler de la gangrène de la membrane muqueuse intestinale et des plaques qu'elle contient. J'ai la certitude d'avoir rencontré et **montré** à plusieurs assistants l'altération dont il s'agit, soit **sous forme d'escarres** encore assez sèches, soit sous forme de détritus putrilagineux. J'ai pris toutes les précautions nécessaires pour ne point confondre une pareille altération avec toute autre, et je suis étonné que M. Louis n'en ait point parlé dans ses *Recherches sur l'affection typhoïde*. Cette *altération spécifique*, qu'il a décrite sous le nom de *plaques dures*, n'aurait-elle jamais, comme il paraît le penser, aucune analogie avec un état plus ou moins avancé des escarres gangréneuses ? j'avoue que cette question me paraît exiger un nouvel examen.

4° Examen des matières contenues dans l'intestin grêle.

Les auteurs n'ont jusqu'ici prêté qu'une attention bien secondaire à l'examen, assez rebutant il est vrai, des diverses matières que l'on trouve dans l'intestin grêle chez les sujets qui ont succombé à l'entéro-mésentérite, à une époque plus ou moins éloignée du début. Des recherches physico-chimiques exactes et suffisamment répétées sur les gaz, les liquides ou les matières à demi liquides du tube intestinal, ne seraient certainement pas faites en pure perte. En attendant, voici le résultat de notre observation sur ce sujet.

On trouve souvent une quantité considérable de bile jaunâtre ou verdâtre, soit dans toute l'étendue de l'intestin grêle, soit principalement dans sa moitié supérieure, bile qui imprègne de sa couleur la membrane muqueuse avec laquelle elle est en contact.

Chez quelques sujets, on rencontre une matière sanieuse, rougeâtre, sanguinolente, ou même du sang pur, en grande quantité, noirâtre, fourni sans doute par la surface des ulcérations, plutôt que par voie de simple exhalation, dernier mode d'hémorrhagie dont nous ne contestons pas néanmoins la possibilité.

De la réunion de plusieurs des liquides versés dans le tube intestinal résulte ordinairement une sorte de magma ou de bouillie, de couleur brunâtre, noirâtre ou jaunâtre, exhalant en général une odeur des plus fétides. Une partie de ce résidu excrémentitiel adhère ordinairement à la surface d'un certain nombre d'ulcérations, à tel point que, bien des fois, on ne peut le détacher complétement par un râclement répété. Les ulcérations ainsi fortement tapissées d'une couche de matière excrémentitielle, brunâtre ou jaunâtre, ne doivent pas être confondues avec de véritables escarres, auxquelles elles ressemblent assez au premier abord, dans certains cas (1). Je signale cette circonstance négligée par les observateurs, parce que je l'ai constatée de la manière la plus formelle, et qu'elle peut avoir son importance.

Dans plusieurs des circonvolutions de l'intestin grêle, primitivement vides des matières indiquées, ou qui en ont été débarrassées, la membrane muqueuse est enduite d'une couche plus ou moins abondante du mucus gluant, plus tenace, plus épais qu'à l'état normal.

Des vers lombrics, en nombre plus ou moins considérable, se rencontrent chez certains sujets, au milieu des matières dont il vient d'être question (quelques uns de ces

---

(1) Au reste, l'existence de l'une de ces circonstances n'implique pas l'absence de l'autre. On conçoit même, de reste, que la présence de matière excrémentitielle sur une surface violemment enflammée, est bien propre à favoriser, jusqu'à un certain point, la terminaison par gangrène.

entozoaires sont rendus pendant la vie, soit par la bouche, soit par l'anus).

Les gaz qui s'échappent à l'ouverture des intestins plus ou moins distendus, répandent une odeur infecte. On reconnaît au moins souvent celle de l'hydrogène sulfuré.

5° *Ganglions mésentériques; vaisseaux et nerfs intestinaux.*

I. Chez tous les sujets dont l'intestin grêle offre les plaques tuméfiées ou ulcérées, et les autres traces d'inflammation précédemment décrites, les glanglions mésentériques en général et particulièrement ceux qui correspondent aux plaques indiquées, offrent également les caractères anatomiques de l'inflammation. Mais ces caractères diffèrent selon la période à laquelle celle-ci était parvenue.

1° Chez les individus morts du 8ᵉ au 16ᵉ jour, on les trouve rouges, injectés, tuméfiés, au point d'offrir le volume d'une aveline, d'une amande ou même d'une assez grosse noix. En même temps, leur substance a diminué de consistance, est friable, ramollie (*ramollissement rouge*) : dans plusieurs cas, je l'ai comparée à celle du testicule ou du tissu érectile, surtout, comme il arrive quelquefois, lorsqu'au sein du parenchyme des ganglions injectés et ramollis, il s'était infiltré une certaine quantité de sang.

2° Chez les individus morts à une époque plus éloignée, l'injection et la rougeur des ganglions sont moins marquées, quelquefois même presque nulles, tandis que leur ramollissement est encore plus prononcé (*ramollissement blanc*). Alors on y trouve des points jaunâtres ou blanchâtres qui sont dus à un commencement de suppuration; quelquefois même ils sont infiltrés de pus dans toute leur étendue, et dans quelques cas enfin ce pus est rassemblé en véritable abcès.

3° Chez certains individus morts à une époque où les ulcérations intestinales étaient cicatrisées en tout ou en grande partie, avec pâleur de la membrane muqueuse, les ganglions mésentériques, au lieu d'être plus volumineux qu'à l'état normal, avaient sensiblement perdu de leur volume naturel et semblaient être comme à demi atrophiés, les uns d'un rouge violacé, les autres d'un blanc grisâtre, pâles, plutôt un peu indurés que ramollis.

II. Les vaisseaux et les nerfs intestinaux n'ont pas encore été l'objet de recherches assez exactes et assez multipliées.

En 1826, je publiai que j'avais trouvé, dans un certain nombre de cas, après l'avoir annoncée quelquefois d'avance, une inflammation de la veine-porte et de ses ramifications. J'ignorais alors que, dès en 1816, M. Ribes avait fait, sur le même sujet, des recherches dont voici un aperçu : « Depuis longtemps, dit-il, j'avais
» vu avec étonnement qu'on attribuait à quelques points
» enflammés du canal intestinal les symptômes des
» fièvres adynamiques.... J'ai examiné le plexus solaire
» et les faisceaux nerveux qui en partent. J'ai cru voir
» quelquefois que les filets nerveux, qui composent
» ces faisceaux étaient un peu rouges ; mais le plus sou-
» vent je n'ai pu reconnaître aucun changement dans
» leur couleur. J'ai alors porté mes regards sur les artères
» qui se distribuent au canal alimentaire, et je n'ai jamais
» trouvé d'altération assez notable pour lui attribuer aucun
» des accidents qui accompagnent la fièvre adynamique.
» Mais chez presque tous les sujets morts de cette ma-
» ladie, j'ai trouvé des traces d'inflammation dans le tronc
» et les branches de la veine-porte ventrale, et quelquefois
» même de la veine-porte-hépatique, et jusqu'à l'oreillette
» et au ventricule droits du cœur. Il est prouvé pour moi,
» dit en terminant M. Ribes, que chez les sujets morts de
» fièvre adynamique, quelque légère que soit en appa-
» rence l'inflammation de l'intestin, il y a toujours aussi
» inflammation dans les branches de la veine-porte (1). »

Les recherches de M. Ribes et celles qui me sont propres méritent d'être vérifiées et poursuivies. Je n'ai point

____

(1) *Mémoires d'anatomie et de physiologie*, Paris, 1841, t. I, p. 72.

encore exploré les vaisseaux lymphatiques qui se rendent aux ganglions mésentériques, et nul autre observateur, que je sache, ne s'est livré à ce genre d'exploration. C'est là une matière neuve que nous recommandons aux recherches de quelque jeune et laborieux observateur.

Si l'on considère que dans les grandes inflammations extérieures, telles que de vastes plaies, de violents érysipèles, dans certaines inflammations intérieures, comme la métrite puerpérale, l'inflammation des vaisseaux veineux et lymphatiques voisins est un accompagnement, une coïncidence qui manque rarement, on sera naturellement porté à conjecturer qu'une violente inflammation ulcérative de la membrane folliculeuse de l'intestin grêle doit souvent être accompagnée d'une inflammation du riche réseau veineux et lymphatique dont cet intestin est pourvu. Cette conjecture deviendra plus probable encore, si l'on réfléchit qu'il existe constamment alors une inflammation des ganglions lymphatiques du mésentère, et que dans les cas où l'on trouve ainsi, à l'extérieur, des ganglions lymphatiques fortement enflammés, le plus souvent (je ne dis pas toujours) les vaisseaux lymphatiques ou veineux du voisinage sont eux-mêmes enflammés. Au reste, ce ne sont là que des rapprochements plus ou moins probables. C'est à l'observation directe qu'il est réservé de résoudre, d'une manière définitive, le problème important que nous venons d'aborder.

Tels sont les caractères anatomiques de l'inflammation de l'intestin grêle et des ganglions mésentériques qui lui correspondent. Mais on se tromperait beaucoup si l'on croyait que les altérations dont nous venons de faire l'exposition, sont les seules que présente le tube digestif chez les individus qui succombent à ces *fièvres dites essentielles* de Pinel que certains auteurs ont toutes ralliées à une seule qu'ils désignent sous le nom de *fièvre typhoïde*. Soit primitivement, soit simultanément, soit consécutivement, les

autres parties du tube digestif, et spécialement l'estomac
et le gros intestin, présentent également, dans l'immense
majorité des cas, des traces d'une inflammation plus ou
moins profonde et plus ou moins étendue, ainsi que le démontrent les observations par nous rapportées, soit dans
le *traité clinique et expérimental des fièvres dites essentielles*,
soit dans la *clinique médicale*. Si donc nous avions à décrire
ici toutes les altérations que l'on rencontre dans le tube
digestif des individus qui succombent aux *fièvres dites essentielles*, nous devrions examiner maintenant les altérations
de l'estomac, du gros intestin, de l'œsophage et des annexes de ces organes. Mais telle n'est pas notre œuvre, il
ne s'agit ici que de l'inflammation propre et spéciale de
l'intestin grêle, et nous devons nous borner à la description
des altérations qui le concernent. Seulement il était nécessaire de répéter, en terminant cette description, que souvent, presque constamment même, l'entéro-mésentérite
coïncide avec une inflammation de l'estomac et surtout
du gros intestin telle que nous l'avons décrite à part, en
temps et lieu (1).

(1) Comme nous l'avions déjà fait, et avec de nouveaux détails dont je
suis bien loin de méconnaître l'importance, M. Louis, dans ses *Recherches
sur la maladie connue sous le nom de gastro-entérite, fièvre putride, adynamique, ataxique, typhoïde, etc., etc.*, a décrit successivement toutes les
altérations que l'on trouve dans les diverses portions du tube digestif et
ailleurs. Mais tandis que j'avais considéré ces altérations de la membrane
muqueuse de l'estomac et du gros intestin coïncidant avec celles de la
membrane muqueuse de l'intestin grêle (celles des follicules agminés et
isolés spécialement) comme un élément direct et primitif, moins *caractéristique* toutefois, et pour ainsi dire moins essentiel, que l'altération de
l'iléon, M. Louis en a fait un *élément tout-à-fait secondaire*. Aussi, après
avoir avancé, par exemple : « que la membrane muqueuse de l'estomac
» était plus fréquemment dans l'état naturel, à la suite de l'affection ty-
» phoïde, que chez les sujets qui avaient succombé à d'autres maladies
» aiguës, et avoir ajouté qu'on ne peut pas dire qu'une péripneumonie est
» une gastro-pneumonie, bien qu'on trouve fréquemment à l'ouverture de
» ceux qui succombent à l'inflammation du parenchyme pulmonaire une
» altération plus ou moins profonde de la muqueuse gastrique, » conclut-il

6° *Altérations dites secondaires, générales ou correspon-dantes aux symptômes dits généraux.*

Les altérations correspondantes aux diverses réactions que l'entéro-mésentérite aigüe détermine, soit d'une ma-nière sympathique proprement dite, soit par voie d'*infec-tion*, etc., sont extrêmement nombreuses, et ne sauraient être décrites toutes ici en détail. Nous renvoyons à ce que nous avons dit ailleurs des diverses altérations, soit des solides, soit des liquides, qui constituent en quelque sorte les *caractères anatomiques* des deux grandes formes de *fièvre* que nous avons admises. Contentons-nous d'indiquer pure-ment et simplement ici les altérations fondamentales dont il s'agit, et gardons-nous bien de les confondre avec celles qui seraient le résultat de véritables complications.

a. Système sanguin. Rougeurs de la membrane interne du cœur et des gros vaisseaux, tels que l'aorte, l'artère pulmonaire, etc.; quelquefois, boursouflement notable en même temps que rougeur des valvules du cœur, ramol-lissement du tissu musculaire de cet organe (1); sang noir, comme dissous, dans les gros vaisseaux; mollesse des concrétions que l'on rencontre quelquefois dans les ca-vités du cœur, etc., etc. (2).

« qu'on ne peut pas dire davantage qu'une affection typhoïde est une gas-
« tro-entérite. » Il serait bien difficile de discuter cette proposition sans
tomber dans quelques disputes de mots. Je les déteste trop pour m'y exposer. Comme M. Louis, et avant lui, j'ai formellement conclu de mes
observations qu'une véritable fièvre *gastro-adynamique* ou *bilioso-putride*
avait pour lésion anatomique essentielle et caractéristique une inflammation des follicules agminés et isolés de l'intestin grêle, surtout à la fin de
l'iléon; mais je ne puis admettre avec M. Louis que, dans les fièvres dites
essentielles, même celle dite gastrique, l'estomac ne soit lésé que par suite
du mouvement fébrile qui a lieu dans ces maladies.

(1) Il ne s'agit ici que de rougeurs et de ramollissements indépendants
d'une imbibition cadavérique.

(2) M. Louis dit avoir trouvé quelques gouttes de sang mêlé de bulles
d'*air*. J'ai moi-même rencontré des bulles de gaz (je ne dis pas d'*air*, car
je n'ai pas analysé les gaz, et il n'est d'ailleurs guère probable qu'il existe

b. Système nerveux. Chez les sujets qui n'ont pas éprouvé, à un degré notable, les phénomènes dits ataxiques, le cerveau et ses membranes ne présentent aucune altération bien tranchée. Mais chez ceux qui ont eu un délire permanent, de l'agitation, etc., etc., on trouve dans ces parties les altérations caractéristiques de la méningite ou de la méningo-encéphalite. (Tout récemment, par exemple, nous avons rencontré une belle fausse membrane qui enveloppait presque toute la surface du cerveau ; mais dans ce cas et les autres semblables, la méningo-encéphalite est une complication réelle et non une simple réaction sympathique, ou affection *secondaire*.)

c. Système cutané, tissu cellulaire sous.jacent et système musculaire extérieur. Lorsque les malades succombent à une époque assez éloignée du début, la peau qui correspond aux régions soumises à une pression forte et continuelle, telles que celles du sacrum, du coccyx, des trochanters, de la partie postérieure et interne du coude, etc., est le siége d'escarres ou d'ulcérations plus ou moins larges et profondes.

La peau en général est aride, comme terreuse, quelquefois d'une teinte vineuse en certaines régions (les joues, les mains, par exemple), comme collée aux muscles ; elle présente quelquefois les restes des sudamina qui existaient pendant la vie. La couche du tissu cellulo-graisseux sous-jacent à la peau a presque entièrement disparu, les mus-

---

de l'air dans ces cas), j'ai, dis-je, rencontré des bulles de gaz soit dans le cœur, soit dans les vaisseaux, dans deux ou trois cas d'une fièvre avec phénomènes typhoïdes ; mais, dans ces cas, le point de départ de la fièvre typhoïde n'était pas dans l'iléon.

M. Louis dit avoir trouvé dans le cœur du sang de consistance normale et des concrétions fibrineuses, blanchâtres ou jaunâtres. J'en ai trouvé aussi, mais seulement dans les cas de pneumonie ou de quelque autre inflammation franche compliquant la maladie qui nous occupe. Or, dans ces cas, les caillots fibrineux du cœur se rattachaient à cette inflammation accidentelle, et non à *l'affection typhoïde* de M. Louis.

cles ont perdu très notablement de leur volume et leurs
faisceaux sont comme *disséqués*; leur couleur est quelquefois assez vermeille, mais elle est le plus souvent un peu
brune, et ils sont plus ou moins poisseux au toucher (1).

On trouve chez quelques sujets des abcès sous-cutanés,
abcès auxquels on peut rattacher ce qu'on désigne sous le
nom de *parotides*.

On n'observe, en général, un état complet de marasme
que chez les sujets qui ont succombé six semaines au
moins après le début.

Chez les malades qui succombent promptement, l'embonpoint est peu diminué.

d. Organes respiratoires. On rencontre souvent, surtout
en hiver, des traces de véritable bronchite ou de véritable
pleuro-pneumonie, soit primitives, soit *intercurrentes*. Mais,
à part ces complications, il n'est pas rare de rencontrer
un état particulier de *splénisation* d'une portion plus ou
moins étendue des poumons, occupant ordinairement leur
base, surtout à la partie postérieure. Cette altération mérite de figurer parmi celles qui se rattachent à ces inflammations vasculaires et à cette infection du sang qui constituent l'élément essentiel de la fièvre typhoïde considérée
d'une manière générale. On rencontre, en effet, une altération semblable chez les individus qui succombent aux
grandes phlébites traumatiques ou autres, et je l'ai constatée souvent chez les chiens dans les veines desquels
j'avais injecté des matières putrides (2).

Les autres organes ne présentent pas de notables altéra-

(1) M. Louis dit n'avoir jamais rencontré cet état poisseux. Je laisse aux
observateurs le soin de décider cette petite question d'anatomie pathologique.

(2) M. Louis a, de son côté, beaucoup insisté sur cette *splénisation
particulière*. Il la regarde comme bien différente de celle qui est la suite
de l'inflammation aiguë des poumons ; mais il ne sait à quoi s'en tenir
sur sa *nature*. Il dit seulement que *la pesanteur n'a probablement qu'une
bien petite part dans son développement*.

tions, à moins de *complications*. Ajoutons seulement que
chez les individus chez lesquels les accidents cérébraux
ont déterminé une longue rétention d'urine, et qu'on a
négligé de sonder, on trouve quelquefois la membrane
interne de la vessie très rouge, fortement injectée, en
même temps qu'une énorme quantité d'urine, ordinairement très foncée en couleur (1).

§ II. Symptômes, signes et diagnostic.

Les symptômes de la maladie qui nous occupe sont
locaux, directs, *idiopathiques*, ou généraux, réactionnels,
sympathiques. Les symptômes de ce dernier ordre ayant,
pendant les siècles passés, fixé presque exclusivement
l'attention des observateurs, la maladie reçut des noms
divers, dont aucun ne se rattachait au point de départ et
à la véritable nature du mal. Le mot *fièvre* était le fond
commun de toutes ces dénominations, et les adjectifs
putride, *maligne*, *typhoïde*, *ataxique*, *adynamique*, etc.,

(1) Je n'ignore pas que M. Louis a mis au rang des *caractères anatomiques secondaires de l'affection typhoïde* certaines altérations dont je n'ai
point fait mention ici. C'est qu'en vérité je crois qu'à cet égard M. Louis
pourrait bien n'avoir pas rencontré juste. Parmi ces altérations, qui me
semblent purement *accidentelles*, je citerai, par exemple, les ulcérations
et la destruction partielle de l'épiglotte. Voici comment en parle M. Louis :
« On doit regarder les ulcérations ou la destruction partielle de l'épiglotte
» comme un des caractères anatomiques *secondaires* de l'affection ty-
» phoïde...; et cette lésion, observée chez un sujet qui aurait succombé à
» une maladie aiguë, annoncerait d'une manière presque certaine, sans
» aller plus loin, que l'affection est une fièvre typhoïde. » (Ouvrage cité,
1re édit., t. I, p. 354-355.)

M. Louis ajoute *que ce fait est d'autant plus remarquable, qu'il semblerait, A PRIORI, que toutes les lésions du conduit aérien devraient être beaucoup plus communes chez les péripneumoniques, à raison de sa connexion
avec l'organe primitivement affecté, que chez ceux qui succombent à toute
autre maladie.*

Certainement il est très prudent de se méfier de certains *à priori*; mais
il est aussi des *à posteriori* auxquels un esprit sage ne doit pas se rendre
sans réserve et sans *restriction aucunes*.

caractérisaient les formes diverses de cette fièvre.

Nous commencerons, selon notre méthode, par exposer, aussi brièvement et exactement que possible, les symptômes essentiels, fondamentaux, caractéristiques ou *pathognomoniques* de la grave et importante phlegmasie que nous étudions. Mais, auparavant, disons quelques mots de la manière dont elle débute.

Tantôt elle se déclare brusquement, tout-à-coup, par un frisson plus ou moins violent, suivi d'une chaleur considérable et de tous les autres phénomènes qui caractérisent un violent état fébrile. En général, quelques douleurs de ventre et des selles liquides se manifestent dès le début. Toutefois, ces phénomènes peuvent manquer chez un certain nombre de sujets, et, dans ce cas, rien ne distingue réellement la maladie de cette fièvre qui précède certaines maladies éruptives, la variole en particulier. Aussi, jusqu'à la manifestation des symptômes locaux, idiopathiques, doit-on s'abstenir de diagnostiquer, comme le font certains praticiens, une *fièvre* ou une *affection typhoïde*, à moins que, comme eux aussi, on ne veuille s'exposer à voir quelquefois, au bout de deux, trois ou quatre jours, une éruption de petite-vérole donner un éclatant démenti à un pareil diagnostic.

Tantôt, au lieu de débuter aussi brusquement et avec violence, la maladie s'annonce par quelques sourdes douleurs dans le ventre, un peu de diarrhée, des lassitudes, de la courbature, sans fièvre bien notable, en sorte que les malades continuent encore à vaquer à leurs occupations accoutumées, avec peine toutefois, et à prendre quelques aliments.

Quoi qu'il en soit, une fois bien caractérisée, on reconnaît la maladie aux symptômes que nous allons décrire, et qui, selon leur plus ou moins d'intensité, permettent de diviser les cas en trois catégories principales, dont l'une contient les cas *légers*, la deuxième les cas *moyens*, et la troisième les cas *graves*. On peut dire aussi qu'en général, l'intensité et la gravité de ces symptômes sont relatives à la période plus ou moins avancée de la maladie; de telle sorte que, pour nous, et en tenant compte de la méthode de traitement qui nous est propre, le même cas qui est grave à sa deuxième et à sa troisième période, eût été léger à sa première.

I. Symptômes locaux ou idiopathiques.

1° Dévoiement plus ou moins considérable;

2° Douleur sourde dans la région iléo-cœcale ou du flanc droit, augmentant à la pression de cette région;

3° Gargouillement plus ou moins fort, plus ou moins diffus dans la région qui vient d'être indiquée;

4° Développement, tension, météorisme et par suite résonnance gazeuse ou tympanique de l'abdomen en général, et plus spécialement de la région sous-ombilicale. (Dans les parties correspondantes à des intestins qui contiennent des gaz et des matières molles ou liquides, la fin de l'intestin grêle et le cœcum spécialement, la résonnance est *hydro-pneumatique.*)

Les phénomènes qui viennent d'être exposés sont plus ou moins prononcés, selon les degrés et les périodes de la maladie. Voici, d'ailleurs, quelques commentaires à ce sujet.

Tous les malades ne présentent pas de dévoiement dans les premiers jours de l'affection, et il en est même qui, à cette époque, n'ont aucune selle, soit qu'il existe déjà ou qu'il n'existe pas encore de gargouillement dans la région du flanc droit. Mais, si la maladie n'est pas arrêtée dans cette première période par la méthode que nous ferons connaître plus loin, la diarrhée ne tarde pas à se manifester. En général, quand il n'existe pas de dévoiement dès les premiers jours, c'est que le gros intestin ne participe pas ou ne participe qu'à un très faible degré à l'affection de l'intestin grêle. Au contraire, toutes les fois que cette participation existe, et les cas de ce genre sont des plus communs, on observe une diarrhée plus ou moins forte.

Le nombre et l'abondance des selles diarrhéiques, dans un temps donné, sont très variables (quelques malades n'en ont que deux ou trois en vingt-quatre heures, d'autres en ont dix, douze et même plus). La nature et les qualités des matières présentent aussi de grandes différences. Ces matières peuvent contenir des substances tout-à-fait étrangères aux selles normales, entre autres du sang en plus ou moins grande abondance (selles sanguinolentes). Mais les selles de ce dernier genre ne surviennent que dans les périodes avancées de la maladie, et elles sont d'un fâcheux augure. Il faut avouer, d'ailleurs, que la *nature* des selles dans la maladie qui nous occupe n'a pas encore été l'objet de recherches suffisantes.

La douleur de ventre en général, celle de la région iléocoecale particulièrement, ne sont pas constantes, même à un très faible degré. En s'en tenant à la stricte et rigoureuse observation des faits, on peut même poser en principe ou en loi, que la plupart des malades, même au plus fort de la maladie, dégagée de toute complication, n'accusent aucune douleur dans la région indiquée, à moins qu'on n'y exerce une pression plus ou moins considérable. Chez le plus grand nombre des malades, c'est plutôt une simple *sensibilité* à la pression qu'une douleur bien prononcée qu'on observe. Toutefois, lorsque la pression est pratiquée avec force, on développe réellement une certaine douleur, et si, à la période où ils sont plongés dans la stupeur, les malades n'articulent alors aucune plainte, ils témoignent par une expression particulière de leur visage, ou même par quelques gémissements sourds, qu'ils souffrent réellement par l'effet de la pression indiquée. Mais, je le répète, quand on examine les malades sans exercer sur l'abdomen aucune pratique propre à développer quelque douleur, le plus grand nombre d'entre eux disent qu'ils ne souffrent point dans cette partie du corps (1).

Le gargouillement de la région iléo-cœcale, la tension, le météorisme du ventre et spécialement de la région sous-ombilicale, existent constamment, lorsque la maladie est arrivée à son plein développement, et ils en constituent les véritables *signes physiques*. Mais, dans la première période de la maladie, le météorisme est nul ou presque nul, et le gargouillement existe seul, à un degré plus ou moins marqué. Ce phénomène peut faire défaut lui-même dans quelques cas, heureusement très rares, et alors, comme nous le verrons p'us loin, le diagnostic offre des difficultés assez sérieuses.

Comme l'inflammation de l'estomac et de la partie supérieure de l'intestin grêle accompagne assez souvent, à un certain degré, l'inflammation de la portion inférieure de ce même intestin, inflammation qui frappe principalement sur les follicules agminés ou isolés, on observe assez souvent aussi les phénomènes locaux particuliers à la première de ces inflammations, tels que nous les avons indiqués plus haut.

II. Symptômes généraux, sympathiques ou réactionnels.

Les phénomènes de cette catégorie diffèrent beaucoup selon les périodes de la maladie. Nous étudierons et nous approfondirons, autant que le comporte l'état actuel de la science, les grandes causes de ces différences. Au reste, comme toutes les autres phlegmasies, celle-ci réagit particulièrement sur les deux systèmes généraux, connus sous les noms de système sanguin et de système nerveux. Dans

(1) Ceux qui savent que l'intestin iléon, siége spécial de la maladie, n'est point, à l'état normal, doué de la sensibilité proprement dite ou de *sentiment*, ne seront pas surpris de la particularité sur laquelle nous insistons à dessein.

ce qui suit nous supposons la maladie exempte de toute complication notable.

A. Première période. 1° *Réaction sur le système sanguin.* Elle se manifeste par une fièvre continue plus ou moins violente, plus ou moins brusque, qui s'annonce assez souvent, mais pas constamment, par un frisson plus ou moins fort et plus ou moins prolongé. Cette *fièvre continue* est tellement inhérente à la maladie, que c'est précisément elle qui a servi pour ainsi dire de type à la description des principales *fièvres continues* de nos prédécesseurs, lesquels, jusqu'à ces derniers temps, par une ignorance due à ce que l'on ne pratiquait pas, ou du moins à ce que l'on pratiquait d'une manière incomplète les ouvertures des cadavres des individus emportés par ces *fièvres*, avaient considéré celles-ci comme indépendantes de toute phlegmasie, locale ou générale, leur avaient donné le nom d'*essentielles*, et en avaient fait une classe de maladies distincte de celle des phlegmasies. Rien n'est plus remarquable, en effet, que la *ténacité* de la fièvre dans la maladie qui nous occupe, une fois qu'elle est parfaitement développée, si toutefois on ne la combat pas par la nouvelle méthode dont nous parlerons plus loin. C'est ce qui faisait dire à Corvisart, par un jeu de mots que la tradition nous a transmis : Ces maudites *fièvres continues*, on a beau faire, elles *continuent* toujours ! » Si cet illustre maître avait été témoin des résultats que nous obtenons du nouveau traitement par lequel nous les combattons, lorsqu'il est appliqué à temps, il aurait bientôt reconnu qu'on peut empêcher les *fièvres continues* de continuer ainsi qu'elles l'avaient fait jusque là.

a. Fréquence du pouls. Elle varie selon l'intensité de la maladie et selon les conditions individuelles. Chez les sujets dont le pouls bat, à l'état normal, environ 72 fois par minute, il s'élève à 120, 124, et un peu au-delà quelquefois (en sorte que son chiffre normal peut avoir doublé), dans les cas graves ; à 104, 108, dans les cas moyens ; à 88, 92, dans les cas légers.

Chez les sujets dont le pouls à l'état normal ne bat que 60, 50 fois, et même moins par minute, et les sujets dont il s'agit sont assez nombreux, tous les autres symptômes de la maladie peuvent être très prononcés, bien que le pouls ne batte que 80, 72 fois, et même moins par minute. J'ai beaucoup insisté sur cette particularité qui avait été négligée par nos devanciers, malgré son importance sous le triple rapport du diagnostic, du pronostic et du traitement (1).

b. Pouls redoublé, dicrote ou bisferiens. Chez cinq cents malades au moins atteints d'entéro-mésentérite ou de fièvre typhoïde bien caractérisée, à quelques exceptions près, nous avons constaté et fait constater à ceux qui suivent notre clinique l'espèce de pouls dont il s'agit. J'ai cru

(1) Dans mon premier ouvrage sur les *fièvres dites essentielles* (1826), j'avais déjà signalé cette particularité, mais à titre de simple *anomalie.* Après avoir observé le cas d'un jeune homme qui, au plus fort d'une *fièvre* dite typhoïde des plus intenses, n'offrit que de 58 à 70 pulsations, je disais, en effet : « *Cette anomalie* n'est guère susceptible d'explication. Il faudrait, avant tout, savoir quel est, dans l'état de santé, le nombre des pulsations chez les individus qui, atteints d'une *fièvre* dite *adynamique*, ont un pouls qui ne bat que de 40 à 50, 60 fois par minute. (Sarcone, pendant l'épidémie de Naples, dit avoir observé quelques malades dont le pouls offrait à peine 40 pulsations par minute, et De Haën cite l'observation d'un jeune homme atteint d'une fièvre grave dont le pouls ne battait que 40 fois par minute.) Il est évident que si ces individus, dans l'état de santé, avaient un pouls extraordinairement lent, le phénomène que nous signalons n'aurait rien de très étonnant. »

Les recherches que j'ai faites depuis douze ans sur le nombre variable des pulsations du pouls chez les divers individus, nous apprennent, en effet, qu'il ne faut pas s'étonner si, dans un certain nombre de cas de *fièvre typhoïde* bien caractérisée, on ne compte que 72 à 80 pulsations par minute. Quand cette particularité se rencontre, j'ai soin d'annoncer qu'après la guérison le pouls tombera à 60, 50, et même au-dessous, et l'événement est toujours venu confirmer cette prédiction.

devoir prendre ce caractère du pouls en sérieuse considération, attendu qu'on ne le rencontre *ordinairement* dans aucune autre maladie aiguë fébrile, et que, par conséquent, dans quelques cas où certaines données font défaut pour le diagnostic de la maladie qui nous occupe, l'existence d'un pouls redoublé ne manque pas de valeur.

c. Pouls mou, flasque, fluctuant. En général, lorsque, comme nous l'avons supposé, la maladie que nous décrivons est exempte de complication, le pouls, d'ailleurs assez développé et assez fort, est plutôt mou que dur, pour peu que la période typhoïde soit déjà commencée; et si l'on a été obligé de pratiquer un nombre considérable de saignées générales et locales, il devient *flasque*, *fluctuant*, comme chez les individus naturellement chlorotiques ou hydrémiques (comme chez ces derniers, on entend alors dans les artères un bruit de souffle continu).

d. Température de la peau. Comme la fréquence du pouls, elle est en rapport avec l'intensité de la maladie. Prise à l'abdomen, dont la température normale est d'environ 35 degrés c., elle s'élève à 40, 41 degrés dans les cas graves; à 38, 39 degrés dans les cas moyens; et à 36, 37 degrés dans les cas légers.

e. État du sang. Il varie de la manière la plus notable selon les périodes de la maladie. Dans la première période, où la fièvre se présente sous une forme inflammatoire plus ou moins tranchée, le caillot de la saignée éprouve un certain retrait, présente une consistance à peu près normale, et se couvre quelquefois d'une couenne générale ou partielle; mais *jamais*, à moins de *complication*, on ne rencontre un sang franchement inflammatoire, comme dans le rhumatisme articulaire aigu, la pneumonie, etc. Les rondelles du sang fourni par les ventouses se réunissent en une masse de consistance passable, et la sérosité qui les entoure est médiocrement rougie (elle l'est quelquefois à peine). Nous reviendrons tout-à-l'heure sur l'état du sang dans les périodes où les phénomènes typhoïdes existent à un haut degré.

Des épistaxis ont lieu chez un bon nombre des malades à la période dont nous nous occupons, et le sang offre les qualités que nous avons indiquées en parlant des saignées locales.

f. Les urines sont, en général, moins abondantes et plus foncées en couleur qu'à l'état normal, et conservent leur acidité accoutumée. Elles n'exhalent alors aucune fétidité notable, spéciale et caractéristique.

g. L'haleine ne présente non plus aucune odeur fétide bien tranchée; elle est un peu forte, aigrelette, quelquefois un peu alliacée.

2° *Réaction sur le système nerveux.* Il ne sera pas question de la réaction sur le système nerveux ganglionnaire, attendu que cette réaction se trouve comprise dans ce que nous venons de dire de la réaction sur le système sanguin, lequel se trouve précisément placé sous l'empire de ce système nerveux ganglionnaire. C'est donc de la réaction sur le système nerveux cérébro-spinal qu'il s'agit uniquement. Or, en voici les principaux phénomènes : céphalalgie, étourdissements, lourdeur, tournoiements de tête, légère hébétude de toutes les sensations, principalement de l'ouïe et de la vue, ainsi que des facultés intellectuelles, avec insomnie ou du moins agitation et rêvasseries pendant le sommeil ; sentiment de faiblesse générale, rapportée surtout aux membres, qui ne peuvent ou peuvent difficilement supporter le poids du corps.

B. Deuxième et troisième périodes. 1° *Réaction sur le système sanguin.* Dans ces deux périodes, la fièvre qui, dans la première, se présentait sous la forme inflammatoire, modifiée seulement *en raison du siége du mal*, revêt décidément la forme typhoïde ou putride (adynamique de l'école de Pinel), c'est-à-dire que des phénomènes septiques se sur-ajoutent aux phénomènes jusque là simplement inflammatoires. Nous avons tracé déjà le tableau de cette forme de la fièvre continue dans notre premier volume. Cependant nous devons le reproduire encore ici tel qu'il se présente dans la circonstance particulière que nous étudions, laquelle, dans nos services cliniques de médecine, est d'ailleurs incomparablement la plus commune de toutes celles au milieu desquelles nous voyons apparaître le groupe de phénomènes auquel on a donné le nom de fièvre *typhoïde* ou *adynamique*.

Le caillot du sang fourni par les saignées du bras, constamment plus mou qu'à l'état normal, est quelquefois d'une mollesse diffluente, et n'éprouve aucun retrait. La sérosité reste infiltrée dans ce caillot (il s'en dépose seulement une petite quantité à sa face supérieure), et cette circonstance est une des causes de la mollesse et de la diffluence dont nous venons de parler. S'il se forme une couenne partielle ou générale, elle est molle, gélatiniforme, infiltrée, analogue à de la graisse à peine figée. Cette altération, cette sorte de dissolution ou de *ramollissement* du caillot et de la couenne qui peut se former à sa surface, est tellement caractéristique et frappante, que toutes les personnes qui, depuis plus de douze ans, ont assisté à ma clinique, n'ont jamais éprouvé le moindre embarras à distinguer le caillot fourni par une saignée pratiquée à un individu atteint d'une fièvre avec état typhoïde bien prononcé, de celui fourni par une saignée pratiquée à un sujet affecté d'une fièvre franchement inflammatoire (de là, le nom de caillot ou de sang typhoïde que nous lui donnons pour le distinguer du caillot ou du sang franchement inflammatoire).

Le caillot provenant des ventouses appliquées sur l'abdomen est, pour le moins, aussi ramolli, souvent même plus ramolli que celui fourni par la phlébotomie. Les rondelles sont mal prises, forment une espèce de magma ou de bouillie noirâtre, et la sérosité qui se sépare du caillot retenant une portion plus ou moins considérable de la matière colorante de celui-ci, présente une teinte rouge plus ou moins foncée, quelquefois même noirâtre, etc. (1).

2° *Réaction sur le système nerveux cérébro-spinal.* La physionomie porte l'empreinte de la stupeur et de l'abattement; la faiblesse et la prostration musculaire sont telles que les malades ne peuvent se soutenir ou marcher sans être soutenus : ils chancèlent comme s'ils étaient ivres, éprouvant alors au plus haut degré des tournoiements de tête, des étourdissements, des bourdonnements, des tintements d'oreilles, et même de véritables défaillances; les sensations, l'ouïe et la vue entre autres, sont profondément émoussées : quelques malades même ont une véritable surdité, et c'est alors surtout qu'on observe aussi cette dilatation des pupilles dont on a parlé dans ces derniers temps; les facultés morales et intellectuelles participent à l'hébétude des sensations ; la parole est lente, faible, à peine articulée ; assoupissement avec rêvasseries; oubli de rendre les urines et les matières fécales, qui sont alors évacuées involontairement dans le lit.

Des soubresauts des tendons, de l'agitation, du délire, etc., surviennent souvent dans les périodes que nous étudions. C'est qu'alors il existe une véritable méningite à un degré plus ou moins prononcé. (Nous renvoyons à ce que nous avons dit en parlant des complications survenues dans le cours de la maladie.) Les accidents dont il s'agit réunis aux phénomènes *adynamiques* constituaient cette forme de fièvre

(1) J'ai, depuis treize ans, reçu dans mon service plus de cinq cents individus atteints de *fièvre typhoïde*, et le sang, examiné avec le plus grand soin, nous a *toujours* présenté, dans les périodes que nous étudions, les caractères ci-dessus décrits. Comment donc un professeur de clinique a-t-il pu, dans les *Leçons* qu'il a publiées *sur cette maladie*, affirmer que le sang tiré de la veine pendant le cours de la fièvre typhoïde n'offre une altération appréciable que dans un petit nombre de cas (4 fois sur 30), et signaler *la fermeté du caillot dans plus des 4/5° des cas!!*

essentielle à laquelle Pinel avait donné le nom d'*ataxo-adynamique* (forme ataxique de la fièvre typhoïde de certains modernes, anciens élèves de Pinel).

Quoi qu'il en soit, les phénomènes ataxiques ou *nerveux*, comme les phénomènes propres aux affections des organes respiratoires, si fréquentes aussi dans les périodes que nous décrivons, tous ces phénomènes, et d'autres encore, n'appartiennent pas essentiellement à la maladie, puisque, d'une part, ils manquent le plus ordinairement au début de celle-ci (quand ils existent, ils ne sont qu'une complication), et que, d'autre part, comme nous l'avons prouvé par une expérience de treize ans passés, on en prévient le développement par un traitement convenable appliqué dès le début même, ou du moins dans les premiers jours de la maladie. Il en est ainsi de quelques autres accidents qu'il nous reste à indiquer pour achever ce que nous avions à dire des phénomènes secondaires qui arrivent dans le cours de la maladie abandonnée à elle-même ou mal traitée.

3° Lorsque la troisième période se prolonge, que la maladie compte cinq, six, sept, huit septénaires, et même plus, des escarres, des collections purulentes, des érysipèles se forment sur diverses régions extérieures, mais plus spécialement sur celles qui supportent le poids du corps (sacrum, trochanter, coudes, région parotidienne, etc.); des aphthes, des exsudations diphthéritiques se développent parfois dans la bouche; les malades tombent enfin dans un état de marasme vraiment squelettique, et ils succombent dans un état d'épuisement et d'infection des plus déplorables.

L'haleine des malades exhale une odeur fétide, *sui generis*, caractéristique, et que nous désignons pour cela sous le nom d'*haleine typhoïde* : cette odeur est tellement prononcée quelquefois, qu'on la sent très distinctement aussitôt qu'on approche du lit des malades; l'entrée des narines offre une matière comme pulvérulente, ou une sorte de duvet lanugineux ; les lèvres, les dents, la langue, sont couvertes de plaques brunes, noirâtres ou fuligineuses, et la langue est si sèche et si dure qu'on la dirait à demi rôtie ou grillée ; une éruption de taches rosées, lenticulaires, s'effaçant à la pression pour revenir quand on cesse celle-ci, avec ou sans papules de même couleur (1), se manifeste sur diverses régions de la peau, et particulièrement sur celles de l'abdomen et de la poitrine, éruption d'autant plus abondante, en général, que l'état septique ou putride est mieux caractérisé (le nombre des taches typhoïdes est très variable : on n'en trouve parfois que cinq ou six, d'autres fois vingt, trente et même plus ; dans quelques cas rares, toute la peau du tronc en est parsemée, et celle des membres eux-mêmes en présente quelques unes) ; des hémorrhagies dites *passives* ont souvent lieu.

Dans le plus haut degré de l'état typhoïde, les urines, évidemment *altérées* au moment même de leur émission, exhalent une fétidité dont le caractère varie (elle est quelquefois ammoniacale ; elle ressemble d'autres fois à celle du bouillon de veau qui se décompose, ou de la lavure de chair ; elle a été comparée par nous, dans d'autres cas, à celle de la bouse de vache). Nous nous sommes assuré par de nombreuses expériences que, dans ce haut degré des phénomènes typhoïdes dont nous venons de parler, l'urine cesse d'être acide, et qu'elle devient même alcaline. Chez les sujets qui ont guéri, l'urine est passée de l'état alcalin à l'état neutre, et de ce dernier état à l'état acide (2).

---

(1) Il ne faut pas, comme quelques uns l'ont fait, mettre sur la même ligne que les taches et les papules typhoïdes les sudamina que l'on rencontre chez les sujets atteints de fièvre typhoïde. J'ai longuement discuté cette question dans ma *Clinique médicale*. Il serait trop long de reproduire ici cette discussion. (Voyez d'ailleurs l'article Sudamina de cette *Nosographie*, t. II, p. 231.)

(2) Pour plus de détails sur les altérations de l'urine, nous renvoyons à notre *Clinique médicale*. Paris, 1837, t. II, p. 190.

III. Diagnostic.

I. Ce n'est que par la réunion des symptômes locaux aux symptômes dits *généraux* qu'il est possible de *diagnostiquer* d'une manière positive et certaine l'affection désignée sous le nom de fièvre *entéro-mésentérique* par Petit, et sous celui, bien moins précis, de *fièvre* ou d'*affection ty-phoïde* par la plupart des médecins modernes. Lorsque ces deux ordres de symptômes sont bien caractérisés, le diagnostic n'offre réellement aucune difficulté sérieuse à tout médecin qui est suffisamment versé dans les travaux de la clinique. Mais comme, dans les premiers jours de la maladie, dégagée de toute complication, les phénomènes locaux sont encore peu tranchés, le diagnostic de la maladie n'est pas exempt alors de tout embarras. En effet, les phénomènes généraux, la fièvre en particulier, ne présentent rien qui les distingue essentiellement des phénomènes généraux et de la fièvre qu'on observe dans d'autres maladies aiguës. Aussi les médecins qui ont pris pour point de départ principal de leur diagnostic la fièvre et les symptômes généraux, ont-ils, plus souvent qu'on ne le pense, confondu l'entéro mésentérite avec d'autres maladies fébriles ou pyrexiques, telles qu'une variole avant sa période d'éruption, une méningite, une phlébite, un érysipèle, et même un accès de simple fièvre intermittente (1). Pour éviter une pareille erreur, il faut, jusqu'à ce que les phénomènes locaux *caractéristiques* ou *pathognomoniques* de l'inflammation intestinale spéciale aient été bien constatés,

(1) J'ai vu, j'ai regret de le dire, des médecins d'une réputation d'ailleurs méritée, mais qui n'ont pas été formés dans les principes de la médecine exacte, prendre pour une fièvre typhoïde une péritonite, et même une pleurésie, ou une pneumonie qu'ils avaient méconnue. Dans combien d'autres cas n'ai-je pas vu tantôt méconnaître une fièvre typhoïde très réelle, tantôt, au contraire, *diagnostiquer* une fièvre typhoïde chez des individus qui n'offraient autre chose que des phénomènes de ce qu'on appelait autrefois un embarras gastrique ou intestinal, et qui n'avaient pas même de fièvre !

ajourner son diagnostic définitif et pour ainsi dire spécial, pour s'en tenir au diagnostic de l'affection générale, qui est une fièvre ou une pyrexie *continue* (car j'écarte ici l'erreur qui consiste à prendre pour une fièvre continue un accès de fièvre intermittente, attendu qu'une pareille erreur ne peut être qu'éphémère, puisque l'accès ne tardera pas à être suivi d'apyrexie).

II. Comme dans la deuxième et la troisième période de l'entéro-mésentérite, les phénomènes spéciaux ou locaux sont, en général, bien caractérisés, et que d'ailleurs, au bout de quelques jours, la plupart des affections fébriles avec lesquelles on aurait pu la confondre ne peuvent plus être méconnues, pour peu qu'on ait quelque habitude clinique et qu'on observe avec attention, toute erreur de diagnostic dans les périodes dont il s'agit devient réellement impossible. Ceux-là seuls pourront se tromper encore qui, pour le diagnostic des maladies fébriles, consultant uniquement, ou du moins principalement l'*état général*, pourront, sur la foi des phénomènes typhoïdes qu'on observe dans des maladies autres que celle dont nous nous occupons, et en l'absence des phénomènes locaux qui caractérisent celle-ci, annoncer l'existence de cette dernière chez des individus qui sont atteints d'une phlébite avec infection purulente, d'une morve aiguë, etc.

En dernière analyse, en procédant au diagnostic de l'*entérite spéciale* à laquelle se rapporte la *fièvre* dite entéro-mésentérique, comme on procède au diagnostic des autres grandes phlegmasies fébriles, telles que la pleuro-pneumonie, la pleurésie, la péricardite, etc., non seulement on reconnaîtra la maladie *en général*, mais encore les divers degrés, les diverses périodes qu'elle peut parcourir. Qu'il me soit permis de rappeler, à cette occasion, que depuis treize ans, nous avons prouvé par notre propre expérience la vérité de cette proposition. En effet, depuis l'époque indiquée, le diagnostic a été porté de cette ma-

nière chez cinq à six cents malades reçus dans notre service; et chez ceux des individus arrivés trop tard pour
qu'on ait pu les traiter par notre méthode, une terminaison
funeste a eu lieu, et l'autopsie cadavérique a toujours pleinement justifié le diagnostic.

III. Je sais que pour expliquer pourquoi, dans notre service, la mortalité de la *fièvre typhoïde réelle* se trouve réduite
à presque zéro, quand la maladie est traitée à temps par
notre méthode, on n'a trouvé rien de mieux à dire que les
maladies guéries par nous n'étaient pas des *fièvres typhoïdes*.
Heureusement pour nous, et surtout pour les malades,
cette assertion n'est qu'une *insinuation* au moins gratuite.
J'en appelle au jugement impartial des personnes compétentes qui ont journellement assisté à notre visite, et sous
les yeux desquelles nous dicions notre diagnostic et notre
pronostic, après un examen dont la précision et l'exactitude
leur sont connues : est-ce à nous, en conscience, qu'un tel
reproche, qu'une pareille injure, auraient dû être adressés ?
Quoi! diront quelques uns, vous vous récriez ainsi contre
le reproche d'erreur de diagnostic de votre part, et tout-à-
l'heure vous l'adressiez vous-même à d'autres! Cela est
vrai; mais je ne l'ai fait qu'après avoir acquis la certitude
de l'erreur, et ce n'est pas de cette manière assurément
que l'on procède à notre égard. Mais c'en est trop sur ce
point, et je laisse au temps le droit de rendre justice à
chacun.

**IV. Théorie ou mécanisme des phénomènes typhoïdes
dans l'entéro-mésentérite.**

J'ai précédemment exposé par quel mécanisme, dans
les inflammations locales en général, se développaient et
les phénomènes fébriles proprement dits, et les phénomènes septiques ou typhoïdes. Je ne dois pas répéter ce que
j'ai dit alors (1). Je veux seulement examiner si les phéno-

(1) Tome I, p. 106-114 (réaction générale par voie d'infection), et
même tome, p. 358-364 (angio-cardite typhoïde).

mènes typhoïdes ou septiques, tels qu'on les observe par excellence dans la phlegmasie spéciale que nous étudions, s'accordent avec la théorie proposée par nous dans les parties de cet ouvrage auxquelles nous renvoyons. Rappelons en quelques mots cette théorie. Elle consiste à considérer les phénomènes typhoïdes en général comme le résultat d'une sorte d'empoisonnement du sang par des principes putrides ou septiques, soit que les principes dont il s'agit viennent du dehors, soit qu'ils se soient développés au sein même de l'économie vivante, ainsi qu'il arrive par l'effet de suppurations de mauvaise nature (infection purulente), ou de *décomposition gangréneuse de certaines parties*, etc.

Or, s'il est réellement une phlegmasie qui, sous divers rapports, soit éminemment propre à déterminer des phénomènes septiques ou typhoïdes, n'est-ce pas celle dont nous nous occupons? En effet, elle a pour siége un organe qui sert de réceptacle à des matières fétides très susceptibles d'éprouver un travail de fermentation putride, et qui, si j'ose le dire, constitue une sorte de latrine vivante.

On ne saurait trop insister sur cette condition particulière à l'organe enflammé, condition vraiment unique. Telle est son importance, que de toutes les portions dont se compose le tube digestif, l'iléon, vers sa fin, est la seule dont l'inflammation, pour peu qu'elle soit intense et qu'elle se prolonge, donne constamment lieu à une fièvre accompagnée de phénomènes typhoïdes si nettement caractérisés, qu'elle a servi de type à la description de la fièvre typhoïde (putride, adynamique) en général.

Mais, ainsi que je viens de le dire, pour que l'appareil typhoïde apparaisse dans toute son évidence, il faut que la phlegmasie bien caractérisée des plaques de Peyer et des follicules de Brunner ait atteint une certaine phase de son évolution. Or, lorsque cette inflammation est parvenue à ses deuxième et troisième périodes, parmi les altérations dont elle a déterminé la formation, se trouvent des ulcérations plus ou moins nombreuses, plus ou moins étendues, plus ou moins profondes. Eh bien, ces ulcérations, en contact avec des matières septiques, liquides ou gazeuses, sont autant de surfaces absorbantes ou *résorbantes*, et une infection septique de la masse sanguine est l'inévitable résultat de cette absorption ou résorption *accidentelle* (1). Aussi, tandis que, dans la première période, les phénomènes inflammatoires étaient prédominants, et que les phénomènes septiques proprement dits étaient nuls, ou du moins très peu marqués, dans les seconde et troisième périodes, au contraire, ces derniers deviennent prédominants à leur tour, et se développent dans toute leur plénitude. N'oublions pas, d'ailleurs, qu'avec le développement complet de ces phénomènes septiques ou typhoïdes généraux, coïncide celui de phénomènes septiques *locaux*, c'est-à-dire nés dans le foyer même de l'inflammation, tels que le météorisme, l'émission de selles et de gaz d'une extrême fétidité, etc. Ces derniers phénomènes attestent de la manière la plus éclatante la transformation de l'inflammation *pure* en une inflammation putride, gangréneuse même quelquefois. Cette circonstance, surajoutée aux conditions de septicité *naturelle* qui se rencontrent dans l'organe enflammé, imprime un surcroît d'activité au foyer d'infection; et quiconque réfléchit sérieusement à cette réunion de causes d'infection putride, qu'on ne trouve au même degré dans aucune autre phlegmasie, cesse d'être étonné de ce qu'aussi, entre toutes les autres phlegmasies, celle des follicules agminés et isolés des dernières circonvolutions de

(1) A l'ouverture d'un certain nombre de sujets, j'ai montré aux assistants des portions de matières fécales intimement adhérentes à la surface des ulcérations profondes et multipliées qu'on rencontrait dans les dernières anses de l'intestin iléon, et l'on ne saurait douter que cette circonstance ne soit pour quelque chose dans la fétidité spéciale qu'exhalent pendant la vie l'haleine et les urines. (On n'a pas oublié que ces dernières exhalent quelquefois une odeur que nous avons comparée à celle de la bouse de vache.)

l'intestin grêle soit particulièrement propre à donner naissance aux phénomènes septiques ou typhoïdes. Il faudrait s'étonner, au contraire, qu'il en fût autrement ; et c'est vraiment une chose admirable que les recherches de l'anatomie et de la physiologie aient conduit les modernes à la découverte d'une phlegmasie ainsi placée chez un très grand nombre de sujets atteints de ces fièvres continues, putrides ou adynamiques, dont le point de départ avait été ignoré pendant un grand nombre de siècles, et auxquelles on avait si malheureusement donné le nom d'*essentielles !*

Les caractères nouveaux que revêt l'inflammation folliculeuse des dernières circonvolutions de l'iléon sont, disais-je plus haut, la condition essentielle de la prédominance des phénomènes typhoïdes aux seconde et troisième périodes de la fièvre ou affection typhoïde de certains auteurs modernes (1). Pour que rien ne manquât à la démonstration de cette proposition, il faudrait que l'on pût prévenir le développement de ces phénomènes en arrêtant la maladie avant qu'elle ait dépassé la première période. Jusqu'ici, la chose avait paru impossible ; mais grâce à la nouvelle méthode thérapeutique opposée par nous à cette maladie, cette impossibilité n'existe plus, et depuis plus de treize ans, nous avons chaque jour, à notre clinique, montré à quiconque a voulu les voir, des cas de guérison complète et sans retour dans la période dont il s'agit. Or, par l'emploi de ce traitement *abortif*, nous avons en effet coupé court à ces grands phénomènes typhoïdes qui caractérisent *essentiellement* les seconde et troisième

(1) Il va sans dire que par ces mots j'entends uniquement ici, avec l'un de ces auteurs, cette espèce des fièvres typhoïdes, putrides ou adynamiques, qui a *pour caractère anatomique l'altération des plaques de Peyer*, telle que nous l'avons décrite en son lieu. Nous savons assez, du reste, que des phénomènes typhoïdes peuvent apparaître sans l'existence de cette dernière, et nous avons longuement étudié cette question, soit dans le chapitre II de la première partie de cet ouvrage, soit à l'article de l'*angio-cardite typhoïde.*

périodes de la maladie appelée *fièvre* ou *affection typhoïde*. Je dois pour le moment me contenter d'indiquer ce résultat, dont nous aurons à nous occuper plus amplement en parlant du traitement et de la durée de la maladie.

Je termine la discussion actuelle par cette réflexion : c'est que dans l'espèce de *fièvre* ou *affection typhoïde* qui reconnaît pour *caractère anatomique l'altération des plaques elliptiques de l'intestin grêle, à laquelle on pourrait ajouter l'altération des glandes mésentériques*, si cette altération, telle qu'elle existe pendant la vie, en d'autres termes, si cette inflammation n'était pas la cause première et *sine quâ non* de la maladie considérée dans son ensemble, mais bien une sorte d'effet ou d'accident d'une affection générale préexistante, comme l'éruption cutanée dans la variole par exemple, on devrait nécessairement trouver d'autres cas dans lesquels cette inflammation se développerait *primitivement* à l'instar de celles des autres organes. Car il n'est guère possible d'admettre que, seul entre tous .les organes, l'iléon ne serait jamais le siége de ce genre d'inflammation. Or, ces cas devraient différer de ceux où la phlegmasie n'eût été qu'un des éléments, et pour ainsi dire une fraction d'une autre maladie plus générale. Cependant, depuis plus de trente ans que des recherches attentives ont été faites par tant d'observateurs divers sur la matière dont nous traitons, on n'est point encore parvenu, et j'ose affirmer qu'on ne parviendra point à trouver ces deux ordres de cas. Reconnaissons-le donc hautement et de bonne grâce : dans les cas de *fièvre* dite *typhoïde*, où l'on rencontre les altérations précédemment décrites des follicules agminés et isolés de l'iléon et des ganglions mésentériques, sans préjudice des autres altérations concomitantes de la membrane muqueuse elle-même, des veines, des vaisseaux lymphatiques peut-être, etc., l'inflammation qui a produit ces altérations a réellement été le point de départ, le foyer primitif de la fièvre; et si celle-ci, d'abord dégagée de phénomènes putrides bien caractérisés, abandonnée à son cours naturel, ne tarde pas à présenter les phénomènes indiqués, c'est qu'en raison de son *siége spécial et des altérations locales qu'elle entraine promptement à sa suite, elle devient un véritable foyer d'infection putride du sang.*

§ III. Complications, soit primitives, soit secondaires.

I. L'inflammation iléo-mésentérique peut être compliquée d'une foule de maladies diverses, aiguës ou chroniques, et celles-ci peuvent s'être développées avant elle, en même temps qu'elle ou dans le cours de son évolution. Or, il faut bien se garder de confondre les symptômes propres à ces maladies avec ceux qui appartiennent à l'iléo-mésentérite elle-même, c'est-à-dire à la *fièvre typhoïde* de nos auteurs, et assigner à celle-ci autant de formes qu'il peut se présenter de *groupes de symptômes* appartenant aux affections complicantes. Parmi les complications les plus fréquentes de l'iléo-mésentérite, soit seule, soit accompagnée de l'inflammation des autres parties du tube digestif, il faut placer la méningite à un degré plus ou moins prononcé. C'est à la complication dont il s'agit que se rattache la forme *ataxique* de la fièvre adynamique de Pinel, de la *fièvre typhoïde* de plusieurs médecins d'aujourd'hui.

II. Il est bon de signaler à cette occasion une erreur de diagnostic qui paraît avoir été assez souvent commise. Quelques médecins, frappés de la coïncidence si fréquente des phénomènes ataxiques avec ceux qui appartiennent à la fièvre entéro-mésentérique qu'ils appellent typhoïde, ont diagnostiqué celle-ci chez des individus uniquement atteints d'une méningite. Ce ne serait là qu'une erreur sans grave conséquence si, dans les cas de ce genre, n'ayant point trouvé d'altérations dans les plaques de Peyer, etc., chez les sujets qui avaient succombé, ils n'en avaient conclu que la fièvre typhoïde proprement dite ou entéro-mésentérique pouvait exister sans les altérations dont il s'agit. C'est ainsi qu'une erreur de diagnostic a été transformée en un argument, assez spécieux au premier abord, contre ceux qui admettent qu'une fièvre entéro-mésentérique ne peut pas plus exister sans entéro-mésentérite qu'une fièvre péripneumonique sans péripneumonie. Dans les cas donc où l'on n'a pas trouvé les lésions caractéristiques de l'affection qu'on avait diagnostiquée, c'est que cette affection n'existait pas réellement, et que la méningite ou toute autre maladie qu'on avait prise pour une forme de la *fièvre entéro-mésentérique ou typhoïde*, était par elle-même et essentiellement la cause des phénomènes qu'on avait faussement attribués à cette dernière.

III. C'est en se montrant fidèles à cette singulière logique, que quelques uns, mettant sur la même ligne que l'*affection abdominale*, attribut essentiel et *sine quâ non* de la véritable fièvre typhoïde, et les affections *pectorales*, et les affections *capitales*, ont eu la bizarre idée de faire de celle-ci un genre qui comprend trois espèces, sous les noms de fièvre typhoïde *abdominale*, de fièvre typhoïde *pectorale* et de fièvre typhoïde *capitale!* Autant vaudrait considérer comme semblables aux organes de l'abdomen et à leurs fonctions, et les organes de la poitrine et leurs fonctions, et les organes de la tête et leurs fonctions. Voilà pourtant un échantillon de ce qu'enseignent à la nouvelle génération médicale ceux qui ne veulent pas se conformer aux principes de la médecine exacte, la seule vraiment *organique* et physiologique à la fois.

IV. Les diverses complications, soit inflammatoires, soit septiques ou autres, doivent être prises en très sérieuse considération, tant sous le rapport du traitement que sous le rapport du pronostic, etc. C'est par l'effet de ces complications que s'explique la mort d'un bon nombre de sujets chez lesquels les symptômes spéciaux de l'entéro-mésentérite typhoïde (fièvre typhoïde) avaient disparu en tout ou du moins en grande partie, et à l'ouverture desquels on ne rencontre plus ou presque plus d'autres traces de l'inflammation locale que des cicatrices plus ou moins multipliées, ou quelques follicules, soit agminés, soit isolés, dont les ulcérations n'étaient pas encore complétement cicatrisées. Ce sont encore là des cas qui servaient d'arguments aux anciens partisans des *fièvres essentielles*; et même de nos jours ils sont invoqués par quelques médecins, restés partisans *honteux* de cette malheureuse doctrine. Est-ce, disent-ils, à de si faibles lésions que succombent les malades? et trouve-t-on la moindre proportion entre la gravité de ces lésions et celle des symptômes et des accidents observés pendant la vie? C'est pour n'avoir pas su tenir compte de toutes les complications primitives ou consécutives de l'affection de l'*intestin* grêle et des ganglions mésentériques, etc., que ces médecins, qui n'ont rien appris et rien oublié, trouvent dans les cas en question des *contradictions* entre les symptômes et les lésions. De telles contradictions ne sont et ne sauraient jamais être qu'*apparentes* et non *réelles*.

§ IV. Causes.

I. Il n'est aucun des six cents malades environ que nous avons reçus dans notre service depuis treize ans, qui n'ait été soigneusement interrogé sur l'origine et les causes de sa maladie. Or, nous devons avouer que les résultats de cette interrogation n'ont pas ajouté beaucoup à ce que nous avions dit sur ce point, il y a déjà vingt ans. La grande conséquence à tirer de l'analyse de cette masse imposante de nouvelles observations, c'est que, dans l'immense majorité des cas, les sujets ignorent complétement la cause déterminante de leur affection, et que, dans les cas restants, ils déclarent qu'ils sont tombés malades à la suite de quelques excès de régime, de l'usage d'une mauvaise nourriture et de fatigues excessives.

II. La fièvre entéro-mésentérique ou typhoïde sévit avec une sorte de prédilection sur les sujets nouvellement arrivés à Paris, tels que les ouvriers, les étudiants, etc.; mais elle n'épargne pas non plus les individus nés dans cette grande ville. On la voit, d'ailleurs, assez souvent respecter les nouveaux venus, et frapper ceux qui, habitant déjà Paris depuis plusieurs années, sont pour ainsi dire acclimatés. L'entassement et toutes les autres conditions propres à produire dans l'air que nous respirons une infection septique plus ou moins marquée, ne sont pas toujours sans doute complétement étrangers au développement de la maladie. Mais gardons-nous d'exagérer l'influence de cette condition. Combien de malades ne nous ont-ils pas déclaré qu'ils étaient bien logés et qu'ils respiraient un bon air !

III. On a, dans ces derniers temps, fait jouer un grand rôle à la contagion dans la production de la fièvre entéro-mésentérique. J'ai examiné avec attention les faits allégués en faveur de cette opinion, et je n'en ai point trouvé de concluants. Chez aucun des malades admis dans notre service, nous n'avons pu, après mûr examen, constater le fait de la contagion. La plupart d'entre eux n'avaient point été en contact avec d'autres individus atteints de la maladie pour laquelle ils entraient à l'hôpital. Nous n'avons jamais rencontré un seul cas authentique, incontestable, de la communication de cette maladie par l'un des individus qui en sont atteints, soit aux autres malades de la salle, soit aux nombreux étudiants qui fréquentent nos hôpitaux et se trouvent en quelque sorte journellement exposés au contact des sujets affectés, etc., etc.

Tout bien considéré, j'avoue que la *non-contagion* de la vraie fièvre typhoïde ou entéro-mésentérique me paraît presque aussi certaine que la *contagion* de la variole. Depuis trois à quatre ans, en effet, la fièvre typhoïde ou entéro-mésentérique règne à Paris sur un plus grand nombre de sujets qu'elle ne l'avait fait les années précédentes, et dans une telle proportion que l'augmentation de la population sur laquelle elle sévit de préférence ne suffit pas pour expliquer cette particularité. Or, rien, absolument rien, ne porte à croire que la contagion proprement dite soit pour quelque chose dans le fait signalé.

IV. La fièvre typhoïde ou entéro-mésentérique sévit plus particulièrement chez les sujets des deux sexes âgés de quinze à trente ans. Elle n'est pas rare cependant chez les sujets qui n'ont pas encore atteint quinze ans, ou qui n'ont pas encore dépassé quarante ans. Au-delà de ce dernier âge, les cas de fièvre typhoïde ne se rencontrent que chez un très petit nombre de sujets. Sur les six cents malades environ que nous avons reçus depuis treize ans, trois ou quatre seulement avaient dépassé cet âge. Dans deux cas, les individus avaient, l'un plus de cinquante, l'autre plus de soixante ans. M. Rayer a observé un cas de cette dernière catégorie. Le sujet ayant succombé, l'autopsie cadavérique fit constater les lésions caractéristiques de la maladie. M. Rayer eut la bonté de me faire remettre les intestins du malade, qui présentaient le type des ulcérations et autres altérations des plaques de Peyer, etc. Ces pièces furent montrées aux jeunes gens qui suivaient ma clinique, et tous furent frappés de l'identité des altérations qu'elles présentaient avec celles constatées chez des sujets encore jeunes emportés par la fièvre dite typhoïde.

§ V. Traitement.

Comme l'entéro-mésentérite, lorsqu'elle est abandonnée à elle-même ou traitée par des moyens *insuffisants*, ne tarde pas à se compliquer d'un élément typhoïde, il est clair que son traitement ne doit pas être exactement le même dans toutes ses périodes.

Nous allons donc exposer d'abord le traitement qui convient à la première période ou à la période simplement *inflammatoire ;* nous nous occuperons ensuite de celui que réclament les seconde et troisième périodes, ou les périodes dans lesquelles ont apparu les *phénomènes* typhoïdes.

A. Traitement de la période inflammatoire.

Avant d'exposer la méthode qui nous est propre, et dont les émissions sanguines constituent le moyen ou l'agent principal, nous allons faire connaître l'opinion et les préceptes de MM. Chomel et Louis sur ce moyen.

I. Dans l'article consacré à ce qu'il appelle le *traitement rationnel de la fièvre typhoïde en général,* M. Chomel dit qu'il lui *paraît utile, même dans les cas les plus simples de maladie typhoïde, de faire au début une saignée du bras* (il ne précise pas la dose), et que, *dans le cas de céphalalgie intense ou de douleur abdominale vive, on peut aussi recourir à l'application de quelques sangsues* (le nombre n'en est pas indiqué) *au-dessous des apophyses mastoïdes dans un cas, et à l'anus dans l'autre.*

A l'occasion du traitement de la forme de la maladie qu'il appelle *fièvre typhoïde inflammatoire,* le même auteur s'exprime ainsi : « Après avoir, au début, pratiqué une ou » deux saignées » (la dose est laissée de côté) « et com- » battu, *au besoin,* quelques congestions locales par une » ou deux applications de sangsues » (on ne parle point du nombre) « on devra généralement renoncer à ce » moyen (1). »

On le voit, M. Chomel oublie de faire connaître la dose approximative des saignées et le nombre également ap- proximatif des sangsues. Ajoutons que pour les cas où il admet que les saignées générales et locales doivent être répétées, il ne précise nullement l'espace de temps qu'il faudra laisser entre chacune d'elles.

Bien que les *Leçons sur la fièvre typhoïde* eussent paru à

______

(1) *Leçons sur la fièvre typhoïde.* Paris, 1834.

une époque où les résultats si heureux de la nouvelle formule des émissions sanguines, convenablement appliquée à la fièvre typhoïde, devaient être parfaitement connus de M. Chomel, il ne crut pas devoir en faire une mention expresse, se bornant à déclarer que des *saignées un peu plus abondantes que celles employées par lui étaient loin, comme l'ont prouvé les observations publiées par M. Louis, d'exercer une influence salutaire sur le cours de l'affection typhoïde.*

Il est bon de savoir que les observations publiées par M. Louis, auxquelles renvoie M. Chomel, sont précisément des observations qui ont été recueillies dans le service même de M. Chomel, à l'époque où il était médecin de l'hôpital de la Charité (1). Cela noté, nous allons mettre sous les yeux du lecteur les doctrines de M. Louis sur le point important qui nous occupe.

II. « La saignée ayant été utile aux malades dont j'ai recueilli l'histoire *dans la période aiguë* de l'affection, il doit paraître convenable d'y avoir recours à cette époque, en la proportionnant à l'intensité du mouvement fébrile. *Une saignée de douze onces doit suffire quand il est faible ; il faudrait la répéter deux fois dans les dix ou douze premiers jours, dans le cas contraire. Il n'est pas démontré qu'un plus grand nombre d'émissions sanguines pût être favorable à l'issue ou à la marche de la maladie, et ce serait en vain qu'on les multi-*

---

(1) M. Chomel avait, sans doute, oublié cette circonstance, lorsque, pour expliquer comment *quelques médecins, en insistant plus qu'il ne l'avait fait sur les antiphlogistiques, auraient obtenu des résultats plus avantageux,* il répond *que cette différence peut tenir à l'intensité moins grande de la maladie, comme cela a lieu pour les sujets qu'on envoie dans les hôpitaux éloignés du bureau central d'admission.* Voilà certainement une explication très *ingénieuse.* Malheureusement pour son auteur, il résulte de ses propres relevés statistiques et de ceux de M. Louis, que la mortalité des sujets atteints de fièvre typhoïde traités par M. Chomel était plus considérable quand il pratiquait à la Charité que depuis qu'il pratique à l'Hôtel-Dieu.

*plierait pour éteindre, sous leur influence, le mouvement
fébrile.* DIX SAIGNÉES *ne suffiraient pas pour atteindre le but,
l'expérience ayant montré que l'affection typhoïde bien caractérisée n'est pas susceptible d'être jugulée, ce qui n'est guère
moins vrai, d'ailleurs, suivant toutes les apparences, de la
péripneumonie et des autres maladies inflammatoires* (1). »

A l'époque où M. Louis écrivait ceci, dans la première
édition de ses *Recherches sur l'affection typhoïde,* la *formule
des saignées suffisantes* n'était pas encore connue ; et je
comprends d'autant mieux l'*opinion* de M. Louis *à cette
époque,* que, moi-même, dans mon *Traité clinique et expérimental des fièvres dites essentielles,* j'en avais émis une qui
n'en différait guère *au fond* (2). Mais que, dans *une édition*

(1) On sait que postérieurement à l'époque de la première édition de
l'ouvrage d'où ce passage est extrait, M. Louis a publié un *Mémoire* expressément consacré à la démonstration de cette dernière opinion. Ce qu'il
y a de curieux, c'est que M. Louis continue à enseigner une pareille erreur, depuis que, par l'emploi de la formule des émissions *sanguines suffisantes,* on compte par centaines, par milliers même, les cas authentiques
qui en ont fait une justice aussi heureuse qu'éclatante.

(2) Voici cette opinion. A la suite de l'observation xxxvie du *Traité* indiqué, on lit : « Le sujet de cette observation est un exemple remarquable,
et du soulagement qui suit l'application des sangsues, et du peu de durée
que présente ce soulagement..... Au reste, quelque courte que soit l'amélioration produite par les saignées locales, *quelque douteuse que paraisse
quelquefois leur utilité,* il n'en faut pas conclure que ce puissant moyen
de thérapeutique ne convient jamais aux cas qui nous occupent. L'expérience démentirait une semblable conclusion. »

Après la relation de onze cas lentement, péniblement guéris sous l'influence des saignées locales et des autres moyens antiphlogistiques, je
motivais ainsi qu'il suit la longueur et les difficultés de la convalescence :
« Ce n'est pas le traitement, c'est la maladie elle-même qu'il faut accuser
de cette circonstance. On conçoit, en effet, que le traitement le plus rationnel ne saurait faire disparaître en quelques jours une maladie qui a
déterminé une désorganisation profonde des viscères digestifs. Ne serait-il
pas absurde de le penser? Autant vaudrait croire que des plaies ou des
ulcérations multipliées de la peau sont susceptibles de guérir en quelques
jours. — Que si ces dernières affections, malgré toutes les ressources de
la médecine et de la chirurgie, ne sont entièrement dissipées qu'au bout

postérieure à la publication de ma *Clinique médicale*, et en présence des faits journaliers qui se passent dans mes salles, M. Louis ait persisté dans son erreur, c'est là quelque chose qui me semblerait fort extraordinaire, si l'expérience des hommes et des choses ne m'avait appris à ne m'étonner de rien (1).

Ainsi que plusieurs centaines de personnes qui ont été témoins de nos résultats, personnes parmi lesquelles il s'en trouvait quelques unes qui ne le cédaient guère en *incrédulité* à M. Louis, notre confrère pourra, quand il le voudra, acquérir la conviction pleine et entière qu'on peut, *sous l'influence des saignées*, convenablement formulées et employées à temps, *éteindre le mouvement fébrile*, et que cette formule est *favorable* à l'issue et à la marche de la maladie.

de plusieurs semaines, certes, il ne faut pas être surpris de ce que les ulcérations et les autres altérations organiques qui constituent essentiellement la maladie dont nous parlons, exigent plusieurs semaines pour leur complète guérison, et de ce que la convalescence se prolonge pendant un espace de temps considérable.

» Il est donc de la nature de la variété de fièvre adynamique dont il s'agit ici, de n'être parfaitement guérie qu'au bout d'un temps assez long. »

Ce que je disais alors est encore vrai aujourd'hui, en l'appliquant à l'affection typhoïde parvenue à ses seconde et troisième périodes, et serait aussi applicable à la maladie parcourant sa première période elle-même, si, grâce à la nouvelle formule des émissions sanguines, nous n'étions parvenu à faire avorter, en quelque sorte, la maladie, c'est-à-dire à l'empêcher de franchir sa première période. C'est en prévenant les altérations de la seconde et de la troisième période qu'on abrège ainsi sa durée.

(1) J'avais bien prévu comme possible la non-conversion de M. Louis, lorsque, à l'occasion des faits rapportés en détail *ou simplement* résumés dans ma *Clinique médicale*, j'écrivais : « que si, après avoir pris connaissance de ces faits, qui ont eu des centaines de témoins, parmi lesquels il en existait de très éclairés, M. Louis persiste dans son opinion sur l'*inefficacité* et l'*inutilité* des émissions sanguines, quelle que soit la formule selon laquelle elles aient été employées, il est certain que, pour lui prouver le mouvement, il serait plus que superflu de marcher devant lui. » Marchons cependant encore !

Au reste, il est très important de montrer dans tout son jour le défaut d'exactitude et de précision qui règne dans ce que M. Louis a écrit sur les saignées.

Voici donc dans quels termes vagues M. Louis parle des saignées dont il analyse les effets : *Malades saignés un plus ou moins grand nombre de fois* ; *malades saignés largement* ; *malades saignés plus ou moins largement* ; *saignée* sans indication de la dose, etc. Il cite les observations 8 et 28 de son ouvrage comme des exemples de la saignée *pratiquée largement et dès le début*, ce qui n'empêcha pas la mort des malades. Or, veut-on savoir, par l'analyse de ces faits, ce que M. Louis entend par ces mots *saigner largement, saigner abondamment ?* Nous allons le dire.

L'observation 8 a pour sujet une femme de vingt-neuf ans, d'une constitution médiocrement forte. Deux saignées furent faites avant l'entrée ; mais M. Louis n'en indique point la dose, et il ne dit pas dans quel espace de temps elles furent pratiquées. M. Louis dit aussi qu'avant ces deux saignées, des sangsues avaient été appliquées à l'anus ; mais il ne fait point connaître le nombre de ces sangsues. Le troisième jour seulement après l'entrée de la malade, on fit une saignée de *dix onces*, et le lendemain de cette saignée douze sangsues furent appliquées aux oreilles.

Le sujet de l'observation 28 était un jeune homme de vingt-cinq ans, assez large, de peu d'embonpoint. Le jour de l'entrée, troisième de la maladie, on lui fait une saignée, mais M. Louis n'en indique pas la dose. Le lendemain, on lui fait une seconde saignée dont la dose est de *dix onces*. Point de nouvelle émission sanguine le troisième jour. Six sangsues à chaque oreille le quatrième jour, et on s'en tient là.

Ces deux faits nous montrent que par *saignées larges, saignées abondantes*, M. Louis entend des saignées de *dix onces* et des applications de *douze sangsues* chez des adultes. Du reste, il ne tient aucun compte de l'influence que peut exercer sur l'effet des saignées multiples l'espace de temps durant lequel elles sont pratiquées. Rien d'ailleurs n'eût été réellement plus facile que de guérir les deux malades dont il s'agit, en leur appliquant bien notre formule. Le sujet de la première observation eût été guéri par le nombre de saignées qui lui furent pratiquées, si elles eussent été plus rapprochées, et faites, par exemple, dans les deux ou trois premiers jours, à compter du jour où la première fut pratiquée.

A sa grande satisfaction, sans doute, M. Louis apprendra que pour *éteindre le mouvement fébrile*, il n'est pas nécessaire de *multiplier* les saignées autant qu'il l'avait cru. En effet, lorsqu'une *affection typhoïde bien caractérisée* est, dans sa première période, traitée par la nouvelle formule des émissions sanguines, le *mouvement fébrile* et les autres symptômes cèdent, *s'éteignent*, dans l'espace de quelques jours, sans qu'il ait fallu pratiquer le nombre vraiment effrayant de *dix saignées*, jugé *insuffisant* par M. Louis. Comme nous l'avons dit, quelques centaines de faits *bien observés* nous ont démontré que trois, quatre, cinq ou six saignées, selon les degrés d'intensité de la maladie, à la dose de trois à quatre palettes et faites dans l'espace de temps que nous avons indiqué précédemment, *suffisent* pour *atteindre* le but proposé. En attendant que M. Louis ait pu se convaincre par lui-même de la réalité de ce précieux résultat, qu'il me permette de mettre sous ses yeux ce qu'en ont dit quelques unes des personnes compétentes qui, après en avoir été les témoins oculaires, n'ont pas craint de publier leur profonde conviction.

Après avoir rapporté le cas d'une fièvre typhoïde grave, avec *mouvement fébrile* très prononcé (le pouls était à 126, et la température abdominale à 39° cent.), ne datant que de deux jours au moment de l'entrée, et dont la convalescence eut lieu du troisième au quatrième jour après le commencement du traitement (cinq saignées de trois à quatre palettes, quatre générales et une locale, faites dans les trois premiers jours, savoir : une saignée générale le soir du premier jour, deux saignées générales et une locale le second jour, et une saignée générale le matin du troisième jour), après avoir rapporté ce cas, M. le docteur Andry, chef de clinique, termine ainsi :

« De tels faits parlent assez haut pour qu'il soit superflu » de les faire suivre de commentaires. Je dirai seulement » que, pour nous, témoins journaliers de guérisons non » moins remarquables, une guérison de ce genre n'a rien » d'insolite, et que, loin que cette observation ait quelque » chose d'exceptionnel, chaque jour, au contraire, re- » nouvelle et multiplie ses analogues.

» En présence de pareilles observations, que penser » des médecins qui prétendent que les maladies aiguës » ont une marche fatale et que rien ne saurait les en- » rayer (1)? »

Après avoir exposé un cas analogue à celui publié par M. Andry, et choisi parmi ceux recueillis en 1842, M. le docteur Lemaire, chef de clinique, s'exprime de la manière suivante :

« Ce que je tiens à constater ici, c'est que, sous l'in- » fluence des émissions sanguines, selon la nouvelle for- » mule, on voit souvent disparaître les accidents les plus » sérieux de la fièvre typhoïde, et qu'on les prévient à » coup sûr quand on peut agir dès le début de la maladie. » Qu'on nous cite des cas semblables traités, soit par les » toniques ou les purgatifs, voire même par le sulfate de » quinine, et nous conviendrons que la méthode de » M. Bouillaud n'est pas la seule applicable à la fièvre ty- » phoïde. »

III. a. On trouve dans ma *Clinique médicale* des détails très circonstanciés sur la dose de sang qu'il a fallu retirer à nos malades, dose variable selon la gravité des cas, selon l'époque plus ou moins éloignée du début, la force, l'âge,

(1) *Lancette française*, pour l'année 1841, p. 435.

le sexe des sujets, les complications, etc., toutes circoustances qui doivent être prises en très sérieuse considération. Nous ne pouvons présenter ici toutes les recherches de statistique exacte que, depuis treize ans passés, nous n'avons cessé de faire sur cet objet comme d'ailleurs sur tant d'autres, et dont chaque année nous avons donné connaissance à ceux qui ont suivi nos leçons cliniques. Nous devons nous contenter de présenter aux lecteurs les préceptes et les résultats fondamentaux : appuyés ainsi sur une expérience de plus de treize ans, qui comprend environ six cents cas de la phlegmasie spéciale qui nous occupe, ces préceptes et ces résultats ont désormais force de loi.

Formule des saignées pour les cas graves et très graves (1) : cinq à six saignées de trois à quatre palettes (2 kil. à 2 kil. 1/2 de sang), dans l'espace de trois à quatre jours. Les cas d'une gravité extrême, surtout si les sujets sont forts et vigoureux, pourront réclamer une ou deux saignées de plus, tandis que, par contre, quelques autres, les moins graves de cette catégorie, pourront céder à quatre ou cinq saignées. Dans une série de cas graves et très graves résumés dans ma *Clinique médicale*, la *moyenne* du sang retiré fut de quatre livres (2 kil.); le *maximum*, de cinq livres six onces (2,080 gr.); le *minimum*, de deux livres douze onces (1,375 gr.).

Formule pour les cas de moyenne gravité : trois, quatre à cinq saignées, de la dose indiquée tout-à-l'heure. Dans une série de treize malades de cette catégorie résumés dans ma *Clinique médicale*, la moyenne du sang enlevé fut de deux livres dix onces (1,320 grammes environ); le *maximum*, de quatre livres deux onces (2,064 gr. environ); le *minimum*, de une livre huit onces (0,750 gr. environ).

(1) Il s'agit de sujets de seize à trente-cinq ans (on sait qu'au-delà de ce dernier âge la maladie que nous étudions est fort rare), d'une force et d'une constitution moyennes.

Formule pour les cas légers : deux à trois saignées de la même dose que pour les deux autres catégories de cas. Lorsque les cas sont extrêmement légers, on peut quelquefois, comme nous l'avons fait, s'abstenir de toute émission sanguine. Il faut seulement surveiller attentivement les malades, afin d'agir aussitôt que l'indication se présentera.

Nous associons, en général, les saignées locales aux saignées générales dans la proportion de une à deux, de une à trois. L'association de ces deux espèces de saignées. dans des proportions qu'on peut d'ailleurs varier sans notable inconvénient, nous paraît extrêmement utile. Je ne dis pas qu'on ne puisse, en les employant isolément, à la même dose que si on les employait de concert, obtenir des résultats avantageux; mais je pense que ces résultats ne seront pas aussi pleinement satisfaisants que ceux dus à leur association dans de justes proportions, telles que celles dont on trouvera de nombreux exemples dans notre *Clinique médicale*.

Dans les cas graves et moyens, nous faisons pratiquer les trois premières saignées (deux saignées générales et une locale) dans les premières vingt-quatre heures de l'entrée des malades. Dans les cas très graves seulement, nous faisons pratiquer quatre saignées (trois générales et une locale) dans l'espace de temps indiqué.

Dans les cas légers, les deux saignées (une générale et une locale), que quelques uns d'entre eux peuvent réclamer, sont pratiquées dans les premières vingt-quatre heures (la saignée générale est pratiquée ordinairement à la visite du soir du jour de l'entrée, et la saignée locale, le lendemain matin ; quelquefois cependant elles sont pratiquées l'une et l'autre le second jour de l'admission).

On peut être obligé, à une époque postérieure à celles fixées plus haut, de pratiquer exceptionnellement une, deux ou trois saignées par suite de recrudescences de la maladie primitive, ordinairement provoquées par quelque imprudence, ou par suite du développement de quelque phlegmasie intercurrente, telle qu'une pneumonie, une pleurésie, etc. Ces cas sont fort délicats, et ce n'est qu'avec le secours d'une longue et attentive expérience que le médecin, doué du *tact* le plus heureux, s'en tire avec succès. Qu'il nous soit permis d'annoncer à nos lecteurs que nous avons assez souvent été mis à cette épreuve, et que nous en sommes sorti presque toujours victorieux.

Le temps durant lequel il convient d'employer les émissions sanguines est celui qui mesure la première période, ou la période essentiellement inflammatoire de la maladie, augmenté des deux ou trois premiers jours de la seconde période. Passé ce temps, on peut bien encore, sans doute, comme nous l'avons fait nous-même, dans les premiers temps où nous avons formulé autrement que nos devanciers les émissions sanguines appliquées au traitement de l'affection dite fièvre typhoïde, on peut bien encore, dis-je, recourir à ce moyen, mais non plus avec un succès égal à celui qu'on en obtient à l'époque précédente, et que pour cela l'on pourrait appeler la *période d'opportunité* : aussi, depuis quelques années, avons-nous presque entièrement renoncé aux émissions sanguines, toutes les fois que les phénomènes typhoïdes prédominent sur les phénomènes inflammatoires, et qu'en égard à cette circonstance et à l'âge de sept à neuf jours et même plus de la maladie, lorsqu'elle a débuté avec violence, nous sommes suffisamment autorisé à penser que déjà des ulcérations plus ou moins nombreuses se sont formées avec leurs accompagnements connus. Nous renonçons d'autant plus facilement alors aux émissions sanguines que, d'une part, elles sont formellement contre indiquées comme favorisant le mouvement de la résorption septique qui s'opère à cette période, et partant l'infection de la masse du sang, et que d'autre part, il ne serait plus possible de les pousser assez loin pour qu'elles fussent réellement efficaces contre le travail inflammatoire qui persiste encore, soit dans l'organe primitivement affecté, soit dans les systèmes qui ont pu se prendre *secondairement.*

Il m'importe beaucoup d'insister fortement sur cette question de l'*opportunité* des *saignées* dans la maladie qui nous occupe, car il est un bon nombre de médecins qui, ne se donnant jamais la peine de bien étudier les choses, de les approfondir, et ayant entendu parler de la nouvelle formule des émissions sanguines, s'imaginent, contrairement aux principes du sens commun médical le plus vulgaire, qu'elle est applicable à tous les cas et à toutes les périodes, à toutes les formes de la maladie. Ce n'est pas ainsi que l'on procède dans une école qui prend au sérieux le titre d'*exacte*, par lequel elle a voulu se distinguer de toutes les autres.

C'est encore conformément à ce principe d'exactitude et de précision, dont elle ne s'affranchit jamais, que, dans cette phlegmasie, autant et plus encore peut-être que dans toute autre, cette école s'est appliquée à bien distinguer les cas, selon leurs degrés divers de gravité, et à proposer la formule qui convient à chacune de ces catégories de cas. On a vu plus haut combien différaient, en effet, entre elles les trois formules que nous avons données pour les trois principales catégories de cas qui se présentent journellement au lit des malades.

Mais la considération de la maladie en elle-même n'est pas la seule donnée qui doive entrer dans le calcul et dans les combinaisons de l'esprit du vrai praticien. Il doit, en outre, avoir égard à toutes les conditions individuelles et autres qui doivent influer sur le choix et sur la formule de ses moyens thérapeutiques. Dans l'espace de treize ans passés, qu'environ six cents sujets atteints d'entéro-mésentérite typhoïde (fièvre typhoïde ou entéro-mésentérique) ont été reçus dans notre service, et observés avec le soin le plus minutieux (1), toutes les espèces de cas qui peuvent se rencontrer dans la pratique se sont présentées à notre examen, et nous espérons pouvoir les rapporter convenablement groupés et catégorisés dans une nouvelle édition de notre *Clinique médicale*. En attendant, nous déclarons ici que l'expérience la plus décisive nous a convaincu, avec tous ceux qui ont assisté à nos incessantes recherches, que, dans la *période d'opportunité*, quelque variées que soient les conditions individuelles, telles que la force, la constitution, l'âge, etc., et les autres circonstances *contingentes*, la *fièvre entéro-mésentérique* comporte la formule nouvelle des émissions sanguines, à la condition qu'après avoir été accommodée aux trois catégories de cas établies plus haut, cette formule le soit en même temps à toutes les particularités de chacun de ces cas. C'est ainsi, par exemple, que, toutes choses d'ailleurs égales, on enlèvera une moindre quantité de sang à un individu peu sanguin, anémique ou chloro-anémique, affaibli par une cause quelconque, qu'à un individu sanguin, robuste, vigoureux, etc., etc.

Assurément, ce n'est pas chose facile que de distinguer, de préciser, de catégoriser ainsi les divers cas d'une seule et même maladie, et d'appliquer à cette maladie, en la modifiant comme nous venons de le prescrire, c'est-à-dire en la *particularisant*, en l'*individualisant* convenablement, l'héroïque méthode des émissions sanguines, telle que nous l'avons formulée. Nous le savons mieux que personne, nous qui, depuis tant d'années, subissons toutes les épreuves de ce rude métier. Mais le salut et la vie des malades en sont le prix, et ne peuvent s'obtenir qu'à ces dures conditions. Que cette pensée soit toujours présente à notre esprit comme à notre conscience, et toutes nos

____

(1) Il n'en est aucun dont l'observation détaillée n'ait été recueillie sous notre dictée de chaque visite.

peines, tous nos sacrifices, de quelque genre qu'ils soient, nous sembleront doux.

b. Terminons par l'indication des moyens adjuvants ou auxiliaires de notre formule des émissions sanguines. Les moyens qui devront seconder l'action des émissions sanguines sont les suivants :

1° La diète absolue et les boissons rafraîchissantes, telles que la solution de sirop de gomme, de groseilles, de cerises, la limonade, etc.; 2° les lavements, soit simples, soit amylacés ou légèrement narcotiques (quand il existe une diarrhée plus ou moins abondante, accompagnée de quelques coliques), soit huileux (quand il existe un peu de constipation); les cataplasmes émollients, les fomentations sur l'abdomen (1); 3° les sinapismes, les vésicatoires (2) sur les membres inférieurs; 4° les bains, les affusions, la glace sur la tête, les lotions et les compresses vinaigrées sur le front, le musc et le camphre en lavement chez les sujets qui présentent des phénomènes plus ou moins prononcés d'irritation encéphalique; 5° enfin, les chlorures et le charbon pulvérisé chez les sujets qui offrent, à un haut degré, les phénomènes de septicité locale et générale.

Je renvoie à ma *Clinique médicale* pour ce qui concerne les détails relatifs à ces divers moyens, dont aucun ne possède par lui-même un pouvoir curatif énergique, mais dont quelques uns, la diète et les boissons rafraîchissantes,

(1) Il y a quelques années, j'essayai l'application de la glace pilée sur l'abdomen chez cinq ou six malades. Elle diminue considérablement le météorisme, la chaleur abdominale; et, sous ce rapport, tous nos malades s'en trouvèrent bien. Mais ce moyen exige des précautions, et pourrait sans cela concourir, surtout en hiver, au développement de phlegmasies pulmonaires plus ou moins graves. C'est pour cela que nous y avons renoncé depuis plusieurs années.

(2) Nous avons appliqué, dans quelques cas, les vésicatoires sur la région iléo-cœcale; nous n'en avons pas obtenu des effets assez avantageux pour nous décider à les substituer aux vésicatoires appliqués sur les membres.

sont les adjuvants ou les auxiliaires indispensables du moyen principal, c'est-à-dire des émissions sanguines.

Lorsque, faute d'un traitement convenable, la maladie est arrivée au moment où *commence* la prédominance des phénomènes typhoïdes proprement dits ou septiques, sans que la fièvre ait d'ailleurs lâché prise, et qu'il n'est plus temps de recourir aux émissions sanguines, l'expérience nous a fait reconnaître qu'il vaut mieux s'en tenir aux simples adjuvants indiqués tout-a-l'heure que de déployer cet appareil de médicaments excitants, tels que les vins de Madère, de Malaga, l'acétate d'ammoniaque, etc., tant vantés autrefois, et préconisés encore aujourd'hui par quelques praticiens, peu habitués à la rigoureuse observation et à l'appréciation exacte des diverses médications. Parmi les malades que les circonstances ne nous avaient pas permis de saigner, et que nous avons soumis à l'usage des moyens que nous avons désignés sous le titre d'adjuvants, nous en avons vu guérir un assez bon nombre, qui eussent indubitablement succombé si les excitants dont nous parlions plus haut leur eussent été administrés. Ce n'est pas que certains malades traités de cette dernière manière ne guérissent à la longue; mais s'ils guérissent, c'est bien réellement, si je ne me trompe, *malgré* la méthode, et non autrement. Ce que j'affirme, c'est que, dans les cas de ce genre dont j'ai été témoin, je n'ai jamais observé de ces améliorations évidentes et rapides, qui permettent de s'applaudir des moyens mis en pratique; tandis que le plus souvent, au contraire, on ne tardait pas à voir l'état des malades s'aggraver d'une manière plus ou moins notable. Au reste, je ne prétends pas m'associer à toutes les attaques exagérées dont cette méthode, qu'on appelait *incendiaire,* peut avoir été l'objet depuis Sydenham jusqu'à Broussais. Je me borne à déclarer que, tout bien considéré, la méthode *expectante,* c'est-à-dire celle qui consiste à tenir les malades à la diète, secondée par les boissons rafraîchissantes, émollientes, les topiques émollients, et quelques antiseptiques simples, lui est préférable.

Pour l'époque à laquelle il convient de permettre quelques légers aliments, et la manière dont il faut se comporter dans la direction de la convalescence, je ne puis que renvoyer aux règles posées dans notre article sur le traitement de l'inflammation en général. Je ferai seulement remarquer qu'en raison du siége même de la maladie, il faut procéder avec beaucoup de prudence dans l'alimentation des malades, et j'ajouterai que la convalescence est d'autant plus laborieuse, les rechutes, ou du moins les accidents du côté des voies digestives, d'autant plus faciles, que la maladie a duré plus longtemps; en sorte que, sous ce dernier rapport, la méthode que nous employons a sur toutes les autres des avantages vraiment immenses, et dont la pratique comparée peut seule donner une juste idée, une complète connaissance.

B. Traitement des seconde et troisième périodes *confirmées* (forme typhoïde proprement dite de l'entéro-mésentérite).

I. Dans ces deux périodes, l'élément typhoïde prédomine évidemment sur l'élément inflammatoire, et doit par conséquent être pris en première considération sous le rapport thérapeutique. L'objet essentiel et suprême de la méthode antiphlogistique nouvelle étant précisément de prévenir le passage de la maladie à la seconde et à la troisième période, ou, ce qui est la même chose, d'arrêter cette maladie avant qu'elle ait donné naissance aux graves et profondes lésions, tant locales que générales, tant des solides que des liquides, qui caractérisent la seconde période confirmée, et surtout la troisième, il est bien clair qu'elle ne saurait être employée une fois que ces périodes sont arrivées. Lorsque la seconde période ne fait en quelque sorte que de poindre, on peut encore, en procédant avec prudence et ménagement, retirer de notables avantages des émissions sanguines. On trouvera dans ma *Clinique médicale* des observations en faveur de cette assertion, et l'on y verra quelles règles doivent présider alors à l'emploi de ce moyen.

II. Quoi qu'il en soit, laissant maintenant de côté les cas qui comportent encore, dans une *faible mesure*, les émissions sanguines, que faut-il faire dans ceux où les phénomènes typhoïdes sont parvenus à un tel degré d'intensité que ce puissant moyen doit être définitivement abandonné ? J'avoue que treize années d'une nouvelle expérience n'ont guère fait que me confirmer dans les préceptes que j'avais déjà donnés, en 1826, dans un passage de mon *Traité clinique et expérimental des fièvres dites essentielles*, qu'il est bon de transcrire ici pour montrer qu'à cette époque, comme aujourd'hui, je tâchais de conformer le traitement de la fièvre typhoïde à toutes les conditions fondamentales de la maladie, et de satisfaire aux diverses indications : « Il s'agit, disais-je, de déter-
» miner quels sont les moyens que l'art doit opposer à
» cette grave et dangereuse nuance de la maladie (*forme*
» *putride, adynamique ou typhoïde de la fièvre bilieuse*).
» Ce problème de thérapeutique était sans doute difficile à
» résoudre, pour ne pas dire entièrement insoluble, avant
» que les recherches d'anatomie pathologique nous eussent
» fait connaître le genre d'altération qui correspond aux
» symptômes ; mais aujourd'hui que l'inspection anato-
» mique nous a surabondamment appris que, dans les cas
» qui nous occupent, l'inflammation a déterminé la désor-
» ganisation ulcéreuse, purulente et même gangréneuse de
» la membrane muqueuse gastro-intestinale, et surtout
» de celle des dernières circonvolutions de l'iléon, nous
» possédons les principales données nécessaires à la solu-
» tion du problème indiqué.

» Rapprochons le cas actuellement soumis à notre exa-
» men de celui dans lequel les phénomènes de la fièvre

» putride sont produits par une phlegmasie extérieure.
» Faisons plus, et, par la pensée, retournons pour ainsi
» dire le corps vivant, et supposons que la membrane mu-
» queuse malade, au lieu de former une portion de son
» enveloppe interne, en constitue l'enveloppe extérieure.
» N'est-il pas évident que, par cette sorte d'artifice, nous
» nous plaçons précisément dans les mêmes circonstances
» où nous étions dans l'article précédent (il s'agissait dans
» cet article du traitement de la fièvre putride ou adyna-
» mique consécutive à certaines phlegmasies extérieures),
» et que nous avons en quelque sorte transformé une fièvre
» putride *médicale*, ou produite par une phlegmasie in-
» terne, en une fièvre putride *chirurgicale*, c'est-à-dire
» occasionnée par une inflammation externe; n'est-il pas
» évident, par conséquent, que le traitement qui convient
» dans un cas est également applicable à l'autre, sauf les
» modifications que réclame la différence de position et
» d'organisation des parties malades?

» *a. Moyens locaux.* Si, comme nous l'avons supposé,
» la membrane muqueuse gastro-intestinale était réelle-
» ment placée à l'extérieur, nous appliquerions autour de
» la portion enflammée un nombre suffisant de sangsues,
» nous la couvririons de topiques émollients, et nous cher-
» cherions à déterger, à nettoyer pour ainsi dire la surface
» des ulcérations, ou même à neutraliser, par l'emploi
» local des *antiseptiques*, l'action délétère des matières
» putrides qui existent dans le canal digestif; mais, puisque
» cette membrane occupe l'intérieur et non l'extérieur du
» corps, il faut adapter à cette circonstance les modifica-
» teurs thérapeutiques. Voici comment on y parvient : au
» lieu de pratiquer les saignées locales sur l'organe ma-
» lade immédiatement, on les pratiquera sur le ventre ou à
» l'anus; on les proportionnera, soit pour leur abondance,
» soit pour leur nombre, à l'âge, à la force, au tempéra-

» ment des sujets, et à la violence de l'inflammation (1).
» Quant aux émollients et aux moyens dits *antiseptiques*,
» il est clair que ce n'est que sous forme de boissons ou de
» lavements que l'art peut les administrer.

» *b. Moyens généraux.* La diète doit être prescrite dans
» toute sa rigueur; elle est d'autant plus nécessaire ici
» que les organes malades sont précisément ceux sur les-
» quels s'appliquent immédiatement les substances ali-
» mentaires.

» Les boissons délayantes, gommeuses, rafraichis-
» santes, émollientes, ont le double avantage d'agir di-
» rectement sur l'irritation locale, et de calmer l'irritation
» générale qui l'accompagne. Considérées sous le rapport
» de leur action locale, les boissons constituent de véri-
» tables moyens topiques, auxquels on peut donner à
» volonté la propriété émolliente, calmante, tonique, anti-
» septique, etc.

» Vantées par les uns, les boissons toniques ou anti-
» septiques sont irrévocablement proscrites par les autres.
» Chaque parti apporte des faits à l'appui de sa pratique et
» de son opinion; il faut donc examiner, non pas seule-
» ment les opinions opposées, mais surtout les faits que
» leurs partisans allèguent en leur faveur. Sans doute,
» dans la maladie compliquée qui nous occupe, il est im-
» portant de remédier aux accidents que développe l'in-
» fection putride qui a lieu dans l'intérieur même des or-
» ganes malades. En principe, ou, si l'on veut, en *théorie*,
» nous convenons donc des avantages de la méthode anti-
» septique; mais c'est l'application du principe qui nous
» embarrasse. En effet, la plupart des moyens dits antisep-

(1) Ainsi que je l'ai dit plus haut, je n'emploierais aujourd'hui les saignées, soit locales, soit générales, que dans les cas où la seconde période
ne serait pas encore très avancée.

« tiques jouissent d'une action irritante, action diamétra-
» lement opposée à celle que réclame l'état des parties sur
» lesquelles ces moyens doivent être appliqués : que si
» l'art possède des substances antiseptiques à la fois et
» non irritantes, leur emploi convient admirablement aux
» cas que nous étudions. S'il existe une substance de cette
» espèce, c'est peut-être l'écorce du Pérou ou le quinquina.
» Il faut avouer du moins que les nombreuses expériences
» faites sur ce médicament prouvent que, chez lui, les
» propriétés toniques et antiseptiques l'emportent sur les
» propriétés irritantes ou excitantes. C'est pourquoi, sans
» oser en recommander expressément l'emploi, nous pen-
» sons que ce n'est pas déroger aux préceptes avoués par
» la pratique et la théorie que de prescrire ce médicament,
» lorsque l'irritation a été préalablement combattue avec
» une énergie convenable, que les phénomènes fébriles
» sont sensiblement calmés, et qu'il existe encore des
» signes d'infection putride, soit locale, soit générale ; en
» un mot, le quinquina est convenable dans ce cas comme
» dans celui d'une phlegmasie gangréneuse extérieure,
» avec cette particularité importante, que la membrane
» muqueuse sur laquelle il est appliqué dans le premier
» cas est d'une texture et d'une organisation plus *délicate*
» que les parties externes avec lesquelles on le met en
» contact dans le second cas. Dans une question d'une si
» haute importance, et sur laquelle les praticiens sont en-
» core partagés d'opinion, notre devoir est de recueillir,
» avec une impartialité religieuse, tous les faits propres
» à dissiper les doutes et à faire triompher la vérité. Nous
» sommes persuadé de la bonne foi des détracteurs du
» quinquina ; mais parmi les observateurs et les praticiens
» qui en recommandent l'emploi, il en est de trop habiles,
» de trop respectables pour qu'il soit permis de rejeter
» avec une sorte de dédain les résultats de leur expé-
» rience.

» Ne pouvant offrir aux lecteurs aucune observation
» qui nous appartienne de guérison par l'emploi du quin-
» quina, nous les engageons à consulter celles publiées
» par M. Petit dans son Traité de la fièvre *entéro-mésenté-*
» *rique*, et par MM. Andral et Lerminier, dans le pre-
» mier volume de leur *Clinique*. Nous leur recommandons
» surtout de suivre, si les circonstances le leur permet-
» tent, la pratique des médecins d'hôpitaux qui combat-
» tent la maladie dont nous parlons par l'administration du
» quinquina. Qu'ils observent les malades avec attention,
» qu'ils étudient avec bonne foi les effets de ce médica-
» ment, et ils ne tarderont pas à se former sur ses
» avantages ou ses inconvénients une opinion plus solide
» que celles qui ne reposent que sur des raisonnements
» plus ou moins ingénieux, et sur des conjectures plus ou
» moins heureuses. Ce point important de la thérapeutique
» n'a pas encore été suffisamment approfondi, et ne peut
» l'être complétement que par de nouvelles recherches
» expérimentales.....

» Les médicaments stimulants ou excitants proprement
» dits méritent, sous tous les rapports, la juste proscrip-
» tion à laquelle le fondateur de la nouvelle doctrine py-
» rétologique les a pour jamais condamnés. Quel médecin
» serait assez audacieux, ou plutôt assez imprudent,
» pour appliquer sur une membrane profondément en-
» flammée des substances brûlantes et plus ou moins in-
» cendiaires, telles que les médicaments alcooliques,
» éthérés, les vins les plus généreux, le camphre, etc. ?

» Ce que nous disons des excitants appliqués immédia-
» tement sur l'organe enflammé ne regarde pas les exci-
» tants extérieurs ou *révulsifs*, tels que les sinapismes ou
» les vésicatoires. Ceux-ci, vers le déclin de la maladie, et
» lorsqu'il reste moins d'irritation que de stupeur, peuvent
» être employés avec succès.....

» Peut-être obtiendrait-on d'heureux et salutaires effets

» de la solution du chlorure de soude ou de chaux, donnée
» soit dans les tisanes, soit dans les lavements que l'on
» fait prendre aux malades. Ce médicament agirait à la
» fois sur le siége même de la maladie primitive, et, à la
» faveur de l'absorption, sur l'affection consécutive de la
» masse sanguine tout entière. Nous nous occupons d'ex-
» périences sur ce sujet, et nous en publierons les résul-
» tats si la thérapeutique peut en retirer quelque uti-
» lité. »

On voit bien, par le passage ci-dessus rapporté, l'importance que j'attachais aux moyens propres à nettoyer en
quelque sorte l'intestin malade. Sous ce rapport, j'abon-
dais jusqu'à un certain point dans le sens de ceux qui,
de nos jours, n'ont préconisé la méthode purgative que
comme un moyen des plus rationnels de détruire la cause
matérielle de la maladie, savoir, la présence de *substances
délétères* dans la partie inférieure de l'intestin grêle.
Sans exagérer sa valeur, nous avons toujours su tenir
compte de cette circonstance aux diverses périodes de la
maladie. Mais l'expérience exacte prouve péremptoirement
que, dans la première période, on peut, par notre méthode, enlever rapidement la maladie sans le secours du
moindre purgatif. Il y a plus : dans cette même période,
la méthode purgative aggrave presque toujours la maladie,
au lieu de la faire avorter.

III. Dans les seconde et troisième périodes de la maladie, faut-il au moins recourir à la méthode purgative
telle qu'on l'a formulée dans ces derniers temps? Je déclare que je ne possède pas les données nécessaires à la
solution rigoureuse de cette question. Mais je dois dès ce
moment avouer que, d'après les résultats de l'emploi de
cette méthode, tels que je les connais, il me paraît préférable de s'en tenir à l'emploi des boissons délayantes, gommeuses, des cataplasmes et des lavements émollients, des
antiseptiques, tels que les chlorures, des révulsifs exté-

rieurs, et de quelques autres moyens appropriés aux diverses complications de la maladie.

§ VI. Pronostic, durée et mortalité.

1° *Considérations générales.*

I. Parmi les maladies aiguës que les médecins, et après eux les gens du monde, considèrent comme les plus graves, se range naturellement celle que nous étudions, très vulgairement connue aujourd'hui sous le nom de fièvre typhoïde. Depuis trois ou quatre ans surtout que cette maladie règne à Paris sous forme épidémique ou presque épidémique, elle inspire une grande terreur à la population, de telle sorte qu'une personne en étant atteinte, la nouvelle de sa mort ne cause aucune surprise, comme si *fièvre typhoïde* bien caractérisée et *terminaison par la mort* étaient devenues deux choses en quelque sorte inséparables. Pour qu'une telle frayeur ait pris naissance, il faut que la *fièvre typhoïde* ait fait de nombreuses victimes, ce qui n'est malheureusement que trop réel sous les méthodes de traitement autres que celle dont nous avons formulé les divers éléments. Nous verrons, en effet, un peu plus loin, qu'en réunissant les résultats dont MM. Chomel, Louis et Andral nous ont donné connaissance, la mortalité a été d'environ 1 sur 2 malades, mortalité sensiblement égale à celle du choléra-morbus lui-même. Chose cependant singulière, que l'on ait plus particulièrement commencé à s'effrayer de la fièvre typhoïde, à une époque où, depuis dix ans passés, on avait enseigné l'art de la guérir à peu près chez tous ceux qui en étaient atteints, pourvu qu'ils fussent traités dès les premiers jours de l'invasion!

J'ai, d'ailleurs, longtemps partagé moi-même l'opinion des auteurs sur la gravité de la maladie qui nous occupe, et sur sa longue durée, dans les cas heureux. En effet, lorsque je composai mon *Traité clinique et expérimental des fièvres dites essentielles*, je m'exprimais à cet égard dans des termes tels, que j'avais besoin de faits bien nombreux et bien concluants avant de professer une autre opinion. Au reste, ce changement d'opinion de ma part ne vient pas de ce que la maladie est au fond moins grave que je ne le croyais, et que ne le croit encore l'immense majorité des médecins. Il tient uniquement à ce que j'ai eu le bonheur de trouver une nouvelle formule de traitement qui réussit, d'une manière presque merveilleuse, dans les mêmes cas où si souvent échouaient et échouent journellement encore toutes les autres pratiques sans aucune exception.

Le grand art, le véritable secret au moyen duquel on peut parvenir à diminuer, d'une manière qui semble tenir du prodige, l'effrayante mortalité de cette maladie sous l'empire des traitements ordinaires, consiste à faire avorter la maladie dans sa première période, c'est-à-dire avant le développement de ces graves altérations locales et générales, affectant les solides et les liquides, dont nous avons parlé précédemment. Quand on laisse, comme on dit, marcher la maladie, et que, par les conséquences naturelles de son évolution, des ulcérations plus ou moins multipliées se sont opérées, que le ferment de la septicité a profondément infecté la masse sanguine, etc., etc., quelle que soit désormais la méthode thérapeutique dont on fasse usage, on perdra inévitablement le tiers et même la moitié des malades. Mais peut-on parvenir réellement à faire avorter ainsi la maladie? Depuis douze ans passés, il n'est pas de jour où, dans le service clinique dont nous sommes chargé, les faits les plus éclatants et les plus irrésistibles ne viennent répondre à cette question par l'affirmative.

J'invoque à cet égard le témoignage des centaines d'élèves et de divers médecins qui, chaque année, ont fréquenté assidûment ce service. Il n'en est aucun, même parmi ceux qui, avant d'avoir observé les faits, étaient prévenus contre nous; il n'en est aucun, dis-je, qui, la main sur la conscience, ne déclare qu'il est profondément convaincu de la vérité d'une proposition, si peu conforme aux opinions reçues et à celle que j'avais moi-même émise dans mon premier ouvrage sur les *fièvres dites essentielles*. Mais comment, par quelle méthode de traitement faire avorter ainsi la maladie, et diminuer à la fois, à un degré si extraordinaire, et sa durée et sa mortalité ? Nous avons donné la solution de ce problème dans le précédent paragraphe.

Considérée d'ailleurs en elle-même, et abstraction faite de toutes les circonstances étrangères qui peuvent être considérées comme *aggravantes*, la *fièvre entéro-mésentérique* ou *typhoïde* présente divers degrés de gravité, et sous ce rapport trois catégories de cas, savoir, une pour les cas graves, une deuxième pour les cas moyens et une troisième pour les cas légers, doivent être admises dans cette maladie comme dans les autres de la même famille. Ces divers degrés de gravité tiennent essentiellement au plus ou moins d'étendue, en d'autres termes, au plus ou moins grand nombre de follicules agminés (plaques de Peyer) ou isolés qui sont affectés, et au plus ou moins d'intensité de l'affection de ces follicules et des autres éléments qui participent à l'inflammation locale. C'est ainsi, par exemple, que la variole, toutes choses d'ailleurs égales, est plus ou moins grave, selon qu'elle est discrète ou confluente, ou qu'elle tient le milieu entre ces deux formes. En poursuivant cette comparaison, nous pourrions dire que l'entéro-mésentérite est *bénigne* ou *maligne*, à l'instar de la variole, selon que l'éruption intestinale est discrète ou confluente.

Le pronostic est plus ou moins grave, toutes choses

d'ailleurs égales, selon les périodes de la maladie. Ainsi, traitée convenablement, tant qu'elle n'a pas encore dépassé sa première période, la maladie, à quelques exceptions près, se terminera constamment par la guérison. Mais lorsque la maladie est parvenue à sa deuxième et surtout à sa troisième période, quel que soit le traitement qu'on lui oppose, elle enlèvera la moitié, le tiers ou le quart au moins des sujets ; et comme par les méthodes ordinaires, employées dans la première période, on n'était pas parvenu jusqu'ici à empêcher que la maladie ne passât aux périodes suivantes, on conçoit pourquoi les auteurs les plus répandus enseignent encore que, même à sa première période, la maladie qui nous occupe est si grave.

Les phénomènes dits ataxiques constituent une circonstance des plus aggravantes.

Diverses maladies aiguës ou chroniques, qui peuvent exister chez les individus atteints d'entéro-mésentérite typhoïde, sont également des circonstances plus ou moins aggravantes. Il en est de même de la faiblesse native ou acquise de la constitution, des mauvaises dispositions morales, etc.

Depuis treize ans que nous avons recueilli avec soin l'observation de tous les sujets admis dans le service, nous avons rencontré des exemples nombreux de toutes les combinaisons dont il s'agit, et nous pouvons assurer que, même dans les conditions les moins favorables, quand les malades sont arrivés avant que la première période fût encore passée, presque tous les malades ont été sauvés par notre méthode bien adaptée à chaque cas particulier.

Parmi les cas légers, traités d'après les règles que nous avons prescrites, il n'en est aucun qui, depuis treize ans, se soit terminé d'une manière funeste. Qu'on ne croie pas qu'il en soit ainsi sous l'influence des pratiques ordinaires. Alors, en effet, la plupart des cas, d'abord légers, ne tardent pas à revêtir un caractère de plus en plus grave, et un grand nombre deviennent mortels. On peut chaque jour s'assurer de la vérité de ce qui vient d'être avancé. Dans le cours même de notre clinique de cette année (1844), j'ai observé deux nouveaux cas bien remarquables à son appui. Un individu entre dans notre service, offrant les signes d'une fièvre typhoïde si légère, qu'on pouvait même élever quelques doutes sur l'existence de cette affection. On s'en tient pendant quelques jours à la diète et aux émollients : la maladie se dessine de plus en plus nettement; alors on veut agir; mais le malade, qui s'ennuie à l'hôpital, demande obstinément sa sortie, et on la lui accorde. Chez lui, la maladie, non traitée par notre méthode, s'aggrave de plus en plus, et il finit par succomber.

Voici le second cas : Une jeune demoiselle, récemment arrivée à Paris, est prise des symptômes qui annoncent l'invasion d'une fièvre typhoïde légère. Un médecin, profondément instruit des résultats obtenus sous l'influence des diverses méthodes opposées à cette affection, conseille de recourir, sans plus attendre, à notre pratique. Il n'est point écouté : le cas paraît trop léger pour exiger un traitement actif : on temporise, le cas s'aggrave, on ne le traite point d'après nos principes, et la jeune personne succombe. Dans les deux cas dont il vient d'être question, deux ou trois saignées de trois à quatre palettes, pratiquées dans les deux premiers jours (une générale et une locale, soit le premier, soit le second jour), auraient *suffi* pour amener une prompte guérison, comme nous l'avons tant de fois montré, depuis treize ans. L'ignorance ou la mauvaise foi, l'une et l'autre réunies, auraient pu dire, il est vrai, qu'on n'avait pas guéri une fièvre typhoïde : à la bonne heure; mais les malades eussent été sauvés. C'est bien assez pour le médecin vraiment digne de ce nom.

II. La durée est subordonnée à plusieurs circonstances, parmi lesquelles le mode de traitement tient le premier rang.

Voici ce que j'écrivais sur cet article, il y a près de vingt ans, dans mon *Traité clinique et expérimental des fièvres dites essentielles :*

« Chez tous les malades, la convalescence a été longue, » pénible, orageuse. En effet, la guérison n'eut lieu que » dans le cours du second ou du troisième mois après » l'entrée. »

Nous lisons dans l'ouvrage de M. Louis :

« 1° *Chez les sujets morts.* De 52 sujets qui ont succombé sur 138 malades, 39 furent saignés un plus ou moins grand nombre de fois, les autres ne le furent pas ; la durée moyenne de l'affection fut de vingt-cinq jours et demi chez les premiers, de vingt-huit chez les seconds.

« 2° *Chez les sujets qui ont guéri* (1). Des 88 malades qui étaient dans ce cas, 62 furent saignés ; on s'abstint d'émissions sanguines chez les autres, soit à raison de la faiblesse de la réaction, soit parce que les sujets vinrent à une époque trop éloignée du début. La durée moyenne de l'affection fut de trente et un jours chez ceux-ci et de trente-deux chez les autres... Parmi les individus *non saignés*, la maladie fut grave dans 15 cas, légère dans 11. Parmi les individus *saignés*, elle fut grave dans 42 cas, légère dans 20, et sa durée fut de trente-trois et vingt-huit jours chez les premiers, trente-quatre et vingt-neuf chez les seconds. D'où il semblerait naturel de conclure que l'*inefficacité* des émissions sanguines était la même, *quel que fût le degré de l'affection*, et que la durée moyenne de celle-ci n'était que peu influencée par son degré. »

Depuis que j'ai appliqué à la maladie qui nous occupe le traitement formulé plus haut, la durée de la maladie elle-même et celle de la convalescence ont tellement diminué que, pour croire à cette diminution, il faut en avoir été témoin. La convalescence commence, en général, vers

(1) M. Louis place l'époque de la convalescence au moment où les malades ont commencé à manger un peu de pain.

les troisième ou quatrième jours du traitement pour les cas légers, avant la fin du premier septénaire pour les cas moyens et pour un bon nombre de cas graves ; avant la fin du second septénaire pour les cas les plus graves. (Je n'ai pas besoin de rappeler que, pour obtenir ces résultats, il faut que la maladie soit traitée dans le cours de la première période.

Confirmons par l'exposition de quelques recherches statistiques les propositions précédentes.

2.° Relevés statistiques.

I. Mortalité, durée sous l'influence du traitement formulé par l'auteur de cet ouvrage.

a. Mortalité. Dans la quatrième partie de l'*Essai sur la philosophie médicale*, etc., j'écrivais : « Sur 178 malades que j'ai traités de la fièvre typhoïde *bien caractérisée* (1), depuis le commencement d'avril 1833 jusqu'au 20 mars 1836, 22 seulement ont succombé, c'est-à-dire que la mortalité a été d'un peu moins d'un huitième au lieu du tiers, comme dans les relevés de MM. Chomel et Louis.

« Ajoutons que souvent la rapidité de la guérison a été telle, qu'on ne peut réellement s'en faire une idée qu'après avoir observé les faits soi-même (2). »

Dans 50 nouveaux cas, receuillis depuis le 1ᵉʳ avril 1836 jusqu'au mois de novembre suivant, rapportés en détail et résumés dans le tome I de ma *Clinique médicale*, publiée en 1837, la mortalité ne fut que de 3, c'est-à-dire de 1 sur 16 à 17. En retranchant de ces 50 cas les 23 com-

---

(1) La simple fièvre bilieuse ou gastrique avait été séparée de la fièvre typhoïde proprement dite, ou *bien caractérisée*.

(2) Des résumés statistiques détaillés sur ces 178 cas ont été publiés dans le *Journal hebdomadaire de médecine*, par M. le docteur Jules Pelletan, chef de clinique. La nature de cet ouvrage ne me permet pas de les y consigner, non plus que les autres résumés qui, chaque année, ont été communiqués aux personnes qui suivent ma clinique, et publiés ensuite dans la *Gazette des hôpitaux*.

pris dans la catégorie des cas légers, relatifs à la simple fièvre gastrique ou bilieuse, il en reste 27 de fièvre ou affection typhoïde *bien caractérisée*. C'est parmi les 27 sujets affectés de cette dernière que se trouvent les trois qui succombèrent, ce qui nous donne une mortalité de 1 sur 9, chiffre sensiblement le même que celui indiqué dans l'*Essai sur la philosophie médicale*.

Les 205 malades (nous réunissons les 178 dont il a été question plus haut aux 27 actuels) chez lesquels la mortalité fut de 1 seulement sur 8 à 9, si nous les considérons ensemble, se trouvaient dans des conditions pour le moins aussi graves que ceux parmi lesquels j'avais observé moi-même autrefois une mortalité semblable à celle indiquée par MM. Chomel, Louis et d'autres.

Dans les mois d'avril, mai, juin, juillet et août 1840, nous avons eu 31 cas de fièvre typhoïde ou entéro-mésentérique (11 cas graves, 14 moyens et 6 légers). Trois de ces cas seulement ont été mortels. Le sujet de l'un de ces cas ne put être traité par notre méthode, attendu qu'il ne fut admis à l'hôpital qu'après quinze jours de maladie. Celle-ci s'était aggravée sous l'influence des vomitifs et des purgatifs. Restent 30 cas, dont 2 ont été funestes, ce qui donne une mortalité de 1 sur 15. Or, des deux cas terminés par la mort, le premier est relatif à un malade qui était convalescent de la fièvre typhoïde, lorsqu'à la suite d'un bain, il fut pris d'une bronchite grave, qui fut suivie de tuberculisation pulmonaire; le second est celui d'un sujet qui était également convalescent, lorsqu'un jour d'entrée il se gorgea de viandes de charcuterie, éprouva des accidents d'indigestion et fit une rechute mortelle.

En septembre, octobre, novembre et décembre 1841, le nombre des cas de fièvre typhoïde fut de 17 (7 graves, 6 moyens, 3 légers et 1 dernier qui ne fut pas classé). Trois de ces cas furent mortels, ce qui donne une mortalité brute de 1 sur 6 environ. Mais un des malades ne put être traité par la méthode (c'était une jeune fille de quinze ans, malade déjà depuis quinze jours au moment de l'entrée). Restent 16 malades, dont 2 morts seulement, ou 1 sur 8. Or, les deux malades qui succombèrent se trouvaient dans des circonstances qui ne permirent pas l'application rigoureuse de la méthode, l'affection datant déjà de huit jours, et étant compliquée d'une bronchite grave chez l'un, et l'autre ayant été atteint d'abord d'une rougeole.

En janvier, février, mars, avril et mai 1842, le nombre des cas fut de 18 (11 graves, 5 moyens et 2 légers). De ces 18 cas, 2 seulement se terminent par la mort, ce qui réduit la mortalité à 1 sur 9. Mais dans les deux cas funestes, on dut renoncer un peu trop tôt aux émissions sanguines, et les malades qui entraient en convalescence succombèrent à des accidents ataxiques survenus après la cessation de l'emploi des émissions sanguines.

En avril, mai, juin, juillet et août 1843, le nombre des cas s'éleva à 54, que nous diviserons en deux catégories, la première renfermant ceux qui arrivèrent à temps pour être traités par notre méthode, la seconde comprenant ceux qui arrivèrent à une période de la maladie qui ne comportait plus cette méthode.

La première catégorie se compose de 28 cas (12 graves, 10 moyens, 6 légers), qui tous se terminèrent par la guérison.

La seconde catégorie compte 26 cas, parmi lesquels 9 furent mortels, ce qui donne une mortalité d'un peu plus de 1 sur 3, c'est-à-dire la mortalité indiquée par MM. Chomel et Louis, sous l'influence des pratiques ordinaires.

Enfin, en avril, mai, juin et juillet de l'année où je compose cet article (1844), le nombre des cas s'est élevé à 57 (1), savoir : 28 graves, 22 moyens et 7 légers.

(1) Ce n'est pas seulement dans mon service, mais dans tous les services en général, que, cette année, le nombre des cas des fièvres ty-

Comme la précédente, nous partagerons cette série en deux catégories, selon que les malades sont ou non arrivés à temps pour être traités par notre méthode.

La catégorie des malades traités est de 40, et ne compte que 3 cas de mort, ce qui donne une mortalité de 1 sur 13 à 14. Mais il est essentiel de noter que les trois sujets qui succombèrent étaient convalescents de leur première maladie, lorsqu'ils furent pris d'une pleuro-pneumonie intercurrente.

17 cas composent la catégorie des malades qui ne purent être traités. Parmi ces derniers, 9 succombèrent, ce qui donne une mortalité d'un peu plus de la moitié.

En réunissant tous les cas de ces dernières séries, nous obtenons un total de 177, parmi lesquels 23 mortels, mortalité brute sensiblement égale à celle des 178 cas dont il a été question plus haut (cette dernière fut de 22), c'est à-dire d'environ 1 sur 8. Cette mortalité brute est, comme on voit, de plus de moitié moindre que celle des malades traités par MM. Chomel et Louis, ce qui serait déjà un avantage très considérable. Mais il ne faut pas oublier que presque tous les cas de mort appartiennent à la catégorie des malades qui ne purent être traités par notre méthode, et que chez ceux qui purent être traités par cette dernière dans les séries de 1840 à 1844, nous trouvons 132 cas, dont 9 seulement furent mortels, c'est-à-dire une mortalité de 1 sur 14 à 15 ; et comme parmi les 9 cas de mort, celle-ci a été le résultat de rechute ou de maladies intercurrentes qui auraient pu être évitées, nous pouvons dire que dans cette maladie aussi, traitée à temps par notre méthode, *la guérison fut la règle, et la mort une très rare exception.*

b. DURÉE. 1° *Chez les sujets qui ont succombé.* Il résulte des faits résumés dans ma *Clinique médicale*, et de ceux que

phoïdes a été si considérable. Et il en a été dans la ville comme dans les hôpitaux.

j'ai recueillis depuis la publication de cet ouvrage (le nombre de ces faits est d'environ 600), que nul des malades traités par notre méthode n'a succombé dans le cours des deux premiers septénaires, à compter du début de la maladie.

Parmi les 50 morts des 138 cas de fièvre typhoïde analysés par M. Louis, 6 moururent du huitième au douzième jour de l'affection, c'est-à-dire que le huitième des 50 sujets qui périrent n'avait pas encore atteint la fin du second septénaire.

De son côté, M. Chomel, dans ses *Leçons sur la fièvre typhoïde*, nous apprend que, « sur 42 individus atteints » de fièvre typhoïde qui ont succombé dans ses salles de » l'Hôtel-Dieu, 9 sont morts pendant la seconde période, » et 1 à la fin de la première période. » Ainsi, *plus du quart* de ces 42 individus a succombé dans les deux premiers septénaires.

D'où vient, sous ce nouveau rapport, une différence si frappante entre les malades admis dans mon service et ceux reçus dans le service de M. Chomel? Principalement, sinon uniquement, de la différence du traitement : aussi, chez les malades dont j'ai rapporté les observations dans mon *Traité clinique et expérimental des fièvres essentielles*, et qui se trouvèrent, sous le rapport du traitement, à peu près dans les mêmes conditions que ceux de M. Chomel, s'en trouve-t-il un certain nombre qui moururent du dixième au quinzième jour. (Voy., entre autres, les *observations* 17e, 18e, 19e, 20e, 47e, 49e.)

2° *Durée chez les sujets qui ont guéri.* Règle générale : la convalescence a eu lieu dans le courant du premier septénaire pour les cas légers et de moyenne gravité, et même pour un grand nombre des cas graves. Cependant, parmi les cas de cette dernière catégorie, il en est dans lesquels la convalescence ne s'est déclarée que dans le courant du second septénaire (nous comptons toujours à partir du jour où le traitement a été commencé, et nous ajoutons que, toutes choses d'ailleurs égales, la convalescence a eu lieu d'autant plus promptement que le traitement a été commencé à une époque plus voisine du début de la maladie).

La convalescence marche généralement avec une rapidité remarquable, et la plupart des malades quittent l'hôpital ou sont en état de le quitter, dans le courant du second, du troisième ou du quatrième septénaire, selon la gravité des cas. C'est réellement *par exception* qu'un certain nombre de malades sont obligés de rester au-delà de quatre à cinq semaines à l'hôpital.

II. Mortalité, durée chez les malades soumis à la méthode de MM. Chomel, Louis et autres.

A côté des résultats précédents, plaçons ceux indiqués par MM. Louis et Chomel et par moi-même à une époque où je parlais de malades qui avaient été traités à peu près comme ceux des auteurs que je viens de nommer.

a. Selon M. Louis, chez 57 sujets dont l'affection fut grave, le commencement de la convalescence eut lieu du dix-huitième au quatre-vingtième jour et au-delà, c'est-à-dire que la plupart de ces malades étaient encore retenus au lit, et dans un état grave, à une époque où les nôtres se levaient, avaient repris leurs forces, ou étaient même sortis de l'hôpital.

M. Louis nous apprend encore que l'époque à laquelle ses 57 malades ont commencé à éprouver une simple amélioration dans leur état a varié de quinze à cinquante jours et au-delà après le début (1); tandis que chez tous ceux de nos malades qui ont été traités par notre méthode, cette amélioration est des plus évidentes dès les troisième,

(1) A cette époque, dit M. Louis, « les malades commençaient à prendre part à ce qui les environnait ; la somnolence, le délire, le météorisme diminuaient ; la langue se dépouillait de l'enduit plus ou moins brunâtre qu'on y observait assez souvent , etc. »

quatrième, cinquième jours du traitement dans les cas graves, et dès le deuxième jour, dans les cas légers ou moyens.

b. Dans les leçons de M. Chomel sur la fièvre typhoïde on lit :

« Le pronostic de la maladie typhoïde *doit toujours être* » *considéré comme grave. Il est peu de maladies qui fassent* » *autant de victimes proportionnellement au nombre des sujets* » *qui en sont atteints.* D'après un tableau comprenant à » peu près tous les sujets atteints d'affection typhoïde qui » ont été traités dans les salles cliniques de l'Hôtel-Dieu, » depuis le commencement de 1828 jusqu'à la fin de 1832, » nous trouvons que, sur 147 individus qui ont offert les » symptômes de cette maladie, 47 ont succombé, *ce qui* » *établit une proportion de 1 mort sur environ 3 malades* »

Plus loin, même ouvrage (pag. 520), M. Chomel dit encore : « La mortalité moyenne chez les sujets traités » par la méthode ordinaire de nos salles de la Charité et » de l'Hôtel-Dieu, s'est élevée, année commune, à peu » près au tiers des malades atteints de cette TERRIBLE af- « fection. Pour s'en convaincre, il suffira de jeter un coup » d'œil sur l'ouvrage de M. Louis. Sur 138 cas d'affection » typhoïde observés de 1822 à 1837, la maladie s'est ter- » minée 50 fois (1) par la mort.

» Somme totale, *la mortalité a été de 71 sur 207, un peu plus que le tiers par conséquent.* »

M. Chomel déclare que « sur 68 cas de guérison où » l'époque de l'invasion de la maladie et le jour où l'amé- » lioration avait commencé à se manifester ont été notés , » on trouve que cette amélioration a eu lieu du huitième au » quarante-cinquième jour. Dans 50 cas sur 68, l'amélio- » ration est survenue du quinzième au trentième jour. » (Ouv. cit., pag. 44.)

(1) C'est 52 et non 50 que dit M. Louis (Voy. page 460 du tome II de son ouvrage, 1re édition).

M. Chomel s'empresse d'ajouter que « la convalescence
» est dans quelques cas extrêmement prolongée, et *qu'il*
» *n'est pas rare* de voir des malades, après que les sym-
» ptômes graves ont disparu et qu'il n'y a plus de danger,
» passer encore un ou deux mois dans une convalescence
» pénible. » (Ouv. cit., pag. 52.)

c. Ce que l'on vient de lire ne diffère guère de ce que
j'avais écrit moi-même dans mon *Traité clinique et expéri-*
mental des fièvres dites essentielles. « Chez *tous* les malades,
disais-je, la convalescence a été longue, pénible, orageuse,
et la guérison n'a eu lieu que dans le cours du second ou
du troisième mois après l'entrée. »

L'influence de la nouvelle formule n'est donc pas moins
remarquable sous le rapport de la diminution de la durée
de la maladie que sous celui de la diminution de sa mortalité. Sous ce double rapport, les résultats sont si différents
de ceux obtenus sous l'empire des autres modes de traitement que, pour en être pleinement convaincu, il faut en
avoir été témoin. Mais *sans enquête* préalable, les révoquer
en doute et les nier lorsque, depuis treize ans, ils sont,
pour ainsi dire, aussi éclatants que la lumière, cela n'est
le propre ni d'un esprit sévère et philosophique ni d'une
conscience juste. Quant à une enquête sérieuse, on sait
que nous l'invoquons depuis dix ans. Qu'on la fasse
donc.

d. Chez les malades dont M. Andral a rapporté les observations dans les deux premières éditions de sa *Clinique*
médicale (1), voici quelle a été la mortalité.

(1) Depuis cette époque, M. le professeur Andral a fait de nouvelles
expériences sur les divers modes de traitement de la fièvre typhoïde, et en
a consigné les résultats dans un rapport qu'il lut, il y a quelques années,
à l'Académie royale de médecine (*Bulletin de l'Académie royale de méde-*
cine. Paris, 1837, t. I, p. 482 et suiv.). Comme les résultats de celles des
expériences dont il s'agit, qui concernent les méthodes autres que la nôtre,
sont confirmatifs de ceux que nous allons rapporter, nous croyons inutile de leur consacrer un examen spécial.

1° *Traitement par les émissions sanguines ordinaires.* Les émissions sanguines, locales ou générales, ont été mises en usage chez 74 malades. Sur ces 74 malades, 35 sont morts, c'est-à-dire près de la moitié, mortalité vraiment effrayante. Cependant, parmi les 35 sujets qui moururent, plusieurs ne présentaient aucun symptôme grave lorsqu'ils furent saignés : *ils offraient l'ensemble des symptômes de la fièvre inflammatoire ou bilieuse.*

2° *Traitement par les purgatifs.* « 10 malades seulement, dit M. Andral, ont pris des purgatifs; un seul en a éprouvé une influence salutaire; mais chez ce sujet, la cause de la fièvre et des autres symptômes graves résidait dans une ancienne accumulation de matières fécales, et on le guérit en le débarrassant (1); chez 4 autres, les purgatifs n'enrayèrent point la marche de la maladie; mais ils ne parurent pas non plus exercer sur elle une influence directement nuisible. Toutefois, dans ces quatre cas, la maladie se termina par la mort. Chez cinq autres sujets, l'administration des purgatifs fut suivie d'une exaspération plus ou moins immédiate des symptômes, et l'affection se termina aussi par la mort. »

3° *Traitement par les toniques et les excitants.* Laissons encore parler M. Andral : « 40 malades ont été soumis à ce traitement. Sur ces 40 individus, il y en a 26 chez lesquels la maladie s'est aggravée et s'est terminée d'une manière funeste (2). Des 14 malades restants, il en est 3 seulement chez lesquels on observa un prompt amendement dès que les toniques eurent été donnés. Les 11 autres, bien différents des précédents, ne virent leur maladie s'amender que peu à peu, progressivement, comme s'ils eussent été soumis à la médecine expectante. Si l'on admet que les trois premiers ont dû aux toniques l'amé-

(1) Très probablement, ce n'est pas d'une *véritable* fièvre typhoïde qu'il s'agissait dans ce cas.

(2) Cette mortalité est plus effrayante encore que celle qui eut lieu chez les sujets traités par les émissions sanguines, selon la pratique ordinaire.

…lioration qu'ils ont éprouvée, on conservera plus de … doutes à l'égard des 11 derniers (1). »

III. Durée, mortalité sous l'influence de la méthode purgative nouvelle.

J'ai lu ce qui a été fait de plus important sur cette méthode, et en présence même des résultats cités en sa faveur, je n'ai pu que déplorer l'étrange aveuglement de ses partisans. S'ils eussent été témoins des succès obtenus par notre méthode, ils se seraient sans doute empressés eux-mêmes de reconnaître leur erreur. J'ai été appelé, en désespoir de cause, auprès d'un certain nombre d'étudiants qui avaient été traités par les purgatifs répétés, et je n'ai pu m'empêcher de reconnaître que, non seulement ces agents n'avaient pas été utiles, mais qu'ils avaient réellement contribué à la terminaison funeste. Ces malheureux jeunes gens eussent été facilement guéris par notre méthode appliquée à temps.

Un très grand nombre des 600 sujets environ admis à notre service depuis treize ans, avaient été purgés sans avantage avant leur entrée (chez la plupart, la maladie s'était même notablement aggravée par l'effet des purgatifs). J'ai chargé quelques jeunes confrères, dont les lumières égalaient l'impartialité, d'étudier les effets de la méthode purgative dans les services où elle était employée, et tous, *après avoir vu les résultats* et les avoir comparés à ceux dont ils avaient été témoins dans notre service, n'ont pu que gémir à leur tour de cet aveuglement dont je parlais tout-à-l'heure.

(1) Je ne terminerai pas sans faire remarquer qu'à l'instar de MM. Chomel, Louis et autres auteurs de résumés statistiques, M. Andral opère sur des cas non catégorisés d'après leurs divers degrés de gravité. Or, point de statistique un peu exacte en négligeant cette importante condition, laquelle n'est pas, d'ailleurs, la seule dont nos auteurs n'aient pas tenu compte.

M. le docteur Petitgand, jeune médecin d'un rare mérite, après avoir été témoin des résultats obtenus dans mon service, et de ceux obtenus dans un autre où la méthode purgative était employée dans toute sa pureté, m'écrivait ce qui suit :

« Sur 10 malades observés dans le service de M***, et » traités par la méthode des purgatifs, 3 ont succombé. » Je puis affirmer presque que ces trois malades auraient » été sauvés par votre méthode. Tous les trois offraient » le type de la fièvre typhoïde à forme inflammatoire, et » ils ont été enlevés très promptement.....

» Je regrette de n'avoir pu suivre plus longtemps *pour* » *vous*, M. ***..... Pour moi, ma conviction est entière, et » malgré tout, ce sera votre méthode qui fera mon moyen » ordinaire de traitement. »

Je termine par le résumé de trois observations détaillées de fièvre typhoïde traitées par la nouvelle méthode purgative, rapportées *in extenso* dans le tome premier de ma *Clinique médicale*.

Le premier malade avait été placé dans mon service. Le chef de clinique le fit saigner dans la soirée du jour de son entrée. Le lendemain, à ma première visite, il refusa obstinément toute nouvelle saignée et demanda sa sortie. Je lui promis qu'il serait convalescent dans quelques jours s'il restait dans nos salles, et je lui indiquai des malades placés non loin de son lit, qui, plus gravement affectés que lui, étaient en pleine convalescence. Tous mes efforts pour le retenir ayant été inutiles, il fut placé dans un service où la méthode purgative nouvelle était expérimentée. Il y fut soumis, et le sixième jour après le commencement de l'usage des purgatifs, qui furent donnés tous les jours, il succomba (son observation fut recueillie par M. le docteur Sarazin).

Dans un autre service où l'on essayait également la nouvelle méthode purgative, les deux premiers malades chez lesquels elle fut employée succombèrent, l'un le quatrième, l'autre le huitième jour après le début du traitement.

Dans les deux services dont il s'agit, on a vu guérir un certain nombre de malades chez lesquels la fièvre typhoïde était légère ou de moyenne gravité; mais dans ces cas eux-mêmes, pour peu que la maladie fût bien caractérisée, la guérison s'est fait longtemps attendre, et semblait avoir lieu *malgré les purgatifs* plutòt que *par les purgatifs*.

ARTICLE IV.

DE L'INFLAMMATION DU GROS INTESTIN OU DE LA COLITE (1).

L'inflammation aiguë de la membrane muqueuse du gros intestin, variable en forme, en intensité et en étendue, peut exister seule ou combinée à une inflammation des autres divisions du tube digestif. Il est bien rare qu'une violente inflammation de la portion inférieure de l'intestin grêle ne soit pas accompagnée d'une inflammation plus ou moins profonde, sinon de tout le gros intestin, du moins du cœcum et de la première portion du colon. J'ai rencontré un assez bon nombre de cas d'entéro-mésentérite aiguë (fièvre ou affection typhoïde), dans lesquels, à l'ouverture du cadavre, ces parties présentaient des altérations pour le moins aussi profondes et aussi graves que celles dont l'intestin iléon lui-même était le siége.

Du reste, l'inflammation du gros intestin peut aussi se rencontrer comme complication ou comme coïncidence d'autres maladies qui n'ont pas leur siége dans le tube digestif.

(1) Le gros intestin comprend plusieurs divisions distinctes qui, je le sais, peuvent s'enflammer isolément. Par conséquent, le mot de *colite* n'est pas d'une rigoureuse exactitude. Cette expression ne pourrait convenir, en effet, à l'inflammation isolée du *rectum* (*rectite* de quelques pathologistes) ou du cœcum. Mais je traite ici de l'inflammation du gros intestin en général. Or, comme le colon forme la plus grande partie de cet intestin, j'ai cru pouvoir, sans inconvénient, me servir du mot *colite* pour désigner cette phlegmasie, à laquelle on donne souvent aussi le nom d'*entéro-colite*.

Considérée sous le rapport de son intensité seulement ou de ses degrés, elle offre un grand nombre d'espèces ou de variétés, depuis celle désignée sous le nom de simple diarrhée jusqu'à celle qui porte le nom de dysenterie.

L'inflammation du gros intestin présente aussi de nombreuses autres espèces ou variétés relatives à ses causes, à son siége dans tel ou tel élément de la membrane muqueuse, etc.

§ Iᵉʳ. Caractères anatomiques.

J'insisterai peu sur cette partie de l'histoire de la colite, attendu que cette inflammation entraîne dans la trame de la membrane muqueuse elle-même et dans l'appareil folliculeux, dont elle est fort abondamment pourvue, des altérations exactement semblables à celles que nous avons décrites en traitant des caractères anatomiques de la gastrite et de l'entérite, savoir : diverses espèces de rougeur, d'injection, d'épaississement, de ramollissement et d'ulcération.

Les lésions anatomiques, variables selon l'intensité et la période de l'inflammation, diffèrent aussi selon que celle-ci affecte à la fois tous les éléments constitutifs, ou quelques uns seulement des éléments constitutifs de la membrane muqueuse, sans préjudice du tissu cellulaire sous-jacent. Dans les cas où cette inflammation a été violente, prolongée, les ganglions lymphatiques correspondants aux diverses portions du gros intestin sont rouges, tuméfiés, ramollis, etc., comme le sont ceux du mésentère dans l'inflammation également *violente* de la membrane muqueuse ou folliculeuse de l'intestin grêle.

Chez quelques individus qui avaient été emportés par l'entéro-mésentérite typhoïde, j'ai rencontré dans le gros intestin quelques plaques ulcérées ou simplement tuméfiées, boursouflées, analogues à celles de l'intestin grêle, mais arrondies au lieu d'être elliptiques ou ovalaires comme la grande majorité de ces dernières, et d'une étendue moins considérable (1). Chez un grand nombre des individus atteints de la maladie indiquée, j'ai rencontré les follicules isolés du gros intestin ou simplement développés sous forme d'éruption pustuleuse, boutonneuse, ou bien déjà ulcérés. Le nombre de ces follicules ainsi affectés est quelquefois très considérable (2). En même temps, le gros intestin est plus ou moins distendu par des gaz, et contient des matières à demi liquides, fétides, quelquefois rougeâtres et mélées de sang, etc.

§ II. Symptômes.

Les symptômes de l'inflammation du gros intestin ne diffèrent pas seulement suivant l'intensité et l'étendue de cette phlegmasie, mais encore selon ses diverses périodes. Quant à ses degrés, la colite, comme toutes les autres phlegmasies, en reconnaît trois principaux : elle est *légère*, *modérée*, *intense*. Etant donnés les symptômes des degrés

---

(1) Quatre des quarante-six sujets atteints de fièvre typhoïde dont M. Louis a résumé les altérations, *offraient aussi des plaques dures semblables à celles de l'intestin grêle, mais beaucoup moins étendues.*

(2) Voici un remarquable exemple de cette lésion. Nous ouvrîmes, le 5 décembre 1838, une jeune fille de dix-neuf ans, morte d'une fièvre dite *typhoïde*, datant d'environ un mois. Outre la lésion *caractéristique* de la fin de l'intestin grêle, nous trouvâmes ce qui suit dans le gros intestin.

« A partir de la valvule iléo-cœcale jusqu'à la fin du gros intestin, on » observe, avec une sorte d'admiration, une éruption vraiment magni- » fique de pustules ulcérées, rappelant celles de la variole au moment » où leur dépression ombiliquée est ulcérée, ou bien encore semblables » à de chancres dont les bords seraient gonflés et renversés. On peut » compter plusieurs centaines de ces pustules (on en compte cinquante » bien distinctes dans le cœcum et l'origine du colon ascendant). Les » surfaces ainsi ulcérées sont salies par des débris de matières fécales » qui s'y trouvent comme enchâssées et fortement adhérentes. Les bords » de ces pustules ulcérées sont rouges et comme ensanglantés ; dans l'in- » tervalle qui les sépare, la membrane muqueuse est d'un rouge vif et » richement injectée. etc. »

extrêmes, on connaîtra par cela même suffisamment ceux des degrés intermédiaires. Nous commencerons par la description des symptômes de la nuance intense, et qui est généralement connue sous le nom de *dysenterie* (1).

I. Colite intense ou dysenterie.

Elle peut être précédée de la nuance légère que nous décrirons plus bas, ou bien, au contraire, éclater d'une manière brusque et soudaine. Quoi qu'il en soit, une fois bien développée, elle est caractérisée par les symptômes suivants :

a. *Symptômes locaux ou directs.*

1° Douleurs abdominales connues sous le nom de coliques ou de *tranchées*, suivies de déjections, d'abord stercorales, puis séreuses, muqueuses, glaireuses, bilieuses, sanguinolentes ou même composées de sang presque pur (*flux de sang*), et en même temps envies fréquentes d'aller à la garde-robe, sans pouvoir y satisfaire, avec efforts très douloureux qu'on appelle *épreintes* ou *ténesmes ;* borborygmes plus ou moins bruyants dans le trajet du colon.

2° Le nombre des déjections alvines réelles ou des envies d'en rendre non satisfaites est très variable et proportionné, en général, à l'intensité de l'inflammation. Il est des individus qui sont obligés de rester presque continuellement sur le bassin. La nature et la quantité de ces déjections est aussi très variable. Cependant, les selles dysentériques *par excellence* sont un peu gélatiniformes, tremblotantes, demi-transparentes, mêlées ou striées de sang ; elles ne contiennent pas toujours du sang, et on les

(1) « Les nuances dont est susceptible le catarrhe colique sont si multipliées, que les nosologistes se sont crus obligés d'en séparer plusieurs les unes des autres. On sait combien Sauvages a établi d'espèces de diarrhées. De nos jours même, on continue à trop diviser ces maladies. Il était difficile de faire autrement avant qu'on possédât assez d'autopsies pour comparer entre elles les *différentes nuances* de cette maladie. » (*Histoire des phlegmasies chroniques*, 3ᵉ édit., t. III, p. 48-49).

a comparées alors à des raclures de boyaux, à de la lavure ou à des morceaux de chair, aux matières filantes, blanches, qui sortent de la vessie des calculeux (Stoll); elles contiennent quelquefois des vers. (Stoll dit qu'un grand nombre des dysentériques qu'il eut à traiter en 1778 rendirent des vers.)

Les premières déjections peuvent être assez copieuses, plus ou moins, selon la quantité des matières excrémentitielles contenues dans le gros intestin : mais les suivantes le sont très peu, et malgré les plus violents efforts, ainsi que le mot *dysenterie* l'indique, les malades ne rendent que quelques flocons d'un mucus visqueux, ensanglanté, quelques gouttes de sang presque pur, ou même ne rendent rien du tout. Ces efforts non satisfaits ressemblent à ceux que font quelquefois, pour vomir ou pour uriner, les individus atteints d'une gastrite ou d'une cystite des plus violentes (1).

Les douleurs varient en durée et en force. Elles sont quelquefois continuelles, d'autres fois intermittentes. Quelques malades les soulagent en se pressant le ventre ; chez d'autres, au contraire, le toucher les augmente. Elles sont souvent accompagnées d'un sentiment de contraction ou de tortillement, ce qui fait dire à certains sujets qu'ils souffrent comme si on leur *tordait les entrailles.* Elles font quelquefois jeter les hauts cris aux malades, qui se roulent dans leur lit avec des craquements et des grincements de dents, et une véritable décomposition des traits du visage.

Le siége de ces douleurs n'est pas toujours le même. Celles qu'on désigne sous le nom de *coliques* ou de *tranchées* occupent le trajet du colon, et indiquent que cet intestin est le principal siége de l'inflammation. Les douleurs qui portent le nom de *ténesmes* se font sentir, au con-

---

(1) Une quantité plus ou moins considérable de gaz est parfois expulsée en même temps que les matières précédemment décrites. Ces gaz n'ont encore été l'objet d'aucunes recherches particulières.

traire, dans le rectum et spécialement à son extrémité inférieure, où les malades éprouvent en même temps un sentiment de chaleur brûlante ou de cuisson. Ce symptôme caractérise clairement l'inflammation spéciale du rectum, ainsi que Stoll l'avait déjà bien établi, et qui lui donne même le nom de *dysenterie partielle* (1). Selon le même observateur, ce ténesme survit assez souvent à tous les autres symptômes. En parlant des dysenteries de 1779, il dit : « Un petit nombre de dysenteries se terminèrent par le ténesme, qui, au reste, est ordinairement le dernier des symptômes de la dysenterie, et ferme la marche. »

b. *Symptômes réactionnels, sympathiques ou indirects.*

Les auteurs n'ont pas suffisamment et assez clairement étudié la réaction de l'inflammation du gros intestin sur le système circulatoire et sur le système nerveux, double réaction qui domine toutes les autres, et par conséquent celle sur laquelle nous devons surtout insister ici.

1° Suivant l'auteur des phlegmasies chroniques, « la phlogose du gros intestin peut être très véhémente et tellement aiguë, qu'elle parvienne en peu de jours à la gangrène, sans qu'il y ait d'autre fièvre qu'une précipitation des battements du pouls, mais sans aucune chaleur de la peau. Dans cette nuance, on observe plutôt des horripilations vagues, continuelles, avec refroidissement des extrémités, qu'un frisson particulier qui marque le moment de l'invasion. Mais si le sujet est plein de fluides, vigoureux et ir-

(1) « Je regarde, dit Stoll, le ténesme comme la même maladie que la dysenterie, dont seulement le siége varie et occupe moins d'espace. En effet, si la majeure partie des gros intestins, et surtout du colon, qui est le siége principal et le plus ordinaire de la dysenterie, est affectée de ce rhumatisme, et l'est de la manière que je disais précédemment être nécessaire pour constituer cette maladie des intestins, il est convenu qu'il y aura dysenterie. Mais si ce rhumatisme dysentérique abandonne une grande partie du siége qu'il occupe, se renferme dans les étroites limites du rectum ou même de son extrémité, ce ne sera plus qu'une dysenterie de cet intestin, ou autrement dit un *ténesme*. » (*Méd. prat.*, t. III, p. 257.)

ritable, une chaleur fébrile bien prononcée, dépendant d'une réaction pleine et libre du système vasculaire, succède aux frissonnements plus ou moins prolongés du commencement (1). »

(1) Broussais ajoute qu'il ne dira rien des complications de la dysenterie avec les fièvres continues, c'est-à-dire avec ces maladies qu'il rattacha plus tard à l'inflammation de la membrane muqueuse de l'estomac et des intestins grêles. Il se contente de faire observer que, sans quelqu'une de ces complications, la dysenterie est rarement accompagnée d'une réaction fébrile bien prononcée : alors, dit-il, la chaleur ne s'étend pas au-delà des premiers jours, et l'on n'observe autre chose que cette agitation du pouls avec disposition au frisson, et qu'il qualifie de *fièvre de douleur*.

Il est assez curieux et instructif en même temps de rapprocher de la doctrine de Broussais celle enseignée par Stoll, une trentaine d'années auparavant. Il ne parle point de mouvement fébrile à l'occasion de ce *rhumatisme intestinal*, qui, pour lui, constitue la dysenterie la plus simple. Mais voici ce qu'il dit en parlant de sa seconde espèce de dysenterie, *qui était composée de la première et d'une matière bilieuse mise en mouvement* :

« Elle était exempte, à la vérité, de fièvre *marquée*, mais non pas cependant de tout *mouvement fébrile ;* et en général, quoique je n'ignore pas que les dysenteries se décrivent comme exemptes de fièvre, je ne me rappelle pas en avoir vu une seule qui le fût entièrement. Mais peut-être que cette fièvre étant *extrêmement légère*, on l'aura regardée comme étant *absolument nulle.* (En parlant des dysentériques de 1778, Stoll dit que *tous eurent les soirs une petite fièvre avec un peu de froid, et ensuite une chaleur peu considérable, un pouls à peine accéléré.*)

» La maladie que j'appelle *fièvre bilieuse-dysentérique* ne différait de la dysenterie bilieuse que par une plus grande intensité.

» Assez souvent, la *fièvre bilieuse dysentérique* se changeait en maladie putride, en sorte que, changeant de nom, elle s'appelait alors *fièvre putride-dysentérique.*

» Lorsqu'à la *synoque putride* se joignait un rhumatisme des intestins, avec les conditions requises pour produire la dysenterie, je l'appelais *fièvre putride-dysentérique.*

» Le rhumatisme des intestins, sans lequel je ne puis concevoir de dysenterie, se compliquait assez souvent avec une fièvre inflammatoire, soit que la *matière rhumatisante* eût de l'acrimonie et la faculté d'enflammer, soit que les sujets fussent particulièrement disposés à la phlogose, soit que la constitution de l'année, qui était inflammatoire, fît tendre à l'inflammation toutes les maladies qui eurent lieu alors, soit qu'on eût em-

2° Cette remarque est conforme à la saine observation. Mais lorsque la colite n'est pas portée à ce degré, elle donne lieu à un véritable mouvement fébrile ordinairement très modéré, il est vrai, à moins qu'il n'existe une complication qui excite elle-même une réaction fébrile. Le pouls, lorsque les douleurs ne sont pas trop violentes, ni les déjections trop multipliées, est quelquefois assez grand, souple, bien développé; mais dans le cas contraire, il est peu développé, déprimé, comme serré.

3° Dans un endroit de sa *Dissertation sur la dysenterie*, Stoll dit que le *sang des saignées* pratiquées aux dysentériques *ressemblait souvent à celui des pleurétiques*. Dans un autre endroit, il dit expressément, au contraire, que la sai-

ployé un traitement inepte et hors de saison, tel que l'usage du vin, des aromatiques, des narcotiques, des astringents, etc.

» Des dysenteries différentes se réunissaient quelquefois. Plus que toutes les autres, l'*inflammatoire* et la *bilieuse* avaient coutume de se combiner en une seule maladie.. . . Quelquefois, des dysenteries qui, chez certains malades, avaient existé isolées ou compliquées, se succédaient chez d'autres. »

On voit par les passages cités que Stoll avait bien observé la complication de la dysenterie avec les principales formes de ces *fièvres continues*, sans lesquelles, selon Broussais, la *dysenterie est rarement accompagnée d'une réaction fébrile bien prononcée*. A travers le vague du langage et l'obscurité des doctrines qui règnent dans ces passages, il est néanmoins facile de s'apercevoir que Stoll, comme Broussais, distinguait nettement de l'inflammation même du gros intestin ces diverses formes de *fièvres continues* que Broussais rattacha plus tard à l'inflammation de l'estomac et des intestins grêles, et qu'on a, dans ces derniers temps, comme nous l'avons dit, confondues à tort sous la seule et même dénomination de *fièvre* ou *affection typhoïde*.

Et puisque je viens de répéter en passant combien il était peu philosophique de confondre ainsi en une seule et même maladie toutes les formes ou espèces de fièvres essentielles établies par Pinel, il ne sera pas hors de propos d'appliquer à la fièvre typhoïde de quelques modernes ce que Stoll disait de la *fièvre putride* de son temps : « Depuis longtemps, dit-il, j'ai le projet de profiter d'autres circonstances pour traiter du caractère de ces fièvres si différentes les unes des autres, que l'on embrasse sous le même nom de *fièvre putride*, comme si elles étaient de la même nature. (Quelle erreur et quel danger il en résulte pour les malades !) »

gnée donnait un sang louable, sans *couenne inflammatoire*. Malheureusement, Stoll ne *précise* pas les cas dans lesquels il a fait les remarques dont il s'agit.

· Les auteurs les plus modernes ne nous fournissent rien sur ce point. Quant à moi, dans les colites simples, assez intenses pour réclamer la saignée générale, j'ai observé le plus souvent sur le caillot une couenne mince, bien différente sous ce rapport, comme sous celui de sa fermeté, de cette couenne inflammatoire modèle que fournit le sang de la pleurésie, du rhumatisme articulaire, etc., avec forte réaction fébrile. Je n'ai point observé de couenne sur les rondelles fournies par les saignées au moyen des ventouses, et la consistance de ces rondelles était en général médiocre.

4° La chaleur de la peau n'est jamais très élevée, *à moins de complication;* elle est tantôt sèche et tantôt humide. Lorsque les selles sont très copieuses, les tranchées déchirantes, l'anxiété extrême, en même temps que le pouls se déprime, les extrémités se refroidissent (Stoll dit les avoir trouvées d'*un froid glacial et plus que cadavéreux*).

5° La soif est modérée et la langue humide, lorsque la maladie n'est pas trop intense; mais au-delà de ce degré, la soif est insatiable, et comme les malades ressentent intérieurement une chaleur, une ardeur qui les dévore, ils appètent surtout les boissons froides; la langue est sèche, rude, souvent froide comme les extrémités, et pâle, d'autres fois rouge, chaude.

6° Quelque grave que soit l'inflammation *pure et simple* du gros intestin, elle ne marche jamais avec un cortége de phénomènes typhoïdes bien dessinés : aussi, toutes les fois qu'un individu atteint de cette phlegmasie offre l'ensemble des symptômes qu'on désigne sous le nom de fièvre typhoïde, on peut être assuré que l'inflammation du gros intestin est compliquée, soit d'une phlegmasie de l'intestin grêle affectant surtout les plaques de Peyer, ce qui est le plus ordinaire, soit de toute autre phlegmasie propre à développer les accidents d'infection septique ou typhoïde.

7° Les phénomènes nerveux sont ceux qu'entraînent généralement toutes les violentes douleurs, telles que de l'agitation, de l'anxiété, la chute des forces, des défaillances avec sueurs froides, de l'insomnie, etc. Le délire est un accident très rare, exceptionnel, même quand la maladie est assez intense pour se terminer d'une manière funeste. « Les malades mouraient ayant toute leur tête, dit très bien Stoll, au milieu de déjections continuelles, le pouls étant très petit et se perdant sous le doigt. »

8° Lorsque la maladie est portée à un très haut degré, elle entraîne, dans l'espace de quelques jours, un grand amaigrissement, et si les malades succombent à une époque assez éloignée du début, au bout de quinze à vingt jours, par exemple, ou plus tard, le cadavre offre un marasme semblable à celui du cadavre des phthisiques, et l'on peut même dire quelquefois, avec Stoll, que le corps *ressemble plutôt à un squelette qu'à un cadavre.*

II. Colite légère ou diarrhée.

Cette nuance de l'inflammation du gros intestin est particulièrement celle qui mérite le nom de *coryza intestinal* que Stoll a donné à la dysenterie en général. Elle est généralement connue sous le nom simple de *diarrhée,* ou sous celui de *diarrhée séreuse,* parce que des selles diarrhéiques, claires, aqueuses ou séreuses en sont le symptôme caractéristique ou pathognomonique. Les coliques qui l'accompagnent ne sont pas portées au point de constituer de véritables tranchées, et il n'existe que peu ou point de ténesme. Toutefois, pour peu que cette nuance se rapproche de celle que nous avons déjà décrite, on voit apparaître bientôt les déjections sanguinolentes, le ténesme, les tranchées légères, etc. C'est là précisément cette nuance intermédiaire entre la simple diarrhée et la véritable dysenterie que Stoll a signalée comme *l'espèce simple* du genre nombreux des dysenteries, *non compliquée et la plus bénigne de toutes* (1).

La colite que nous décrivons ici n'est point accompagnée d'une réaction fébrile notable. Elle n'empêche pas les malades de vaquer à leurs occupations accoutumées, et ne fait pas perdre entièrement l'appétit, ou même ne le dérange pas toujours d'une manière bien sensible.

L'étude de cette nuance est plus importante qu'on ne le croirait au premier abord. Stoll a dit, avec raison, que si on néglige ou qu'on traite mal cette dysenterie SÉREUSE, *elle se change en une dysenterie vraie et opiniâtre, en une fièvre rhumatismale des intestins longue et difficile.* En effet, la tendance naturelle de cette forme de colite, quand on la néglige, est la *chronicité.*

De même que cette nuance peut précéder la dysenterie la plus violente, de même aussi elle peut succéder à cette dernière, qui porte alors le nom de chronique, et sur laquelle nous aurons à revenir. Ce dernier mode d'origine n'avait point échappé à la profonde sagacité de Stoll et de Broussais, dont nous croyons devoir consigner ici les recherches.

Après avoir *parlé de la dysenterie aiguë qui ne s'adoucissait pas même après l'émético-cathartique, et qui se convertissait en une longue diarrhée,* Stoll ajoute : « J'ai vu un troisième état de la maladie. La dysenterie se relâchait beaucoup, de manière que les déjections devenaient moins fréquentes et à peine douloureuses : elles

(1) C'est la plus bénigne des dysenteries, si l'on veut. Mais qu'on n'oublie pas que le colon peut se phlogoser à un degré inférieur à celui qui constitue les dysenteries proprement dites, et cette nuance est la plus bénigne *de toutes les colites.* Broussais a donné le nom de *diarrhée chronique primitive* à la nuance que je décris ici comme la plus bénigne de celles de la colite *aiguë.* En se servant ici du mot *chronique,* Broussais l'a donc employé comme synonyme de *légère,* car cette d'arrhée *primitive* n'est pas, à parler *littéralement,* chronique dès sa naissance; et comme elle peut être arrêtée dès les premiers jours, elle peut ne pas devenir *chronique.*

l'étaient cependant, et pendant plusieurs semaines. Je craignais plus que la dysenterie la plus aiguë, et plus que la longue diarrhée dont je parlais tout-à-l'heure, cette dysenterie *chronique*, quoiqu'elle ne fût accompagnée que d'une douleur légère, de très peu de durée, et sensible seulement au moment même des déjections. Le plus souvent, elle éluda l'effet de nos remèdes, trompa nos espérances, et dévoua les malades à une mort lente et inévitable (1). »

Voici maintenant ce que Broussais a écrit sur les *diarrhées chroniques secondaires*. « Elles sont presque toujours l'effet d'un traitement mal dirigé de la dysenterie; ces diarrhées ne méritent pas le nom de chroniques avant l'expiration du terme connu des phlegmasies muqueuses, c'est-à-dire de vingt à trente jours. Mais lorsqu'elles ont passé cette époque, il me parait plus que probable qu'elles ne sont plus entretenues que par l'application inconvenante de nouveaux irritants; c'est-à-dire par l'action toujours répétée des mêmes causes. »

Après avoir rapproché de ces diarrhées chroniques consécutives à la dysenterie, 1° les diarrhées chroniques que l'on rencontre à la suite de certains dévoiements survenus durant le cours de *fièvres aiguës;* 2° celles qui coexistent avec une fièvre intermittente ou qui compliquent les autres phlegmasies, un catarrhe ou une péripneumonie, par exemple; 3° celles qui compliquent la dernière période des maladies de langueur; après ce rapprochement, dis-je, Broussais poursuit ainsi : « Toutes les diarrhées chroniques que nous venons d'indiquer peuvent avoir eu, durant quelque temps, dans leur principe, des symptômes assez saillants pour être assimilées aux dysenteries idiopathiques; c'est-à-dire qu'elles ont pu, dans leur début, s'accompagner de ténesmes et de déjections

(1) On trouvait dans les cadavres, ajoute Stoll, une *inflammation chronique* avec une dureté et une rigidité des intestins, des gros principalement.

sanguinolentes, et même purement sanguines, et provoquer un mouvement fébrile, s'il n'existait déjà par l'influence de la maladie primitive…. Mais le plus souvent la phlogose muqueuse qui produit la diarrhée ne s'annonce point avec autant d'éclat chez les hommes qui sont déjà en proie à une autre maladie. La fréquence et la quantité des déjections sont alors les seules preuves de s n existence. Le ténesme et les coliques existent quelquefois ; dans certains sujets, on ne les retrouve point. Le plus communément ces symptômes paraissent ou disparaissent, selon le degré d'irritation des corps qui sont admis sur la surface enflammée. »

Qu'elle soit *primitive* ou *secondaire*, la nuance de colite que nous signalons ici est à la colite bien caractérisée ce qu'est la pleurésie dite *latente* à la pleurésie bien conditionnée : elle constitue une sorte de colite *latente* (1). A ceux qui en nieraient la nature inflammatoire, nous répondrons par les recherches déjà citées de Stoll et de Broussais, lesquels ont constamment trouvé les *gros instestins enflammés* chez les individus qui succombaient à cette *diarrhée*.

Terminons par quelques considérations sur la *marche* de cette colite sub-aiguë, de *cette diarrhée chronique primitive*, de ce dévoiement qui, comme le dit Broussais, *débute tranquillement sans fièvre et sans douleur, qui se prolonge plus ou moins longtemps, sans causer dans l'harmonie générale aucun désordre considérable, et qui n'en finit*

(1) Cette expression de *latente* se trouve dans l'*Histoire des phlegmasies chroniques*. Après avoir dit que la nuance de colite dont nous nous occupons ici correspond, sous tous les rapports, à la *gastrite chronique* qu'il a essayé de bien signaler, Broussais dit « qu'il va *faire la même tentative au sujet de cette phlogose* LATENTE (la colite qu'il appelle chronique primitive, et que nous désignerons ici, nous, sous le nom de colite *sub-aiguë, légère, faible, à marche lente*), *dans le traitement de laquelle on a reconnu bien des abus lorsqu'il est suivi d'après les principes les plus accrédités*. »

pas moins par épuiser, exténuer l'homme actuellement bien portant chez lequel il s'est déclaré.

C'est encore dans l'*Histoire des phlegmasies chroniques* que nous puiserons ces dernières considérations.

« J'ai vu en Italie, dit l'auteur de cet ouvrage, un très grand nombre de personnes attaquées de diarrhée, sans qu'il s'y joignit d'autre incommodité que quelques coliques qui précédaient chaque déjection. Ces personnes ne cessaient d'être capables de vaquer aux fonctions de leur état qu'au bout de plusieurs semaines par l'effet de la débilité, et par l'assujettissement pénible qui résultait de la fréquence des selles. Tant qu'elles n'interrompaient point l'usage d'aliments irritants ou de difficile digestion, la diarrhée ne cessait point. Elle pouvait se prolonger jusqu'à six mois de cette manière; mais, peu à peu, elle épuisait les malades. S'ils étaient secs, irritables, s'ils souffraient les douleurs constringentes; s'ils avaient habituellement le pouls serré et fréquent, on les voyait tomber dans le marasme. S'ils étaient d'une texture plus lâche et moins sensible, ce qui est le plus ordinaire aux diarrhéiques ainsi affectés, ils s'infiltraient peu à peu (j'en ai vu devenir énormes) , et s'éteignaient tout d'un coup sans agonie, ou dans une agonie convulsive et comateuse lorsque le cerveau participait à l'épanchement (1).

(1) Cet accident (l'hydropisie) avait également été noté par Stoll, qui, dans sa *Dissertation sur la dysenterie*, a même consacré un paragraphe particulier (§ VI) à la *terminaison de la dysenterie en hydropisie.*

Il dit à ce sujet : « La dysenterie se termina aussi en hydropisie, surtout chez les femmes que la longueur de la maladie épuisa davantage.

» Sur les derniers jours de la dysenterie, et lorsqu'elle se terminait en un flux de ventre indolent , la plupart eurent les jambes et quelquefois les cuisses gonflées par un phlegme blanc; chez quelques uns , le gonflement gagna l'abdomen et tout le reste du corps. »

Sans doute, dans les cas dont il s'agit , le cœur, participant à la faiblesse générale, peut manquer de l'énergie *dynamique* nécessaire à l'accomplissement de la circulation en général, et de la circulation veineuse en particulier. Toutefois il y aurait des recherches à faire sur l'état du sang,

» Dans tous les cas analogues, lorsqu'au bout de deux ou trois mois de durée, la muqueuse du colon est désorganisée et ulcérée, lorsque toutes les matières fécales qui y parviennent se putréfient promptement avec le mucus, le pus et le détritus des ulcères; à l'époque enfin où la maladie est sans remède, les particules putrides pompées par les absorbants se répandent dans toute l'économie, et s'échappent avec toutes les excrétions; l'haleine, la transpiration et les urines sont fétides, mais d'une fétidité stercorale, très différente de celle des phthisiques et de ceux qui sont épuisés par une grande plaie; les traits et surtout les yeux se décomposent; le teint prend une couleur terne et plombée; le pouls est petit et fréquent; les forces tombent rapidement, et la mort est assurée.

» On sent que, pendant la durée d'un dévoiement chronique, les malades doivent éprouver beaucoup de variations dans la série des symptômes. Il n'en est point chez qui un régime violemment excitant et perturbateur ne puisse faire paraître tout-à-coup le *ténesme*, les selles sanguinolentes et les coliques. Chez d'autres, les astringents suppriment les évacuations, mais c'est en ajoutant à la phlogose qui, d'humide et suppurante qu'elle était, devient sèche, pendant qu'il se développe une réaction universelle imitant les fièvres continues.

« Tous ces accidents rapprochent la diarrhée chronique de l'aiguë. »

En transcrivant ici ce passage remarquable, nous avons, je le sais, empiété un peu sur l'histoire de la colite chronique, proprement dite, que nous étudierons plus loin. Néanmoins, la colite sub-aiguë prolongée sans avoir encore

---

et aussi sur l'état des veines. Il n'est pas défendu de conjecturer que, dans certains cas du moins, l'hydropisie pouvait se rattacher, soit à une *altération du sang*, plus ou moins analogue à celle produite par l'albuminurie, etc., soit à quelque obstacle mécanique, à quelque oblitération accidentelle des veines.

atteint le terme où commence, à rigoureusement parler, la *chronicité*, peut être accompagnée des principaux accidents ci-dessus exposés.

§ III. Causes.

I. Pour l'inflammation du gros intestin comme pour toutes les autres en général, il est une prédisposition organique ou constitutionnelle, prédisposition qui se révèle à *posteriori*, mais dont les caractères positifs et extérieurs ne sont pas encore rigoureusement déterminés (1). C'est en raison de l'existence de cette prédisposition que certains individus sont, sous l'influence de la moindre cause *déterminante*, frappés de la maladie qui nous occupe, tandis que la même cause agit en vain, impunément, chez d'autres individus non prédiposés.

II. Parmi les principales causes dites *occasionnelles* et *déterminantes*, les observateurs ont signalé les suivantes :

1° *Air humide, soit chaud, soit froid.*

a. L'air chaud et humide a été placé par tous les auteurs en tête des causes de la *dysenterie*, cette nuance la plus intense de la colite. L'auteur de l'*Histoire des phlegmasies chroniques* a discuté ce point d'étiologie avec sa sagacité accoutumée. Il ne pense pas que l'atmosphère agisse alors par son humidité seulement. Voici, d'ailleurs, le texte même de ses réflexions : « Les qualités nuisibles

______

(1) Cependant on peut répéter, après l'auteur de l'*Histoire des phlegmasies chroniques*, que les *individus faibles et excitables* sont prédisposés à la colite. Broussais va jusqu'à dire que *la coïncidence de ces deux états est tellement propre à la dysenterie, qu'elle lui paraît fournir seule la prédisposition constitutionnelle.* Ces deux états peuvent être naturels ou accidentels. Ils sont accidentels, par exemple, dans diverses maladies chroniques. Or il n'est pas de clinicien qui ne convienne, avec Broussais, « que les personnes affaiblies par une maladie chronique quelconque sont prédisposées à la diarrhée, surtout dans les hôpitaux, et que les malades qui ont de la douleur ou de la fièvre (certains blessés, les phthisiques, etc.) seront plutôt pris du dévoiement colliquatif que ceux qui s'épuisent dans une paisible apyrexie. »

de l'air chaud et humide ne procéderaient-elles pas plutôt
de quelques particules étrangères à l'eau et mêlées avec
elle?.... Voyons quelles sont les espèces d'air que l'on
accuse de produire la dysenterie. L'atmosphère des vaisseaux, des hôpitaux, des casernes, des camps, de tous les
lieux où sont rassemblés beaucoup d'animaux et leurs
produits excrémentitiels; cette atmosphère, dis-je, est
d'autant plus propre à produire la maladie du gros intestin, qu'elle est plus chaude et plus humide. N'est-ce pas
parce que l'eau et le calorique, qui sont les deux plus
puissants agents de la décomposition, ont surchargé cet
air de particules échappées de la fermentation des corps
putrescibles dont nous venons de parler?... Afin qu'il ne
reste aucun doute touchant l'impression de l'air putride
en général, on peut se rappeler que celui des hôpitaux,
sutout si la propreté n'y est pas sévèrement entretenue,
affecte désagréablement l'arrière-bouche, et fait sentir du
malaise dans le bas-ventre, et même des coliques ; que
toutes les exhalaisons fétides ont sur nous la même action;
que plusieurs élèves en anatomie sont fatigués de la diarrhée lorsqu'ils commencent à fréquenter les amphithéâtres.
J'ai souvent éprouvé du malaise dans le bas-ventre en ouvrant les cadavres que la maladie avait fortement prédisposés à la putréfaction. J'ai vu plusieurs fois les jeunes
officiers de santé militaires se plaindre de la même sensation pendant le temps qu'ils passaient dans les salles (1).

« Dans toutes ces circonstances, la muqueuse des voies
digestives est touchée immédiatement par les corpuscules
putrides qui sont avalés avec la salive, dont ils sollicitent
même l'excrétion (2).

(1) Toutes ces remarques sont fort justes. Pour confirmer cette doctrine
relativement à l'action qu'exerce l'air putride des amphithéâtres d'anatomie sur le tube intestinal, ajoutons ce fait bien connu de ceux qui fréquentent ces amphithéâtres, savoir, que les gaz expulsés par l'anus exhalent fortement l'odeur putride de l'air qu'on y a respiré.

(2) Cette explication parait très satisfaisante; mais elle a besoin de

« On sent que les dysenteries produites par l'influence de l'air vicié peuvent paraître *épidémiques* et même *contagieuses*, lorsqu'un grand nombre d'individus sont soumis à l'action des mêmes causes (1).

confirmation. Les miasmes putrides agissent aussi, le plus souvent du moins, après avoir été absorbés à la surface des voies respiratoires. (J'ignore s'ils peuvent être absorbés à la surface de la peau elle-même.)

(1) Broussais rappelle ici l'opinion de Gilbert sur la contagion de la dysenterie. « La dysenterie était si contagieuse, dit ce dernier auteur, que des officiers de santé l'ont contractée pour avoir examiné les selles avec attention. » Selon Broussais, « cette promptitude de contagion est rare dans la dysenterie, et n'est jamais sans mélange ; car les miasmes provenant du rassemblement et des excrétions des dysentériques ne produisent pas invariablement la maladie ; ils engendrent plus souvent le typhus lorsqu'ils sont concentrés dans une atmosphère étroite. On doit donc reconnaître que la contagion de la dysenterie, *ainsi que celle des fièvres intermittentes* (*), est moindre que celle du typhus, qui est le dernier résultat de l'accroissement d'activité de tous les foyers putrides ; ou bien, en d'autres termes, la dysenterie prend plutôt naissance dans les foyers putrides faibles et isolés que dans les grands. Or, si vous rassemblez des dysentériques, vous aurez de grands foyers. La dysenterie n'en sortira donc jamais sans la fièvre maligne. Donc il est impossible d'avoir de fortes contagions de dysenterie sans mélange de cette fièvre... Il n'y a, dans la propagation des dysenteries par l'air humide et infect des petits foyers, qu'une modification de la muqueuse digestive qui la prépare à la phlogose ; et pour que la phlogose soit produite, il faut ordinairement : 1° une prédisposition individuelle ; 2° l'intervention d'une cause efficiente d'une certaine énergie..... Le contraire s'observe dans le typhus et la peste. Ces maladies donnent des miasmes beaucoup plus puissants, et qui peuvent le plus souvent reproduire l'affection morbide sans le secours de la prédisposition et des causes efficientes, ou du moins qui la produisent, quoique les unes et les autres soient très peu considérables. C'est donc uniquement de l'activité des miasmes et de la vertu qu'ils ont de développer la maladie dont ils proviennent, par leur propre force, chez les individus qui y sont les moins exposés, que dépend la contagion d'une affection morbide quelconque. Or, puisque la dysenterie ne possède ces

(*) On voit que l'auteur de l'*Histoire des phlegmasies chroniques* ne distingue pas bien ici la *contagion* de l'*infection*. Il est clair que les fièvres intermittentes ne sont point, à rigoureusement parler, *contagieuses* ; mais il n'est pas moins clair qu'elles règnent épidémiquement dans des pays *infectés* de certaines émanations (miasmes marécageux).

Je ne sais trop jusqu'à quel point on peut appliquer aux dysenteries des pays chauds, à celle qui ravage épidémiquement les contrées intertropicales, entre autres, les réflexions précédentes. N'ayant pas eu l'occasion d'étudier par moi-même ce point d'étiologie, je me renferme à cet égard dans un doute philosophique. Quant au fait du règne de la dysenterie dans les conditions ci-dessus mentionnées, il est incontestable. Mais ces conditions sont-elles suffisantes pour produire par elles-mêmes des dysenteries épidémiques? Ne constituent-elles que des causes prédisposantes, adjuvantes? Ces questions, et d'autres encore, ne me paraissent pas encore suffisamment éclaircies, et attendent de nouveaux faits.

b. L'air froid et humide est également considéré comme l'une des causes de la dysenterie. Broussais lui reconnaît une influence moins énergique que celle de l'air chaud et humide. Tous les médecins qui ont voyagé dans les latitudes opposées savent, dit-il, que la dysenterie est proprement la maladie des hommes septentrionaux, transplantés dans les régions méridionales. Il pense que l'air froid et humide peut, comme l'air chaud et humide, *préparer la muqueuse colique à la phlogose* par les miasmes dont il est chargé, bien qu'il en contienne moins que ce dernier. Mais il ajoute que l'air froid supersaturé d'eau produit encore le même effet de plusieurs autres manières : 1° *en offrant à la transpiration générale un obstacle qui détermine sympathiquement, dans l'appareil muqueux de la surface interne du colon, un surcroît d'action destiné à suppléer*

deux propriétés qu'à un léger degré, elle doit être considérée comme peu contagieuse, même lorsqu'elle est le plus manifestement épidémique. C'est l'avis de nos plus graves auteurs, qui reconnaissent que cette maladie n'est véritablement contagieuse que par sa complication avec le typhus. »

A l'époque où Broussais écrivait ceci, la *contagion* et l'*infection* n'avaient pas encore été bien distinguées entre elles. Plus tard, il se déclara partisan de la doctrine de l'*infection*, relativement au mode de production des divers *typhus*.

à l'évacuation cutanée; 2° en affaiblissant l'organisme en général, et plus spécialement la muqueuse alimentaire, d'où résultent des digestions imparfaites, et une moindre résistance de la part de cette membrane à l'action irritante et délétère des résidus excrémentitiels, alors plus abondants et plus putrides; 3° en donnant aux aliments des qualités nuisibles, les rendant aqueux, fermentés, peu nutritifs.

A cet ordre de causes doivent être rapportées, selon Broussais, les dysenteries qui s'observent dans les pays froids, marécageux et brumeux, dans les vaisseaux, en certaines circonstances, dans les prisons froides et humides, et, dans quelques pays, à la suite des saisons pluvieuses *qui ont communiqué aux grains des qualités pernicieuses.* Ces dysenteries, ajoute-t-il, coïncident souvent avec le scorbut; elles sont moins redoutables et moins *contagieuses* que celles qui dépendent de l'air chaud et humide (1).

(1) Qu'elle sévisse soit sous le règne d'une constitution atmosphérique chaude et humide, soit sous celui d'une constitution atmosphérique froide et humide, la dysenterie n'est point, à rigoureusement parler, *contagieuse.* Les matières dysentériques, comme toutes les matières putrides ou septiques en général, constituent, sans doute, des foyers d'*infection* qui, à un certain degré d'intensité, peuvent occasionner des affections putrides ou typhoïdes; mais ce n'est pas à dire pour cela que la dysenterie soit par elle-même ou essentiellement *contagieuse.*

Je crois utile de rapporter ici l'opinion de Stoll sur la *contagion* de la dysenterie, opinion exactement semblable à celle que je viens d'exprimer : » Peu de personnes, dit-il, doutent de la contagion de la » dysenterie, et la plupart sont persuadées que des émanations de la ma- » ladie passent du malade à ceux qui l'entourent. Mais, certes, je suis » étonné comment, dans notre hôpital, nous leur avons échappé, méde- » cins, aides et infirmiers. Cependant tous les jours, le matin, nous exa- » minions toutes les déjections de la nuit précédente, et nous étions forcés » de recevoir les exhalaisons les plus fétides. Je n'ignore pas que les dé- » jections dysentériques corrompent l'air par une puanteur *abominable*, » et provoquent ainsi les maladies putrides; mais que les émanations des » dysentériques produisent la maladie chez ceux qui ne l'ont pas, c'est ce » que je crois contraire aux observations.

» Je pense qu'il importe beaucoup qu'on *n'ignore pas que la dysenterie* » *n'est point contagieuse.* »

En présence des remarques précédentes sur le rôle que joue la constitution atmosphérique dans la production de la dysenterie, il ne sera pas inutile d'exposer celles de Stoll, qui déclare avoir étudié ce sujet avec une attention particulière. Stoll a soin de noter qu'il veut parler *de cette dysenterie qui paraît plus ou moins tous les étés, quoiqu'elle ait lieu aussi quelquefois dans d'autres saisons, et que tout le monde sait distinguer, quelque définition qu'on en donne.*

« Je n'ai jamais vu cette maladie avoir lieu, dit Stoll, » sans que les malades eussent à se reprocher de s'être » exposés au froid, étant en sueur..... J'en fus moi-même » atteint, au mois d'août 1778, ayant gagné du froid dans » ce temps-là. » Et comme cette cause est précisément celle sous l'influence de laquelle se développent les rhumatismes, Stoll propose de substituer la dénomination de *rhumatisme intestinal* à celle de dysenterie (il propose aussi les dénominations de *catarrhe des intestins*, de *coryza ventral*, attendu toujours que, à l'instar de ces maladies, la dysenterie est produite par le refroidissement, ou, comme il le suppose, *par la répercussion de l'humeur de la transpiration*). Il déclare formellement qu'il ne peut concevoir la dysenterie *sans le rhumatisme des intestins;* et après une discussion approfondie, il conclut ainsi: *On peut donc appeler la dysenterie un rhumatisme des intestins, non d'après une certaine analogie éloignée et par métaphore, mais dans le sens propre et naturel de ces expressions, et regarder ces deux maladies comme congénères et filles de la même mère.*

Ce *rhumatisme intestinal* lui paraît susceptible de plusieurs degrés, et il fait très bien remarquer que la dysenterie séreuse, premier degré de l'affection, peut, si on la néglige, ou si on la traite mal, se changer en une dysenterie *vraie* et opiniâtre, en une *fièvre rhumatismale des intestins*, longue et difficile, comme, dit-il, nous le voyons arriver aux fièvres rhumatismales des membres, dans lesquelles les poignets et les genoux sont tuméfiés et très douloureux.

Du reste, Stoll, ainsi que le fit plus tard l'auteur de l'*Histoire des phlegmasies chroniques*, enseigne que l'élévation de la température atmosphérique est au nombre des causes qui concourent à imprimer un *cachet de malignité, un caractère de putridité* à la dysenterie.

Si la théorie de Stoll, relativement à l'influence d'une brusque alternative de chaud et de froid sur la production de la dysenterie, est pleinement exacte, je suis surpris de n'avoir pas rencontré plus souvent la coïncidence de cette maladie avec le rhumatisme articulaire. Je me propose d'étudier avec une attention nouvelle cette importante question d'étiologie.

2° Sans chercher à diminuer la valeur de certaines conditions atmosphériques dans la production des différentes formes d'inflammation du gros intestin, je pense néanmoins que les causes vraiment *excitantes* ou *déterminantes* de cette maladie se trouvent dans certains vices ou excès de régime. L'influence de ces causes directes de la maladie qui nous occupe n'avait point échappé d'ailleurs à l'esprit observateur de Stoll, bien que cet illustre praticien ait plus spécialement insisté sur le refroidissement à la suite de sueurs. Toutefois l'auteur de l'*Histoire des phlegmasies chroniques* a, plus expressément que Stoll, signalé l'importance de l'ordre de causes que nous examinons. Suivant lui, les *aliments de mauvaise qualité, comme les fruits et les grains qui ne sont pas parvenus à leur maturité, ceux qui sont altérés par des substances étrangères, ou qui sont gâtés par l'humidité, sont, de tous les ingesta, ceux qui provoquent le plus souvent la phlogose dysentérique.* Il ajoute qu'ils ne la produisent d'une manière épidémique que dans certaines circonstances, telles que les siéges, de grandes disettes, de longues sécheresses et autres calamités publiques, et que dans ces cas même, les causes dépendant de l'influence atmosphérique ont plus de part encore au caractère épidémique des dysenteries que le régime proprement dit.

L'influence du régime opère quelquefois d'une manière lente et obscure, et la dysenterie qu'elle peut produire a pour ainsi dire dès son début la physionomie chronique. Mais telle n'est pas celle d'où naît cette colite franche, ordinaire, normale, qui constitue la dysenterie par excellence. Celle-ci, comme l'a écrit l'auteur de l'*Histoire des phlegmasies chroniques*, *est provoquée par les boissons excitantes artificielles, de quelque nature qu'elles soient ; par les eaux qui contiennent des particules nuisibles, métalliques ou autres ; par la nourriture animale ; par tous les aliments qui sont mal digérés, soit à cause de leur mauvaise qualité, soit en raison de leur quantité* (1).

Combien de dysenteries, dans la saison des fruits, sont produites, en effet, par ces aliments pris en trop grande quantité, surtout quand ils ne sont pas suffisamment mûrs, ou qu'ils sont de mauvaise qualité (2)! Aussi, en traitant des moyens préservatifs de la dysenterie, Stoll, après avoir dit qu'il *n'en connaît pas de plus assuré que d'éviter le refroidissement subit et l'impression d'un air froid, lorsque le corps est*

(1) « Comme cette cause, ajoute Broussais, est sans cesse en action, » grâce à notre intempérance et à la peur que nous avons de mourir par » défaut d'énergie vitale, la diarrhée est produite à chaque instant chez » une foule de personnes qui pourraient facilement y être soustraites si » elles savaient modérer leur excitabilité, ou lui épargner un surcroît » d'irritation, quand quelque cause l'entretient malgré elle. J'ai dit ailleurs » qu'un régime convenable préservait les phthisiques de la diarrhée. »

(2) Après avoir signalé certains des agents de cet ordre, les résines purgatives, entre autres, Stoll veut que les dysenteries qu'ils peuvent produire soient plutôt nommées fausses dysenteries ou *diarrhées avec tranchées*, parce qu'elles n'ont, dit-il, rien de commun avec le *rhumatisme des intestins* ou la *dysenterie vraie*. Stoll se trompe évidemment ici en disant qu'il *n'y a rien de commun* entre les deux espèces de dysenterie dont il s'agit : elles ne diffèrent que par les *causes*, différence, d'ailleurs, fort importante.

échauffé et transpire abondamment, ajoute-t-il *qu'il faut encore éviter les crudités et les vices de saburre.*

3° Des agents irritants, puisés dans la matière médicale ou dans la matière toxicologique, peuvent aussi déterminer l'inflammation de la membrane muqueuse du gros intestin. Mais nous ne devons nous occuper spécialement ici que des modificateurs *hygiéniques* proprement dits.

4° Nous ne terminerons pas cependant sans discuter un moment la question toujours agitée de l'influence de la saburre et de la bile sur la production de la maladie que nous étudions. Et comme la doctrine dont il s'agit appartient à l'école de Stoll, étudions-la dans les écrits mêmes de ce maître célèbre. Or, voici comment il s'explique sur ce sujet, dans divers passages de sa dissertation sur la *nature et le caractère de la dysenterie.*

Après avoir parlé de la dysenterie qu'il appelle *rhumatismale*, il dit : « Mais il y a une seconde espèce de dysen-
» terie, qui est plus composée que la précédente, et formée,
» pour ainsi dire, de deux éléments ; voici son origine, son
» caractère, par où elle tient à la première, par où elle s'en
» éloigne.

» Sur la fin de l'été et au commencement de l'automne,
» l'estomac et les intestins sont plus faibles que de cou-
» tume, et *surchargés de saburre bilieuse* plus souvent et
» plus fréquemment que dans tout autre temps de l'année.
» Cela est connu, même parmi le peuple. Cette saburre,
» par un effet du changement de la saison et de l'approche
» du froid de l'hiver, qui donnent de l'énergie au système
» gastrique, se trouve chez la plupart élaborée, changée,
» expulsée par différentes voies et de diverses manières.
» Mais il y a des individus chez lesquels la bile abonde
» davantage, et dont l'estomac est plus faible. Cette ma-
» tière surabondante, avant que le changement favorable
» de la saison soit arrivé, excite chez ceux-là une maladie
» *bilieuse*, par exemple une fièvre *bilieuse*, un *choléra*, etc.

» Mais ce n'est pas encore une dysenterie. Supposé main-
» tenant qu'un homme chez lequel il existe une *saburre*
» *bilieuse* qui n'est point encore en mouvement, et qui
» serait restée dans sa nullité jusqu'à ce qu'elle eût été
» changée par la révolution annuelle, si aucune cause
» occasionnelle ne l'eût tirée de cet état; supposé, dis-je,
» que cet homme a gagné du froid, et qu'il est attaqué de
» cette dysenterie que j'ai nommée *fluxionnaire* (rhuma-
» tismale), il sera malade et de ce *rhume des intestins* pro-
» venant du refroidissement (seul il forme la première
» espèce de dysenterie), et de saburre bilieuse, que le
» rhume aura rendue plus considérable et plus âcre, et
» que le système gastrique, irrité et devenu plus sensible
» par la fluxion séreuse, supportera très difficilement. »

D'après ce premier passage, dont l'*esprit* et la *lettre* ne
sont pas entièrement à l'abri d'objections, et qui supporte-
raient difficilement l'épreuve de la logique médicale exacte,
on voit que Stoll considère moins la *saburre bilieuse* comme
une *cause essentielle* de la dysenterie que comme une *complication accidentelle* de cette maladie.

Citons un second passage : « Assurément, la bile très
» âcre, seule et sans le secours du rhumatisme, ne produit
» point la dysenterie, quoique la présence de cette bile,
» retenue dans la cavité du tube intestinal, et non encore
» résorbée, puisse la rendre plus dangereuse.,... Supposé
» maintenant que la *vapeur bilieuse*, introduite dans le tor-
» rent des humeurs, s'égare dans sa course, de manière
» qu'elle n'aborde pas à un couloir convenable, ou que
» cherchant peut-être à sortir par les pores de la peau,
» elle soit repoussée par du froid, et qu'au lieu de se por-
» ter, ou sur les poumons, ou sur la membrane pituitaire,
» elle se jette sur les intestins, sur le mésentère, etc., il en
» résultera un catarrhe ou coryza intestinal, en un mot,
» une *dysenterie bilieuse simple*. La seule saburre bilieuse
» de l'estomac et des intestins, non compliquée avec ce

» rhumatisme, et ayant son siége uniquement dans la
» cavité intestinale, aurait peut-être produit un cours de
» ventre sans tranchées, ou avec des tranchées, si la ma-
» tière morbifique eût eu de l'âcreté. Mais une pareille
» *diarrhée*, quoique peut-être accompagnée de tranchées,
» dans la supposition qu'il y a *âcreté* de l'humeur, est bien
» différente de la *dysenterie*, dans laquelle les déjections
» sont, il est vrai, très fréquentes et avec douleur, mais
» ne produisent presque rien, c'est-à-dire point d'excré-
» ments, et seulement du sang et du mucus exprimés par
» force. Telle est certainement la véritable dysenterie,
» qu'on doit plutôt la ranger parmi les maladies qui res-
» serrent le ventre, au milieu d'efforts continuels, mais
» inutiles pour aller, et que souvent la diarrhée elle-même
» guérit la dysenterie. »

En traitant de la forme de dysenterie qu'il appelle fièvre
bilieuse dysentérique, Stoll écrit : «La bile était plus abon-
» dante et plus âcre, et elle se mettait en mouvement de
» manière à produire la fièvre bilieuse..... On reconnais-
» sait cette complication aux signes qui indiquent la pré-
» sence dans les premières voies d'une matière bilieuse,
» dont une portion cependant a déjà changé de siége pour
» se porter dans le torrent de la circulation. »

Il suffit d'exposer de pareilles doctrines pour les réduire
à leur juste valeur. Elles ont pu trouver des partisans, il
y a plus d'un demi-siècle ; mais conçoit-on qu'on s'efforce
de les ressusciter aujourd'hui, c'est-à-dire à une époque
où la médecine fait de nobles et heureux efforts pour
revêtir une forme exacte et positive? Au reste, environ
trente ans après Stoll, l'auteur de l'*Histoire des phlegmasies
chroniques* avait su se préserver de l'exagération avec
laquelle le médecin de Vienne s'était exprimé sur la question que nous examinons. Il disait : « Une sécrétion brusque et copieuse de la bile, comme dans les efforts critiques,
la stagnation de cette humeur dans le canal intestinal, la

décomposition qu'elle y subit en conséquence de sa trop grande quantité, sont des causes de dysenteries (1); mais elles se confondent avec l'irritation primitive de la surface muqueuse, parce qu'ordinairement la sécrétion de la bile est provoquée par cette irritation. Lorsque les affections morales ou les maladies aiguës produisent un flux bilieux, il est donc fort difficile de déterminer si l'influence morbifique n'a pas été portée plutôt sur le canal intestinal lui-même que sur le foie (2). »

§ IV. Durée et mortalité.

I. 1° Broussais, dans l'article où il a traité de la durée des *phlegmasies muqueuses du canal digestif* (il n'a point parlé à part de la durée de celle du colon), s'exprime ainsi : « Si la

(1) Il faut convenir que ces assertions ne sont rien moins que démontrées par des faits précis et suffisamment multipliés.

(2) Broussais ajoute ce qui suit concernant l'influence de quelques autres substances contenues dans le canal digestif, sur le développement *des phlogoses intestinales : « Les vers ont été considérés comme cause déterminante de ces phlogoses. S'ils étaient entretenus primitivement par des résidus de digestions et par des glaires *dépendant du relâchement*, ils pourraient devenir cause première d'une phlegmasie muqueuse.* » (*Cette assertion n'est point clairement prouvée.*) « Dans tous les cas, ils ne peuvent que l'augmenter par l'espèce de *vellication* qu'ils exercent sur la surface interne des voies digestives... Il se fait quelquefois, pendant la durée ou sur la fin des fièvres continues, un afflux des humeurs sur la surface muqueuse des intestins, que l'on ne peut pas toujours regarder comme le résultat de la seule sécrétion bilieuse : il semble que la sérosité transpire avec abondance à travers le tissu de la membrane, et qu'elle concoure avec la bile, le fluide pancréatique et la mucosité des cryptes, aux évacuations abondantes qui ont lieu. Une localisation, dépendant de la même cause, peut avoir pour résultat une hémorrhagie. Tous ces mouvements désordonnés tendent à se prolonger et à se convertir en véritables phlogoses, s'ils sont entretenus par des *ingesta* d'une qualité trop stimulante, ou peuvent devenir la cause déterminante d'une phlegmasie des plus violentes, si la surface y était préparée par ces mêmes *ingesta*. »

J'ai dû citer en note ce passage ; mais je ne puis m'empêcher de faire remarquer qu'il est écrit, çà et là, dans un langage et dans un esprit qui manquent de précision et de clarté.

phlogose aiguë est d'une violence outrée, soit dans son premier élan, soit par l'activité qu'on lui prête en la traitant mal, elle peut finir dans dix à vingt jours, et même vingt-cinq (1), par la mort de la membrane irritée. Pour moi, je pense que, hors les cas de poison, et d'une complication de virus putride et pestilentiel, la phlogose muqueuse de l'estomac et du colon a rarement ce degré d'activité (je parle des latitudes où j'ai pratiqué). Le plus ordinairement, elle tend à se dissiper à compter du dixième ou du vingtième jour, et dans un espace de temps à peu près moins long de moitié, elle est parfaitement éteinte.

« Mais je suppose qu'on l'a traitée convenablement, car si on presse trop la membrane à reprendre ses fonctions, ou si, pour l'y préparer et remédier à un sentiment général de débilité qui est inséparable de cette maladie, on a recours, avant ce temps, aux boissons dites *toniques*, on prolonge nécessairement l'irritation ; mais comme en même temps les forces sont usées, tant par la douleur que par le défaut de réparation, les signes extérieurs de la maladie deviennent moins saillants ; les sympathies ne sont mises en jeu que d'une manière obscure. La phlogose est alors véritablement *chronique* (2). »

(1) Dans les éditions postérieures à 1816, Broussais a placé la note suivante : « Aucun de ces termes n'est de rigueur ; la durée des phlegmasies varie beaucoup, selon l'intensité et la répétition des causes, et selon les dispositions du sujet ; mais, lorsque j'ai composé ce passage, je tenais à me rapprocher le plus possible des auteurs classiques, qui veulent absolument fixer des époques, se réservant de renvoyer les exceptions aux irrégularités. Cette méthode a longtemps retardé les progrès de la science. »

Il est étonnant que, dans cette note additionnelle, Broussais n'ait pas signalé l'influence du traitement sur la durée des phlegmasies. Nous ajouterons que la méthode qui consiste à fixer des époques, quand *elle est bien employée*, loin de retarder les progrès de la science, constitue elle-même un important progrès. Mais les *auteurs classiques* ne nous ont rien laissé jusqu'ici de satisfaisant à cet égard.

(2) Sous cette forme, la maladie a une durée sur laquelle nous reviendrons en traitant de l'entéro-colite *chronique*.

A l'article du traitement, Broussais revient sur la question qui nous occupe, et la discute dans les termes suivants:
« Lorsque les malades étaient dociles à mes conseils, et qu'ils n'allaient pas trop vite dans leur régime, j'avais la satisfaction de voir une dysenterie des plus formidables terminée en dix ou douze jours, et le convalescent pouvait, dans quinze à vingt, soutenir les aliments ordinaires de l'état de santé.

» Mais si la maladie avait été gardée pendant quelque temps avant qu'on y opposât des remèdes, ou si l'on avait employé les toniques dès le commencement, ce qui était plus conforme au goût des soldats, l'irritation ne se calmait point entièrement. Elle diminuait, à la vérité, car aucune douleur véhémente ne peut être continuelle, mais elle ne se dissipait point. Peut-être tendait-elle à se dissiper après les premiers moments, pendant que l'anorexie empêchait le malade de prendre des aliments *stercoraux;* mais aussitôt que la douleur de la membrane enflammée n'était pas assez forte pour entretenir de grands troubles dans les fonctions, et permettait à l'estomac de s'acquitter des siennes, le malade obéissait à son appétit, et le dévoiement se rétablissait au bout de quelque temps, le ténesme et les coliques disparaissaient tout-à-fait, et la phlogose n'était plus annoncée que par les selles liquides et fréquentes. Le malade, encore plus encouragé, croyait qu'il était temps de se conforter, et les aliments nourrissants, le vin, n'étaient pas épargnés; alors, nouveaux progrès de la diarrhée. De temps à autre, quand les excréments étaient plus abondants, plus animalisés, plus putrides, on voyait reparaître les coliques et le ténesme. Ces accidents cédaient bientôt, parce que l'anorexie momentanée qui les accompagnait avait forcé momentanément aussi le malade à la sobriété, et parce que les évacuations en enlevaient la cause; mais bientôt nouvelles erreurs, nouvelles souffrances. Enfin, il arrivait un terme où les coliques ne revenaient plus interrompre la quiétude du malheureux diarrhérique. Il s'exténuait lentement, et parvenait au marasme ou à l'hydropisie, avec le meilleur appétit du monde, et qu'il ne manquait pas de bien satisfaire, sans autre chose de morbifique que quelques selles liquides. Il périssait enfin le plus souvent sans douleur, à la manière des vieillards décrépits, quelquefois dans un retour de colique, de ténesme, de fièvre, de déjection sanguinolente, au grand étonnement de tous les spectateurs, qui ne concevaient pas comment une diarrhée avec faiblesse et relâchement avait pu ne pas céder aux toniques et aux astringents les plus énergiques, si constamment et si copieusement administrés. »

2° Stoll, parlant de la dysenterie en général, dit que : « assez fréquemment un éméto-cathartique l'emporta entièrement, tout de suite et sans retour. » Cependant, « d'autres fois, ajoute-t-il, après s'être relâchée beaucoup, la dysenterie se prolongeait encore plusieurs semaines, avec déjections moins fréquentes et à peine douloureuses, mais éludant le plus souvent l'effet des remèdes, et dévouant les malades à une mort lente et inévitable. » Quelquefois enfin, selon Stoll, la dysenterie, après avoir résisté à l'éméto-cathartique, se convertissait en une longue diarrhée.

3° Comme celles de toutes les autres phlegmasies, la durée de la colite, quelle que soit sa forme, est subordonnée au mode et à la formule du traitement qui lui est opposé.

En lui appliquant à temps, et dans la mesure convenable, la méthode antiphlogistique, telle que nous l'avons formulée, la colite simple ne dure pas au-delà du premier septénaire (quand elle est légère, elle ne dure que deux à trois jours, et cède quelquefois au bout de vingt-quatre heures).

II. 1° Stoll s'exprime en ces termes sur la mortalité de la dysenterie en général : « Quoique la dysenterie, quand elle s'étend considérablement, moissonne *partout* beaucoup de monde, et ne se retire *jamais* qu'après avoir fait un *immense butin*, cependant ses ravages pourraient le plus souvent être réprimés, si l'on s'y opposait dès leur origine (1), et si l'on était bien persuadé généralement qu'il n'y a peut-être pas une seule maladie, du nombre de celles qu'on appelle *épidémiques*, dont les progrès soient susceptibles d'être arrêtés plus promptement, et qui, étant négligée, *dévaste* autant les villes, les campagnes, les armées, tellement que ce fléau des camps y fait plus de ravages que le fer de l'ennemi. »

En ce qui concerne la dysenterie qu'il appelle *bilieuse*, Stoll déclare que, pendant qu'elle règne épidémiquement, *elle moissonne un grand nombre d'individus.*

2° Sur 40 malades soumis à son observation, dans une épidémie de dysenterie qui régna à Loudun, le docteur Mondière n'en perdit qu'un seul, mais il dit savoir de bonne source qu'il y eut une mortalité assez grande parmi les malades qui furent traités par la méthode ordinaire (nous verrons plus bas que le docteur Mondière traita la maladie par l'*albumine*), surtout parmi les habitants de la campagne, qui n'appelèrent point de médecins, ou en appelèrent trop tard. C'est ainsi que dans un village qui se compose de vingt feux à peine, cinq malades succombèrent à la dysenterie. D'autres villages circonvoisins bien plus considérables, perdirent un assez grand nombre de malades.

3° Je n'ai pas eu d'assez fréquentes occasions d'observer la *colite dysenterique* proprement dite, surtout sous forme

(1) A ceux qui croiraient que c'est à la colite sous forme de *simple diarrhée*, et non à la colite sous forme *dysentérique* qu'il faut appliquer cette assertion de Stoll, on peut répondre par le passage suivant de ce praticien :

« J'arrêtai les dysenteries récentes : on ne saurait m'objecter que ce n'étaient que des diarrhées légères, accompagnées de quelques tranchées, et non pas de véritables dysenteries déjà commençantes, que j'ai ainsi guéries avec tant de facilité, car il est certain que le début de la maladie

épidémique, pour me prononcer *ex professo* sur la diminution de mortalité qui résulterait de la saine application de la nouvelle formule antiphlogistique à cette phlegmasie, exempte de complication propre à contre-indiquer les antiphlogistiques. Mais l'analogie la plus légitime me permet de dire, *à priori*, que cette diminution serait la même que pour les autres phlegmasies.

§ **V. Traitement.**

I. « Pour remplir l'indication curative, dit Broussais, il suffit : 1° d'épargner à la membrane phlogosée la présence des corps étrangers qui pourraient augmenter son irritation; 2° de lui faire parvenir ceux qui jouissent d'une propriété opposée.

» 1° Épargner à la membrane enflammée tous les corps qui pourraient augmenter son irritation, voilà le grand secret de la cure des dysenteries récentes; la plupart pourraient guérir par la seule abstinence de boissons stimulantes, et d'aliments qui peuvent laisser dans les intestins un résidu excrémentitiel, observée dès le commencement du mal, quelle que fût la violence de leur début... Malgré l'atrocité des douleurs et le sentiment de faiblesse et de défaillance qui subjugue les malades dans les intervalles des grandes douleurs, il ne faut point se départir de ce principe, tant que le corps n'a pas eu le temps d'être épuisé.

» Le moment de placer les toniques et les aliments est celui où le ténesme commence à diminuer, et les selles à devenir plus faciles; il n'est pas facile d'en fixer l'époque. En général, si l'on est attentif à ne point irriter une dysenterie aiguë, les symptômes commenceront à diminuer au bout de vingt-quatre ou trente-six heures, et, dans trois

fut le même que chez ceux qui, de l'aveu de tout le monde, eurent la dysenterie. Il y avait donc certaines dysenteries qui étaient comme les préludes et les essais de maladies plus graves, et qui seraient devenues telles si on ne se fût opposé à leurs commencements. »

ou quatre jours, on obtiendra ce degré de calme qui permet de commencer à réparer les forces (1).

» 2° Les médicaments qui paraissent les plus propres à diminuer l'irritation de la membrane muqueuse des intes-

(1) Ceci regarde la colite à forme dysentérique *simple*. Voici maintenant quelques conseils donnés par Broussais dans les dysenteries compliquées : « Dans les épidémies de dysenteries, lorsque cette phlogose se combine dès le premier moment avec le typhus, il faut tâcher de concilier le traitement de ces deux maladies. Je ne veux point entrer ici dans le développement des indications propres à la fièvre continue par contagion ; je les crois extrêmement variées ; je me contenterai de quelques propositions générales. — Lorsque la réaction est violente, la méthode antiphlogistique que nous conseillons pour l'entérite (c'est-à-dire la colite) ne peut que devenir avantageuse aux deux maladies. — Dans le cas contraire, c'est-à-dire lorsque la dépression des forces se manifeste dès le commencement, les vomitifs et les purgatifs seront les premiers moyens à employer afin de solliciter les fibres musculaires des voies gastriques, qui sont déjà dans la stupeur, à se débarrasser des matières putrides provenant, soit des aliments, soit des excrétions bilieuses, muqueuses, etc. Sans cette précaution, ces corps étrangers séjourneraient trop longtemps sur la membrane phlogosée, et hâteraient sa mort ou sa désorganisation *). Aussitôt après on donne les émollients ; mais on a soin de les aiguiser avec les sirops, les teintures, les eaux aromatiques, etc., d'autant plus que la sensibilité paraît plus émoussée » (il est à peine nécessaire de dire que telle ne fut pas plus tard la pratique de Broussais).

» Dans toutes les combinaisons de la dysenterie, lorsqu'elle débute avec violence chez un sujet déjà affaibli par une autre maladie, la conduite du médecin doit varier suivant la nature, le degré de cette maladie, et la dose de force qui peut rester au dysentérique. Si la maladie est aiguë, et encore peu éloignée de son début, on doit se comporter comme si la phlogose colique était seule. Si le sujet qui devient dysentérique est attaqué d'une affection aiguë fort avancée, ou d'une maladie chronique, il faut estimer ses forces avant de régler son régime. S'il a encore assez de forces pour soutenir la privation de la viande, des aliments solides et des bouillons, on peut, dès le début de la phlegmasie

(*) Il est curieux de trouver dans l'*Histoire des phlegmasies chroniques* les principes fondamentaux de la doctrine et de la pratique d'un médecin moderne dans ce qu'on appelle la fièvre typhoïde. Il est vrai que l'auteur de l'*Histoire des phlegmasies chroniques* renia complétement plus tard et la doctrine et la pratique dont il s'agit. Au reste, la pratique de M. De Larroque n'est pas exactement celle dont il s'agit ici : elle est plus *exagérée.*

tins, sont les mucilagineux et les féculents. Dans le premier degré, lorsque les boissons parviennent, en peu d'instants, de l'estomac sur le lieu douloureux, et lorsqu'il n'y a qu'un violent ténesme, sans déjections stercorales, les mucilages sont les seules substances convenables (1). Les solutions légères de gomme insipide, les mucilages de graine de lin, de psillium, de semences de coing, étendus dans l'eau distillée, telles sont les fomentations internes qu'il convient d'appliquer sur la phlegmasie du colon : encore faut-il n'en user qu'avec réserve. Trop abondants ou trop répétés, ces mucilages nuisent par leur masse, comme simples corps étrangers. Les boissons adoucissantes ne seront donc administrées qu'à petits verres, aussi éloignés que la soif pourra le permettre ; et lorsque celle-ci deviendra pressante, on pourra les aciduler avec les acides végétaux les plus doux. Il faut persévérer dans ce traitement tant que les selles sont rapprochées, et le ténesme violent. Si, pour le calmer ou pour *refociller* son malade, on lui accordait du vin, de la teinture d'opium, etc., ces substances prolongeraient au moins l'irritation.

« Pendant la violence du ténesme, on tirerait un grand avantage des fomentations et des cataplasmes émollients appliqués sur toute l'étendue du ventre, si l'on pouvait maintenir les topiques de manière que le malade ne les

du colon, le réduire aux gelées et aux fécules végétales pour tout aliment. Si la dysenterie attaque avec violence un homme très affaibli, ou dévoré par une fièvre hectique rapide, que la maladie primitive soit curable ou non, il faut examiner le degré de faiblesse : souvent il nous oblige de joindre aux gelées et fécules végétales quelques bouillons et certains médicaments toniques. »

(1) Dans la troisième édition, publiée en 1822, Broussais ajoute ici en note : « C'est le cas d'employer les sangsues à l'anus, qui enlèvent la maladie d'une manière presque miraculeuse. » On doit regretter que Broussais n'ait pas *précisé* aussi exactement que possible les règles et pour ainsi dire la formule de cette saignée locale, très avantageuse, en effet.

dérangeàt point dans les mouvements qu'il fait pour aller au bassin.

» Quant aux lavements de mucilages, d'huile, de son, d'eau de tripes, etc., je les regarde comme des corps étrangers qui, en dilatant et tiraillant brusquement la membrane douloureuse, sont le plus souvent nuisibles. Je ne les crois utiles que dans les premiers moments, lorsqu'on est certain que le ténesme et le spasme général de l'abdomen ont retenu les matières fécales. Comme celles-ci sont des corps étrangers plus importuns encore qu'un lavement, il sera toujours avantageux d'en tenter l'expulsion, d'abord par les lavements huileux, miellés et mucilagineux, ensuite, si l'excès de constriction s'opposait à leur passage ou bien à leur action, par la manne ou tout autre purgatif mucoso-sucré, introduit par la voie de l'estomac. Mais cette seconde tentative demande, pour se faire, que le ténesme soit un peu adouci et la constriction des intestins un peu tombée. Au reste, tous ces moyens évacuants ne sont indiqués qu'autant que les excréments sont opiniâtrément retenus. Le plus souvent, ils sont inutiles, parce que le premier effet de l'irritation dysentérique est de débarrasser les intestins de toutes les matières qui y séjournaient. Cela étant fait par la nature, il suffit à l'art de ne pas fournir de nouveaux excréments (1).

» Les dysenteries et diarrhées brusques, ou précédées

(1) La sagesse de ces préceptes est confirmée chaque jour par la saine clinique. Pour mon compte, je n'ai jamais eu besoin de recourir aux purgatifs dans les dysenteries telles que nous les rencontrons ordinairement à Paris. Administrer les purgatifs, sous prétexte que les malades vont très difficilement à la garde-robe ou qu'ils ont des envies infructueuses d'y aller, c'est absolument comme si l'on administrait des vomitifs à un individu qui, atteint d'une violente gastrite, est tourmenté d'efforts inutiles de vomissement, ou comme si, pour le faire uriner, on irritait la vessie d'un individu qui, en proie à une violente cystite, ressent incessamment le besoin d'uriner, même quand il n'existe pas une seule goutte d'urine dans sa vessie, etc.

de coliques et de tranchées, qui attaquent *à la suite des grands repas*, ne demandent pas un traitement différent.

» Dans le début des dysenteries qui surviennent aux *individus épuisés par une hectique*, ou par toute autre maladie apyrétique, les boissons émollientes sont encore indiquées ; mais on ne doit pas être aussi sévère sur tout le reste. Les sujets n'ayant plus autant de force pour résister à l'effet énervant de la douleur, on ne saurait, lorsque les tranchées sont atroces, se dispenser d'employer la teinture vineuse d'opium (laudanum liquide de Sydenham), ou le sirop d'opium. Sitôt que les selles commencent à se ralentir, le vin sucré et quelques potions éthérées, animées par des eaux distillées, paraissent également invoqués par l'état de faiblesse et de découragement où le malade se trouve plongé. Le premier moment d'orage étant passé, les décoctions de fécule végétale, et, sur toutes les autres, celle de riz, sont de l'usage le plus avantageux.

» Tels sont les procédés curatifs que la réflexion et l'expérience m'ont conduit à adopter dans le début des phlogoses de la muqueuse du colon. Je ne les ai jamais vus en défaut, lorsque la maladie était récente et primitive, quelle que fût sa violence. J'en ai fait cependant des expériences bien multipliées. Deux ou trois jours de diète absolue, cinq ou six du régime mucoso-féculent, ont toujours suffi pour éteindre la phlogose. Je conduisais ensuite le malade aux aliments plus substantiels, mais c'était avec lenteur et précaution ; j'étais toujours prêt à revenir aux bouillies au riz, aux coulis, aussi longtemps que je m'apercevais que les matières fécales sortaient liquides, abondantes et fétides (1). »

II. Les moyens proposés ici par Broussais sont excellents,

(1) Dans son *Cours de pathologie et de thérapeutique générales professé à la Faculté de médecine de Paris*, où Broussais étudie ensemble l'inflammation du gros intestin, celle de l'estomac et celle de l'intestin grêle, il recommande, ainsi que dans une note des dernières éditions

sans doute ; mais, dans les cas de violente inflammation
du gros intestin , comme dans toute autre violente inflammation, il faut de plus recourir aux émissions sanguines,
en se conformant aux préceptes que nous avons si souvent
exposés. M. le docteur Peysson a, dans ces derniers temps,
insisté sur les bons effets des saignées générales. Mon expérience particulière est parfaitement d'accord avec la
sienne sur ce point. Cela n'empéche pas que les saignées
locales ne puissent, de leur côté , étre employées avec
avantage , seules ou combinées avec les autres.

III. J'aurais bien voulu puiser dans Stoll , si souvent
nommé dans le cours de cet article, quelques données
thérapeutiques assez claires , assez nettement formulées
pour être facilement comprises par les praticiens, et par conséquent applicables; mais malheureusement, ainsi qu'il le
déclare lui-méme, là plus encore que dans le reste de ses
recherches sur la dysenterie, il n'a suivi aucun ordre déterminé (1), ce qui, je l'avoue, met ses lecteurs dans un grand
embarras. Comme, d'ailleurs, il reconnaît à cette maladie
des *espèces* essentiellement différentes, on ne sera pas
surpris qu'il se soit écrié : « Combien est vaine l'espérance
de trouver un antidysentérique universel ! »

Quiconque, ainsi que je l'ai fait, lira attentivement et
relira les ouvrages de Stoll, ne pourra s'empêcher, sans
doute, de rendre hommage à plusieurs qualités éminentes
de ce praticien ; mais il conviendra, de bonne foi , que

de l'*Histoire des phlegmasies chroniques*, l'application de sangsues à la
marge de l'anus, pour les cas de colite partielle. Mais nulle part,
comme je l'ai déjà dit précédemment, on ne trouve une formule précise
des émissions sanguines pour la colite en particulier, non plus que
pour les inflammations en général.

(1) « Que celui qui veut construire l'édifice, dit-il, s'occupe d'un ordre
et d'une distribution : mais moi qui ne suis qu'au service de l'architecte.
je crois avoir rempli ma tâche, si j'ai placé çà et là quelques matériaux
dont il puisse faire usage. Je vais donc rapporter , sans y mettre aucun
ordre déterminé, ce que j'ai trouvé épars, soit dans mon journal , soit
même dans ma mémoire, sur la dysenterie. »

jamais auteur ne se montra plus embrouillé, plus prodigue d'assertions sans preuves, de contradictions flagrantes, sous le double rapport de la théorie et de la pratique, et qu'en définitive, malgré tout ce qu'il y a de bon, d'excellent même, çà et là dans ses œuvres, Stoll, parmi les médecins justement célèbres du siècle dernier, est peut-être celui qui laisse le plus à désirer.

IV. Le docteur Mondière (1) a publié des recherches *sur le traitement de la dysenterie par l'albumine donnée en boissons et en lavements.* Ce traitement, à l'appui duquel l'auteur rapporte dix-sept observations de dysenterie aiguë et deux observations de dysenterie chronique, n'est, au fond, qu'un *mode* particulier de celui que nous avons emprunté à l'auteur de l'*Histoire des phlegmasies chroniques.*

Les lumières et la bonne foi du docteur Mondière nous sont assez connues d'ailleurs, pour que nous ajoutions confiance aux résultats satisfaisants qu'il rapporte avoir obtenus. Toutefois, dans les cas de grave dysenterie, on ne devra considérer l'albumine que comme un moyen adjuvant des émissions sanguines. Si l'on renonçait à celles-ci, on échouerait souvent (2).

Ajoutons, en terminant, que MM. Bourgeois et Bodin de la Pichonnerie avaient déjà prescrit l'albumine, d'une

(1) Voyez le journal l'*Expérience*, numéros des 15 et 22 février 1839.

(2) Si nous approuvons, avec les restrictions convenables, la méthode proposée par le docteur Mondière, qu'une mort prématurée vient d'enlever à la science, ce n'est pas une raison pour accueillir la *théorie* d'après laquelle il y a été conduit, et que voici : « Revenant un jour, dit ce praticien, de voir deux malades, l'une atteinte de chlorose et l'autre de dysenterie, et réfléchissant sur leur état, nous fûmes insensiblement porté à établir un parallèle entre les deux affections qu'elles nous présentaient, et comme ce jour-là nous avions observé chez la dysentérique des selles presque entièrement glaireuses et albumineuses, nous nous demandâmes si, de même que l'on guérit la chlorose, maladie dans laquelle le sang est privé de ses principes ferrugineux par les préparations martiales, on ne pourrait pas guérir aussi la dysenterie, en redonnant au sang ses principes albumineux, qui s'en séparent alors en si grande

manière un peu différente, il est vrai, de celle proposée par le docteur Mondière, pratique dont on trouvera, d'ailleurs, la formule dans le mémoire que nous avons cité.

ARTICLE V.

ENTÉRITE CHRONIQUE.

Considérations préliminaires.

Je décrirai ici et l'entérite chronique du gros intestin, et l'entérite chronique de l'intestin grêle que je n'ai pas cru devoir étudier à la suite de l'entérite aiguë, dernière affection dont l'espèce la plus importante, désignée par nous sous le nom d'*entéro-mésentérite typhoïde*, constitue la *fièvre*, l'*affection typhoïde* de la plupart des auteurs modernes.

Quelques uns ne manqueront pas de m'objecter que la *fièvre* ou *affection typhoïde* n'affectant point une forme chronique, c'est un des arguments qui auraient dû m'empêcher de l'*identifier* avec l'entéro-mésentérite typhoïde. Je ferai d'abord observer que si, comme l'enseignent presque tous les auteurs, une fièvre continue ou une phlegmasie cessent d'être aiguës, lorsqu'elles se prolongent au-delà de quarante jours, rien ne serait plus commun que le passage de la fièvre typhoïde à l'état chronique, quand elle est traitée par les méthodes autres que celle dont nous avons fait précédemment ressortir les avantages. Elle constituerait alors une espèce particulière de fièvre hectique; et l'on sait que s'il suffisait, pour caractériser ce

abondance. » Il faut convenir que ce rapprochement entre la dysenterie et la chlorose est au moins un peu forcé, et qu'avant de songer a réparer l'albumine du sang dans la dysenterie, il faut sérieusement s'occuper à guérir l'irritation intestinale dont cette déperdition d'albumine n'est qu'un des effets. Il est vrai que le docteur Mondière ne manque pas d'ajouter que *la pratique lui a enseigné à voir dans la dysenterie autre chose qu'une inflammation pure et simple du gros intestin.* Nous regrettons qu'en cela l'auteur se trouve en opposition avec des praticiens tels que Stoll, Broussais et tant d'autres.

genre de *fièvre*, d'une émaciation profonde, d'une grave altération du sang et des autres liquides en général, peu d'affections fébriles, on doit l'avouer, mériteraient mieux que la fièvre typhoïde *prolongée* le nom de *fièvre hectique*. Toutefois, puisqu'on est convenu de considérer la fièvre ou affection typhoïde comme une maladie *toujours* aiguë, quelle que soit la longueur habituelle de sa durée, on comprendra facilement pourquoi je n'ai point décrit une entéro-mésentérite chronique à la suite de l'entéro-mésentérite aiguë que j'ai appelée typhoïde.

Il est très vrai, d'ailleurs, que, semblable, sous ce rapport, à la pneumonie aiguë normale, l'entéro-mésentérite aiguë bien caractérisée se termine rarement par une véritable entéro-mésentérite chronique. De même que la pneumonie chronique se développe le plus souvent conjointement avec la tuberculisation pulmonaire, et, à l'instar de celle-ci, affecte presque de prime abord une marche lente, pour ainsi dire *primitivement chronique*, de même aussi l'entérite chronique de l'intestin grêle coïncide presque toujours avec la tuberculisation de cet organe et des ganglions mésentériques, et suit aussi presque toujours, dès son premier développement, une marche *lente* ou *chronique*. En un mot, l'entérite chronique de l'intestin grêle est ordinairement *tuberculeuse*, comme la pneumonie chronique est ordinairement aussi tuberculeuse : elle constitue une véritable phthisie intestinale. Mais, circonstance bien digne de remarque, l'entérite ulcérative chronique, comme je le disais tout-à-l'heure, a pour accompagnement une phlegmasie *tuberculeuse* ou chronique des ganglions mésentériques, de même que l'entérite ulcérative aiguë a pour accompagnement une inflammation aiguë ou phlegmoneuse de ces mêmes ganglions.

§ Ier. Caractères anatomiques.

I. Ramollissement, épaississement avec ou sans rougeur

bien notable, quelquefois même avec décoloration ou pâleur de la membrane muqueuse, d'autres fois avec teinte ardoisée, noirâtre, mélanique ; tuberculisation, ulcération des follicules isolés ou agminés ; épaississement et induration du tissu cellulaire sous-muqueux, infiltration purulente ou tuberculeuse du même tissu, ainsi que du tissu cellulaire sous-séreux ; hypertrophie de la membrane musculeuse, dans certains cas.

a. Les ulcérations des follicules, le ramollissement et l'épaississement de la membrane muqueuse sont les seuls caractères anatomiques constants et vraiment *pathognomoniques* de toute entérite chronique, affectant à la fois et la trame même de la membrane muqueuse, et les follicules dont elle est parsemée. Les ulcérations peuvent se transformer en perforations et donner lieu, si des adhérences protectrices ne se sont pas établies entre la surface externe de l'intestin et les parties voisines, à un épanchement stercoral dans le péritoine, et par suite à une péritonite promptement mortelle. Ces perforations peuvent avoir lieu dans les diverses portions du gros intestin, sans en excepter l'appendice vermiforme du cœcum Un exemple remarquable de perforation de cette dernière espèce *anatomique* a été rapporté dans le journal *l'Expérience* (21 mars 1839) par M. le docteur Pommeresche. Les autres altérations supposent certaines particularités, certaines circonstances sur-ajoutées, telles que la participation du tissu cellulaire intestinal à l'inflammation du tissu même de la membrane et de son appareil folliculeux, etc., etc.

La tuberculisation, ainsi que nous l'avons noté plus haut, se rencontre, sinon exclusivement, du moins le plus ordinairement, dans l'entérite chronique qui accompagne, non pas constamment, mais très fréquemment, la phthisie ou tuberculisation pulmonaire.

b. Les altérations que nous venons d'indiquer sont

quelquefois accompagnées d'un changement notable dans le calibre ou la cavité de l'intestin. C'est ainsi que l'épaississement hypertrophique des parois intestinales s'opère souvent aux dépens de la cavité intestinale, et de là un rétrécissement qui peut aller jusqu'à l'oblitération complète ou à peu près complète de cette cavité. Ce rétrécissement donne lieu à une dilatation plus ou moins considérable de la portion d'intestin située au-dessus, tandis que celle située au-dessous s'affaisse, s'atrophie même à la longue.

Le rétrécissement que nous signalons ici se rencontre le plus ordinairement dans les points terminaux ou aux extrémités de chacune des sections de l'intestin, vers la valvule iléo-cœcale pour l'intestin grêle et vers l'extrémité du rectum pour le gros intestin. C'est à un rétrécissement de la première espèce que succomba le grand tragédien Talma.

Un autre genre de rétrécissement, une sorte d'*étranglement circulaire* se rencontre à la suite de l'entérite chronique avec ulcérations des follicules et tuberculisation. Cet étranglement, sensible à l'extérieur, correspond aux points qu'occupent les ulcérations, sur lesquelles nous allons donner quelques détails, ainsi que sur la tuberculisation intestinale.

c. Dans l'*intestin grêle*, le nombre, l'étendue et la profondeur des ulcérations augmentent, dans la grande majorité des cas, à mesure qu'on se rapproche de l'extrémité de cet intestin. Chez beaucoup de sujets, on n'en trouve même que dans cette région; toutefois il n'est pas très rare d'en rencontrer dans toute la longueur de l'intestin grêle. Elles occupent les plaques de Peyer ou les follicules isolés. Sous tous les rapports ci-dessus, elles ne diffèrent point de celles que l'on rencontre dans l'entéro-mésentérite aiguë. Mais, tandis que, dans celle-ci, constamment elles affectent, comme les plaques, une direction longitudinale, il n'est pas rare, au contraire, dans l'entérite chronique, de les voir disposées en anneau ou circulairement, et ces cercles ulcéreux, complets ou incomplets, correspondent, ainsi que je l'ai dit, à des étranglements visibles à l'extérieur de l'intestin. Du reste, ces ulcérations ne sont pas, comme celles de l'entérite aiguë, accompagnées de rougeur et d'injection des tissus ; ceux-ci, au contraire, sont ordinairement pâles, décolorés, grisâtres, blafards, quelquefois cependant violacés ou brunâtres. Sous ce rapport, on peut dire qu'il existe entre ces deux espèces d'ulcérations les mêmes différences que les chirurgiens signalent entre une *plaie* plus ou moins récente et un *ulcère*.

Les bords des ulcérations *chroniques* sont ordinairement fort épais, taillés à pic ; leur fond est formé tantôt par le tissu cellulaire sous-muqueux épaissi, tantôt par la membrane musculeuse, tantôt par la membrane séreuse. Quelquefois enfin, comme il a été dit précédemment, on rencontre de véritables perforations intestinales (j'ai vu quelques cas où, par suite d'adhérences de la membrane séreuse avec les parties voisines, la perforation n'avait pas été suivie de communications avec la cavité péritonéale).

Les larges ulcérations des plaques paraissent être ordinairement le résultat de la réunion d'ulcérations partielles qui se sont réunies en une seule. Pour s'en convaincre, il suffit de remarquer que certaines plaques ne sont souvent ulcérées que dans un espace plus ou moins circonscrit, et qu'il en est d'autres dans lesquelles les ulcérations placées en divers points de leur surface sont évidemment de date différente.

Dans le *gros intestin*, les ulcérations, à de très rares exceptions près, n'offrent pas l'étendue de celles que présente l'intestin grêle. Elles occupent les follicules isolés, sont discrètes ou confluentes, plus ou moins profondes, et passent rarement à l'état de perforations. C'est particulièrement dans le cœcum et le commencement du colon qu'on trouve les plus vastes ulcérations, lesquelles sont formées par la réunion de plusieurs ulcérations isolées et confluentes.

C'est le plus souvent chez les *phthisiques* que l'on rencontre les ulcérations et les granulations tuberculeuses dont nous venons d'exposer très succinctement les principaux caractères (1). On a peine à croire que des observateurs, d'ailleurs justement célèbres, aient pu considérer comme indépendantes d'un travail d'inflammation chronique les ulcérations et les granulations tuberculeuses des intestins chez les individus qui succombent à la phthisie pulmonaire. Citons à ce sujet les passages suivants des recherches de M. Louis : « A ces granulations (les granulations tuberculeuses) succédaient de petits ulcères dont le mécanisme était le même que celui des excavations tuberculeuses des poumons. La matière tuberculeuse se ramollissait, et quand le ramollissement était plus ou moins parfaitement opéré, on trouvait la membrane muqueuse rouge, épaissie, ramollie dans le point correspondant ; ou bien elle était détruite, et l'*abcès* se vidait à la surface de l'intestin : en sorte que l'*inflammation de la membrane muqueuse était l'effet et non la cause des tubercules.... Les ulcérations intestinales étaient fréquemment indépendantes , du moins dans leur première origine , de l'in-*

(1) Suivant M. Louis, *les granulations tuberculeuses et les ulcérations de l'intestin grêle paraissent propres aux phthisiques.* Il déclare n'avoir jamais observé de granulations tuberculeuses que chez ces derniers ; et il ajoute que s'il n'est pas rigoureusement vrai de dire que les ulcérations de l'intestin grêle se rencontrent exclusivement chez les sujets atteints de phthisie, elles sont si rares à la suite des autres maladies, que cette proposition est exacte à très peu de chose près. » (*Recherches sur la phthisie*, 2ᵉ édition, Paris , 1843, pag. 98.)

A quelque exagération près, ces remarques de M. Louis sont parfaitement justes.

flammation. Cela est évident, pour celles de l'intestin grêle, chez un grand nombre d'individus où elles étaient le résultat de la fonte des tubercules ; car le développement de ceux-ci ne pouvait être attribué à l'inflammation de la membrane muqueuse, qui demeurait intacte à leur niveau tant qu'ils n'étaient pas ramollis. Loin d'en être la cause, l'inflammation de cette membrane était l'effet de la présence de ces granulations. »

M. Louis paraît quelquefois plus disposé à éluder certaines questions qu'à y répondre. Dans l'*espèce* , par exemple, en admettant avec M. Louis que l'inflammation de la membrane muqueuse intestinale ne fût pas la cause du développement des tubercules, il resterait toujours à décider si, dans les parties qu'occupe la matière tuberculeuse, les follicules, en particulier, celle-ci ne s'est pas développée sous l'influence d'un mode spécial d'inflammation chronique : or, c'est un point dont M. Louis ne daigne pas même s'occuper. Il procède, en cette occasion, de la même manière qu'il a procédé en niant que la maladie à laquelle il donne pour caractère anatomique *une lésion des plaques* de Peyer soit une entérite. Cette lésion des plaques, en supposant qu'elle fût toujours isolée d'une inflammation de la membrane muqueuse elle-même, n'en serait pas moins une suite, un *caractère* anatomique de l'inflammation des parties qu'elle occupe. Et puisque les auteurs qui se sont servis du mot entérite, en pareil cas, ont toujours eu soin de reconnaître à cette *forme* d'entérite le caractère anatomique que M. Louis n'a pas manqué de lui reconnaître lui-même, grâce à lui, une question de *choses* n'est plus, comme on le voit, qu'une vaine *dispute de mots.*

d. La *tuberculisation* intestinale affecte le plus ordinairement la forme *granuleuse.* Quelquefois, cependant, la matière tuberculeuse est infiltrée dans le tissu cellulaire inter-membraneux de l'intestin, d'une manière confuse et en quelque sorte amorphe.

C'est dans le voisinage des larges ulcérations de l'intestin grèle, sous les bords décollés de ces ulcérations, qu'on rencontre le plus ordinairement la matière tuberculeuse sous forme d'infiltration ; mais dans le cas dont il s'agit, la matière tuberculeuse se dépose aussi souvent sous forme de granulations, tout-à-fait analogues à celles que l'on rencontre à la surface des membranes séreuses chroniquement enflammées.

Les granulations dites tuberculeuses développées à la face interne des intestins sont tantôt molles, friables, de consistance caséiforme, tantôt, au contraire, dures et comme cartilagineuses ou semi-cartilagineuses. Elles ont un volume qui varie entre celui d'une tête d'épingle et celui d'un pois. Tout semble annoncer qu'elles ne sont autre chose que les follicules intestinaux eux-mêmes, anormalement développés et gorgés d'une matière tuberculeuse. Il m'est souvent arrivé d'*exprimer* en quelque sorte cette matière, et alors, à la place de la granulation pisiforme, il ne restait qu'une ulcération analogue à celles que présentaient d'autres follicules. C'est ainsi que dans l'entérite folliculeuse aiguë, avec développement *boutonneux* ou *pustuleux* des follicules, on transforme en ulcérations les follicules gonflés en les vidant du *secretum* ou de l'espèce de bourbillon qui les engorge.

La transformation des granulations tuberculeuses en ulcères n'est possible que pour celles qui ne sont pas de consistance semi-cartilagineuse. Les ulcérations que l'on rencontre dans les follicules ne paraissent être, pour la plupart du moins, autre chose que les granulations dont nous parlons, parvenues à la période où la matière tuberculeuse a été éliminée de l'intérieur des follicules. Il est probable, d'ailleurs, que les granulations tuberculeuses proprement dites et les granulations semi-cartilagineuses ne sont que deux modes, deux formes, ou, si l'on veut, deux *états* différents d'une seule et même lésion.

C'est en parlant de ces dernières que M. Louis a dit :
« Dans aucun cas, elles n'occupaient les interstices des
fibres musculaires; ce qui nous porte à croire qu'elles
n'étaient autre chose que le développement morbide des
glandes mucipares (1). »

II. Les matières que l'on trouve dans les intestins sont
assez variables. Elles sont quelquefois molles, claires,
analogues à du jaune d'œuf délayé dans de l'eau, d'autres
fois semblables à une espèce de purée blanchâtre, d'autres
fois encore comparables à de la moutarde. Une partie des matières excrémentitielles salissent la surface des ulcérations,
et y adhèrent parfois d'une manière assez intime pour
qu'on ne puisse les en détacher que par des raclements
répétés. Quelque différentes qu'elles soient en aspect, en
couleur, en nature, les matières dont il s'agit exhalent
constamment une odeur fétide plus ou moins prononcée.

Il reste beaucoup de recherches physico-chimiques à
faire sur ces matières, ainsi que sur les gaz que l'on trouve
en même temps dans les intestins.

III. De même que, dans l'entérite folliculeuse aiguë et
ulcérative que nous avons précédemment décrite, les ganglions mésentériques participent constamment ou à peu
près à l'état inflammatoire de l'intestin : ainsi, dans l'entérite
chronique folliculeuse et également ulcérative que nous
étudions, ces mêmes ganglions mésentériques participent
aussi à la phlegmasie chronique, et éprouvent, sous son
influence, ce genre d'altération qui a été décrit sous le
nom de carreau ou de tubercules mésentériques (2). Cette
tuberculisation des ganglions mésentériques n'est réelle-

(1) *Recherches sur la phthisie*, p. 83.

(2) Ce n'est pas à dire pour cela que la maladie désignée sous le nom de
carreau (véritable ganglionnite mésentérique chronique) se rencontre
exclusivement chez les individus atteints d'entérite ulcérative chronique.
Toutefois cette espèce de tuberculisation mésentérique (*tabes mesenterica*) est infiniment plus commune que la tuberculisation primitive et
pour ainsi dire *essentielle* des ganglions mésentériques.

ment autre chose que la forme *chronique* de l'inflammation de ces mêmes ganglions telle qu'on la rencontre dans l'espèce *d'entérite* désignée par quelques uns sous le nom de *fièvre* ou *d'affection typhoïde*. Par conséquent, de même que nous avons appelé *entéro-mésentérite aiguë* l'espèce d'entérite aiguë dont il s'agit, ainsi nous pourrions désigner sous le nom *d'entéro-mésentérite chronique* l'espèce d'entérite chronique à laquelle nous consacrons les présentes remarques.

Ce que nous disons des ganglions mésentériques est applicable aux ganglions méso-coliques. La tuberculisation de ceux-ci correspond à l'entérite chronique du gros intestin avec ulcérations, etc., comme la tuberculisation de ceux-là coïncide avec l'entérite chronique et ulcérative, etc., de l'intestin grêle.

Je reviendrai d'ailleurs plus loin sur la description détaillée des caractères anatomiques de la *ganglionnite mésentérique.*

§ II. Symptômes.

I. Les détails dans lesquels nous sommes entré à l'occasion des symptômes et de la marche de l'inflammation du gros intestin, nous dispensent de nous étendre longuement ici sur les symptômes de l'entérite chronique, en tant qu'elle est bornée à l'intestin indiqué.

II. Quant à l'entérite chronique de l'intestin grêle, existant isolément, la *diarrhée* en est encore le symptôme principal, comme elle est celui de l'entérite chronique du gros intestin. L'une des principales différences qui distinguent cette diarrhée de celle que détermine la colite, c'est qu'elle n'est pas, comme celle-ci, accompagnée, soit d'une manière permanente, soit par intervalles, de coliques, de tranchées plus ou moins violentes et même de ténesme (on sait que ce dernier symptôme appartient à l'inflammation de la portion inférieure du gros intestin).

Cette diarrhée est tellement le caractère pathognomonique de l'entérite chronique du gros intestin, que la plupart des auteurs décrivent celle-ci sous le nom de *diarrhée*. En cela, l'auteur de l'*Histoire des phlegmasies chroniques* est parfaitement d'accord avec Stoll. Tous les deux, éclairés par une longue expérience, professent également que la dysenterie (colite, entéro-colite) la plus aiguë peut dégénérer et dégénère souvent en une simple entérorrhée qui, trop souvent, conduit les malades au tombeau, où ils n'arrivent ordinairement qu'après avoir été lentement consumés et réduits à un marasme squelettique. Cette sorte de transformation ou de terminaison n'est point un fait isolé, mais l'expression d'une *loi* générale : c'est ainsi que la bronchite la plus aiguë dégénère en une bronchorrhée, l'urétrite en une blennorrhée, la vaginite en une leucorrhée, l'otite en une otorrhée, etc., etc.

La fièvre hectique, compagne ordinaire de tant de phlegmasies chroniques, est, en général, peu prononcée dans celle qui nous occupe, quand il n'existe pas de complication. Cette fièvre est très marquée, au contraire, quand il existe certaines complications, comme, par exemple, une tuberculisation pulmonaire ; mais, dans ce cas, c'est surtout à l'existence de cette dernière qu'est due la fièvre hectique.

III. Des symptômes et des accidents particuliers accompagnent les diverses lésions organiques indiquées plus haut, telles que des tumeurs cancéreuses, un rétrécissement considérable ou même une oblitération de l'intestin dans quelques points de son étendue, une perforation intestinale, etc.

Le diagnostic précis de ces diverses lésions organiques n'est pas toujours exempt de difficultés. Voici quelques données à cet égard :

1° On sera presque certain qu'une perforation intestinale s'est opérée, lorsque chez un individu qui avait offert tous les signes d'une entérite chronique, il survient brusquement une douleur vive, aiguë, dans quelque point de l'abdomen, et bientôt tous les symptômes d'une péritonite.

2° On reconnaîtra l'existence d'une production squirrheuse ou cancéreuse développée dans quelque point du tube intestinal, chez un individu atteint d'entérite chronique, lorsqu'après avoir constaté par le toucher et la percussion, etc., une tumeur plus ou moins dure, plus ou moins volumineuse dans le point indiqué, on observera de plus les principaux symptômes de cet *état général* décrit sous le nom de cachexie cancéreuse.

3° L'existence d'un rétrécissement considérable ou d'une oblitération presque complète d'une portion du tube intestinal, chez un individu affecté d'entérite chronique, a pour principal signe une constipation opiniâtre, suivie, à des intervalles plus ou moins longs, d'une défécation plus ou moins copieuse, d'une sorte de débâcle qui s'opère au milieu des efforts les plus violents et les plus douloureux, la douleur se faisant particulièrement sentir dans le point où réside l'obstacle au cours des matières fécales. Les autres phénomènes varieront, d'ailleurs, selon que l'obstacle existera dans telle ou telle portion du tube intestinal. Lorsque cet obstacle existe à la partie inférieure de ce tube, dans le rectum, on le constatera directement par l'introduction du doigt.

Lorsque la défécation est devenue tout-à-fait impossible, on voit éclater tous les accidents qui accompagnent un étranglement intestinal proprement dit, tels que des coliques, des nausées, des vomissements contenant des matières fécales, du météorisme, etc. Une péritonite peut être la suite *directe* de l'extrême distension des anses intestinales placées au-dessus de l'obstacle au cours des matières. La péritonite peut aussi survenir par l'effet d'une rupture intestinale avec épanchement consécutif des matières fécales dans la cavité du péritoine. Au reste, que la péritonite se développe de l'une ou de l'autre manière, elle est alors promptement mortelle.

§ III. Traitement.

I. Lorsque l'entérite affecte primitivement et comme d'emblée une marche lente, *chronique*, son traitement rentre complétement dans celui de l'entérite aiguë *légère* (à rigoureusement parler, on ne devrait même pas considérer comme *chronique* une entérite ou toute autre inflammation qui ne s'est pas encore prolongée au-delà de l'espace de temps assigné aussi approximativement que possible à la durée moyenne des phlegmasies aiguës. En faisant autrement, on s'écarte de cette précision de langage sans laquelle il n'existe pas de véritable science).

II. Lorsqu'une entérite, traitée trop mollement, persiste audelà d'une vingtaine de jours, les malades tombent bientôt dans un tel état d'affaiblissement, qu'il n'est plus possible de recourir aux émissions sanguines, ce premier des antiphlogistiques. Il ne reste donc plus que les autres moyens dont nous avons déjà parlé en traitant de l'entérite aiguë, et en particulier les divers médicaments qui, administrés par la voie de l'estomac ou celle du rectum, constituent en quelque sorte les *topiques* propres à l'espèce d'inflammation qui nous occupe. Tels sont les boissons gommeuses, adoucissantes, féculentes, parmi lesquelles on peut, sans trop d'efforts, ranger la fameuse décoction blanche de Sydenham, les lavements, les potions, etc. Les préparations opiacées sont au premier rang des moyens qu'on peut opposer à l'entérite devenue chronique, préparations que l'on combine souvent avec les agents astringents. Ces derniers ne seront toutefois administrés qu'avec une certaine réserve, car le temps est loin de nous où la diarrhée n'était considérée que comme une *affection purement atonique*, comme un *relâchement* intestinal. Stoll, en effet, avait déjà lui-même fait justice de cette théorie si féconde en graves erreurs de thérapeutique.

III. Les médicaments les mieux indiqués seraient vainement prescrits, si l'on n'en secondait les effets par une sévérité de régime plus ou moins prolongée. Combien de récidives de diarrhée sont dues à des imprudences de régime! Combien de diarrhées sont éternellement entretenues par une mauvaise direction de ce même régime!

Ce n'est pas à nous qu'il appartient de décrire les diverses opérations chirurgicales que pourraient réclamer les dégénérescences, le rétrécissement, l'oblitération des intestins, suites d'une entérite chronique. Nous en laissons le soin à qui de droit.

ARTICLE VI.

DU CHOLÉRA-MORBUS, SOIT SPORADIQUE, SOIT ÉPIDÉMIQUE, ET SPÉCIALEMENT DU CHOLÉRA DIT ASIATIQUE.

Considérations préliminaires sur la nature du choléra, et sur ses formes ou espèces diverses.

I. Pinel a placé le *choléra-morbus* ordinaire dans son ordre des fièvres gastriques, à la suite de l'*embarras gastrique* et de l'embarras intestinal, en se demandant *si ce n'est pas seulement par l'intensité des symptômes que ces deux* EMBARRAS *réunis diffèrent* du CHOLÉRA-MORBUS. Selon lui, « l'*ordre* des affinités ne permet pas de regarder le *choléra-morbus* comme étant d'une autre nature que l'embarras gastrique. »

Pinel applique cette doctrine au *choléra-morbus épidémique* lui-même, tel que celui décrit par Sydenham, dans la constitution épidémique de l'an 1669. « Dans cette dangereuse variété de l'embarras gastrique, dit-il, la marche de la maladie et l'ouverture des corps ont prouvé, *d'une manière manifeste, que l'irritation gastrique peut être portée au point de déterminer une phlegmasie promptement suivie de la gangrène.*» Et cependant, par je ne sais quelle sorte de vertige, Pinel place le choléra-morbus dans l'un des ordres de la classe des *fièvres essentielles*, c'est-à-dire dans une classe de maladies *essentiellement* différentes, selon lui, des irritations et des phlegmasies, qui sont l'objet de sa *seconde* classe de maladies!

Pinel, enfin, étend sa théorie du *choléra-morbus*, telle que nous venons de la rappeler, au choléra des Indes lui-même, puisque, dans la description générale de cette maladie, à l'article des *causes*, il signale parmi celles-ci l'habitation dans les climats chauds, tels que les *Indes orientales*, etc. A cette époque, le choléra qu'on appelle *indien*, ou *asiatique*, n'avait point encore sévi sur la plupart des contrées de l'Europe, ainsi qu'il l'a fait il y a une quinzaine d'années (c'est en 1832 que cette effroyable maladie a ravagé la France en général, et Paris en particulier). L'auteur de la *Nosographie philosophique* aurait-il changé d'opinion, s'il eût été témoin de cette invasion du fléau asiatique? Je l'ignore.

II. Le choléra, qui règne *endémiquement* dans les Indes, d'où il se serait ensuite échappé pour dévaster tant de contrées de l'Europe, est-il, ou non, du même genre que le choléra sporadique ou épidémique connu de temps pour ainsi dire immémorial, puisque dans les ouvrages d'Hippocrate et dans les livres des Hébreux eux-mêmes, on lit des passages relatifs à cette maladie? On serait assez tenté de le croire. Il est d'abord fort remarquable que les Hébreux regardaient déjà cette maladie comme un des plus formidables fléaux qui puissent affliger l'humanité.

III. On sait que Sydenham nous a laissé de fort belles pages sur le choléra *ordinaire*, et que Hoffmann nous a donné une idée des dangers de cette maladie, quand il a dit : *Nullus est morbus, nisi forte pestem et febres pestilentiales exceperis, brevioris exitus et tàm citò jugulans quàm cholera.*

Germain-Vander Heyden, médecin belge qui vivait au dix-septième siècle, a publié sur le choléra des recherches où l'on trouve le fait suivant, que nous rapporterons textuellement (1). « Appelé chez un patient, seulement cinq » heures après l'attaque de *ceste* félone maladie (le choléra- » morbus), je le trouvois accablé de tout ce qui pouvoit » servir de *prognostication* absolument funeste, sçavoir : » sans aucun pouls et *parolle*, n'estant ses évacuations » qu'une liqueur semblable au clair *laict*, qui dénotoient » la destruction de nature y *estre;* avec ce furent les yeux » si enfoncés, qu'à grand'peine on les voyoit, et les bras » et jambes si retirés de la convulsion, et si coyes, qu'on » n'y remarquoit point de mouvement, et si froids d'une » moiteur lui demeurée de sa sueur froide et visqueuse, » qu'à le voir et toucher, on l'eust jugé *plustôt* mort que » vif, et ce nonobstant, par le moyen du laudanum de » Théophraste, il revint par la grâce de Dieu à sa santé » entière. »

Il n'est aucun médecin d'hôpital qui, chaque année, n'ait eu occasion d'observer quelque cas de choléra-morbus analogue à celui rapporté par Vander Heyden. L'auteur de cet ouvrage en a recueilli de tels pour son compte, soit avant, soit après le choléra épidémique de 1832. Ce choléra-morbus de tous les temps, et probablement de tous les lieux, ne diffère-t-il du choléra dit *asiatique* qu'en ce qu'il offre, du moins ordinairement, la forme *sporadique*, tandis que ce dernier sévit sous la forme épidémique? A considérer les choses sérieusement et sans prévention, on est fort disposé à reconnaître, sinon une complète identité, au moins une grande affinité, une étroite parenté, entre ces deux affections. Le choléra, comme tant d'autres ma-

(1) *Discours et advis sur les flus de ventre douloureux, sur le trousse* *galant, dict choléra-morbus, etc. Gand,* 1643, in-8. — Desgenettes a signalé cet ouvrage dans sa lettre sur le choléra-morbus, insérée dans le t. III du *Journal hebdomadaire de médecine* (1832).

ladies, ne pourrait-il pas régner tour à tour sous la forme sporadique et sous la forme épidémique, sans changer pour cela de *nature?* et le choléra dit *asiatique*, dont l'Europe a été le théâtre, ne serait-il autre chose que notre choléra européen ordinaire, régnant sous forme épidémique dans des conditions particulières? Mais alors resterait à déterminer quelles sont ces conditions particulières sous l'influence desquelles il revêt la forme du choléra asiatique lui-même. Nous voilà tout aussi embarrassés de répondre que s'il s'agissait encore de dire comment et pourquoi cette maladie, en la considérant comme *nouvelle* et *exotique,* a fait *irruption* en Europe. C'est ici que se fait sentir tout le défaut de nos connaissances sur la cause première ou *spécifique* du choléra-morbus épidémique. Quant à moi, si l'on veut savoir absolument mon dernier mot, j'avouerai que, tout en faisant mes réserves sur cette dernière, le choléra-morbus qui a déjà régné en Europe, et qui continue à y régner, sous forme sporadique du moins, ne différerait pas *essentiellement,* soit sous le rapport de ses symptômes, soit sous le rapport des lésions dont les cadavres conservent les traces, soit sous le rapport de la mortalité, de celui surnommé asiatique, si, par un malheur qui, je l'espère, n'arrivera point, il venait à sévir sur de grandes masses d'individus, en un mot, sur des villes et des nations entières.

IV. Le choléra sporadique, celui qui survient sous l'influence d'un grand excès de régime, et surtout de l'usage de *certains mauvais aliments,* qui se comportent alors à l'instar des poisons dits irritants, n'étant, en tout cas, et *sauf la cause,* qu'un diminutif du choléra qu'on appelle *indien,* sa description se trouvera pour ainsi dire comprise dans celle que je consacrerai à ce dernier, considéré sous ses formes diverses. Je n'ai donc pas cru devoir, pressé que je suis par l'espace, et pour éviter des répétitions superflues, en faire l'objet d'un article à part.

V. A ceux qui maintenant me feraient sérieusement le reproche d'avoir ainsi placé le choléra-morbus dans le groupe des inflammations de l'appareil digestif, je répondrai qu'au fond j'ai suivi la même méthode que Pinel. Mais j'ajouterai que, pour avoir, avec quiconque possède des yeux et un esprit de médecin, reconnu, dans le *choléra* dit *indien*, l'élément inflammatoire dont il s'agit, je n'ai pas prétendu exclure tout autre élément, comme le prouve le passage suivant de mon *Traité* sur cette maladie :

« De l'analyse raisonnée à laquelle nous avons soumis le choléra, sous le double rapport des lésions anatomiques et des troubles fonctionnels, il résulte que cette affection se décompose en deux grands éléments, comprenant, l'un l'état morbide de l'appareil digestif, l'autre l'état morbide des appareils autres que celui indiqué ci-dessus, et de toute la constitution en général. Nous avons vu que l'affection gastro-intestinale constituait essentiellement une *espèce particulière d'irritation de la membrane interne du tube digestif*, affectant la totalité ou quelques uns seulement des éléments anatomiques dont elle est formée. La cause réelle, matérielle, de cette *espèce d'irritation* nous étant encore inconnue, nous ne pouvons caractériser cette irritation spéciale que par la *qualité* et la *quantité* des évacuations qui ont lieu par haut et par bas, ou du liquide cholérique, et par les altérations principales que nous montrent les diverses divisions de l'appareil digestif. Pour que la dénomination d'irritation *phlegmorrhagique* et quelquefois *hémorrhagique* de l'appareil digestif que l'on peut donner au choléra, n'induise pas en erreur, il est sage de distinguer cette espèce d'irritation de toutes les autres, par l'épithète de *cholérique*. La *spécificité* de cette irritation est, en effet, évidente, incontestable.

» Que cette *irritation* ne soit pas l'expression complète,

la représentation totale de l'action exercée par le poison
cholérique sur le tube digestif, à la bonne heure : on peut
en dire autant de l'irritation produite par certains poisons,
l'arsenic, par exemple, ingérés dans le tube digestif; mais,
dans l'un et l'autre cas, cette irritation n'en est pas moins
réelle et patente. Cette comparaison est d'autant plus légitime, que le choléra constitue un véritable empoisonnement. Malheureusement on n'a pu jusqu'ici saisir le *corps*
de cet empoisonnement, et, pour ainsi dire, *l'arsenic cholérique.*

» Cela posé, appréciant à leur juste valeur et l'étendue de l'immense membrane affectée, et les abondantes
évacuations que produit l'irritation sécrétoire de cette
membrane, et peut-être aussi la pénétration d'une certaine
dose du poison cholérique dans le torrent circulatoire, on
se rend assez facilement compte des accidents généraux
qui accompagnent les accidents gastro-intestinaux, tels
que la chute immédiate et profonde des forces, le refroidissement asphyxique, et, pour tout dire en un mot, la
rapide *cadavérisation* des malades (1). »

§ I⁰ʳ. Description et appréciation des caractères anatomiques du choléra-morbus.

A. Description des lésions anatomiques.

I. Lésions anatomiques chez les individus qui succombent dans la période
des grandes évacuations gastro-intestinales.

a. Lésions de l'appareil digestif : 1° La membrane muqueuse digestive présente toutes les nuances de rougeur
et d'injection, depuis la teinte rosée, lilas, hortensia, qui
est très remarquable dans la maladie qui nous occupe,
jusqu'à la rougeur brune, lie de vin, ou même noirâtre,

(1) On trouvera dans mon *Traité du choléra* la réfutation des autres
théories qui ont été proposées pour l'explication des phénomènes que
présente le choléra et des principales opinions émises sur sa nature.

colorations qui tranchent sur la teinte d'un blanc mat qu'offre le fond même de la membrane, imbibée en quelque sorte du liquide cholérique avec lequel elle est en contact (1). Dans quelques cas la membrane muqueuse et le tissu cellulaire sous-jacent sont infiltrés de sang. La rougeur et l'injection occupent ordinairement une portion plus ou moins étendue des trois grandes divisions du tube digestif (estomac, intestins grêles et gros intestins), et on la rencontre aussi quelquefois dans l'œsophage lui-même. La rougeur la plus foncée existe plus spécialement dans le cœcum, le commencement du colon et le rectum; la rougeur vive, rutilante, artérielle, avec injection fine et pointillée, dans les régions pylorique et splénique de l'estomac, ainsi que dans le duodénum; la rougeur hortensia dans le jéjunum et l'iléon plus particulièrement. Toutefois on peut dire d'une manière générale qu'il n'est aucune des nuances de rougeur et d'injection indiquées plus haut qui parfois n'ait été trouvée dans chacune des trois grandes divisions de l'appareil digestif.

La consistance et l'épaisseur de la membrane muqueuse intestinale sont modifiées dans un certain nombre de cas. Les portions qui tapissent l'estomac et le gros intestin offrent alors un ramollissement et un amincissement plus ou moins marqués (2). Il ne faut pas confondre ce ramollissement simple avec le ramollissement gangréneux qui existe quelquefois (3) : on reconnait ce dernier à la teinte

---

(1) Dans certains cas, au lieu d'être blanchâtre, ce liquide est rougeâtre, sanguinolent, et souvent alors la membrane muqueuse présente une rougeur uniforme ou par imbibition, qu'il faut bien se garder de confondre avec la rougeur due à une injection hypernormale, qu'elle masque même en partie quand elle existe.

(2) Il va sans dire qu'il ne s'agit pas ici de ce ramollissement cadavérique ou posthume dont nous avons parlé ailleurs.

(3) Je l'ai rencontré chez sept des cinquante malades dont j'ai fait l'ouverture à l'hôpital de la Pitié. Six fois il occupait le gros intestin, une fois l'intestin grêle. Je n'ai jamais observé le ramollissement gangréneux

livide, grisâtre, verdâtre ou noirâtre de la portion gangrenée ; à l'odeur fétide *sui generis* que celle-ci exhale, etc.

Le développement ou la tuméfaction des follicules de la membrane muqueuse se rencontre presque constamment, même lorsque la mort survient vingt-quatre heures après l'invasion. Je l'ai rencontré chez 45 des 50 cholériques ouverts par moi, c'est-à-dire neuf fois sur dix. Le plus ordinairement cette lésion affecte les follicules isolés ou de Brunner ; toutefois un certain nombre des plaques de Peyer ou des follicules agminés en sont aussi assez souvent le siége. Tantôt discrète, tantôt confluente, la lésion qui nous occupe imite jusqu'à un certain point l'éruption variolique naissante. Elle a reçu de MM. Serres et Nonat le nom de *psorenterie;* mais ces auteurs pensent que les granulations considérées par nous comme des follicules muqueux tuméfiés ne sont autre chose que les papilles intestinales tuméfiées (1). Ces granulations ont un volume qui varie entre celui d'un petit grain de millet et celui d'un gros grain de chènevis. Nous les avons rencontrées et dans l'œsophage, et dans l'estomac, et dans les intestins grêles, et dans les gros intestins, plus spécialement, néanmoins, dans les dernières circonvolutions de l'iléon, le duodénum, le cœcum et la première portion du colon (l'estomac est, de toutes les divisions du tube digestif, celle où l'éruption granuleuse se rencontre le plus rarement).

Le péritoine est sec, luisant, poisseux. A l'extérieur, l'appareil digestif offre souvent une assez forte injection et une rougeur analogue à celle de la membrane muqueuse. L'estomac et les intestins sont, en géné-

---

de la membrane muqueuse gastrique. On m'a montré l'estomac d'un cholérique qui avait succombé dans un autre service, après avoir été traité par la méthode stimulante : la membrane interne de cet organe était noire, comme charbonnée, mais je ne sais si c'était là le résultat d'un commencement de gangrène.

(1) Pour plus de détails, voyez notre *Traité du choléra-morbus.*

ral, plus ou moins fortement revenus sur eux-mêmes. Les parois intestinales sont pâteuses au toucher. Une seule fois, j'ai rencontré une invagination.

2° On trouve dans la cavité du tube digestif une quantité plus ou moins considérable d'une matière liquide semblable à celle rendue pendant la vie, et que nous désignerons sous le nom de *liquide cholérique*. C'est là, certainement, l'un des caractères anatomiques les plus constants, et en quelque sorte le trait *pathognomonique* du choléra : il est, pour ainsi dire, à cette maladie, ce que sont aux inflammations des membranes séreuses les épanchements purulents ou séro-pseudo-membraneux dans la cavité de ces membranes. Étudions cette sorte d'épanchement cholérique dans les diverses portions du tube digestif.

Le liquide contenu dans l'estomac est plus ou moins trouble, floconneux, blanchâtre, quelquefois rougeâtre, spumeux (il contient une quantité plus ou moins considérable des boissons administrées aux malades). De plus, la membrane muqueuse gastrique est tapissée d'une couche plus ou moins épaisse de mucosités glaireuses, filantes comme du blanc d'œuf, mêlées ou non d'une matière crémeuse telle que celle dont nous parlerons un peu plus loin (1). L'estomac contient aussi une quantité plus ou moins considérable de gaz, et quelquefois des débris d'aliments.

Le liquide que l'on rencontre dans l'intestin grêle offre deux principales espèces. La *première espèce*, qui constitue le liquide *cholérique* proprement dit, consiste en une matière blanchâtre, floconneuse, grumeleuse, caillebottée, ou

---

(1) C'est une erreur de croire, avec certains médecins, que l'on ne trouve jamais de bile dans l'estomac des cholériques qui ont succombé pendant la période algide ou asphyxique du choléra. Nous en avons rencontré une quantité plus ou moins abondante chez un assez bon nombre de sujets. (Voir les observations 6ᵉ, 11ᵉ, 13ᵉ, 14ᵉ, 16ᵉ, 23ᵉ, 24ᵉ, 26ᵉ, 27ᵉ, 28ᵉ, 30ᵉ, 48ᵉ de notre *Traité du choléra*.)

bien assez uniformément trouble, ressemblant tantôt à du
petit-lait non clarifié, tantôt à une décoction de riz ou de
gruau, tantôt à une bouillie un peu claire, exhalant une
odeur fade, spermatique, un peu nauséabonde, assez
analogue à celle des chlorures alcalins. Si l'on recueille dans
un bocal de verre une certaine quantité de ce liquide, il se
forme promptement un dépôt abondant sous forme d'une
masse blanchâtre, floconneuse ou grumeleuse qui, par
son aspect, ne paraît être autre chose qu'un mélange de
fibrine, d'albumine et de mucus. La *seconde espèce* de liquide est d'un rouge plus ou moins foncé, le plus souvent
briqueté, chocolat ou lie de vin, coloration variée qui
dépend, du moins en grande partie, de la quantité plus ou
moins abondante et de la *qualité* du sang qui concourt à
former ce liquide (au moyen de l'inspection microscopique, M. Donné a constaté dans celui-ci la présence d'un
grand nombre de globules de sang). Ce liquide sanguinolent est d'une consistance variable, et il exhale quelquefois une odeur des plus fétides (*Obs.* 6° et 38° *de notre
Traité du choléra*). Il est, en général, moins abondant que
celui de la première espèce (1). Au reste, il n'est pas rare
de rencontrer à la fois dans l'intestin grêle les deux espèces de liquide dont il vient d'être question, et dans ce
cas le liquide blanchâtre occupe ordinairement les circonvolutions supérieures de l'intestin, tandis que les inférieures sont remplies par le liquide rougeâtre ou sanguinolent. A la surface même de la membrane muqueuse,
reste une couche plus ou moins épaisse d'une matière
blanche, blanc-grisâtre, quelquefois jaunâtre, crémeuse
ou presque puriforme, n'exhalant, en général, aucune
mauvaise odeur (elle forme souvent un enduit d'un millimètre d'épaisseur). Des gaz, des vers lombrics, une
quantité plus ou moins grande de bile jaune ou verdâtre,

(1) Nous avons trouvé quelquefois un litre, et même plus, de ce dernier liquide ; d'autres fois un quart de litre ou un peu moins.

tantôt liquide, tantôt à demi concrète, combinée avec une certaine quantité de sang ou de mucus intestinal, se rencontrent aussi dans la cavité des intestins grêles; mais ce ne sont pas là des objets qui appartiennent en propre au choléra.

Le liquide que l'on trouve dans les gros intestins ne diffère guère de celui de l'intestin grêle, et, comme ce dernier, offre deux espèces principales. Le liquide *blanchâtre* est ordinairement un peu plus épais, plus trouble que celui des intestins grêles. On en peut dire autant du liquide rougeâtre et sanguinolent : c'est surtout dans le gros intestin que ce liquide est sale, et quelquefois d'une horrible fétidité. Dans le cas de gangrène de cet intestin, le liquide offre une teinte plus foncée, brunâtre, et exhale lui-même l'odeur de gangrène. On trouve parfois le liquide sanguinolent dans le gros intestin, chez des individus dont les intestins grêles contiennent seulement du liquide blanchâtre (je ne sache pas que l'inverse ait jamais été signalé). Toutes les fois que les intestins grêles, au contraire, contiennent le liquide *rougeâtre*, on est à peu près certain d'en trouver de semblable dans le gros intestin (1). La couche crémeuse est ordinairement moins épaisse dans le gros intestin que dans l'intestin grêle.

Comme dans l'intestin grêle, et plus communément encore, on trouve dans le gros intestin et des gaz, et des vers lombrics; mais on n'y rencontre presque jamais de bile. Ce n'est que par exception que l'on y voit des débris d'aliments ou une certaine quantité de matière fécale, soit molle, à demi liquide, soit même solide.

---

(1) Il est à regretter que de nombreuses recherches chimiques n'aient pas encore été faites sur les deux espèces de liquide dont nous venons de parler. On trouvera dans mon *Traité du choléra* les résultats d'une analyse faite par M. Lassaigne du liquide recueilli dans le cœcum d'une femme morte du choléra dans le service de M. Magendie; malheureusement, le cas dont il s'agit n'a pas été précisé.

b. Lésions des annexes du tube digestif. La rate, le foie, le pancréas, les ganglions mésentériques ne nous ont jamais présenté aucune lésion de structure que l'on puisse rattacher au choléra exclusivement, et nous ont seulement offert quelques changements dans leur coloration ou dans la quantité et la qualité du sang qu'ils reçoivent normalement.

Chez la plupart des cholériques, la vésicule du foie contient une quantité assez notable d'une bile plus épaisse et plus verte qu'à l'état normal.

c. Lésions de l'appareil urinaire. La vessie est presque constamment vide, rétractée à tel point, qu'on a peine à la trouver dans l'espèce de retranchement où elle se cache en quelque sorte derrière le pubis (1). On rencontre souvent à l'intérieur de ce réservoir une couche de matière crémeuse, semblable à celle des intestins; une certaine quantité de la même matière existe aussi quelquefois dans l'appareil excréteur des reins, et jusque dans le tissu de ces organes, dont on le fait sourdre au moyen d'une pression plus ou moins forte.

d. Lésions des appareils de la circulation et de la respiration. Sauf les cas de complication, le cœur, les artères et les veines n'offrent aucune lésion notable. Le sang que contiennent ces parties est en petite quantité; mais les artères n'en sont pas complétement vides, comme quelques uns l'ont prétendu. Par sa couleur et sa consistance il ressemble à celui des veines. Tous les deux sont plus épais et plus visqueux qu'à l'état normal. Les cavités du cœur, les droites plus spécialement, sont, en général, gorgées d'un sang caillebotté, noirâtre, analogue à du résiné un peu mou. Chez quelques sujets, on trouve des concrétions

_____

(1) Cette règle offre quelques rares exceptions (Voy. les observations 14ᵉ et 43ᵉ de notre *Traité du choléra*). Mais dans les cas où l'on rencontre de l'urine dans la vessie, la quantité en est toujours peu considérable.

sanguines en partie décolorées, et plus ou moins adhérentes.

Nous dirons des organes respiratoires ce que nous avons dit des organes circulatoires. Une seule fois, nous avons trouvé à la surface de la membrane muqueuse bronchique une couche crémeuse analogue à celle que revêt la membrane interne des intestins et de la vessie. Nous n'y avons jamais vu d'éruption granuleuse, mais assez souvent une légère teinte lilas ou violacée. La plèvre et le péricarde sont secs, visqueux, mais à un moindre degré que le péritoine.

e. Lésions des appareils de l'innervation. 1° Les centres nerveux de la vie dite de relation (cerveau, cervelet, moelle allongée et moelle épinière) n'offrent aucune trace de lésion notable et constante. Les méninges nous ont quelquefois offert une teinte violette plus ou moins prononcée. La membrane séreuse cérébro-spinale ne nous a jamais présenté une sécheresse aussi marquée que celle du péritoine. Les nerfs qui partent du cerveau, de la moelle allongée et de la moelle spinale ne présentent à leur origine aucun vestige d'altération (1).

(1) J'ai disséqué les nerfs des membres inférieurs chez un cholérique qui avait éprouvé dans ces parties des crampes assez violentes, et je les ai trouvés dans le plus parfait état d'intégrité.

Examinés chez la plupart de nos cholériques qui ont succombé, les nerfs pneumo-gastriques m'ont présenté dans trois cas des lésions qui méritent d'être signalées. Dans le premier cas, le nerf pneumo-gastrique droit offrait une ecchymose d'un pouce d'étendue. Bornée au névrilème, l'infiltration sanguine existait immédiatement au-dessus du point où le nerf s'enfonce dans la poitrine. Dans le second cas, la portion cervicale du nerf pneumo-gastrique offrait des intersections d'un rouge plus ou moins vif. Dans le troisième cas, le pneumo-gastrique droit présentait extérieurement de petites intersections d'une teinte rosée, laquelle pénétrait en s'affaiblissant dans la substance même du nerf. Des intersections rosacées moins prononcées existaient sur le pneumo-gastrique gauche (dans ce dernier cas, une pneumonie aiguë avait compliqué le choléra).

2° L'importance du rôle qu'un chirurgien célèbre avait fait jouer aux ganglions semi-lunaires et aux plexus qui en émanent, nous a déterminé à examiner attentivement ces parties chez presque tous les individus cholériques morts dans notre service. Nous déclarons que dans aucun cas elles ne nous ont offert de lésions de structure. Mais le plus souvent, les ganglions semi-lunaires et les ganglions cervicaux, comme la plupart des autres organes, étaient le siége d'une coloration lilas, rosée ou violacée, avec ou sans injection bien manifeste, plus marquée à l'extérieur qu'à l'intérieur. (Les ganglions semi-lunaires nous ont présenté des variétés de volume évidemment indépendantes du choléra. On trouve parfois autour d'eux quelques ganglions lymphatiques rouges, un peu mous ou même entièrement ramollis, ainsi qu'une matière jaunâtre, friable, qui n'est autre chose qu'une portion de la capsule surrénale. Ne serait-il pas possible que des observateurs peu exercés eussent pris, par mégarde, les lésions des parties ci-dessus désignées pour une lésion des ganglions semi-lunaires eux-mêmes?) Dans un seul cas, le ganglion cervical supérieur droit était le siége d'une ecchymose de 14 millimètres de longueur sur un millimètre de largeur; ecchymose bornée au névrilème et au tissu cellulaire environnant. Le tissu de ce ganglion était plus rosé que celui du ganglion opposé.

f. Lésions de l'habitude extérieure et du système locomoteur (1). Le cadavre des cholériques morts dans la période cyanique ressemble beaucoup, sous le rapport de la coloration, à celui de certains asphyxiés, mais on n'observe pas, chez ces derniers, l'amaigrissement survenu tout-à-coup chez les cholériques. Un fait assez difficile à expliquer au premier abord, mais bien constaté par tous ceux qui ont fait un assez grand nombre d'ouvertures de

____

(1) Nous reviendrons sur divers caractères extérieurs, quand nous en serons à l'article des *Symptômes*.

cadavres de cholériques, c'est que, dans certains cas, les membres sont moins froids au toucher après la mort que pendant la vie. Néanmoins cette différence de température n'est jamais aussi grande que l'ont prétendu quelques médecins. Il n'est pas très rare de voir la teinte cyanique ou violacée diminuer sensiblement après la mort. La rigidité cadavérique survient très promptement et existe quelquefois à un très haut degré. Nous n'avons jamais observé dans les membres des cadavres des cholériques ces mouvements *spontanés* dont quelques auteurs ont parlé; mais chez quelques sujets que nous avons ouverts avant que la rigidité eût eu le temps de se développer, et qui conservaient encore une chaleur très marquée, il nous a suffi de frapper vivement avec la main les muscles des membres pour en déterminer la contraction, et par suite des mouvements plus ou moins étendus de ces membres. Nous n'avons trouvé aucune lésion notable dans la structure des muscles; leur tissu nous a paru quelquefois un peu plus brun qu'à l'état normal.

Nous avons observé quelquefois, mais pas constamment, la coloration violette des os et des dents, signalée pour la première fois par M. Bégin. Chez un cholérique d'une vingtaine d'années, emporté en 24 heures, après avoir offert une teinte cyanique très prononcée, les os du crâne ne nous offrirent que leur couleur naturelle.

II. Lésions anatomiques propres à la période de réaction.

1° Dans la période dont il s'agit, on ne trouve plus de *vrai* liquide cholérique dans l'appareil digestif. Quelquefois, il est vrai, les intestins contiennent une certaine quantité d'une matière sanguinolente, analogue à la seconde *espèce* du liquide cholérique; mais, dans ce cas, encore, le liquide sanguinolent est mêlé à une plus ou moins grande quantité de bile (1) ou de mucosités. La

____

(1) Comme nous l'avons dit, c'est par exception qu'à la période algide

membrane muqueuse intestinale n'offre plus ce fond d'un blanc mat un peu louche dont nous avons parlé plus haut. On retrouve encore l'éruption granuleuse ou *psorentérique*, mais moins constante et moins saillante que dans la précédente période, et il n'est pas très rare de rencontrer de naissantes ulcérations des follicules, en même temps que la rougeur et l'injection de la membrane muqueuse se montrent à leur maximum d'intensité. Souvent alors, l'estomac, fortement contracté sur lui-même, presque vide et ne contenant que des mucosités ou un peu de bile, offre à sa face interne d'épaisses et nombreuses rugosités, lesquelles, par leurs détours multipliés, imitent les circonvolutions cérébrales; ainsi ridée et plissée, la membrane muqueuse présente une rougeur générale vive, ardente, rutilante, artérielle, avec une injection pointillée ou capilliforme vraiment admirable (*mirabile rete*).

2° Au lieu d'être vide et contractée, la vessie est ordinairement distendue par une grande quantité d'urine (la stupeur a fait oublier aux malades le besoin d'uriner). On ne rencontre plus, soit à l'intérieur de ce réservoir, soit dans les reins, la matière crémeuse de la première période.

3° Des lésions constantes, ordinairement très prononcées, se montrent dans les centres nerveux et leurs enveloppes. Ces dernières sont injectées, gorgées de sang et de sérosité : la pie-mère est tellement infiltrée de ce dernier liquide, qu'elle soulève l'arachnoïde et donne à la surface du cerveau un aspect gélatiniforme. Baignées et comme lavées par la sérosité, les circonvolutions offrent une surface humide, d'une teinte un peu terne. Les ventricules sont distendus par une abondante quantité de sérosité

ou des grandes évacuations, on trouve une quantité notable de bile dans le tube digestif.

Or, on en rencontre presque constamment au contraire chez les sujets qui ont succombé dans la seconde période (période *typhoïde*).

limpide, un peu visqueuse, et les plexus choroïdes offrent
le même état que la pie-mère et l'arachnoïde, dont ils ne sont
que des prolongements ou des appendices. On trouve aussi
de la sérosité dans la grande cavité de l'arachnoïde. La
substance cérébrale est plus injectée, plus pointillée de
sang que dans la période algide, et quelquefois plus ferme
qu'à l'état normal.

4° Ajoutons, en terminant, que les cadavres des individus morts dans la période de réaction, ou semi-typhoïde,
ne présentent plus la teinte livide, violette, bleuâtre, cyanique, dont il a été fait mention dans notre description de
l'habitude extérieure des cholériques emportés dans la
période algide.

B. Appréciation des lésions anatomiques.

1° De toutes les lésions observées à la période algide,
les plus constantes, les plus prononcées, les plus caractéristiques, sont évidemment celles du tube digestif, et
spécialement les granulations et l'épanchement *cholériques*.
Sous ce rapport, les lésions anatomiques s'accordent parfaitement avec les symptômes. Mais quelle est la *nature*
de ces lésions anatomiques du tube digestif? Quel en est
pour ainsi dire le mécanisme? Est-ce à une *congestion passive*,
à une stase du sang, à un arrêt de la circulation qu'il faut,
avec un physiologiste célèbre, attribuer ces lésions? Quoi!
une simple stase sanguine suffirait pour expliquer le développement de ces belles et fortes rougeurs qui coïncident
avec l'éruption d'une prodigieuse quantité de follicules
intestinaux, quelquefois avec la gangrène d'une portion
de la muqueuse, et toujours avec cet épanchement spécial
que nous avons désigné sous le nom de cholérique! et ces
lésions, ainsi rapportées à une pure stase sanguine, auraient
été accompagnées, pendant la vie, de douleurs dans
diverses régions de l'abdomen, de coliques, de borborygmes, de vomissements et de selles, comme si les pa-

tients eussent été en proie à l'action d'un médicament ou d'un poison *drastique!* Mais alors, quels seront donc, de grâce, les lésions anatomiques et les symptômes que l'on observera dans les cas d'une congestion sanguine gastro-intestinale des plus actives? Si la théorie que nous combattons était vraie, il ne resterait plus qu'à expliquer les épanchements pleurétiques et autres du même genre par une pure stase du sang et un simple arrêt de la circulation. Mettant de côté le grand caractère anatomique constitué par l'épanchement cholérique, et considérant que, chez certains cholériques morts très rapidement, l'injection et la rougeur de la membrane muqueuse digestive étaient peu prononcées, certains auteurs, je le sais, n'ont pas craint d'affirmer qu'il est des cas dans lesquels le tube gastro-intestinal ne présente aucune lésion (1). Mais que dirait-on d'un anatomo-pathologiste qui, ayant à traiter des caractères anatomiques de la pleurésie ou de toute autre inflammation de même espèce, négligerait complétement la circonstance de l'épanchement?

Quant aux lésions que l'on trouve dans les organes autres que le tube digestif, à la période algide du choléra, la plupart s'expliquent en quelque sorte d'elles-mêmes, quand on a bien apprécié celles de ce tube digestif lui-même auxquelles elles sont en quelque sorte subordonnées. Toutefois il se pourrait que le principe *toxique*, quel qu'il soit, qui donne naissance au choléra-morbus, introduit dans la masse sanguine et traversant en partie les divers organes, les sécréteurs en particulier, jouât dans la production de ces lésions un rôle qu'il n'est guère possible

(1) Rappellerai-je ici que, durant l'épidémie de Paris, je portai, au sein de l'Académie royale de médecine, le défi de nous montrer dans un complet état d'intégrité un appareil digestif ayant appartenu à un individu atteint de choléra-morbus bien confirmé, et qu'ayant assisté à quelques ouvertures en réponse à ce défi, elles confirmèrent pleinement l'opinion que j'avais émise sur la *constance* de lésions déterminées et spéciales dans le tube digestif des vrais cholériques ?

d'analyser aujourd'hui d'une manière bien satisfaisante. Serait-ce à l'action de ce principe sur les reins et la vessie qu'il faudrait rapporter la présence de cette couche crémeuse que nous y avons rencontrée, et qui ressemble à celle qui enduit le tube digestif lui-même? Je l'ignore.

2° Les lésions que l'on rencontre dans le tube digestif à la période dite de réaction annoncent clairement une irritation, plus ou moins forte et diffuse de la membrane muqueuse gastro-intestinale. Il faut en dire autant de la nature des principales lésions que nous offrent alors les membranes qui enveloppent le cerveau. Elles sont essentiellement les mêmes que celles que l'on rencontre chez les individus qui ont succombé à certaines formes de la fièvre typhoïde, et sous ce nouveau rapport c'est avec raison que l'on a désigné sous le nom de période typhoïde celle qui suit la période des grandes évacuations gastro-intestinales avec refroidissement, etc.

§ II. Description et appréciation des symptômes, suivant les divers degrés d'intensité du choléra.

Relativement à son intensité, le choléra doit être divisé en *grave*, en *léger* et en *moyen*. Il nous suffira de décrire ici les deux nuances extrêmes, dont la première a été désignée sous les noms de choléra *algide, cyanique, asphyxique*, et dont la seconde est assez généralement connue sous le nom de *cholérine*.

A. Choléra intense ou algide.

I. Description des symptômes.

Ils diffèrent dans les deux grandes périodes que parcourt ordinairement la maladie, savoir : 1° celle des abondantes évacuations gastro-intestinales, de l'*irritation sécrétoire* dont les viscères digestifs sont le siége, ou *première période*; 2° celle de la *réaction* avec ou sans développement de phénomènes typhoïdes et ataxiques, ou *seconde période*.

a. Première période.

1° *Symptômes fournis par l'appareil digestif.* Langue plutôt pâle que rouge, souvent froide, livide, ordinairement plate, amincie, recouverte d'un enduit blanchâtre ou d'un blanc jaunâtre, quelquefois sèche, râpeuse, rouge; appétit nul; soif vive, inextinguible, avec sentiment d'ardeur dans les viscères digestifs; éructations, envies de vomir, vomissements multipliés et plus ou moins abondants de matières blanchâtres, légèrement floconneuses, très rarement colorées par la matière verte de la bile, souvent uniquement composées des boissons ou des médicaments pris par les malades, mêlés d'une certaine quantité de mucosités qui se déposent au fond du vase; sentiment de douleur, de malaise, d'anxiété, d'*oppression* dans la région de l'épigastre et des hypochondres, et parfois sentiment de constriction dans la région de l'œsophage; à la percussion de la région épigastrique, bruit humorique ou son tympanique; coliques plus ou moins vives, arrachant des cris aigus à quelques malades; borborygmes, gargouillements plus ou moins bruyants; plus tard, abdomen déprimé, donnant au toucher une sensation d'empâtement, et rendant à la percussion un son mat, tympanique ou humorique (*hydro-pneumatique*), selon que les intestins ne contiennent que des liquides ou des gaz, ou bien un mélange de gaz et de liquides (dans ce dernier cas, la *succussion* abdominale produit un bruit de fluctuation plus ou moins fort); envies presque continuelles d'aller à la garde-robe, et selles très abondantes, liquides, *claires comme de l'eau*, rendues brusquement, ce qui fait dire aux malades que leur ventre coule comme une fontaine, ou que les matières partent comme une fusée (le nombre des selles, dans les 24 heures, est parfois de quarante, cinquante, et même plus); la matière des déjections alvines consiste ordinairement en un liquide floconneux, grumeleux, blanchâtre, justement comparé à une décoction de riz un peu trouble, ou bien à du petit-lait non clarifié, inodore ou n'exhalant du moins qu'une odeur fade, spermatique, un peu nauséabonde (1); à la suite des déjections de cette espèce, il en survient quelquefois qui sont composées d'un liquide briqueté, chocolat, d'un rouge sale, évidemment sanguinolent et répandant une odeur fétide qui, chez quelques malades, rappelle l'odeur de la gangrène (l'inspection microscopique a fait constater de nombreux globules de sang dans ces selles).

2° *Symptômes fournis par les appareils de la circulation, de la respiration et de la calorification.* Pouls radial petit, déprimé, filiforme, complétement effacé chez quelques malades (j'ai remarqué qu'en général, le pouls radial gauche disparaît un peu plus tôt que le droit); bientôt on cesse de sentir les pulsations d'artères plus volumineuses que les radiales; quoi qu'il en soit, quand on peut encore le sentir, le pouls est plus fréquent qu'à l'état normal (j'ai compté souvent 120 à 130 pulsations, et jusqu'à 160 dans un cas), et il conserve sa régularité.

Presque toujours plus faibles qu'à l'état normal, les battements du cœur survivent plus ou moins longtemps à ceux des artères (j'ai rapporté dans mon *Traité du choléra-morbus* un cas où les battements du cœur étaient très forts, bien que le pouls radial eût déjà entièrement cessé de se faire sentir); je n'ai jamais rencontré cette *anomalie* dans les bruits du cœur, cette *discordance* dans ses mouvements, dont quelques observateurs ont fait mention.

Lorsque le pouls est encore assez bien conservé, si l'on pratique une ou plusieurs saignées, elles fournissent un sang qui possède les propriétés suivantes : le caillot rougit moins facilement à l'air que dans l'état normal; il ne se

(1) Le liquide est en grande partie formé d'albumine; les grumeaux blancs paraissent n'être autre chose qu'une portion même de cette albumine, coagulée par les acides de l'estomac et des intestins (peut-être contiennent-ils aussi de la fibrine).

recouvre point d'une couenne générale, mais on y remarque parfois des espèces d'îles d'un gris verdâtre, rudiments de couennes partielles qui sont molles et peu épaisses ; il n'existe qu'une très petite quantité de sérosité autour du caillot, et quelquefois même celle-ci manque presque complétement ; celle qu'on rencontre est, dans certains cas, un peu trouble et légèrement rougeâtre (1). « Du sang cholérique recueilli dans un vase, en passant sur la boule d'un thermomètre, a fait monter le mercure à 24° 1 2 R. seulement, tandis que le sang jaillissant de la veine d'un individu atteint de pleurésie a élevé le thermomètre à 29° R. Le sang de quelques uns de nos cholériques, examiné au microscope par M. le docteur Donné, alors chef de clinique, a présenté des globules intacts, mais pénétrés d'une moins grande quantité d'eau qu'à l'état normal. En même temps que le sang cholérique contient moins de sérum qu'à l'état ordinaire, il renferme aussi moins de sels (2).

La voix est faible, cassée, comme soufflée, *sépulcrale*, éteinte ; chez quelques individus, elle est assez bien conservée, mais alors encore elle a quelque chose de fêlé dans son timbre, ou bien elle présente une *raucité*, une sorte de *fausseté* qui paraît n'avoir été jusqu'ici observée dans aucune autre maladie aiguë, du moins d'une manière aussi tranchée (3) ; il existe parfois un sentiment d'oppres-

(1) Si l'on ouvre la veine à un cholérique dont le pouls a disparu complétement ou à peu près, on obtient à peine quelques grammes d'un sang noir, visqueux, très épais. Si, comme nous l'avons fait dans un cas, on pratique l'artériotomie, le sang sort en bavant, sans jet, et au lieu d'offrir la couleur vermeille et rutilante de l'état normal, il présente une teinte noire très prononcée, ayant d'ailleurs perdu beaucoup de sa fluidité.

(2) On trouvera dans mon *Traité du choléra* les résultats de quelques autres recherches sur le sang, faites par MM. Rayer, Lassaigne, Thomson, etc. Ces résultats, n'offrant aucun intérêt pratique, ne sauraient encore faire partie d'un ouvrage élémentaire.

(3) La modification remarquable de la voix dans le croup ne pouvant

sion tel, que certains malades répètent sans cesse ces mots : *J'étouffe, faites-moi respirer, donnez-moi de l'air;* l'haleine est froide, et répand quelquefois une odeur assez analogue à celle des déjections cholériques ; le murmure respiratoire est plus faible qu'à l'état normal, et il semble même qu'en certaines régions, l'air ne pénètre pas jusque dans les vésicules bronchiques. Nous avons constaté par quelques expériences directes que, contrairement à l'assertion de divers chimistes, une certaine quantité de l'air inspiré était convertie en acide carbonique, même chez des individus dans un état voisin de l'agonie (1). Mais il est de toute évidence que dans la période dont nous traçons la description, le grand acte de *l'oxygénation* du sang ou de l'hématose ne s'opère pas aussi bien qu'à l'état normal.

Quelques sujets éprouvent des frissons à l'invasion de la maladie; chez presque tous, au bout de très peu de temps, les parties les plus éloignées du centre de la circulation sont le siége d'un notable refroidissement ; le refroidissement du visage, de la langue, des mains, des pieds, etc., est quelquefois tel, qu'en touchant ces parties il semble que l'on touche du marbre ; froid glacial, en quelque sorte *cadavérique*, qui contraste avec la chaleur normale, ou

guère être comparée qu'à elle-même, on l'a désignée sous le nom de *voix croupale;* par la même raison, la dénomination de *voix cholérique* doit être adoptée comme pouvant seule exprimer le caractère des modifications que le choléra fait subir à la voix.

(1) M. Donné ayant fait passer à travers l'eau de chaux l'air expiré par deux de nos cholériques, celle-ci s'est à l'instant troublée.

Il résulte d'expériences faites par M. Rayer : 1° que l'air exprimé par les cholériques qui n'offrent point les caractères extérieurs de l'asphyxie, contient à peu près la même proportion d'oxygène que l'air expiré par les individus sains ; 2° que l'air expiré par les cholériques qui offrent les caractères extérieurs de l'asphyxie, contient *notablement plus d'oxygène* que celui expiré par des individus sains ; 3° que la diminution d'absorption de l'oxygène coïncide avec l'abaissement de la température du corps.

même hypernormale, de certaines autres parties (chez une cholérique, tandis que la température des mains était tombée à 22 1 4 centig., celle de l'abdomen était de 34°, et celle de l'intérieur du vagin, de 38°).

3° *Symptômes fournis par les appareils sécréteurs, autres que ceux qui font partie de l'appareil digestif.* La diminution d'abord, puis la complète suppression des urines, sont un des symptômes les plus constants du choléra-morbus; il en est ainsi de plusieurs autres produits de sécrétion, et de la sécheresse de la cornée, de la bouche, etc; les sécrétions accidentelles, elles-mêmes, diminuent, ou cessent entièrement, et c'est ainsi, par exemple, que l'expectoration diminua d'une manière très remarquable, ou disparut totalement chez ceux de nos cholériques qui étaient atteints de catarrhes pulmonaires, soit récents, soit anciens.

4° *Symptômes fournis par les appareils des sensations, de l'intelligence et des mouvements.* Vue émoussée, vertiges, éblouissements, étourdissements, tintements, bourdonnements d'oreilles; un peu de céphalalgie chez certains malades; quelques malades voient leur état avec une sorte d'indifférence, tandis que d'autres en plus grand nombre sont profondément découragés, et en proie aux plus sinistres pressentiments; tendance marquée à l'assoupissement, mais point ou peu de véritable sommeil; crampes plus ou moins violentes dans différentes parties du corps, mais surtout dans les membres inférieurs ou supérieurs (j'ai vu les muscles de l'abdomen dans un état de contracture très considérable, de telle sorte que les muscles droits se dessinaient sous la forme de cordes roides et tendues; j'ai également observé un état de contracture spasmodique des muscles de la face; chez un malade, il survint, à deux reprises, par suite des mouvements spasmodiques des muscles abaisseurs de la mâchoire inférieure, une luxation de cette partie, et les bâillements spasmodiques coïncidaient avec de très abondants vomissements); les crampes des membres donnent lieu à la rétraction des doigts et des orteils, et sont parfois tellement douloureuses que les malades poussent des cris aigus et même des espèces de hurlements; de véritables convulsions ont été observées chez quelques sujets. D'ailleurs, il existe une extrême prostration des mouvements ordinaires : ainsi les malades éprouvent des défaillances aussitôt qu'ils essaient de se lever, chancellent, et ne tarderaient point à tomber, si l'on ne les soutenait; les malades s'agitent dans leur lit, jettent leurs bras çà et là, se découvrent sans cesse, malgré le froid extérieur qu'ils ressentent, et ne se trouvent bien nulle part; leur tête, qu'ils soulèvent de temps en temps avec effort, entraînée par la pesanteur, roule et retombe incessamment vers les parties les plus déclives de l'oreiller qui la soutient.

5° *Symptômes fournis par l'habitude extérieure.* Ils forment par leur ensemble une sorte de *physionomie* qui caractérise si distinctement la maladie, que l'on ne saurait se dispenser d'en esquisser le tableau, sans encourir le reproche d'avoir *manqué* la description du *choléra-morbus.* Or, c'est surtout sous le rapport de cet ordre de symptômes que l'on peut dire, avec M. Magendie, que le *choléra intense* CADAVÉRISE, en quelque sorte, subitement les malades; le visage *s'hippocratise* et prend un aspect vraiment hideux; les tempes et les joues se creusent, le nez s'effile, les poils de l'entrée des narines se recouvrent d'une matière pulvérulente ou floconneuse, comme dans la fièvre typhoïde avancée; secs, ternes, et comme inanimés, les yeux sont enfoncés dans les orbites, et cernés par un cercle violet, livide, ou même noirâtre; bientôt ils se renversent en haut, restent entr'ouverts, et la portion de la sclérotique qui n'est plus recouverte par les paupières s'irrite d'autant plus facilement par le contact de l'air, qu'elle est déjà desséchée par le fait de la maladie, s'injecte, et de là ces taches rouges, sanglantes, ces espèces d'ecchymoses ou de meurtrissures qu'on observe chez tant de sujets ; la face est froide, recouverte d'un léger enduit visqueux, violette, bleuâtre ou livide, surtout aux lèvres; la teinte *violette* ou *cyanique* du visage ne tarde pas à s'emparer de plusieurs autres parties, telles que les mains, les pieds, les parties génitales externes, et il est même quelques cholériques dont presque tout le corps offre cette coloration à un degré très prononcé, en même temps que ce froid glacial et cet enduit visqueux dont nous avons déjà parlé, en sorte que la sensation que l'on éprouve en touchant les malades rappelle celle que produit le toucher du bout du nez d'un chien, ou de la peau d'un batracien, le volume du corps en général, et celui du visage et des membres en particulier, diminue en très peu de temps d'une manière extraordinaire; et de là quelques phénomènes singuliers : ainsi des individus encore jeunes présentent l'aspect de vieillards par suite de l'affaissement des traits, et des rides qui sillonnent la peau devenue tout-à-coup trop large, en raison de l'amaigrissement signalé tout-à-l'heure ; les plis que l'on forme sur cette membrane s'effacent lentement; les anneaux que certains malades portaient aux doigts, devenus trop grands, tombent de ces parties; cette rapide et très notable diminution du volume des parties *cyanosées*, violacées, est un fait important qui distingue cette coloration anormale de celle qui a lieu dans d'autres états morbides, comme *l'asphyxie* proprement dite, celle qui est l'effet de certaines maladies du cœur et des poumons, etc., car, dans ce dernier cas, le volume des parties violettes, livides, bleuâtres, est plus ou moins augmenté, et non diminué.

Les cholériques exhalent autour d'eux une odeur de même nature que celle des évacuations alvines, odeur tellement *caractéristique*, que, dans bien des cas, elle suffirait pour faire reconnaître la maladie. Cette odeur *cholérique* provient à la fois et des matières *évacuées*, et de l'haleine, et peut-être aussi de la transpiration cutanée.

Un grand nombre de malades périssent dans le cours de la période que nous venons de décrire, et la mort arrive de la manière suivante : l'extérieur du corps se refroidit de plus en plus, le pouls cesse dans les grosses artères elles-mêmes, les battements du cœur deviennent de plus en plus faibles et obscurs, et le tic-tac de l'organe finit par échapper à l'oreille qui l'écoute; les malades tombent dans un état comateux : immobiles, ils ne répondent plus aux questions qu'on leur adresse; la respiration s'embarrasse et devient râlante; enfin, la connaissance disparaît complétement, la respiration devient de plus en plus haute et rare, s'arrête; les pulsations du cœur elles-mêmes ne se font plus sentir..... la vie est éteinte.

b. Seconde période.

1° Peu à peu les évacuations cholériques perdent de leur fréquence et de leur abondance; la soif est moins vive, et la langue s'humecte; la circulation se ranime, et la respiration avec elle; la chaleur se rétablit; la voix se *décholérise*, pour ainsi dire; les sécrétions suspendues reprennent graduellement leur cours; les urines, en particulier, commencent à couler de nouveau, et une sueur plus ou moins abondante arrose la peau; le visage perd sa teinte cyanique, et les yeux prennent de l'éclat; un sommeil réparateur relève un peu les forces abattues; enfin, au bout de quelques jours, ces phénomènes, que l'on désigne sous le nom de *réaction*, sont suivis d'une pleine convalescence.

2° Mais à la place de cette heureuse forme de réaction, on en observe souvent une autre fort orageuse, et assez généralement connue sous le nom de *réaction typhoïde* (1) :

(1) Les caractères de cette réaction ont, en effet, *quant au fond*, une grande ressemblance avec ceux qu'on observe dans la maladie dite *fièvre typhoïde*, à ses seconde et troisième périodes. Des phénomènes *ataxiques* se mêlent parfois aux phénomènes *typhoïdes* proprement dits.

en voici les principaux phénomènes : les vomissements et
les selles, ou n'existent plus, ou, s'il en survient encore,
n'offrent plus les caractères indiqués plus haut; le hoquet
le plus opiniâtre succède quelquefois aux vomissements,
et fatigue singulièrement les malades ; le ventre reste plus
ou moins sensible à la pression, surtout dans la région épigastrique ; la langue est rouge, sèche, râpeuse, quelquefois même noirâtre et croûteuse, ainsi que les dents et les
lèvres ; la soif persiste ; de violette qu'elle était, la face devient d'un rouge plus ou moins vif, les yeux s'injectent,
et supportent péniblement le contact de la lumière, et la
prunelle se resserre ; la conjonctive se recouvre d'une couche légère de mucosité, et une chassie glutineuse colle
entre eux les bords opposés des paupières ; dégagée de sa
teinte cyanique, la peau se réchauffe modérément ; le pouls
conserve de la petitesse, et n'offre qu'une fréquence médiocre (il bat de 80 à 100 fois par minute environ); la voix
reste faible, la respiration est souvent accompagnée de
soupirs et de gémissements ; après une céphalalgie plus ou
moins forte, la plupart des malades, plongés dans un état
de prostration, de stupeur, ou de demi-coma, ne répondent que difficilement, lentement, aux questions qu'on leur
adresse, et qu'ils comprennent d'ailleurs très bien : ils bal-
butient comme dans l'ivresse ; la face présente une expression d'imbécillité, le regard est stupide et comme ébahi ;
si les malades montrent la langue, ils l'oublient pendant
quelques moments entre les lèvres ; quelques uns éprouvent un véritable sub-delirium, s'agitent, font des efforts
pour sortir de leur lit (un de nos malades voulait se jeter
par la croisée); les urines ne sont plus supprimées, mais,
en raison de l'état de stupeur, elles ne sont pas expulsées
volontairement, et il s'en écoule seulement par regorge-
ment une petite quantité (la vessie en est quelquefois
fortement distendue, et il faut recourir au cathétérisme);

dans quelques cas, les membres sont agités de légers mouvements spasmodiques, la tête renversée en arrière, les mâchoires fortement serrées.

Lorsque les symptômes précédents, au lieu de diminuer graduellement, persistent et vont même en s'aggravant, la mort arrive après un laps de temps de 8 à 10 jours ou même plus tôt.

Chez les individus qui survivent aux accidents typhoïdes, seuls ou accompagnés de phénomènes *ataxiques*, la convalescence est ordinairement très longue et laborieuse, les fonctions digestives ne se rétablissant qu'avec une extrême difficulté et les forces musculaires ne se relevant que très lentement.

Diverses éruptions cutanées, des escarres et des parotides se manifestent quelquefois dans le cours de la période qui nous occupe (les éruptions, ainsi que les escarres, apparaissent d'abord aux parties les plus déclives et qui supportent le poids du corps, telles que les coudes, les régions du sacrum et des grands trochanters, etc.).

II. Appréciation des symptômes.

Que signifient ces coliques, ces douleurs gastro-intestinales , ces vomissements, ces déjections alvines si brusques, si rapides et si nombreuses, sinon un état de congestion , de fluxion sanguine éminemment *active*, ou mieux d'*irritation sécrétoire* extrêmement vive de l'appareil gastro-intestinal et de quelques unes de ses annexes? Une telle congestion fluxionnaire ne peut s'établir qu'aux dépens de la masse du sang destinée aux autres parties, et spécialement à toutes celles qui sont situées à l'extérieur du corps, telles que la peau, les muscles sous-cutanés , et en général tous ceux du tronc et des membres. De là ces grands phénomènes de refroidissement extérieur, d'effacement du système veineux sous-cutané, de diminution du volume du corps, d'asphyxie, précédemment signalés. Conformément à une loi de physiologie bien connue, il est impossible que l'énorme accroissement de sécrétion qui s'opère à l'intérieur de l'appareil digestif, ne soit pas accompagné de la diminution ou de la suspension complète des sécrétions de l'urine et autres dont l'eau ou le sérum du sang constitue un des principaux éléments. Quant à la cyanose, à l'asphyxie, à l'extinction de la voix, à la prostration, on peut, du moins jusqu'à un certain point, s'en rendre raison, en réfléchissant que les évacuations cholériques doivent nécessairement, à l'instar des autres évacuations très abondantes, appauvrir le système sanguin lui-même et *affaiblir* toutes les fonctions que ce système tient sous son empire. D'un autre côté, il est certain que la masse sanguine, presque totalement dépouillée de sa partie aqueuse ou séreuse, acquiert alors un épaississement, une viscosité qui constitue un obstacle physique à la circulation. C'est pourquoi, même en faisant abstraction de l'affaiblissement de la puissance nerveuse, on conçoit parfaitement pourquoi le pouls se rapetisse, se déprime et finit même par disparaître ; cette suspension plus ou moins complète de la circulation artérielle d'une part, et d'un autre côté, l'immense déperdition de calorique déterminée par les évacuations cholériques, sont de nouvelles données propres à expliquer le refroidissement et la teinte livide, violette ou cyanique que présentent les parties extérieures, ainsi privées du principe vivifiant de tous les organes, et du principal conducteur de la chaleur qui les pénètre. Il est un autre élément dont il faut tenir compte pour la solution du problème qui nous occupe. Nous avons vu que, en raison composée de l'affaiblissement des puissances mécaniques de la respiration et des nouvelles propriétés du sang , dépouillé d'une grande quantité de sa portion séreuse, les phénomènes chimiques de la respiration ne s'accomplissaient que d'une manière imparfaite. Eh bien , il résulte de cet obstacle à l'oxygénation du sang un état asphyxique particulier qui, de concert avec la perte de la sérosité du sang, doit concourir à la production de cette coloration livide, violette, cyanique, de certaines parties chez les cholériques.

En définitive, nous voyons que la théorie de la subordination des lésions des fonctions de la circulation, de la respiration, de la calorification et de certaines sécrétions aux phénomènes abdominaux, représentés principalement par les grandes évacuations cholériques, s'adapte, d'une manière assez rigoureuse, à tous les faits bien observés, et qu'elle satisfait, en un mot, à toutes les conditions capitales du problème. Que si, au contraire, à l'exemple de quelques médecins , peu familiarisés avec l'observation clinique exacte, on considère un *arrêt primitif de la circulation* comme l'élément dominateur du choléra, il est impossible de saisir le moindre rapport de causalité entre cet élément et les grands phénomènes morbides qui ont lieu du côté des voies digestives. Rappelons d'ailleurs que ces phénomènes précèdent *cet arrêt de la circulation* qu'on nous donne à tort comme *primitif*, cette sorte de *paralysie du cœur*, cette *asphyxie sui generis* qu'on a vainement tenté de faire intervenir à titre de cause première du choléra. Pour de plus amples développements sur ce point, nous renvoyons à notre traité du choléra, où l'on trouvera également les raisons d'après lesquelles on doit subordonner aux lésions gastro-intestinales les phénomènes fondamentaux que l'on observe dans la seconde période du choléra, celle dite de réaction, avec ou sans accidents typhoïdes.

B. Choléra léger ou cholérine.

I. Description des symptômes.

La commission de l'Académie royale de médecine, dont l'auteur de cet ouvrage avait l'honneur de faire partie, a esquissé de la manière suivante les symptômes du choléra léger ou de la cholérine.

« Malaise général, abattement insolite des forces physiques et morales; anxiétés épigastriques, sentiment de pesanteur et quelquefois d'ardeur, qui s'étendait de la région précordiale jusqu'à la gorge; nausées, borborygmes, déjections alvines très fréquentes, diarrhée (1); sécheresse pâteuse de la bouche; pouls faible, petit, mou et plus ou moins lent (2); urines épaisses, rares et rouges.

Dans cette forme, les selles ont offert d'assez grandes variations : il n'a pas été rare de les voir sanguinolentes, jaunâtres, verdâtres ou même brunes, mais presque toujours mêlées de mucosités blanches; le plus souvent, elles étaient liquides, blanchâtres, semblables à une décoction de riz un peu épaisse; elles étaient chassées hors des intestins avec force, et comme par le jet d'une seringue.

Le sang tiré des veines était noir, caillebotté, poisseux (3); il laissait séparer peu de sérosité, il n'offrait que rarement des traces légères de cette couche ou couenne d'un blanc grisâtre qui se forme ordinairement à la surface du caillot (4).

II. Appréciation des symptômes.

On voit par la description précédente, à laquelle il serait facile d'ajouter divers développements, que le choléra

(1) Il survient quelquefois des vomissements dans cette *forme* comme dans la précédente.

(2) Il est quelquefois assez développé, fréquent, et vraiment *fébrile*.

(3) L'auteur de cet ouvrage doit déclarer que pour son compte il n'a jamais trouvé le sang caillebotté dans les cas de simple cholérine.

(4) On sait que la couenne dont il s'agit n'a lieu, à un degré très marqué, que dans les phlegmasies franches, fébriles.

<table><tr><td>III.</td><td>17</td></tr></table>

léger, ou la cholérine, a pour caractères principaux des lésions fonctionnelles et sécrétoires de l'appareil gastro-intestinal, lésions qui sont un diminutif de celles qui ont lieu dans le choléra grave. Dans cette forme, on n'observe point ces grandes lésions de la circulation, de la calorification, de la respiration, que nous avons notées en exposant la séméiologie du choléra grave. Nous répéterons, du reste, que les symptômes de cet ordre ne constituent point les caractères *essentiels* et primitifs de la maladie, et qu'ils sont réellement subordonnés aux symptômes provenant des lésions de l'appareil digestif. En somme, cette forme confirme pleinement ce que nous avions dit en appréciant les symptômes du choléra grave ou algide.

§ III. Diagnostic.

Certains empoisonnements, une violente péritonite, offrent, sans doute, sous divers rapports, de la ressemblance avec le choléra intense ou foudroyant. Mais il est aussi pour chacune de ces maladies des caractères spéciaux qui ne permettent pas de les confondre entre elles.

On trouvera dans mon *Traité du choléra* l'exemple d'une violente péritonite, que quelques personnes avaient une grande tendance à prendre pour un grave choléra. C'était à l'époque où régnait celui-ci, et comme pour rendre l'erreur plus facile, il existait dans ce cas une diarrhée intarissable, *cholériforme*, mais consécutive à l'administration de l'ipécacuanha. Je diagnostiquai néanmoins une péritonite pour maladie principale, et à l'ouverture de la malade, qui succomba 24 heures après son entrée, nous trouvâmes, en effet, les lésions propres à une péritonite générale, entre autres un épanchement purulent dans les parties les plus déclives.

Un cas embarrassant serait celui où il existerait à la fois une péritonite et un vrai choléra. Toutefois, avec de l'attention et une habitude clinique suffisante, on pourrait encore éviter ici l'erreur, et reconnaître les deux maladies, surtout quand il s'est formé un notable épanchement péritonitique.

§ IV. Marche, durée, terminaison du choléra-morbus.

I. Que le choléra intense ait été précédé d'une simple diarrhée de quelques jours, ou qu'il se soit montré d'emblée, une fois développé, il marche avec la plus effrayante rapidité, de telle sorte que quelques unes de ses victimes sont immolées comme si elles eussent avalé un violent poison, l'arsenic, par exemple : c'est là le choléra foudroyant, qui tue en 24 heures au plus tard. Quand la mort survient dans la période algide, il est rare que la vie se prolonge au-delà du quatrième jour. Lorsque les malades échappent à cette période, et que la mort arrive dans la période réactionnelle ou typhoïde, elle ne se fait pas très longtemps attendre, et peu de cholériques dépassent alors le dixième ou le douzième jour (M. Lélut a publié, sous le titre de choléra-morbus *chronique*, un cas de cette maladie dans lequel la mort n'est survenue que le dix-neuvième jour). Quelques uns de ceux qui échappent aux graves symptômes de cette période peuvent ensuite succomber aux accidents d'une orageuse et longue convalescence. La durée *moyenne* du choléra-morbus, chez les cinquante malades qui succombèrent dans notre service, fut d'environ deux jours.

II. Dans les cas où le choléra doit se terminer par la guérison, sans apparition des phénomènes typhoïdes, c'est ordinairement vers la fin du premier septénaire que le mal est en grande partie dissipé. Mais l'explosion des phénomènes typhoïdes prolonge singulièrement la durée de la maladie, ainsi qu'on peut s'en assurer en lisant les observations de la troisième partie de notre *Traité du choléra*. On y verra que la guérison n'a eu lieu qu'après le deuxième, le troisième ou le quatrième septénaire.

Au reste, les complications, les diverses méthodes thérapeutiques influent plus ou moins sur la marche, la durée et les terminaisons du choléra.

§ V. De la cause spécifique ou essentielle du choléra-morbus épidémique, et de ses causes adjuvantes et prédisposantes ; mode de transmission et de propagation de cette maladie.

I. Jusqu'ici la cause première, la *cause-mère* et spécifique du choléra épidémique s'est dérobée à nos recherches. On a fait à ce sujet bon nombre d'hypothèses et de conjectures dont on trouvera l'exposition et l'examen dans mon *Traité du choléra*. Jusqu'à ce que le perfectionnement de nos méthodes d'exploration nous ait révélé la nature du poison cholérique (et puissions-nous être assez heureux pour que de nouvelles invasions de ce fléau ne viennent pas mettre notre sagacité à l'épreuve!), il restera dans l'histoire du choléra une grande lacune, il nous manquera l'une des plus importantes données pour la solution du problème relatif à la nature de cette maladie. Quel qu'il soit, le poison cholérique paraît porter sa première et sa principale atteinte sur le tube digestif, qu'il attaque en quelque sorte à la manière des drastiques les plus énergiques. De là, comme tant d'autres poisons, il peut s'insinuer dans la masse sanguine, la modifier, et réagir sur le système tout entier de l'économie. Mais ne nous arrêtons pas plus longtemps sur de stériles conjectures. Les médecins ne sauraient en être trop avares.

II. Une alimentation vicieuse ou de graves excès de régime, un air insalubre, tel que celui de certains quartiers de Paris, où se trouve encombrée une grande masse d'individus mal nourris et mal vêtus, les affections tristes de l'âme, surtout la frayeur, l'affaiblissement de la constitution, soit par des maladies chroniques, soit par d'autres circonstances, tels sont, à Paris du moins, d'après notre expérience personnelle et d'après la méditation des travaux de quelques autres observateurs, les causes adjuvantes, les principaux auxiliaires de l'influence *cholé-rigène*, si j'ose me servir de cette expression. Je renvoie à mon *Traité du choléra-morbus* pour les faits et les détails relatifs à cet ordre de causes.

III. Le mode de transmission et de propagation du choléra-morbus épidémique a été aussi l'objet d'assez graves discussions. Voici quelques documents fournis à cet égard par l'étude attentive de l'épidémie de Paris.

On s'accorde assez unanimement à reconnaître que c'est du 22 au 26 mars 1832 que le choléra épidémique fit sa funeste apparition dans notre capitale (1).

(1) Toutefois, avant cette époque, des cas, pour le moins suspects, avaient été déjà signalés. Le cas de la rue des Prouvaires, communiqué à l'Académie royale de médecine, rentre dans cette catégorie. Je fus appelé, dans le cours de l'épidémie, auprès d'un vieillard de 77 ans, qu'une attaque de choléra foudroyant fit périr douze heures après ma première visite. Eh bien, le neveu de ce vieillard m'assura qu'un mois environ avant l'explosion de l'épidémie, il avait perdu le père de sa femme d'une maladie tout-à-fait semblable à celle qui venait de lui ravir son oncle. Ajoutons que quelques semaines avant le règne de l'épidémie, des irritations du tube digestif, pour la plupart assez légères, il est vrai, se manifestaient avec une facilité tout-à-fait insolite, et qu'enfin, vers la fin de l'été de 1830, et pendant l'automne suivant, nous avons eu de nombreuses occasions d'observer des affections du tube digestif qui offraient assez d'analogie avec le choléra pour qu'on ait cru devoir leur donner le nom de *cholérine*. J'eus occasion de recueillir un certain nombre de ces cas à l'hôpital Saint-Louis, où je remplaçais alors le docteur François.

M. le docteur Th. Lemasson, alors interne du service dont j'étais chargé, en fit le sujet d'un intéressant mémoire qu'il publia dans le *Journal hebdomadaire*, et il est un des premiers qui se soient servis du mot *cholérine*, ce diminutif du mot choléra. Dans ce mémoire, M. Ch. Lemasson avait presque prédit la prochaine invasion du *choléra* épidémique. « La cholérine, y disait-il, s'est montrée encore assez bénigne, et elle ne constitue point le véritable choléra-morbus qui glace l'Europe d'épouvante ; *mais on conçoit facilement qu'elle puisse en être le prélude.* » Quelques mois plus tard, Paris était en proie à la plus violente épidémie de choléra-morbus. M. Lemasson considérait cette *cholérine* comme due à une *névrose catarrhale de la membrane muqueuse gastro-intestinale.* En effet, cette affection semblait tenir à la fois et du catarrhe proprement dit, et de certaines fluxions nerveuses caractérisées par l'augmenta-

Les 26 et 29 mars, l'Hôtel-Dieu reçut quelques cholériques, et les jours suivants il en afflua un grand nombre dans cet hôpital, ainsi que dans la plupart des autres. Pendant la première semaine de son funeste règne, le fléau cholérique parut sévir exclusivement sur la classe pauvre de la capitale, et ravagea surtout les quartiers alors les plus malsains de la ville, le quartier de l'Hôtel-de-Ville en particulier. Mais les quartiers les plus sains ne tardèrent pas à être envahis eux-mêmes, et les classes riches de la société payèrent aussi leur tribut au monstre épidémique. Toutefois c'est dans les rues les plus étroites, les plus mal aérées, dans les maisons les plus insalubres de ces rues, et sur la partie de la population la plus malheureuse, que, toutes choses d'ailleurs égales, le fléau a sévi avec le plus de fureur. On trouvera dans mon *Traité du choléra* des documents statistiques détaillés sur le sujet dont il s'agit.

Reste à savoir maintenant comment le mal a pris naissance au milieu de nous, et comment la *peste cholérique* s'est propagée des premiers individus frappés aux autres. Ce sont là, tout le monde en convient, des problèmes d'une immense gravité, et dont la solution intéresse éminemment, et la science, et les individus et la société tout entière. Malheureusement, cette solution laisse encore beaucoup à désirer. Est-ce l'*importation* qu'il faut accuser d'avoir donné naissance à l'épidémie cholérique de Paris, et la *contagion* serait-elle la mystérieuse voie par laquelle le mal se serait propagé à une si grande masse d'individus (pour ne parler que des malades reçus dans les hôpitaux, nous dirons que du 26 mars au 20 juillet, 12,259 y furent reçus)? Ou bien, au contraire, le choléra

tion de la sécrétion de l'organe auquel vont se rendre les rameaux nerveux qui président à cette sécrétion. Le choléra-morbus *asiatique* lui-même n'est-il pas une affection du même genre, produite par une cause *spécifique* plus violente et vraiment toxique?

s'est-il manifesté au milieu de nous sous l'influence d'une cause *locale* spécifique, cause dont le soudain enfantement, le développement et le mouvement seraient régis par des lois qu'il nous a été jusqu'ici impossible de saisir et de formuler, cause que nous n'avons ni touchée, ni vue, ni pesée, que nous ne connaissons que par ses effets pathologiques, et dont nous serions en droit de révoquer en doute l'existence, si nous pouvions, ce qui n'est pas, expliquer les effets dont il s'agit par l'intervention des modificateurs ordinaires à l'influence desquels nous sommes soumis?

Considéré d'une manière générale et absolue, le *système de l'importation* des maladies épidémiques ne me paraît pas facile à soutenir. Mais dans l'*espèce*, c'est-à-dire en ce qui concerne l'épidémie cholérique de Paris en particulier, le système indiqué est tout-à-fait inadmissible. En effet, quels sont, en premier lieu, les observations exactes que l'on pourrait alléguer en faveur du système de l'importation? Les partisans de cette hypothèse les ont vainement cherchées : ils n'en ont trouvé nulle part, et n'ont pu, si j'ose ainsi parler, découvrir la *contumacité* ni dans les *choses* ni dans les *hommes*. Quels sont, en second lieu, les raisonnements qui déposent en faveur de l'*importation?* Il n'en est point de bons et de solides. Et comment, en l'absence de faits exacts, existerait-il des raisonnements de ce genre? Mais, dira-t-on, c'est pourtant un fait incontesté, que le choléra a été importé de l'Inde dans l'Europe. Je répondrai d'abord que pour être, dit-on, *incontesté*, ce fait n'en est peut-être pas pour cela *incontestable*, du moins en prenant le mot *importation* dans sa plus rigoureuse acception. S'il est vrai qu'*endémique* dans l'Inde, le choléra ait été importé dans différentes contrées de l'Europe, comment se fait-il que cette importation n'ait eu lieu qu'à une époque si éloignée de celle où l'Europe a été en communication avec le foyer primitif de la maladie? Comment se fait-il, d'un autre côté, que, dans sa prétendue importation en France, cette maladie ait franchi tant de villes sans les atteindre, pour venir ravager notre capitale? Comment a-t-elle bravé toutes les mesures sanitaires qui ont été prises contre elles? et si le choléra de Paris n'a pas été *importé*, pourquoi n'en serait-il pas de même de celui de Pétersbourg, de Varsovie, de Vienne, de Berlin ou de Londres? Au reste, je ne prétends pas absolument nier le principe de l'importation; je crois seulement pouvoir affirmer que la réalité de cette opinion n'est pas démontrée. En tout cas, qu'on nous dise maintenant comment est né dans son foyer primitif, dans le Delta du Gange, ce choléra que depuis quinze ans on fait ainsi voyager à *petites journées* dans les diverses contrées de notre Europe! S'il s'est manifesté d'abord sans le secours de l'importation, il se pourrait bien qu'il en eût été ainsi par la suite. Il n'est donc pas mathématiquement prouvé, je le répète, que l'Asie ait vomi sur l'Europe ce nouveau *fléau de Dieu*.

IV. Examinons maintenant la question de savoir si le choléra-morbus épidémique de Paris a présenté quelque caractère contagieux. Les médecins de l'Hôtel-Dieu, les premiers, imités bientôt par les médecins des autres hôpitaux de la capitale, au nombre desquels se trouvait l'auteur de cet ouvrage, déclarèrent unanimement, par la voie des journaux, que les faits innombrables dont ils avaient été témoins les autorisaient à nier la contagion de l'épidémie. Cette épidémie a pour ainsi dire fermé la bouche à ceux qui jusque là s'étaient signalés comme les plus intrépides partisans, les apôtres les plus fougueux de la contagion. Ils voulurent bien cependant faire acte de présence, en essayant d'organiser une société pour la défense du système de la contagion; mais, vaincue par l'évidence des faits, cette société n'eut pas même assez de durée pour se constituer d'une manière définitive, et à peine un journal (*la Lancette Française*) avait-il eu le temps d'annoncer l'ouverture des séances de cette société, qu'elle n'était déjà plus. Croit-on que si le choléra de Paris eût été contagieux, les chefs de service, et les élèves qui leur étaient attachés, auraient échappé presque tous (1) à cette maladie, après avoir pour la plupart, pendant plus d'un mois, été occupés 7 à 8 heures par jour, soit à la visite des malades, soit à l'ouverture de ceux qui succombaient en si grand nombre? Aucun de nous cependant, que je sache, n'a pris la moindre précaution pour se défendre de la contagion. Pour ma part, j'étais ordinairement à l'hôpital depuis 5 ou 6 heures du matin jusqu'à midi ou une heure, sans avoir pris même un bouillon, et j'ai plusieurs fois conservé du linge sali par les liquides cholériques. Cependant j'ai traversé l'épidémie sans en éprouver aucune atteinte sérieuse.

Les médecins qui furent chargés de la noble mission d'aller étudier le choléra épidémique de la Russie, de la Pologne, de l'Autriche, de la Prusse et de l'Angleterre, comptent à peine dans leurs rangs un ou deux partisans honteux de la croyance à la contagion. Tous les autres se sont rangés autour des défenseurs de la non-contagion.

V. Nous ne terminerons pas sans faire observer qu'après avoir presque entièrement abandonné Paris, le choléra-morbus y reparut avec une nouvelle intensité, vers la fin de l'été et au commencement de l'automne. Quelles furent les causes de cette sorte de résurrection ou de recrudescence? Il serait difficile de répondre complétement à cette question; il nous semble seulement que l'usage mal dirigé ou l'abus des fruits de la saison ne fut pas tout-à-fait étranger à cet événement. Il faut tenir compte de l'espèce

(1) Quelques médecins, il est vrai, et entre autres le vieux professeur Leroux et le jeune Dance, l'une des plus belles espérances de son époque médicale, furent victimes de l'épidémie ; mais ils furent frappés comme tant d'autres habitants de Paris, et non en leur qualité de médecins.

de prédisposition où se trouvaient sans doute encore les Parisiens, que l'épidémie n'avait que récemment abandonnés (1).

§ VI. Traitement du choléra-morbus.

I. Moyens prophylactiques.

Ils consistent dans l'éloignement ou la neutralisation des causes de la maladie. Malheureusement, comme nous l'avons vu, la *cause épidémique* nous est inconnue, et, ni les cordons sanitaires, ni les cent recettes proposées par le charlatanisme ou l'empirisme le plus aveugle, n'ont pu nous en défendre. Quant aux causes auxiliaires et secondaires, dont nous avons parlé en temps et lieu, elles peuvent, du moins pour la plupart, être éloignées. On évitera donc avec soin les excès de régime, l'habitation dans des lieux mal aérés, infects, encombrés. Les promenades ou le séjour à la campagne, des exercices sans fatigue, la tranquillité de l'âme, et un régime alimentaire bien dirigé, tels sont, dans l'état actuel de nos connaissances, les seuls moyens propres à diminuer, du moins jusqu'à un certain point, le nombre des cas de choléra, et aussi de rendre moins graves ceux qu'on n'a pu prévenir.

II. Moyens curatifs.

L'histoire de la médecine conservera, non sans quelque scandale, peut-être, le souvenir des affligeantes dissensions thérapeutiques qui se sont élevées au sujet du choléra-morbus (2). Nous allons exposer succinctement

(1) Deux des malades placés dans notre clinique éprouvèrent les symptômes du plus violent choléra après avoir mangé des cerises qu'ils s'étaient procurées du dehors. L'un d'eux mourut en moins de 24 heures, et malgré les selles multipliées dont il avait été tourmenté, il était resté dans les gros intestins une innombrable quantité de noyaux de cerises. Je vis en ville un cas du même genre.

(2) Pour ne parler que de celles qui ont eu lieu à l'occasion de l'épidémie de Paris, qu'il nous suffise de dire qu'il n'a pas fallu moins d'un

la méthode qui, jusqu'à ce jour, nous paraît la plus utile dans les deux grandes formes de l'épidémie.

A. Choléra intense.

a. Première période.

1° Malgré le froid qu'ils éprouvent, les malades, pour la plupart, éprouvent une répugnance en quelque sorte instinctive pour les boissons chaudes. On leur fera prendre avec avantage la limonade simple ou la limonade gazeuse, les solutions de sirop de gomme, de groseille, l'eau pure, frappée de glace, la glace elle-même en fragments, substance que les malades dévorent avec une sorte d'avidité, et qui souvent peut seule calmer les vomissements les plus opiniâtres. La diète la plus absolue est de rigueur.

2° En même temps qu'on s'occupe d'étancher la soif qui tourmente les malades, et de diminuer la chaleur intérieure dont ils se plaignent, il est important de réchauffer l'extérieur du corps par les moyens *convenables*. Ces derniers moyens ont beaucoup exercé l'imagination de certains praticiens, de ceux surtout aux yeux desquels le traitement du choléra consistait presque exclusivement à ranimer la chaleur extérieure prête à s'éteindre complétement.

Malheureusement, *réchauffer* un cholérique, en quelque sorte *cadavérisé*, n'est pas le ranimer, le *ressusciter*, pour ainsi dire. On ne le ressuscitera réellement qu'autant qu'on le mettra en état de se réchauffer de lui-même, c'est-à-dire en réveillant l'action du système circulatoire et respiratoire, et en détruisant ou du moins en affaiblissant le plus possible les lésions fondamentales sous l'influence

petit volume pour les exposer toutes (*Guide des praticiens dans le traitement du choléra-morbus*, par M. le docteur Fabre). On trouvera l'indication et l'examen des principales méthodes employées contre le choléra-morbus de Paris dans le *Traité* que j'ai publié sur cette maladie.

desquelles s'est manifesté le cortége des phénomènes de l'état algide ou asphyxique. Toutefois il ne faut pas négliger l'emploi des moyens les plus propres à entretenir autour du corps des cholériques une chaleur artificielle qui remplace celle qu'ils n'ont pas encore la faculté de développer en eux ; moyens que nous avons suffisamment détaillés ailleurs (*Traité du choléra*, page 304), et dont il faut user avec une juste mesure, car les malades supportent mal une chaleur excessive.

3° Parmi les méthodes dont le but est de ranimer la respiration et la circulation, et par suite la calorification, il faut placer au premier rang les excitations exercées sur la région de la colonne vertébrale, soit au moyen du *simple repassage*, tel qu'il a été proposé par Petit, médecin de l'Hôtel-Dieu, soit au moyen du *repassage avec cautérisation*, ainsi que nous l'avons plusieurs fois pratiqué. Cette cautérisation rachidienne avec un fer à repasser, convenablement chauffé, est une opération douloureuse dont il ne faut pas abuser, mais qu'il ne faut pas négliger lorsque l'état des malades est tellement grave que la mort peut arriver en quelques heures, si, par un moyen quelconque, on ne vient à bout d'exciter une réaction sur le système sanguin. L'expérience a démontré que les excitants administrés intérieurement étaient en général plus nuisibles qu'utiles (1).

(1) Le punch, les vins de quinquina, de Madère, de Malaga, etc., etc., ont été vantés, je le sais, par divers médecins ; mais la *méthode excitante* dont il s'agit n'a pas lieu de s'applaudir de ses résultats. Dans les premiers temps de l'épidémie, je fis prendre à plusieurs malades une légère infusion de café, et quelques uns d'entre eux guérirent ; mais ce n'est probablement point à cet agent qu'il faut attribuer les honneurs de la guérison. Il nous parut, en effet, réussir assez mal dans quelques cas, pour nous engager à ne plus en faire usage, comme j'avais déjà été forcé d'abandonner la méthode *excitante* proprement dite, tant préconisée néanmoins par une foule de praticiens, et sur laquelle je me suis expliqué ainsi qu'il suit dans mon *Traité du choléra :* « Pour tout observateur qui,

4° Nous avons vu que le plus terrible accident de l'irritation cholérique du tube digestif consistait dans l'énorme déperdition du sérum du sang et des sels qui s'y trouvent dissous (quelquefois même il survient une effusion plus ou moins abondante du sang lui-même). Nous ne reviendrons pas sur ce que nous avons dit des effets de ces grandes évacuations sur le refroidissement extérieur, l'état asphyxique, etc. Certes, si l'on pouvait réparer sans danger la perte dont il s'agit, ce serait un excellent moyen de réchauffer, de ranimer, de *ressusciter* les cholériques

» comme le vulgaire, s'arrête à l'écorce des maladies, et prend en
» quelque sorte l'ombre pour le corps, la seule indication qui se pré-
» sente à l'esprit, dans la période algide ou asphyxique, c'est d'exciter ,
» de stimuler, de tonifier le malade... Si, moins exclusivement préoc-
» cupé des symptômes extérieurs , cet observateur veut bien réfléchir un
» moment que ces symptômes, image si vive de la faiblesse , coïncident
» avec des phénomènes d'une vaste *irritation sécrétoire* ou phlegmorrha-
» gique des viscères digestifs, lesquels phénomènes ont même précédé
» tous les autres , ce trait de lumière ne sera pas perdu pour le traite-
» ment. Sans doute , l'indication de ranimer les grandes et vitales fonc-
» tions de la circulation, de la respiration et de la calorification ne lui
» paraîtra pas moins urgente; mais il se demandera si le meilleur moyen
» de remplir cette indication formelle consiste bien réellement dans l'ap-
» plication de médicaments excitants, stimulants , sur une membrane
» qui n'est déjà que trop excitée, trop irritée, ou s'il ne serait pas plus
» avantageux de calmer la membrane irritée, de refroidir la surface en-
» flammée par l'emploi de la méthode que nous avons conseillée, en
» même temps qu'on chercherait à relever les fonctions abattues, en por-
» tant sur d'autres points les agents excitants ou stimulants dont on a re-
» connu l'indication spéciale... Ce n'est pas tout, en effet , que de con-
» stater l'existence des signes d'une profonde prostration , il faut aussi re-
» monter à la source première de celle-ci, sans quoi l'on court le terrible
» risque d'accroître le mal en cherchant à le combattre. Je le dis avec la
» plus intime conviction : quiconque, dans l'état actuel de nos connais-
» sances sur la nature du choléra-morbus, proposerait encore comme
» base principale du traitement de cette formidable maladie les exci-
» tants et les toniques intérieurs, commettrait, pour me servir d'une ex-
» pression de Bichat , le plus fatal contre-sens thérapeutique... Le règne
» de la méthode *excitante interne* doit être désormais passé sans re-
» tour. »

cadavérisés. On a tenté cette réparation au moyen des injections de divers liquides dans les veines, et de l'injection du sang lui-même en nature (1). Je renvoie à ce que j'en **ai** écrit dans mon *Traité du choléra-morbus*, me bornant à déclarer ici que les expériences faites jusqu'à ce jour ne permettent pas de nous prononcer encore sur la valeur de cette méthode thérapeutique.

5° Pour calmer les crampes auxquelles sont en proie les cholériques, on a beaucoup insisté d'abord sur les frictions faites avec force, et prolongées. A une époque où certains médecins considéraient les *crampes* comme le symptôme qu'il importait le plus de combattre, c'était vraiment pitié de voir comment on frictionnait quelquefois les malheureux malades : c'était presque un martyre que des frictions pratiquées d'une manière si rude ! Faites d'une manière plus douce, soit avec de simples flanelles, soit avec des flanelles imbibées d'un liniment opiacé, camphré ou ammoniacal, les frictions diminuent ou dissipent même complétement les crampes douloureuses des cholériques. Les cataplasmes laudanisés, les sinapismes, les bains chauds, les préparations opiacées à l'intérieur, etc., sont aussi des moyens qu'on peut employer avec avantage.

6° Occupons-nous maintenant des moyens que réclame plus spécialement l'affection de l'appareil digestif, telle que nous l'avons caractérisée ailleurs. Broussais et les médecins de son école disent avoir eu recours avec succès aux émissions sanguines locales, pratiquées sur l'abdomen, ou à l'anus, selon les cas. L'auteur de cet ouvrage, chez un certain nombre de malades, a mis en usage cette méthode, et il n'a eu qu'à s'en louer, comme il a tâché de le

(1) On a aussi pratiqué des injections de gaz dans les veines et spécialement de protoxide d'azote (gaz *hilariant*). En France, M. Blandin est, de tous les praticiens, celui qui s'est le plus occupé de ce moyen. Rien ne dépose encore en faveur de ce genre de médication, et j'avouerai que pour ma part il ne m'inspire pas une grande confiance.

démontrer dans le *Traité* qu'il a publié sur le *choléra;* mais il ne se dissimule pas que, dans une maladie où le pouls est presque effacé, ou même entièrement effacé, la chaleur générale extrémement diminuée, le sang dépouillé d'une grande quantité de plusieurs de ses éléments, on doit être très réservé dans l'emploi des émissions sanguines, lesquelles, pour le nombre comme pour la dose, seront accommodées à la force, au tempérament, à l'âge des sujets, et à toutes les autres circonstances individuelles qui peuvent se présenter (1). Nous ne nous faisons point illusion d'ailleurs sur la portée de ce moyen : il n'est pas *héroïque;* nous en convenons volontiers, et nous n'avons guère l'espérance d'en trouver de tel dans une maladie qui rentre dans la classe des empoisonnements, dont la cause matérielle nous est inconnue.

Les topiques émollients, sédatifs, seront également appliqués avec quelque soulagement sur les parois abdominales.

Les vomitifs et les purgatifs, et entre autres l'ipécacuanha, ne méritent point les éloges qui leur ont été donnés.

Le ratanhia est, de tous les astringents, celui qui a été le plus employé ; nous l'avons essayé, ainsi que l'ipécacuanha, et nous n'avons pas eu non plus à nous en applaudir beaucoup.

On se trouvera bien de lavements peu copieux, administrés toutes les trois, quatre ou cinq heures, et préparés avec la décoction de plantes mucilagineuses (racine de guimauve, de mauve, graine de lin, etc.) avec addition de têtes de pavots : il sera bon de mêler à cette décoction

(1) Les saignées dites générales ne conviennent guère assurément dans une maladie où l'une des indications principales serait d'ajouter à la masse sanguine générale plutôt que d'y retrancher. Il peut se rencontrer seulement quelques cas exceptionnels ; après y avoir eu recours chez un petit nombre d'individus, dans les premiers temps de l'épidémie de Paris, nous crûmes prudent d'y renoncer.

huit, dix ou douze gouttes de laudanum, et une petite quantité d'amidon. La dose de laudanum ci-dessus indiquée pourra être ajoutée à un julep gommeux, dont on fera prendre une cuillerée toutes les deux heures. Je ne pense pas qu'il soit convenable d'administrer le laudanum ou les autres préparations d'opium à haute dose (1).

Tous les préceptes que nous venons de formuler ne conviennent pas également dans tous les degrés du choléra algide. Ainsi, par exemple, on aura bien soin de s'abstenir de toute émission sanguine lorsque les selles rougeâtres et sanguinolentes ont succédé aux selles blanchâtres, que l'appareil cyanique est parvenu à son plus haut degré, ce qui annonce qu'il ne reste plus aux malades qu'un souffle de vie. Ce n'est plus à une maladie, mais à une véritable agonie, que le médecin se trouve alors avoir affaire, et en pareil cas, à moins de miracle, le malade est perdu sans ressource.

b. Seconde période.

1° Lorsque la réaction qui succède à la période algide consiste en un simple mouvement fébrile, avec diaphorèse plus ou moins abondante, on s'en tiendra à l'usage des

(1) Sydenham a beaucoup vanté l'usage du laudanum dans le choléra *vulgaire*. Entraînés et comme séduits par l'autorité de ce grand maître, les médecins de l'hôpital de la Pitié dont j'avais l'honneur de faire partie, à l'époque du choléra épidémique de Paris, résolurent, dans une réunion qui eut lieu le 1ᵉʳ avril 1832, 1° que l'on donnerait de demi-heure en demi-heure une cuillerée d'une potion composée de trois onces (96 grammes) d'infusion de tilleul, d'une once (32 grammes, de sirop de fleurs d'oranger, et de *trois gros* (12 grammes) de laudanum; 2° qu'on ajouterait un gros (4 grammes) de laudanum aux lavements émollients qui seraient administrés une ou deux fois aux malades chaque jour. Les malades ne parurent en éprouver aucun soulagement notable, et plusieurs d'entre eux tombèrent dans un état de narcotisme assez inquiétant, accident qui, sans doute, eût été plus fréquent encore, si les potions et les lavements n'eussent été rejetés presque immédiatement après avoir été pris. Quoi qu'il en soit, on fut bientôt obligé de renoncer à cette pratique.

boissons émollientes, délayantes, rafraîchissantes. Si la réaction était par trop forte, que le sujet ne fût pas trop épuisé, on pourrait modérer l'intensité du travail fébrile par des émissions sanguines générales ou locales, formu. lées dans cette *juste* mesure qui tient compte de toutes les conditions où se trouvent les sujets.

2° Le traitement de la réaction avec appareil typhoïde n'est pas aussi simple que le précédent, et réclame toute l'habileté d'un praticien sage et expérimenté. Les phéno- mènes inflammatoires ou sub-inflammatoires qu'on observe alors du côté du système digestif et du système cérébro- spinal, réclament, sans contredit, l'intervention des anti- phlogistiques, mais accommodés aux circonstances au mi- lieu desquelles se trouvent placés les malades. On conçoit, en effet, que chez des individus profondément abattus par suite des évacuations cholériques et autres accidents de la période algide, on ne doit pratiquer les émissions sangui- nes que dans une mesure fort restreinte (nous ren- voyons, à cet égard, aux observations que nous avons consignées dans notre *Traité du choléra-morbus*).

La glace appliquée sur la tête, les vésicatoires, et les sinapismes sur les membres inférieurs, sont les meilleurs auxiliaires des boissons rafraîchissantes, et des petites sai- gnées générales et locales dont nous venons de parler (1).

(1) Qu'il me soit permis de rappeler ici le passage suivant de mon *Traité du choléra-morbus :* « Jeunes praticiens, qui vous êtes bien péné- » trés des idées que les faits les plus nombreux et les plus fidèlement » observés nous ont suggérées sur les lésions qui constituent essentielle- » ment le choléra-morbus ; vous qui n'avez point de système à défendre, » et qui n'êtes guidés que par le vif amour de la vérité, gardez-vous, je » vous en conjure, de prodiguer, dans le traitement du choléra, et sur- » tout dans la période qui nous occupe, tous ces prétendus antispasmo- » diques si vantés, et le camphre et l'éther, ces toniques et ces excitants » généreux, tels que le vin de quinquina, ceux de Madère, de Malaga, et » divers moyens dits absorbants, comme la magnésie, l'eau de chaux, etc.: » vous n'aurez point à vous repentir de ce conseil. Il faut, sans doute, » une certaine dose de *foi* à la doctrine que nous avons exposée, pour

La direction de la convalescence des cholériques est une chose des plus délicates. L'appareil digestif a besoin d'être longtemps ménagé, et les aliments ne doivent être donnés que d'une manière graduée, et avec beaucoup de prudence, si l'on ne veut pas s'exposer à de graves accidents, comme l'expérience ne l'a que trop souvent démontré.

B. Choléra léger ou cholérine.

Plusieurs méthodes ont été proposées contre la forme bénigne du choléra qui nous occupe ici; toutefois, l'immense majorité des praticiens s'est rangée du côté de la méthode adoucissante, antiphlogistique simple, secondée par les opiacés et les astringents à dose modérée. Je puis affirmer que je n'ai connaissance d'aucun cas de choléra léger, ainsi traité, qui se soit terminé d'une manière fâcheuse. Cette méthode, pour les détails de laquelle je renvoie à mon *Traité du choléra-morbus*, a sur toutes les autres l'immense avantage de n'exposer les malades à aucune catastrophe, et de ne pas constituer un de ces *quitte* ou *double*, auxquels le praticien prudent ne doit jamais jouer. Sans doute, dans la forme dont il s'agit, on a pu souvent recourir impunément ou même avec une apparence de succès, aux vomitifs et aux purgatifs: mais n'est-il jamais arrivé que cette médication ait provoqué ou du moins hâté l'apparition d'un choléra intense? Quelques faits, con-

» renoncer à ces moyens, mis en œuvre encore aujourd'hui peut être par
» quelques médecins des plus renommés; mais enfin, sans un peu de *foi*,
» qui oserait pratiquer la médecine? N'espérez pas sauver tous vos ma-
» lades par la méthode que nous vous recommandons; il vous arrivera
» malheureusement d'en perdre beaucoup, car c'est une maladie horri-
» blement meurtrière que le choléra-morbus. Soyez seulement bien con-
» vaincus que les malades dont cette méthode n'a pu conserver les jours,
» n'eussent été arrachés au tombeau par aucune des autres méthodes au-
» jourd'hui connues; et que parmi les malades qui ont dû leur salut aux
» moyens antiphlogistiques prudemment administrés, quelques uns au-
» raient succombé peut-être s'ils eussent été soumis à une autre méthode
» de traitement. »

signés dans mon *Traité du choléra*, semblent autoriser à répondre qu'il en a été quelquefois ainsi, et cependant nous avons vu, pendant l'épidémie de Paris, des médecins fatiguer les journaux par des articles où ils s'extasient sans preuves sérieuses, sur les merveilleux effets des purgatifs employés comme méthode générale contre le choléra! Un temps viendra, il faut l'espérer, où cette déplorable méthode ne séduira plus le vulgaire ignorant, et sera mise à sa véritable place par les médecins éclairés et consciencieux. La mortalité n'y gagnera pas.

§ VII. Pronostic et mortalité.

Voici ce que j'ai dit à ce sujet dans mon *Traité du choléra* :

I. Grâce au peu d'exactitude qui a jusqu'ici présidé à la collection des faits particuliers, à leur distribution, à leur analyse, à leur interprétation, je ne suis que trop autorisé à déclarer qu'une statistique tant soit peu satisfaisante de l'épidémie de choléra dont l'Europe vient d'être le théâtre, est chose absolument impossible (1). Cette assertion s'ap-

(1) A une époque (1832) où les médecins ne s'étaient guère occupés encore de la méthode dite numérique et de la statistique, dont elle constitue un des éléments essentiels, voici comment je m'exprimais dans le *Traité du choléra-morbus :* « Si la statistique en général ne peut arriver à » des résultats rigoureux qu'à travers les plus nombreuses et les plus grandes » difficultés, il en est surtout ainsi quand il s'agit de statistique médicale » en particulier. Il ne suffit pas uniquement, en effet, de compter les ob- » servations; il faut les peser, les examiner. Privée des lumières d'une » saine logique, l'arithmétique elle-même serait, en médecine, une science » aveugle et aussi propre à nous abuser qu'à nous instruire. Il est rare, » on le sait, que les cas de la médecine se ressemblent parfaitement. Or, » si l'on réunit ensemble des faits qui diffèrent entre eux sous une foule » de rapports importants, et qu'on en déduise des résultats statistiques » communs, quelle confiance pourront inspirer de pareils résultats? » D'un autre côté, si l'on ne précise pas bien les faits, si leur signale- » ment n'est pas fidèlement tracé, de quelle ressource seront-ils pour » quiconque voudra se charger plus tard du lourd fardeau d'une statis- » tique générale du choléra-morbus? Un travail de ce genre, exécuté sur » des faits tronqués, incomplets, douteux, ne sera-t-il pas plus propre

plique même à l'épidémie spéciale qui a sévi sur notre capitale. Pour qu'une statistique, je ne dis pas parfaite, mais du moins supportable, de l'épidémie dont il s'agit fût susceptible d'exécution, il aurait fallu que chaque médecin eût fait, et plus exactement encore, ce que nous avons fait nous-même, c'est-à-dire qu'il eût recueilli, avec les détails convenables, tous les cas observés par lui, et qu'il les eût ensuite triés, classés, appareillés conformément aux lois d'une saine philosophie médicale.

Quoi qu'il en soit, renvoyant pour plus amples renseignements à notre *Traité du choléra*, nous nous contenterons de consigner ici les résultats statistiques suivants :

II. Les archives de l'administration des hôpitaux de Paris nous apprennent que du 26 mars au 20 juillet 1842, 12,259 cholériques de tout âge, et atteints de l'épidémie à divers degrés, ont été réunis dans les hôpitaux fixes ou temporaires, et dans les infirmeries des hospices de Paris.

Sur ces 12,259 cholériques, 5,954, ou un peu moins de la moitié, ont succombé ; mortalité effrayante, sans doute, mais pourtant moins effrayante encore que celle dont plusieurs autres contrées de l'Europe ont été affligées, et dont voici le chiffre.

A Vienne, pendant une recrudescence du choléra, sur-

» à nous induire en erreur qu'à nous éclairer sur les hautes questions » dont la solution nous intéresse si vivement? C'est pour éviter, autant » qu'il était en moi, un aussi grave inconvénient, que j'ai péniblement » manié et remanié les faits recueillis dans mon service, et que j'en ai » composé divers groupes dont chacun repose sur une circonstance prédominante de la maladie. Il est une autre condition bien essentielle » pour procéder avec avantage à toute recherche statistique en matière » de médecine : c'est une bonne foi à toute épreuve. »

Depuis dix ans passés que ceci est écrit, je n'ai cessé de rendre de plus en plus exacte la méthode d'observer, de recueillir les faits, de les catégoriser, et de les faire ainsi servir à des statistiques exactes. (Voy. ma *Clinique médicale*.)

venue au mois de juin, sur 654 cholériques, 384 moururent (1).

A Dantzick, du 28 mai au 31 août, il y eut 1,387 malades, parmi lesquels 1,010 succombèrent.

A Elbing, du 12 juillet au 13 août, la mortalité fut de 203 sur 310 (2).

A Breslau, sur 1,297 malades, on en perdit 684, au moins (3).

Les défauts des statistiques ci-dessus indiquées sont nombreux et faciles à saisir. En voici quelques uns : on ne spécifie pas la gravité des cas ; on n'indique ni l'âge, ni le sexe, ni la constitution des malades, on ne fait pas connaître les méthodes de traitement, les conditions hygiéniques au milieu desquelles se trouvaient les malades, etc., etc. Or, toutes ces circonstances font varier plus ou moins la mortalité.

III. *a*. Exposons maintenant quelques uns des relevés statistiques publiés par divers médecins, pendant l'épidémie de Paris.

Dans le service dont je fus chargé, 114 cholériques furent admis. J'en laisserai de côté 12, dont les observations ne furent pas recueillies en détail. Il en reste 102, savoir : 62 hommes et 40 femmes. Sur ces 102 cholériques, 52 guérirent (25 hommes et 27 femmes), et 50 moururent (37 hommes et 13 femmes).

Nous avons donc guéri un peu plus de la moitié des malades confiés à nos soins. Or, sur nos 102 cas de choléra, 75 appartenaient au choléra algide ou asphyxique, et parmi les 27 autres cas, il y en eut un bon nombre d'assez graves, bien qu'ils n'offrissent pas encore la forme ci-dessus indiquée.

(1) *National* du 20 juillet.
(2) Rapport de la commission française envoyée en Pologne.
(3) Rapport de la commission française envoyée en Russie.

On sait par quelle méthode nous les avons presque tous traités.

b. Du 30 mars au 2 mai, 128 cholériques furent admis dans le service de Broussais au Val-de-Grâce ; sur ce nombre, 52 avaient succombé, 25 étaient sortis et les autres étaient encore à l'hôpital, lorsque Broussais publia son travail intitulé : *le Choléra-morbus épidémique, observé et traité par la méthode physiologique.* Nous ignorons malheureusement la proportion des cas graves aux cas légers, et bien d'autres circonstances qui influent sur la mortalité.

c. Sur 160 malades, affectés à des degrés qu'on n'a pas déterminés (95 hommes et 65 femmes), admis dans le service de M. Clément, 68 étaient morts et 92 étaient vivants, lorsque M. Caffe, interne du service, en publia le résumé dans le tome VI du *journal hebdomadaire.* M. Clément avait mis en usage la méthode antiphlogistique, de concert avec quelques potions excitantes. Opposons à ces résultats relatifs à des individus traités par la méthode dite antiphlogistique, les résultats fournis par la méthode excitante ou stimulante, les vomitifs, etc.

IV. *a.* Sur 133 malades traités par Rullier, médecin de la Charité, 13 n'offrirent que les prodromes du choléra et furent tous guéris par la méthode antiphlogistique, assistée de quelques calmants. Des 120 autres, traités par la méthode excitante ou par les vomitifs, 86 succombèrent et 34 guérirent, mortalité énorme, puisqu'elle fut de plus des deux tiers, tandis que dans notre service elle fut de moins de moitié. Notons qu'une des raisons de cette différence, c'est que Rullier reçut une proportion de cas graves *un peu* plus forte que la nôtre.

b. Sur 168 cholériques traités par Petit, médecin de l'Hôtel-Dieu, au moyen des excitants et du *repassage* de la colonne vertébrale, 108 moururent et 60 seulement guérirent, en sorte que dans ce nouveau service, la mortalité dépassa encore celle des services où fut employée la méthode antiphlogistique. Reste toujours à savoir si la gravité des cas fut la même dans ces divers services.

V. En résumé, sur 2,679 malades non traités par les antiphlogistiques, 1,580 succombèrent, tandis que sur 420 traités par les antiphlogistiques, il n'en mourut que 181, en sorte que la mortalité est de près des deux tiers chez les premiers, tandis qu'elle flotte entre le tiers et la moitié seulement chez les seconds. Mais, ainsi qu'on ne saurait trop le répéter, il est à regretter que les faits employés à cette statistique n'aient pas été pour la plupart assez *précisés* pour qu'on puisse établir entre eux un parallèle plus satisfaisant, plus instructif. La statistique *brute*, c'est-à-dire celle qui ne repose pas sur des faits entourés de toutes les données dont ils ont besoin pour être comparés, est de bien peu de prix aux yeux des vr ais ami de la médecine *exacte*.

VI. Les recherches suivantes sont destinées à revêtir les cas que nous avons observés pour notre part, de la plupart de ces *données* nécessaires au médecin patient et dévoué qui, plus tard, voudrait tenter le grand œuvre d'une statistique *éclairée* du choléra-morbus.

Nous avons déjà insisté sur la nécessité de bien distinguer les cas d'après leur degré de gravité, si l'on veut rigoureusement apprécier le chiffre de la mortalité selon les différentes méthodes de traitement, et selon d'autres circonstances. Nous nous bornerons ici à signaler la différence de mortalité chez nos malades, selon l'époque de l'épidémie, l'âge, le sexe des individus, l'état de simplicité ou de complication, tout le reste étant d'ailleurs supposé à peu près égal (1).

1° Du 30 mars au 8 avril, 53 cholériques sont entr

(1) Toutefois, cette hypothèse ne s'applique pas à la première des circonstances que nous allons examiner (l'époque de l'épidémie), car, ainsi que nous le dirons plus bas, la gravité des cas ne fut pas la même aux différentes périodes de l'épidémie.

dans notre service. De ce nombre, 36 ont succombé et 10 ont guéri; donc le nombre des morts, à cette première période de l'épidémie, a été plus que double de celui des guéris. Du 8 avril au 18 du même mois, nous reçûmes 35 cholériques parmi lesquels 11 succombèrent et 24 guérirent, proportion inverse de la précédente, c'est-à-dire qu'alors le nombre des guéris fut un peu plus que double de celui des morts (1).

D'où vient la remarquable différence que nous venons de signaler relativement à la mortalité entre les deux premières décades de l'épidémie? En grande partie, sans doute, de ce que les malades qui nous arrivèrent dans la première de ces périodes étaient frappés à un plus haut degré que ceux admis dans la seconde. Mais, selon toute probabilité, il faut aussi admettre que les premiers malades se trouvaient au milieu de conditions physiques et morales plus défavorables que les autres, et que, peut-être, grâce aux progrès de l'expérience, les derniers furent mieux traités que les premiers. Quoi qu'il en soit, dans les services autres que le nôtre, les premiers cholériques périrent proportionnellement en plus grand nombre que les suivants, *loi* de mortalité qui paraît d'ailleurs assez constante dans toute espèce de grave épidémie.

2° Nous ne reçûmes que 6 malades de dix à vingt ans, sur lesquels un seul succomba. Sur 9 malades de vingt à trente ans, 2 périrent. Sur 20 de trente à quarante ans, 6 moururent, c'est-à-dire un peu moins de la moitié. Sur 25 de quarante à cinquante ans, nous comptâmes 11 victimes, encore moins de la moitié. Sur 10 de cinquante à soixante ans, 8 succombèrent, c'est-à-dire les quatre cinquièmes. Sur 16 de soixante à soixante-dix ans, 13 furent enlevés, proportion un peu moins fâcheuse que la précé-

(1) A partir du 18 avril jusqu'à la fin du même mois, terme de la première atteinte de l'épidémie, nous ne reçûmes qu'un trop petit nombre de cholériques pour en faire l'objet d'un relevé statistique.

dente. Sur 8 de soixante-dix à quatre-vingts ans, nous en perdîmes 5.

Si maintenant nous partageons tous ces malades en deux groupes, l'un formé des individus de dix à quarante ans, l'autre composé des sujets de quarante à soixante-dix ans et au-delà, nous trouvons dans le premier groupe 35 malades parmi lesquels on compte 12 morts, et dans le second 51 malades parmi lesquels 37 moururent. Ainsi donc, parmi nos malades, la mortalité fut en raison directe de l'âge.

3° Sur 102 cholériques, nous reçûmes 62 hommes et 40 femmes; 27 succombèrent parmi les premiers (près de la moitié) et 13 parmi les dernières (le tiers environ). Cette différence de mortalité proportionnelle est si grande, qu'elle tient très vraisemblablement à autre chose qu'à la différence du sexe. Parmi les autres causes de cette différence, il faut sans doute faire intervenir quelques degrés d'intensité de moins dans le choléra dont nos femmes furent atteintes.

4° Sur la totalité de nos malades (102), nous rencontrâmes 15 cas de complication du choléra avec une maladie aiguë ou chronique assez grave par elle-même, et 13 des sujets de ces cas figurent dans la liste des morts. C'est donc une vérité bien démontrée que, survenant chez un individu déjà atteint d'une autre maladie grave, le choléra intense est presque constamment mortel.

VII. Terminons par quelques considérations générales sur le pronostic du choléra, abstraction faite de toutes les particularités accidentelles dont il peut être environné. De tout ce qui précède, on peut conclure que le choléra *intense*, dit algide, asphyxique, cyanique, est une des plus meurtrières maladies qui puissent affliger l'espèce humaine, et qu'à son plus haut degré de violence, cette affection est presque fatalement mortelle. L'apparition des selles rougeâtres, sanguinolentes, fétides, constitue un signe du plus sinistre présage. Enfin, il n'existe plus aucun espoir de guérison, lorsqu'après avoir employé tous les moyens propres à provoquer la *réaction* et à ramener la chaleur extérieure, on voit persister l'absence du pouls, la cyanose, le froid glacial des membres et du visage, en même temps que la respiration s'affaiblit de plus en plus, que les yeux se creusent davantage et se renversent, et que les malades tombent dans un état comateux.

ARTICLE VII.

DE L'INFLAMMATION DES GANGLIONS MÉSENTÉRIQUES, OU DE L'ADÉNO-MÉSENTÉRITE.

Réflexions préliminaires.

I. En traitant des inflammations des diverses portions du tube intestinal, nous avons rencontré sur notre passage celle que je me propose d'étudier dans cet article. C'est pour cette raison que j'ai cru pouvoir la placer dans le groupe consacré aux inflammations des intestins, bien que les ganglions lymphatiques des divers mésentères ne fassent point partie intégrante des intestins, et n'en constituent que des annexes ou des éléments complémentaires.

II. J'ai bien souvent insisté sur ce point, savoir, qu'en étudiant les inflammations des organes en masse et des tissus spéciaux dont ils sont composés, il ne fallait pas négliger de tenir compte de celle des éléments communs ou générateurs de ces organes et de ces tissus spéciaux, éléments communs qui sont les vaisseaux sanguins ou lymphatiques et les nerfs. En effet, c'est par l'inflammation de ces derniers éléments que s'expliquent souvent d'importantes circonstances, qui se rencontrent dans l'histoire des phlegmasies des organes auxquels ils appartiennent. Ces remarques s'appliquent naturellement aux phlegmasies des diverses portions du tube digestif. Les vaisseaux sanguins et lymphatiques (je comprends ici dans ces derniers les vaisseaux chylifères eux-mêmes, qui en constituent d'ailleurs une espèce si importante), les vaisseaux sanguins et lymphatiques, dis-je, dont ils sont si abondamment pourvus, y prennent une part plus ou moins active, y jouent un rôle plus ou moins étendu, soit à l'état aigu, soit à l'état chronique.

III. Les ganglions dans lesquels vont se rendre les vaisseaux lymphatiques en particulier, ne s'enflammeraient pas si souvent à la suite des grandes phlegmasies, soit extérieures, soit intérieures, si ces vaisseaux ne leur communiquaient pas en quelque sorte l'inflammation qu'ils ont eux-mêmes reçue des parties enflammées dans lesquelles ils se rencontrent.

C'est de cette manière que se développe le plus ordinairement l'inflammation des nombreux ganglions lymphatiques que l'on trouve dans les divers replis du péritoine, et particulièrement dans le grand repli auquel se trouve comme suspendue la masse des circonvolutions de l'intestin grêle. Il faut avouer, en effet, que cette inflammation est bien rarement *primitive* et indépendante de celle des parties avec lesquelles ces ganglions sont en communication plus ou moins directe. Aussi avons-nous été obligé de nous en occuper en traitant des phlegmasies de ces parties (entérite de l'intestin grêle et du gros intestin, péritonite, etc.). Il est néanmoins des cas dans lesquels l'adénite abdominale paraît indépendante de l'inflammation primitive des divers tissus qui composent les organes que contient la cavité abdominale, et dans lesquels elle est pour ainsi dire *idiopathique*.

IV. Au reste, primitive ou consécutive, sympathique ou idopathique, simple ou compliquée, l'adénite abdominale en général et l'adéno-mésentérite en particulier, est tantôt aiguë et tantôt chronique.

A. Adéno-mésentérite aiguë.

Avant la découverte de l'inflammation spéciale de l'intestin grêle, qui porte les noms de *maladie ou fièvre muqueuse*, *de fièvre glutineuse*, *de fièvre entéro-mésentérique*, *de dothinentérie*, *de fièvre ou affection typhoïde*, *d'entéro-mésentérite typhoïde*, etc., nos connaissances sur l'adénite abdominale et spécialement sur l'adéno - mésentérite *aiguë*, étaient à peu près nulles. Comme j'ai été forcé de m'occuper de cette dernière, à l'occasion de la maladie dont je viens de rappeler les nombreuses dénominations, je me dispenserai d'en parler plus longuement ici.

B. Adéno-mésentérite chronique.

I. Cette maladie, depuis longtemps connue, a été décrite sous les noms de *tabes mesenterica*, *tabes infantum*, *contabescentia*, *atrophia infantilis* (parce qu'elle est en effet plus fréquente dans l'enfance qu'à tout autre âge de la vie), *d'écrouelles ou scrofules mésentériques*, de *phthisie mésentérique*, de *carreau*, etc.

L'adéno-mésentérite chronique mérite bien qu'on la désigne sous le nom de *tuberculisation mésentérique* comme on désigne la phthisie pulmonaire sous le nom de tuberculisation pulmonaire ; car ces deux affections, qui se rencontrent souvent simultanément, diffèrent de siége, mais non de nature.

La tuberculisation des ganglions lymphatiques abdominaux est, en effet, la principale altération par laquelle se révèle, anatomiquement parlant, l'inflammation chronique de ces ganglions. Je dis la *principale* et non l'unique altération anatomique à laquelle donne lieu l'adénite chronique, attendu que dans quelques cas on trouve une induration, soit simple, soit squirrheuse (celle-ci peut être remplacée plus tard par un ramollissement encéphaloïde) des ganglions lymphatiques. Cette *forme anatomique* tient à des conditions spéciales encore mal déterminées. J'en ai rencontré un beau cas chez un adulte dont le tissu cellulo-graisseux abdominal était transformé en énormes masses cérébriformes ramollies. M. Louis a vu une fois, à côté de la matière tuberculeuse des glandes mésentériques, *une matière analogue au cancer cérébriforme* (1).

Ce que j'ai déjà dit, à l'occasion de l'entérite ulcérative chronique, sur l'*entéro-mésentérite tuberculeuse*, doit me dispenser d'y insister ici avec de longs détails.

II. Dans les cas où la tuberculisation mésentérique existerait indépendamment de l'espèce d'entérite chronique dont je viens de parler, laquelle, comme on l'a vu, est à cette altération chronique des ganglions ce qu'est à leur altération aiguë (gonflement, rougeur, ramollissement, suppuration) l'entéro-mésentérite aiguë connue sous le nom de fièvre entéro-mésentérique, typhoïde, etc. (2); dans ces cas, dis-je, qu'on observe rarement, à part les symptômes exclusivement propres à l'entérite chronique elle-même, on observe tous les autres symptômes locaux et généraux que nous avons exposés en nous occupant de cette espèce d'entérite.

(1) *Recherches sur la Phthisie*, 2ᵉ édition, Paris, 1843, pag. 112.

(2) Il serait aussi curieux qu'important de bien constater toujours le passage de la forme aiguë à la forme chronique. Mais on sait que l'entéro-mésentérite typhoïde n'est pas, d'après l'opinion généralement reçue, susceptible de la forme chronique. On peut dire néanmoins que chez les sujets qui succombent après le quarantième jour, la maladie est jusqu'à un certain point *chronique, lente* (expression consacrée pour une forme de cette maladie : fièvre *lente* nerveuse). Or, voici ce que nous lisons dans l'ouvrage de Petit et M. Serres : « Lorsque la maladie avait eu une longue durée, on trouvait dans les glandes une matière à demi fluide, d'un blanc sale, renfermée dans la membrane extérieure comme dans une coque. » Cette matière aurait-elle de l'analogie avec la petite quantité de matière tuberculeuse trouvée par M. Louis sur un sujet mort de *fièvre grave*, à une époque de la maladie non indiquée par cet auteur? Petit et M. Serres disent aussi avoir trouvé les glandes de consistance à demi cartilagineuse (ouv. cit., p. 292).

III. Comme l'entéro-mésentérite tuberculeuse, l'adéno-mésentérite tuberculeuse simple sévit particulièrement sur les sujets lymphatiques, scrofuleux, surtout dans l'enfance ou dans la jeunesse, et coïncide ordinairement avec la tuberculisation pulmonaire, la tuberculisation des ganglions lymphatiques extérieurs, celle de la rate, des centres nerveux, etc. (*diathèse tuberculeuse*).

IV. Pour le traitement, qui malheureusement n'est que palliatif, on se conformera aux principes posés par nous aux articles phthisie ou tuberculisation pulmonaire et entérite tuberculeuse.

TROISIÈME GROUPE.

INFLAMMATIONS DU FOIE, ET DE LA VÉSICULE ET DES CANAUX BILIAIRES.

ARTICLE PREMIER.

HÉPATITE OU INFLAMMATION DU FOIE.

Considérations préliminaires.

I. On enseigne assez généralement aujourd'hui que l'hépatite est une maladie aussi rare dans nos climats qu'elle est fréquente dans les pays plus chauds, dans l'Inde, par exemple. Peut-être cette phlegmasie est-elle moins rare chez nous que nous ne l'avons pensé jusqu'ici. Il se pourrait, à la rigueur, que cette rareté ne fût qu'*apparente*, et qu'elle dépendît de ce que le diagnostic de l'hépatite a échappé aux médecins dans un bon nombre de cas. Ce qui m'inspire ces réflexions, c'est, d'une part, la fréquence assez grande de lésions organiques du foie, dont plusieurs, suivant toutes les lois de l'analogie et de l'induction les plus légitimes, remontent à un travail inflammatoire, et, d'autre part, la fréquence de la réaction inflammatoire exercée par voie de continuité ou de contiguïté sur le foie, dans les cas de pleurésie, de pleuro-pneumonie, de péritonite, etc.

II. Comme tous les organes complexes, l'organe sécréteur de la bile peut éprouver une inflammation dans chacun de ses éléments constituants ou dans plusieurs d'entre eux, dans leur totalité même à la fois.

L'inflammation de son envel ppe séro-fibreuse (péri-hépatite) rentre dans l'histoire de la péritonite. Alors, toutefois, la couche superficielle du foie participe plus ou moins, le plus souvent, au travail phlegmasique, comme l'indiquent certains phénomènes dits *bilieux*. Cette phlegmasie n'est pas rare dans les cas de grande pleurésie ou pleuro-pneumonie siégeant surtout à droite, ainsi que j'en ai acquis la certitude clinique depuis plusieurs années.

III. Quoi qu'il en soit, cet article est spécialement consacré à l'inflammation du tissu propre ou du *parenchyme* même du foie et du tissu cellulaire interstitiel. Cette phlegmasie peut être aiguë ou chronique, générale ou partielle, simple ou compliquée. Comme presque toutes les autres, elle offre des différences et des modifications, selon les causes, les conditions individuelles, etc.

§ Iᵉʳ. Caractères anatomiques.

A. *Hépatite aiguë*.

I. Engorgement et injection, augmentation du volume du foie d'abord, puis ramollissement rouge, ramollissement blanc, suppuration de cet organe soit sous forme d'infiltration, soit sous forme d'abcès avec ou sans kystes pseudo-membraneux naissants (1), tels sont les caractères

(1) Les abcès que l'on rencontre dans le foie ne sont pas toujours le résultat d'une hépatite partielle idiopathique. On sait qu'il n'est pas rare d'en rencontrer chez les individus qui ont succombé à de graves inflammations des veines. Les abcès du foie, que d'anciens observateurs avaient signalés comme assez fréquents à la suite des plaies de tête, abcès, dont le mécanisme avait tant exercé l'esprit et l'imagination de nos devanciers, rentrent évidemment dans la catégorie de ceux qui succèdent à la phlébite, cette maladie étant assez commune chez les sujets affectés de grandes plaies de tête comme de toute autre partie abondamment pourvue de veines.

anatomiques essentiels de l'inflammation *aiguë* du foie.

II. Dans un cas que j'ai recueilli en 1822 et qui a été publié un peu plus tard (1), je rencontrai la plupart des altérations ci-dessus, et entre autres trois abcès, vers la région concave du foie, contenant un pus crémeux, homogène, avec rudiments d'un kyste pseudo-membraneux en voie d'organisation commençante (un de ces abcès aurait pu contenir un œuf de poule).

Lorsque les abcès sont voisins de la surface de l'organe, et placés près de son bord supérieur, ils pourraient se faire jour dans la cavité pectorale, si des adhérences ne prévenaient ordinairement cet accident. C'est ce qui aurait pu arriver dans le cas que je vais rapporter ci-dessous. Grâce aux adhérences qui s'établissent entre le foie et les parois abdominales ou avec les organes qui se trouvent en contact avec lui, ses abcès peuvent s'ouvrir au-dehors, quand ils occupent la convexité de l'organe, et à l'intérieur du tube digestif, de l'arc du colon spécialement, quand ils siègent vers la concavité du foie, etc., etc.

III. Voici maintenant le cas d'abcès du foie que j'ai promis tout-à-l'heure de rapporter. Les faits de ce genre sont trop rares pour que cette observation ne soit pas lue avec quelque intérêt. L'abcès dont ce cas offre un exemple, était tout récent, sans formation de pseudo-membrane à la surface du foyer, et occupait la partie supérieure du lobe gauche du foie. Il coïncidait avec une pleuro-péricardite sur-aiguë.

Un jeune homme de vingt et un ans fut admis à la clinique de la Charité, le premier juin 1844, atteint alors d'une entéro-mésentérite (fièvre typhoïde), encore à la première période (elle ne datait que de quatre jours).

Trois saignées du bras, de trois palettes chacune, et une

(1) Il est rapporté en détail dans mon *Traité des fièvres dites essentielles* (p. 447 et suiv.).

application de ventouses scarifiées sur la région sous-ombilicale (trois palettes), pratiquées dans l'espace de quarante-huit heures, avaient fait une prompte justice de cette maladie (la convalescence était bien *confirmée* dès le septième jour après l'entrée).

Quelques jours plus tard, il se plaignit d'une douleur dans l'épaule gauche et dans presque toute la partie antérieure externe du même côté, sans réaction fébrile. Un vésicatoire enleva cette douleur.

Le malade mangeait depuis quelques jours une portion, et descendait chaque jour au jardin, lorsque, le 22 juin, il eut l'imprudence de rester pendant deux heures couché sur l'herbe, pour prendre le frais. Immédiatement après, il ressent une vive douleur dans le côté gauche de la poitrine, un grand malaise, de l'anxiété, et M. Deville, interne de garde, appelé auprès de lui, le trouve dans un état de suffocation imminente, constate les signes d'une *péricardite* (1), et fait appliquer un large vésicatoire sur la région du cœur, en même temps qu'il prescrit une potion antispasmodique.

Le lendemain, 23, à la visite, nous trouvâmes le malade dans l'état suivant : anxiété inexprimable, visage pâle et grippé, yeux hagards, extrémités froides, pouls tremblotant, filiforme, tellement précipité, qu'on ne peut le compter ; 40 inspirations par minute ; bruits du cœur profonds, éloignés ; matité dans toute la partie inférieure du côté gauche, s'étendant de la région du sternum jusqu'à la colonne vertébrale ; bruit de frottement pleural très marqué en dehors de la région du cœur gauche ; la saillie ou voussure de la région précordiale est des plus évidentes aujourd'hui comme la veille, et a été constatée par tous les

(1) Matité très étendue dans la région précordiale, *qui offre la voussure la plus évidente*, bruits du cœur sourds, obscurs ; battements de cet organe précipités, inégaux, intermittents ; visage pâle, livide ; gonflement considérable des veines jugulaires.

assistants; elle se continue en dehors avec la saillie de la région externe et postérieure de la moitié inférieure du côté correspondant de la poitrine; souffle bronchique dans la région de la fosse sous-épineuse gauche, et quelques bulles de crépitation dans le voisinage; la dilatation des veines jugulaires est encore très marquée, moins considérable toutefois que la veille au soir.

Je portai le diagnostic suivant: *pleuro-péricardite avec formation de concrétions sanguines dans les cavités du cœur.*

En égard aux circonstances à la suite desquelles était survenue cette violente péricardite, il était impossible de recourir à la nouvelle formule des émissions sanguines, et je portai un pronostic des plus graves.

Je fis appliquer des ventouses scarifiées sur le côté malade (trois palettes) et un large vésicatoire.

24.— Le malade se trouve un peu moins mal; il respire plus librement; le pouls est facile à compter (il donne 100 pulsations à la minute), mais il est toujours petit, et une intermittence a lieu après 5 ou 6 pulsations; les veines jugulaires sont encore fortement distendues; visage pâle, lèvres un peu violettes, extrémités toujours refroidies, battements et bruits du cœur plus voisins de l'oreille, les doigts, appliqués sur la région de la pointe du cœur, sentent distinctement les chocs de cette partie; persistance de la matité et du souffle bronchique avec retentissement égophonique très prononcé (en dehors et en avant, la matité remonte jusqu'à la troisième côte sternale).

Le malade succombe à une heure après midi.

Autopsie cadavérique, le 26 au matin.

1° *Cavité thoracique.* Le péricarde est énormément distendu : il s'élève jusqu'à la deuxième côte et envahit en grande partie la cavité gauche de la poitrine. Le poumon de ce côté est refoulé en arrière et affaissé non seulement par la distension du péricarde, mais encore par un épanchement de sérosité sanguinolente qui existe dans la cavité de la plèvre (cette sérosité, médiocrement abondante, n'occupe que les parties les plus déclives); des filaments pseudo-membraneux, peu résistants, unissent en plusieurs points le poumon et la plèvre gauche. A la partie supérieure et antérieure, on trouve une fausse membrane un peu plus épaisse et adhérente à la plèvre viscérale. Les deux poumons sont parfaitement sains.

Une ponction faite au péricarde donne issue à 750 gram. environ d'un liquide trouble, d'un jaune citrin, dans lequel nagent de nombreux flocons fibrineux. En ouvrant le péricarde, on voit que le cœur est refoulé en haut au niveau du deuxième espace intercostal, mais maintenu en avant et en contact avec la paroi pectorale, l'épanchement occupant la portion inférieure et postérieure de la cavité du péricarde. Les feuillets pariétal et viscéral de ce dernier sont recouverts d'une couche pseudo-membraneuse, épaisse, jaunâtre, inégale, donnant au cœur, en certains points surtout, *l'aspect d'une pomme de pin*, aspect assez comparable, dans d'autres points, *à une couche de beurre mou comprimé entre deux plaques que l'on aurait ensuite séparées l'une de l'autre.* Dans aucun endroit, la membrane séreuse n'est dépourvue d'une couche pseudo-membraneuse.

Le cœur n'est pas hypertrophié; mais ses cavités droites sont distendues par une assez grande quantité de concrétions sanguines, en partie décolorées. Il existe aussi quelques concrétions fibrineuses mal formées dans les cavités gauches.

L'endocarde présente en plusieurs points, et notamment à la base du ventricule gauche, une rougeur assez vive, disposée par plaques et résistant à tous les lavages. Les valvules mitrale et aortique sont généralemen épaissies et très rouges, sans qu'il soit possible de faire disparaître cette rougeur par une macération dans l'eau peu prolongée, il est vrai.

Les veines caves supérieure et inférieure sont entièrement remplies par un caillot, encore très coloré, mais résistant et ramifié jusque dans les quatrièmes divisions de ces vaisseaux. L'aorte contient quelques concrétions fibrineuses vermiformes.

2° *Cavité abdominale*. Il n'existe pas d'épanchement dans la cavité péritonéale.

En coupant le diaphragme, on a fait sortir du pus phlegmoneux de la partie supérieure du foie. Cet organe est plus volumineux qu'à l'état normal, augmentation de volume qui a lieu dans le sens du diamètre transversal. En effet, il ne dépasse pas à droite le rebord des fausses côtes; mais il s'étend au loin dans l'hypochondre gauche, où il est en contact avec la rate, à laquelle de fortes adhérences l'unissent intimement. Par son bord convexe, il est adhérent au diaphragme, et par ses autres faces, à l'estomac et au pancréas. Toute la partie droite du foie est saine; mais à gauche du ligament suspenseur, sa membrane enveloppante est épaissie. On sent dans le lobe gauche une fluctuation manifeste, et en incisant ce lobe on en fait sortir une grande quantité de pus bien lié, légèrement verdâtre. Ce pus était contenu dans l'intérieur même de l'organe qui, vers son bord supérieur et immédiatement au-dessous du péricarde et de la cavité pleurale gauche, offre l'ouverture accidentelle d'une cavité anfractueuse assez grande pour loger le poing.

La substance du foie, irrégulièrement déchiquetée, est en contact immédiat avec une couche de pus un peu épaissi. Il n'existait dans cette cavité que du pus : aucune trace, soit d'une fausse membrane récente, soit d'un kyste simple ou hydatique (1).

----

(1) Les autres viscères abdominaux étaient sains.

L'intestin iléon présente, au-dessus de la valvule iléo-cœcale, un peu de rougeur sombre de la membrane muqueuse. Plus haut, çà et là, on remarque des plaques de Peyer un peu gonflées et apparentes, sans rougeur ni ulcération, c'est-à-dire sans reste notable de l'affection dont elles avaient été le siége à l'époque de la première maladie du sujet.

B. *Hépatite chronique.*

Comme les autres organes chroniquement enflammés, le foie, sous l'influence de la fluxion prolongée dont il est le siége, finit par acquérir un volume très considérable et acquiert en même temps, en général, une densité plus considérable qu'à l'état normal (*induration*). Son poids peut être doublé et même triplé, et l'organe s'étend alors jusque vers la crête iliaque, remplissant une grande partie de la cavité abdominale. Mais en même temps que le foie augmente ainsi de poids et de volume, son parenchyme *s'altère* le plus souvent : des *secreta* anormaux se développent, deviennent le siége de combinaisons et de réactions d'une chimie vivante dont le mécanisme est encore inconnu. Des tumeurs de différentes espèces, dites squirrheuses, cancéreuses, érectiles, tuberculeuses, des kystes avec ou sans hydatides, etc., peuvent être les résultats, les suites de la maladie qui nous occupe (1). Ces divers produits présentent dans leur forme, leur volume, leur nombre, leurs caractères physiques (2), une foule de différences et de particularités dont la connaissance détaillée et minutieuse sera mieux placée dans un autre endroit de cet ouvrage.

Il survient aussi dans les autres organes et dans les liquides, diverses altérations qu'il ne nous est pas possible de décrire ici, et dont l'étude exacte laisse d'ailleurs encore beaucoup à désirer. Pour combler cette lacune, il serait

(1) Dans son article *Hépatite* du Dictionnaire de médecine et de chirurgie pratiques, notre savant confrère M. le docteur Roche dit qu'il n'est pas bien démontré que le cancer, les tubercules succèdent à l'hépatite chronique, tandis qu'il considère comme un effet de celle-ci l'état *graisseux* du foie (foie gras, lésion si fréquente chez les phthisiques, ceux du sexe féminin surtout). Nous ne pouvons adopter ni l'une ni l'autre de ces deux opinions. L'état *graisseux* du foie et la cyrrhose me *paraissent* deux états *morbides spéciaux.*

(2) Malheureusement, on n'a presque rien fait encore sur leurs *caractères chimiques.*

nécessaire de se livrer à de longues recherches d'anatomie pathologique ordinaire, et de plus à des recherches physico-chimiques suffisamment répétées. C'est à nos successeurs qu'il appartient d'achever l'œuvre à peine ébauchée dont il s'agit ici.

§ II. Symptômes.

A. *Hépatite aiguë.*

I. *Symptômes locaux.* 1° Des quatre symptômes communs à toutes les inflammations, deux seuls peuvent être constatés, savoir, le gonflement ou la tuméfaction et quelquefois la douleur. Le premier de ces symptômes ne peut être observé que dans les cas d'hépatite générale ou du moins assez étendue pour que le foie déborde ses limites naturelles. Dans ce cas, la palpation et la percussion nous permettent de déterminer d'une manière précise le degré du gonflement du foie. Quant à la douleur, elle n'est rien moins que constante. Depuis longtemps on a fait la remarque qu'elle se propage à l'épaule droite, où, bien souvent, elle se fait même sentir plus vivement que dans la région du foie. Nous avons eu occasion d'observer ce phénomène dans un certain nombre de cas, mais il peut faire défaut même dans l'hépatite la plus aiguë : il manquait, par exemple, chez le sujet à l'ouverture duquel nous trouvâmes de vastes abcès dans le foie (1).

2° Les lésions fonctionnelles qui dérivent directement de l'hépatite sont celles que nous avons décrites ailleurs sous le nom de symptômes bilieux (2), et spécialement la

(1) Chez le sujet dont nous avons rapporté plus haut l'observation, il se déclara une douleur dans l'épaule gauche et non dans l'*épaule droite* (l'abcès occupait le globe gauche du foie). Mais cette douleur s'étendait à presque toute la partie antérieure-externe du même côté, et tout porte à croire qu'elle précéda l'inflammation suppurative du foie. Ce qu'il y a de certain, c'est qu'elle fut enlevée par l'application d'un vésicatoire volant, et qu'elle avait cessé d'exister depuis plusieurs jours quand survint la maladie à laquelle succomba le sujet.

(2) M. Bonnet considère les symptômes bilieux proprement dits, ceux

teinte ictérique plus ou moins foncée de la conjonctive, de la peau, des urines, de la sérosité du sang, etc. (dans cette espèce d'ictère bien confirmé, comme dans les autres espèces, nous avons reconnu la présence de la matière verte de la bile dans les liquides *traités* indiqués, au moyen de l'acide nitrique). Dans quelques cas, il existe des vomissements et des selles d'un liquide bilieux. Chez un malade que j'ai déjà cité, il survint des vomissements mêlés de sang, vomissements noirs, à peu près comme dans la fièvre jaune, et sous d'autres rapports encore ce malade pouvait être comparé à ceux atteints de fièvre jaune (1).

II. *Symptômes dits sympathiques.* Une fièvre intense accompagne l'hépatite aiguë pour peu qu'elle soit étendue. Dans la première période, on observe les divers caractères qui forment le cortége de la fièvre inflammatoire la plus franche, telle que celle du rhumatisme articulaire aigu, de la pneumonie, etc. Mais lorsqu'est arrivée la période de suppuration, des phénomènes typhoïdes plus ou moins prononcés apparaissent, les forces tombent, et chez quelques malades on voit éclater des phénomènes ataxiques. Chez le malade cité tout-à-l'heure, et dont je me plais à signaler le cas, parce qu'il est rare de trouver un exemple plus remarquable d'hépatite aiguë, la fièvre était ardente, et rappelait réellement celle décrite par les auteurs sous le nom de fièvre jaune. Dans les derniers jours, il survint un état typhoïde assez bien caractérisé (2); en même temps,

qui se rattachent à une phlegmasie de l'estomac et du duodénum, comme annonçant constamment un certain degré d'hépatite; mais dans ce dernier cas il n'existe généralement qu'une simple irritation *sympathique* du foie.

(1) Ces vomissements tiennent-ils constamment à une affection hémorrhagique de l'estomac, ou bien au contraire peuvent-ils survenir par le seul effet de l'inflammation avec ramollissement, suppuration du foie, et par suite hémorrhagie dans le foyer de l'inflammation, passage du sang dans les canaux biliaires, etc.? Nous ne possédons pas encore tous les éléments nécessaires à la solution de ce problème.

(2) Dans ce cas, les phénomènes typhoïdes furent manifestement consécutifs aux symptômes propres à l'hépatite, à l'ictère en particulier. Mais

nous avions observé, à différentes reprises, des frissons violents et assez prolongés, frissons qui, comme on sait, se remarquent si fréquemment dans les grandes phlegmasies terminées par suppuration, ainsi que cela avait eu lieu chez notre malade.

B. *Hépatite chronique.*

Par la palpation, par la percussion et par l'inspection elle-même, on constate l'augmentation du volume du foie, la présence des *tumeurs* qui font saillie à sa surface; on *sent* aussi par le toucher l'induration dont il est le siége.

Aux signes fournis par les précédentes méthodes d'exploration se joignent les suivants : 1° ictère plus ou moins foncé, allant parfois jusqu'à la teinte verte, et c'est alors que les urines précipitent abondamment en vert par l'acide nitrique (elles offrent, d'ailleurs, souvent une teinte verdâtre, en les examinant telles qu'elles sont rendues par les malades) (1). La digestion devient de plus en plus difficile; les malades s'affaiblissent, tombent dans le marasme, dans un état cachectique *spécial*, les uns en proie à une fièvre hectique plus ou moins marquée, les autres exempts de toute réaction fébrile notable.

§ III. Causes.

I. La constitution dite bilieuse, le séjour dans les climats chauds, etc., sont au rang des causes prédisposantes de l'hépatite. Tout le monde sait combien cette maladie est commune dans les Indes, par exemple.

II. Les causes déterminantes de l'hépatite sont : 1° les

depuis, j'ai vu survenir un ictère très considérable chez un jeune malade qui m'avait présenté pendant déjà un septénaire tous les symptômes *caractéristiques* d'une fièvre dite typhoïde ou entéro-mésentérique. Aurait-il existé chez ce sujet une véritable hépatite? Je l'ignore; quelque grave qu'ait été le cas, nous avons été assez heureux pour le guérir.

(1) Tous les tissus se teignent alors en jaune ou en vert, ainsi qu'on le voit après la mort. Le sang des cadavres offre cette teinte, ainsi que la surface interne des artères.

divers agents traumatiques (coups, chutes. plaies par instruments piquants, tranchants, contondants, etc.); 2° les causes non *traumatiques* agissant *directement* sur le foie sont assez peu connues dans l'état actuel de la science; mais on considère les causes de l'inflammation de l'estomac et des intestins comme pouvant déterminer assez souvent l'hépatite.

Dans les cas de ce genre, l'inflammation gastro-intestinale peut se propager à la fois à l'organe sécréteur de la bile et par voie de continuité, et par voie de contiguïté, et par l'intermédiaire d'une phlébite des veines gastro-intestinales, ainsi que M. Ribes l'a fait remarquer un des premiers, etc. M. Cruveilhier dit avoir observé un cas d'inflammation du rectum qui se propagea aux veines hémorrhoïdales et de là au foie, où elle avait produit une multitude d'abcès (1). D'ailleurs, ainsi que nous l'avons déjà énoncé plus haut, la phlébite intestinale n'est pas la seule à la suite de laquelle on remarque ainsi des abcès faussement appelés métastatiques dans le foie, comme dans tant d'autres organes intérieurs et dans les parties extérieures.

Ce ne sont pas non plus les seules inflammations des organes abdominaux qui tendent à se propager au foie; il en est de même de celles de la plèvre et du poumon, etc. (2).

(1) Il faut tenir compte aussi de l'action de certaines substances qui, après avoir été absorbées à la surface gastro-intestinale, traversent le foie et y provoquent une irritation plus ou moins vive. Ne serait ce pas, *en partie*, par ce mécanisme que l'abus des purgatifs, des liqueurs spiritueuses, etc., produirait ces hépatites, ordinairement chroniques, que certains auteurs lui attribuent?

(2) On a dit qu'un refroidissement, la répercussion des dartres, la disparition subite d'une phlegmasie articulaire, etc., étaient au rang des causes de l'hépatite. Je ne connais aucun fait *authentique* d'une inflammation du parenchyme même du foie produite par les causes dont il s'agit. Quant à la membrane enveloppante du foie, elle peut s'enflammer sous l'influence des mêmes causes que le péritoine en général, et un refroidissement subit est au nombre de ces causes.

§ **IV**. **Pronostic et mortalité.**

I. L'hépatite aiguë, profonde et étendue, est assurément une maladie fort grave, et parce qu'elle peut entraîner la mort de plusieurs malades immédiatement, et parce qu'elle peut passer à l'état chronique et par là donner naissance à des lésions organiques au-dessus de toutes les ressources de l'art.

II. Dans l'état actuel de la science, nous ne possédons point de recherches exactes sur le chiffre de la mortalité de l'hépatite aiguë, selon les divers degrés de gravité qu'elle peut offrir, et dans des conditions bien déterminées de traitement.

§ **V**. **Traitement.**

Il repose essentiellement sur les mêmes principes que celui des autres inflammations tant de fois exposé dans le cours de cet ouvrage.

Des saignées générales et locales seront donc employées dans la mesure nécessaire pour faire avorter la maladie dans sa première période, c'est-à-dire avant qu'elle se soit terminée par suppuration. Ce moyen principal sera secondé par la diète, les boissons légèrement acides, telles que la limonade citrique, les solutions de sirop tartareux, de sirop de groseilles, etc., les vésicatoires, les bains, etc.

Les abcès du foie pourraient réclamer l'emploi de moyens chirurgicaux pour l'application desquels je renvoie aux traités de chirurgie. Il en est de même des kystes et autres productions accidentelles dont nous aurons plus tard à nous occuper en détail.

ARTICLE II.

INFLAMMATION DE LA VÉSICULE DU FOIE, OU CYSTITE HÉPATIQUE, ET
INFLAMMATION DES CANAUX BILIAIRES.

Considérations préliminaires.

L'inflammation de la vésicule biliaire et des canaux excréteurs de la bile est une de celles qui ont encore été le moins étudiées. On l'a confondue avec d'autres maladies, et spécialement avec certains ictères, qu'elle peut, en effet, entraîner à sa suite. M. Cas. Broussais est un des observateurs qui ont le mieux signalé les rapports de la duodénite avec l'inflammation qui nous occupe; rapports qui sont une nouvelle confirmation de cette loi découverte par Bichat, en vertu de laquelle des irritations exercées sur une membrane à la surface de laquelle viennent s'ouvrir des appareils excréteurs ou autres, se propage plus ou moins à ceux-ci. Donc, je le répète, la duodénite a souvent un rapport de cause à effet avec l'inflammation des canaux excréteurs et du réservoir de la bile et du foie, comme la cystite avec l'uretérite, la pyélite et la néphrite, l'angine pharyngée avec l'inflammation de la trompe d'Eustache et de l'oreille interne, le coryza avec l'inflammation du sac lacrymal, la stomatite avec l'inflammation des conduits et des glandes salivaires, l'urétrite avec l'inflammation des vésicules séminales, de la prostate et du testicule lui-même, la métrite interne (*endométrite*), avec les inflammations des trompes de Fallope et des ovaires, etc.

La vésicule et les canaux biliaires peuvent s'enflammer isolément, et un article séparé devrait être consacré à chacune de ces inflammations isolées, si, dans l'état actuel de la science, nous possédions les éléments de ces sortes de monographie.

Quant à présent, j'ai cru devoir les étudier dans un seul et même article, sous la réserve de signaler les particularités dépendantes du siége de l'inflammation, dans telle ou telle des portions de l'appareil excréteur de la bile.

§ Ier. Caractères anatomiques.

I. On ne connaît encore que par analogie les altérations anatomiques de l'inflammation aiguë de la vésicule et des canaux biliaires (1).

II. Lorsque cette inflammation revêt la forme chronique, elle entraîne à sa suite les mêmes lésions que nous avons si souvent décrites en parlant des autres phegmasies chroniques.

Telles sont :

1° L'épaississement, l'hypertrophie, l'induration des parois de la vésicule et des canaux biliaires; quelquefois des ulcérations (nous en avons observé à la face interne de la vésicule);

2° Le rétrécissement plus ou moins considérable, et même la complète oblitération de la cavité des organes indiqués (l'oblitération des canaux est bien plus commune que celle de la vésicule; cependant on a trouvé quelquefois celle-ci complétement oblitérée, et transformée en une masse de tissu cellulo-fibreux, sans qu'il eût existé aucune compression, ou autre cause mécanique capable d'amener cette altération).

3° Lorsque le rétrécissement ou l'oblitération ci-dessus exposés sont bornés à un point plus ou moins étendu des canaux biliaires, qu'ils occupent, par exemple, l'extrémité duodénale du canal cholédoque, il survient derrière l'obstacle au cours de la bile, par suite de la stagnation et de l'accumulation incessante de ce liquide, une dilatation plus ou moins considérable, et parfois telle que la vésicule offre le volume du poing, de la tête d'un fœtus, etc., et que l'on peut introduire facilement une sonde ordinaire,

____

(1) Cela tient à ce que cette inflammation n'est pas assez grave pour entrainer par elle-même la mort des malades.

le doigt, etc., dans les canaux cystique et cholédoque. Il est remarquable que les parois s'épaississent, s'hypertrophient, presque constamment, en même temps qu'elles se dilatent ; ce qui rend les ruptures et les perforations de ces organes creux, infiniment plus rares qu'on n'aurait pu le croire au premier abord (1). La dilatation, s'étendant de proche en proche, finit par envahir les radicules des canaux biliaires, et lorsque l'obstacle est permanent, il s'opère une infiltration de bile dans le tissu même du foie, ainsi que nous l'avons *observé* sur un certain nombre de cadavres. De plus, la bile infiltrée dans le tissu du foie, retenue et stagnante dans les canaux et la vésicule biliaires, ne tarde pas à éprouver de graves altérations. La partie la plus liquide est résorbée, et la bile devient de plus en plus épaisse ; enfin, elle précipite en quelque sorte, et il se forme ces *cristallisations* plus ou moins confuses ou plus ou moins régulières, connues sous le nom de *concrétions* ou de calculs *biliaires,* dont nous aurons à nous occuper dans un autre endroit de cet ouvrage.

III. Par un inévitable enchaînement de causes et d'effets, après les lésions des organes excréteurs, survient nécessairement une lésion dans l'organe sécréteur lui-même, et la bile, soit qu'elle ne puisse être sécrétée, soit qu'après l'avoir été elle repasse, par un mouvement de résorption, dans le torrent des humeurs, circule avec le sang, va teindre la plupart des organes (cette teinte ictérique se manifeste principalement sur les parties blanches), et s'échappe en quantité plus ou moins considérable par la voie des urines, etc.

Nous terminerons là nos remarques anatomo-pathologiques. Elles sont assurément fort incomplètes, et nous

---

(1) Le fait de cette hypertrophie n'est, d'ailleurs, le lecteur doit maintenant le savoir, que la confirmation d'une loi générale que nous avons formulée ailleurs.

recommandons ce sujet aux recherches des observateurs exacts et laborieux. Nous n'avons fait qu'esquisser le tableau, et c'est à eux qu'il appartient de l'achever.

§ II. Symptômes.

I. Les symptômes locaux ou *directs* de l'inflammation du réservoir et des conduits excréteurs de la bile, c'est-à-dire ceux tirés de l'inspection même des organes malades et du trouble de leurs fonctions immédiates, sont à peu près nuls, ce qui tient à la position de ces organes et à leur genre d'office. Tout au plus, pourrait-il exister une douleur dans la région qu'ils occupent, et pour la vésicule du fiel, une augmentation de volume que l'on pourrait constater par la palpation, l'inspection et la percussion.

Le phénomène capital, le seul symptôme saillant, est l'ictère qui résulte de l'obstacle au cours de la bile. Cet ictère, à l'état aigu, est la suite du gonflement des parois des canaux aux dépens du calibre de ces canaux, et est produit, à l'état chronique, par le *rétrécissement ou même l'oblitération organique* de ces mêmes canaux (1).

Quant aux symptômes qui peuvent annoncer la présence de calculs biliaires, nous aurons à nous en occuper ailleurs.

II. Lorsque l'obstacle au cours de la bile est *organique* et permanent, à l'ictère succède ce cortége de symptômes qui constitue une espèce particulière de cachexie, dont

(1) Je ne parle ici que des canaux et non de la vésicule elle-même. En effet, lorsque cette vésicule est seule enflammée, et que les canaux biliaires et le canal cholédoque restent libres, il ne survient point d'ictère, à moins de complication du côté du foie. J'ai trouvé les parois de la vésicule épaissies (la membrane interne surtout), indurées, en un mot dans un état qui ne permettait pas de méconnaître les traces d'une cystite hépatique plus ou moins ancienne, chez des individus qui n'avaient point été *ictériques.*

nous avons dit quelques mots à l'occasion de l'hépatite chronique.

Dans ce cas, la nutrition est à la fois altérée, et par la présence de la bile dans le sang, et par la dépravation de la digestion, fonction qui ne peut s'accomplir dans toute sa perfection, lorsque la bile cesse de couler dans le duodénum. Et voilà comment, en raison de l'association et du concours établis par la nature entre toutes les grandes fonctions, une petite lésion locale, une simple obstruction d'un seul point du canal cholédoque, entraîne à la longue un désordre profond dans toute la machine, et finalement la mort.

III. Aucune réaction fébrile notable ne paraît être l'effet d'une phlegmasie bornée aux organes excréteurs de la bile. On se tromperait beaucoup si l'on croyait que la présence de la bile dans le sang, lorsque survient l'ictère, occasionne pour son propre compte la moindre excitation fébrile, comme on aurait pu l'induire de la doctrine de Stoll sur ces phlegmasies produites par la bile, que le sang transporterait dans certains organes pour y être déposée. Nous avons été frappé, en effet, depuis une dizaine d'années, d'un phénomène assez curieux, et qui est en opposition bien manifeste avec certaines idées : c'est que généralement, dans les *ictères purs*, le pouls offre une lenteur remarquable (il tombe de 72 à 60, 50, et même 40 pulsations par minute). On trouvera dans notre clinique médicale des recherches spéciales sur cet objet, que nous avons étudié avec la plus grande exactitude. M. le docteur Andry, qui a été témoin de nos recherches, avait essayé sur lui-même l'influence de la bile de bœuf; mais ses expériences n'ont pas été suffisamment prolongées.

IV. Si l'ictère et ses conséquences nécessaires avaient toujours pour cause une inflammation aiguë ou chronique des organes excréteurs de la bile, le diagnostic de cette maladie serait bien moins obscur, moins embarrassant, moins incertain, qu'il ne l'est dans l'immense majorité des cas. Mais tant de causes diverses peuvent donner lieu à l'ictère que ce symptôme, ou, si l'on aime mieux, cet accident, ne saurait à lui seul éclairer convenablement le diagnostic de la maladie qui nous occupe. Néanmoins, lorsqu'il survient un ictère bien prononcé chez un individu qui n'a éprouvé aucune affection morale, dont le foie lui-même n'est le siége d'aucune affection sérieuse, si cet ictère n'est pas accompagné de fièvre, et qu'il se soit manifesté à la suite de quelque excès de régime, il devient infiniment probable qu'on a affaire à une inflammation des canaux excréteurs de la bile. La chose devient plus probable encore, s'il existe en même temps des signes positifs de duodénite ou de gastro-duodénite.

§ III. Causes.

Ce sont à peu près les mêmes que celles de l'hépatite. Déjà, précédemment, nous avons signalé les rapports qui existaient entre la duodénite et l'inflammation des canaux excréteurs et du réservoir de la bile ; nous n'avons donc qu'à rappeler ici ce que nous avons dit alors.

§ IV. Traitement.

Lorsqu'après un examen attentif, après de mûres considérations, on parvient à reconnaitre d'une manière certaine, ou du moins très probable, l'existence de la phlegmasie que nous étudions, il faut recourir à la méthode antiphlogistique appropriée à l'espèce de cas que l'on a sous les yeux. Dans certain cas d'ictère qui nous avait paru tenir à l'existence de cette phlegmasie, nous avons employé avec un succès frappant l'application des ventouses scarifiées sur la région épigastrique et duodénale (nous avons répété ordinairement deux fois cette application, à la dose de trois à quatre palettes chez l'adulte bien constitué). Nous avons secondé ce moyen principal par l'usage des boissons acidulées, des bains, tantôt

simples, tantôt sulfureux, et en tenant les malades à la
diète absolue d'abord, puis à un régime sévère pendant
sept à huit jours. Rarement nous avons eu recours aux
légers purgatifs (huile de ricin, eau de Sedlitz, manne).

On sait combien il est commun d'administrer les purgatifs, à diverses reprises, dans l'ictère en général. Nous ne
prétendons pas que ces moyens ne puissent avoir quelque
avantage dans certaines espèces d'ictère; mais nous affir-
mons avoir vu des cas où ces moyens, trop prodigués, avaient
été suivis d'une aggravation dans l'état du sujet (quelques
malades même étaient tombés dans l'incurabilité la plus
radicale).

QUATRIÈME GROUPE

INFLAMMATIONS DE LA RATE ET DU PANCRÉAS.

ARTICLE PREMIER.

SPLÉNITE , OU INFLAMMATION DE LA RATE.

Considérations préliminaires.

I. On doit distinguer deux espèces d'inflammation de la
rate, savoir: celle de son enveloppe séro-fibreuse (*périsplénite*), et celle du parenchyme splénique lui-même (*splénite*
proprement dite). La première, celle qui consiste en une
inflammation simultanée de la membrane séreuse et de
la membrane propre ou de la capsule de la rate, n'étant
qu'une variété des péritonites partielles, nous n'avons pas
à nous en occuper ici : il n'y sera donc question que de
l'inflammation du tissu propre de la rate.

II. Nous avons à constater, dès en commençant, une nouvelle lacune importante dans nos connaissances sur les
phlegmasies. La splénite, en effet, manque encore de nos
jours d'une monographie; elle n'a pas trouvé son histo-
rien. Il faut espérer que cette lacune ne tardera pas à être
comblée, car la splénite n'est pas aussi rare qu'on serait

tenté de le croire, d'après la pénurie de la science sur ce point, et sur la foi de plusieurs auteurs (1). Ce qu'il y a de certain, c'est que, depuis quelques années que les autopsies cadavériques sont faites avec plus d'exactitude que jadis, des observateurs (et nous sommes du nombre de ces observateurs) ont rencontré assez souvent des cas relatifs aux altérations qui caractérisent une splénite aiguë, et bien plus souvent encore des cas relatifs à des altérations, des productions anormales, des dégénérescences variées, que l'analogie la plus légitime nous autorise à considérer comme des suites d'une splénite chronique (2).

III. En compulsant les recueils d'observations, on trouve çà et là divers cas qui se rapportent à la splénite aiguë ou chronique ; mais, malheureusement, les observations dont il s'agit sont toutes plus ou moins incomplètes, et ne fournissent presque aucune donnée positive, soit pour le *diagnostic*, soit pour *l'étiologie*.

Parmi les ouvrages cliniques dans lesquels il est question de la splénite et de ses suites, je citerai celui publié par le collaborateur de Corvisart, J.-J. Leroux (*Cours sur les généralités de la médecine pratique*). Il est digne de remarque que la plupart des cas rapportés par Leroux, comme des exemples de splénite aiguë ou chronique, sont précisément relatifs à des engorgements de la rate consécutifs aux fièvres intermittentes. Ces engorgements, qui, pour le noter en passant, ne constituent pas toujours une splénite proprement dite, ne sont point, en eux-mêmes, la cause des

----

(1) C'est ainsi, par exemple, que le savant et honorable auteur de l'article PLÉNITE du *Dictionnaire de médecine et de chirurgie pratiques* (t. XIV, p. 679), commence cet article par ces mots : *Cette maladie est fort rare* (et en cela, on peut le considérer comme le sincère interprète de la plupart de ses confrères).

(2) Parmi les cas les plus curieux de ce genre, qu'il me soit permis de rappeler une observation que j'ai publiée en 1825 (*Bibliothèque médicale*) sous ce titre : *Transformation de la rate en un énorme kyste contenant des productions accidentelles d'une espèce nouvelle.*

fièvres intermittentes, bien qu'ils doivent en être considérés comme les accompagnements indispensables, quand ces fièvres durent longtemps. Nous ne pouvons admettre, en effet, que les engorgements de la rate, d'origine inflammatoire ou autre, soient la cause *essentielle* des fièvres intermittentes, d'abord, parce qu'une véritable phlegmasie produit une fièvre continue et non une fièvre intermittente; en second lieu, parce que l'engorgement *considérable* de la rate est postérieur aux premiers accès de la fièvre intermittente (cet engorgement n'est donc pas alors la cause, mais bien un *accident* de la maladie dont il s'agit); et, en troisième et dernier lieu, parce que l'engorgement subsiste souvent à un haut degré et longtemps, bien que la fièvre ait disparu.

IV. Depuis une dizaine d'années que je me suis occupé, avec un soin extrême, des coïncidences de diverses phlegmasies les unes avec les autres, et de la propagation des phlegmasies de certains organes ou de certains tissus, aux organes ou aux tissus voisins du foyer de ces phlegmasies, j'ai reconnu qu'il n'était pas rare, tant s'en faut, de rencontrer une inflammation, soit superficielle, ce qui est le plus ordinaire, soit profonde, de la rate, dans les cas de violente pleurésie gauche, avec ou sans péricardite, ou de violente pleuro-pneumonie du même côté : aussi est-il très fréquent, dans les autopsies cadavériques, de voir des adhérences, des plaques laiteuses, fibro-cartilagineuses, etc., chez les sujets qui présentent des adhérences, des plaques fibreuses, cartilagineuses, etc., de la plèvre gauche. On trouve aussi très souvent un engorgement inflammatoire ou sub-inflammatoire de la rate chez les individus atteints de la maladie appelée fièvre typhoïde, surtout quand une incontestable et forte inflammation de l'estomac a été l'un des éléments de la maladie. Dans ce cas, il semble que la rate se gonfle, et s'enflamme à un certain degré, comme se gonflent et s'enflamment les ganglions mésentériques correspondant aux intestins enflammés.

§ Ier. Caractères anatomiques.

A. *Splénite aiguë.*

I. Tuméfaction, gonflement, injection avec engorgement sanguin, puis ramollissement rouge, ramollissement blanc ou suppuratif, abcès et quelquefois ramollissement putrilagineux ou gangréneux, tels sont les caractères anatomiques de la splénite aiguë.

Les altérations dont il s'agit sont tantôt générales, tantôt partielles, selon que la splénite a été elle-même générale ou partielle. Le ramollissement, la suppuration, les abcès partiels et disséminés de la rate, se rencontrent dans les mêmes cas que le ramollissement et les abcès également partiels et disséminés du foie, du poumon, etc., c'est-à-dire dans le cours des graves phlébites, telles que celles qui surviennent après les grandes plaies, les grandes opérations, etc. Ils sont moins le résultat d'une inflammation directe du tissu propre de la rate que d'une phlébite capillaire qui s'est propagée à ce tissu, etc.

II. La cinquième observation de mon *Traité des maladies du cœur* (t. I, p. 376) nous offre un bel exemple du ramollissement et de la suppuration de la rate tout entière, accompagnant une violente pleuro-péricardite (la pleurésie était à gauche). Rappelons ici la description de l'état de la rate : » La rate, très allongée, d'un volume double de celui qui » lui est naturel, est d'un tissu facile à déchirer : elle est » tellement ramollie, que le doigt y pénètre à la plus légère » pression. Elle est réellement infiltrée d'un pus encore mal » élaboré, analogue à de la lie de vin. »

Dans le cours de l'année 1839, M. le docteur A. Foucart, alors élève externe attaché à mon service, me communiqua un cas analogue à ce dernier : « Chez un sujet de 27 à » 28 ans, destiné aux dissections de l'École pratique, on

» trouva une pleuro-péricardite (et, circonstance remar-
» quable, la cavité du péricarde communiquait avec une
» poche purulente formée à la partie inférieure du poumon
» gauche, entre la base de ce poumon et le diaphragme).
» Il existait en même temps chez ce sujet une adhérence
» de la rate avec le diaphragme. Cette rate, parsemée de
» quelques pseudo-membranes à sa surface, avait presque
» triplé de volume, et son tissu était ramolli. » J'ai vu moi-
même les pièces dont il vient d'être question.

B. *Splénite chronique.*

I. L'engorgement avec induration du tissu de la rate est
une des suites les plus remarquables de la splénite prolongée. L'augmentation de poids et de volume est quelquefois très considérable : dans l'ouvrage cité de J.-J. Leroux,
il est question de rates ainsi tuméfiées et engorgées, qui
pesaient de deux à trois kilogrammes. Des kystes, des dégénérescences variées, connues sous les noms de *squirrhe*,
de *cancer*, etc., peuvent se développer dans la rate, à la
suite de phlegmasies prolongées de cet organe; lésions
chroniques-organiques sur lesquelles nous aurons à revenir
dans une autre partie de ce traité.

II. Mais, dira-t-on, de quel droit rapportez-vous à une
splénite antécédente les altérations ci-dessus indiquées ?
Du droit que me fournit l'analogie la plus légitime. En
effet, ces altérations se rencontrent dans d'autres organes,
à la suite d'inflammations qui ont été formellement constatées. Nous n'examinons pas ici la question de savoir si
dans tous les cas ces altérations ont été précédées d'une
inflammation. Nous signalons seulement les cas où il en
a été ainsi.

§ II. Symptômes.

A. *Splénite aiguë.*

Ainsi que l'ont fait pressentir nos considérations préliminaires, nous manquons encore d'une symptomatologie
exacte de la splénite. Dans les observations de quelques

auteurs, et spécialement dans celles de J.-J. Leroux, recueillies à la clinique de Corvisart, on signale la douleur de la région de l'hypochondre gauche, ou de la région de la rate, et l'augmentation de volume de cet organe. Ces deux symptômes réunis ont une assez grande valeur (1). S'ils existaient chez un individu atteint de fièvre continue, tous les autres organes étant exempts d'inflammation, on serait certainement autorisé à diagnostiquer une splénite. Il en serait encore de même s'ils existaient chez des sujets atteints d'autres phlegmasies, dont on sait aujourd'hui que la splénite peut être un accompagnement : une violente pleurésie gauche, par exemple, soit seule, soit compliquée de péricardite.

L'absence de la douleur n'est pas une preuve de la non-existence d'une inflammation du tissu propre de la rate. En effet, ce tissu paraît être insensible à l'état normal, et comme je l'ai dit dans la note ci-dessous, la douleur peut manquer dans son inflammation isolée. Voilà pourquoi, sans doute, les engorgements inflammatoires de la rate qui surviennent, comme l'engorgement inflamma-

(1) Chez le malade observé par nous, qui avait en même temps une pleuro-péricardite, et une splénite générale terminée par ramollissement et suppuration, nous notâmes que la douleur de la région précordiale *s'irradiait dans l'hypochondre gauche*. A cette époque, nous n'avions pas encore reconnu la fréquence de la coïncidence, soit d'une simple *péri-splénite*, soit d'une inflammation combinée de l'enveloppe de la rate et de son parenchyme avec la pleurésie et la pleuro-péricardite. S'il en eût été ainsi, nous aurions exploré la rate par la palpation, la percussion, etc , et nous aurions très probablement diagnostiqué l'inflammation dont elle était le siége.

La douleur bien caractérisée me paraît accompagner spécialement l'inflammation de la membrane séreuse; elle manque ordinairement dans les simples engorgements inflammatoires du tissu même de la rate. Mais comme ces engorgements sont souvent accompagnés d'inflammation de la membrane séreuse, il s'ensuit que la douleur peut exister alors ainsi que dans la simple périsplénite ou péritonite splénique. En tout cas, la douleur dépend de l'irritation communiquée aux nerfs sensitifs voisins de la rate.

toire des ganglions mésentériques, dans *certains cas* de fièvre dite typhoïde, les malades n'ont éprouvé pendant tout le cours de la maladie aucune douleur notable dans la région de la rate.

Les fonctions de la rate n'étant pas connues, nous ne pouvons malheureusement indiquer les symptômes tirés de la lésion de ces fonctions. Je disais tout-à-l'heure que l'existence d'une *fièvre continue*, coïncidant avec une douleur dans la région de la rate, et une tuméfaction de cet organe *bien constatée par la percussion*, et dans certains cas, par la palpation, chez un sujet dont tous les autres organes ou appareils seraient exempts d'inflammation, ne permettrait guère de méconnaître la présence d'une splénite. C'est avec dessein que j'ai ajouté le mot *continue* à celui de *fièvre*; car, comme les phlegmasies fébriles, j'ai presque dit *fébrigènes*, de tous les autres organes, celle de la rate, quand elle est bien caractérisée, doit donner naissance à une fièvre dont le type est essentiellement continu. Attribuer à une véritable phlegmasie de la rate une véritable fièvre *intermittente*, serait, à mon avis, une sorte de contre-sens de logique médicale; car, comment concevoir qu'une cause *essentiellement continue* produise un effet *essentiellement intermittent?*

B. *Splénite chronique.*

L'augmentation de volume et l'induration que la splénite peut entraîner à sa suite sont facilement reconnues par la palpation, la percussion et quelquefois même l'inspection (bien entendu que celle-ci ne nous éclaire que sur l'augmentation de volume, et non sur l'augmentation de consistance).

Mais les méthodes exactes ne nous apprennent rien sur l'espèce particulière de dégénérescence qui a pu survenir dans l'intérieur même de la rate. Il faut alors bien étudier l'espèce de *cachexie* qui coïncide avec les phénomènes locaux. Au reste, cette distinction est assez peu importante en pratique ; car, quelle que soit l'espèce de dégénérescence, qu'il s'agisse de *squirrhe*, d'*encéphaloïde* ou de ces singulières productions dont j'ai rapporté un cas des plus curieux en 1825 (Voy. la *Nouvelle bibliothèque médicale*), l'affection n'en est pas au moins au-dessus des ressources de l'art.

§ III. Causes.

J'ignore si l'on peut assigner à la splénite quelques causes qui lui soient exclusivement propres. Voici dans quelles circonstances je l'ai rencontrée (1), circonstances que j'ai déjà signalées plus haut.

1° Chez les individus atteints de pleurésie, ou de pleuro-pneumonie gauche , avec ou sans péricardite et endocardite. Elle est alors aux inflammations de ce côté de la poitrine ce qu'est l'hépatite aux inflammations du côté opposé. Sans doute, l'inflammation plus ou moins profonde de la rate et du foie peut , à la rigueur, se développer sous l'influence même des causes qui ont déterminé les phlegmasies pectorales : néanmoins, si je ne me trompe , elle survient le plus ordinairement par voie de *propagation*, d'*extension*, d'*irradiation*, de *diffusion* de ces dernières aux parties contiguës.

2° Chez les sujets atteints d'entéro-mésentérite typhoïde, les engorgements rouges, et le ramollissement non cadavérique de la rate , qu'on rencontre assez souvent, surviennent alors, ainsi que je l'ai fait remarquer plus haut, au même titre que l'engorgement rouge et le ramollissement des ganglions mésentériques. Je sais bien qu'on a nié la nature inflammatoire de la lésion de la rate, que nous signalons ici ; mais *nier n'est pas démontrer*. En supposant qu'il en fût ainsi quelquefois, il resterait du moins à faire connaître d'une manière précise les caractères

(1) Je laisse de côté les causes traumatiques, qui, à la différence d'organisation près, se comportent à l'égard de la rate, sous le rapport qui nous occupe, comme à l'égard des autres organes.

distinctifs entre ces ramollissements et ceux d'origine inflammatoire : c'est ce qui n'a pas encore été fait. Jusque là, qu'il nous soit du moins permis de ne pas nier constamment l'existence de ces derniers, dans le cas que nous mentionnons actuellement.

3° Plusieurs auteurs considèrent comme dus à une véritable splénite les engorgements de la rate qui surviennent chez les individus atteints de fièvre intermittente suffisamment prolongée. Je me suis expliqué plus haut sur la nature de cette espèce d'engorgement. J'ai coutume de désigner sous le simple nom d'*hypertrophie* de la rate la lésion dont il s'agit, attendu que sa nature inflammatoire ne me paraît pas encore suffisamment justifiée, du moins dans la plupart des cas. Je sais bien, et je l'ai assez souvent rappelé dans cet ouvrage, que l'hypertrophie d'un organe peut survenir à la suite d'une inflammation prolongée dont il a été le siége; mais j'ai toujours eu soin de faire entendre que je ne confondais pas l'hypertrophie proprement dite, la simple augmentation de nutrition, avec l'*hypertrophie* en quelque sorte *inflammatoire*, savoir, la *tuméfaction* avec *altération de nutrition, ramollissement, induration, dégénérescence,* etc. Or, dans l'augmentation de volume de la rate dont il est ici question, il n'a point existé antérieurement d'inflammation *réelle* de cet organe.

L'engorgement splénique, dans le cas qui nous occupe, a été rapporté par plusieurs auteurs au refoulement du sang de l'extérieur à l'intérieur, pendant le stade de froid. Sans nier l'influence de cette cause, je serais assez disposé à croire qu'il peut aussi provenir, en partie du moins, d'une *névrose active* de la rate. Quoi qu'il en soit, il se dissipe, dans les premiers temps, après les accès, et il ne se rencontre d'une manière permanente que dans les fièvres prolongées. Il me semble qu'un engorgement produit par ce mécanisme, qui survient dans de telles circonstances, qui n'est point précédé de ramollissement, de suppuration (du moins jusqu'ici rien ne le prouve), qui ne suscite aucune réaction inflammatoire évidente, il me semble, dis-je, qu'un tel engorgement peut, à bon droit, n'être pas encore admis au rang des engorgements réellement inflammatoires de la rate.

4° La phlébite *généralisée* consécutive aux grandes opérations, etc., peut se propager aux veines et veinules de la rate, puis au tissu même de cet organe.

§ IV. Traitement.

Si l'on parvient à diagnostiquer positivement une splénite, on la combattra d'après les principes que nous avons si souvent exposés dans cet ouvrage. L'application de ces principes au cas particulier dont il s'agit ne présenterait aucune difficulté spéciale vraiment sérieuse.

ARTICLE II.

PANCRÉATITE, OU INFLAMMATION DU PANCRÉAS.

La pancréatite est une des phlegmasies dont l'histoire laisse le plus à désirer, et il est malheureusement peu probable que cette lacune de la science soit prochainement comblée.

I. Dans l'état actuel de la médecine, il n'existe pas, que je sache, de cas authentiques d'inflammation primitive et isolée du pancréas ; mais dans les inflammations des parties au milieu ou dans le voisinage desquelles cet organe se trouve placé, et pour ainsi dire caché, il n'est pas très rare de le voir participer aux lésions *anatomiques* qui ont été la suite de ces inflammations. Toutefois c'est particulièrement avec la duodénite que coïncide la pancréatite: celle-ci est à celle-là ce qu'est à la stomatite l'inflammation des glandes salivaires, à l'iléite l'inflammation des ganglions mésentériques, etc. : aussi n'avons-nous pas négligé de parler de cette sorte d'accompagnement si fréquent de la duodénite, à l'occasion de cette dernière maladie. Nous n'avons que fort peu de chose à ajouter ici.

II. Jusqu'à présent, on n'a pas trouvé d'occasions d'examiner le pancréas pendant le cours de son inflammation aiguë, en sorte que nous ne pourrions décrire que par *analogie* les caractères anatomiques de cette forme de la pancréatite. Quant aux altérations que l'on rencontre chez les individus dont le pancréas a été chroniquement enflammé en même temps que le duodénum ou quelque autre partie voisine, ce sont des indurations avec augmentation de volume, des transformations, des dégénérescences diverses, analogues à celles que nous avons tant de fois indiquées, quelquefois des ulcérations ou des cicatrices d'ulcérations, etc.

III. Les symptômes au moyen desquels on pourrait reconnaître une pancréatite chronique se confondent presque entièrement avec ceux de la duodénite également chronique. Quant au diagnostic positif de la pancréatite aiguë, il est évidemment impossible ; tout au plus pourrait-on deviner en quelque sorte cette maladie dans certains cas de violente duodénite.

IV. Le traitement de la pancréatite, en supposant qu'on parvînt à la diagnostiquer, serait d'ailleurs essentiellement le même que celui de la duodénite.

CHAPITRE VIII.

INFLAMMATIONS DES ORGANES GÉNITO-URINAIRES.

Considérations préliminaires.

Comme les inflammations de ceux des organes génito-urinaires qui sont situés à l'extérieur ont été, jusqu'ici, étudiées par les chirurgiens plus spécialement encore que par les médecins, je crois devoir me dispenser de les décrire dans cet ouvrage, et je renvoie pour ce qui les concerne aux traités de chirurgie(1). J'en ferai autant à l'égard de l'inflammation de la vessie, bien que par son *siège* cet organe soit au nombre de ceux dont les maladies rentrent particulièrement dans le ressort de la médecine. En effet, par une exception toute spéciale, ce *viscère*, comme tout le monde le sait, est en quelque sorte tombé dans le domaine de la chirurgie proprement dite.

Je n'ai pas, je crois, besoin de faire observer ici que le partage des phlegmasies en deux grandes séries, comprenant, l'une les phlegmasies *chirurgicales*, l'autre les phlegmasies *médicales*, est purement *conventionnel*. Cette observation ne s'applique pas, d'ailleurs, aux phlegmasies seulement, mais encore à toutes les autres maladies, lesquelles, soit qu'on les appelle *chirurgicales*, soit qu'on les nomme *médicales*, n'en restent pas moins toujours essentiellement les mêmes quant à leur fond ou à leur *nature*. Effectivement, il n'est dans le cadre de la médecine aucune maladie dont on ne trouve l'analogue, la pareille dans le cadre de la chirurgie, et réciproquement. C'est que la médecine et la chirurgie ne sont point deux sciences essentiellement distinctes, mais constituent, au contraire, deux parties d'une seule et même science. Et tels sont même

(1) Voyez particulièrement l'ouvrage de M. le docteur Vidal (de Cassis) : *Traité de pathologie externe et de médecine opératoire.* 5 vol. in-8.

les liens de leur consanguinité, de leur *fraternité*, que rien n'est plus difficile que de faire à chacune de ces deux sœurs une juste part dans l'immense héritage de leur mère commune, savoir, la science des innombrables maladies de la machine humaine.

Ce n'est pas ici le lieu d'insister plus longtemps sur la distribution des maladies en *médicales* et en *chirurgicales*, et je m'empresse d'aborder l'histoire particulière de celles des phlegmasies des organes génito-urinaires dont j'ai cru que la *médecine* devait se réserver, en quelque sorte, sinon la propriété exclusive, du moins la propriété en commun avec la *chirurgie*.

PREMIER GROUPE.

INFLAMMATIONS DES ORGANES GÉNITAUX INTERNES.

Chez l'homme, les organes génitaux proprement dits sont tous situés à l'extérieur. Je n'ai donc pas à m'en occuper ici. Toutefois, je n'oublierai pas de mentionner, en passant, les importantes recherches de M. le professeur Lallemand (1) sur une affection qui, dans certains cas, paraît être une des conséquences de la phlegmasie chronique des vésicules séminales.

Chez la femme, ceux des organes génitaux qui siègent à l'intérieur sont l'utérus ou la matrice, les ovaires et la trompe utérine.

ARTICLE PREMIER.

MÉTRITE, OU INFLAMMATION DE LA MATRICE (2).

On conçoit que chacune des couches organiques dont l'utérus est composé peut éprouver *isolément* une inflammation ; mais il est aussi assez commun de voir l'inflammation s'emparer de toutes ces couches à la fois ou du moins

(1) *Des pertes séminales involontaires.* Paris, 1836-1842, 3 vol. in-8.

(2) Si l'on substitue au nom de *matrice* celui d'*utérus*, on peut remplacer la dénomination de *métrite* par celle d'*utérite*.

de deux d'entre elles, et je ne sais pas même s'il existe un seul fait bien constaté d'une inflammation isolée de la couche moyenne ou du tissu propre de l'utérus. Quoi qu'il en soit, on pourrait désigner sous les noms de *périmétrite* l'inflammation de la couche externe ou péritonéale de la matrice, d'*endométrite* celle de sa couche interne, et de *métrite* proprement dite celle du tissu particulier de la matrice. La périmétrite, ou métrite externe, rentre dans la péritonite, dont nous avons déjà traité, et il n'en sera pas question ici. Nous ne nous occuperons donc que de l'*endométrite* et de la *métrite*, et nous les étudierons dans un seul et même article.

S'il est un viscère propre à nous montrer dans tout son jour cette vérité, savoir, que, dans l'inflammation des organes, il importe de tenir compte de la coïncidence fréquente de l'inflammation des éléments communs à tous et spécialement de celle des veines et des vaisseaux lymphatiques, c'est assurément l'utérus. Rien n'est plus commun, en effet, que de voir marcher ensemble une métrite et une phlébo-métrite. C'est pour avoir entièrement négligé cette précieuse donnée de l'observation que divers auteurs sont parvenus à répandre tant d'obscurité sur l'histoire de certaines phlegmasies (1).

La métrite peut être générale ou partielle. L'inflammation du col, bien plus commune que celle du corps,

---

(1) Les médecins dont il s'agit sont ceux qui ne veulent faire attention qu'aux choses les plus palpables, et qui traitent de subtilités et de suppositions tous les faits d'observation un peu fine. Ce sont les mêmes qui prétendent *réduire à une sorte de grossier mécanisme l'art de faire des recherches en médecine.* Ce n'est pas ainsi que pensent ceux pour qui les dissections ordinaires ne sont que la partie la plus grossière de l'anatomie pathologique, puisqu'elles ne portent pas même sur les systèmes élémentaires des organes, et qui recommandent de toutes leurs forces l'emploi des diverses méthodes exactes usitées dans les sciences physico-chimiques proprement dites.

accompagne souvent l'inflammation de la membrane interne du vagin (*utéro-vaginite*).

§ Ier. Caractères anatomiques.

A. *Métrite aiguë.*

Injection, rougeur, gonflement, ramollissement, ulcération, suppuration, état granuleux, parfois gangrène.

Les ulcérations se rencontrent particulièrement au col utérin, là où la membrane conserve les caractères propres à celle du vagin et présente de nombreux follicules.

Ce n'est pas seulement à l'intérieur de l'utérus enflammé que l'on trouve quelquefois du pus, mais dans l'épaisseur même de l'organe, où il forme des foyers plus ou moins étendus et plus ou moins multipliés. A l'intérieur de l'utérus, la matière de la suppuration peut offrir les caractères du *secretum* pseudo-membraneux, et l'oblitération de la cavité de cet organe est quelquefois la suite de l'organisation de la couche pseudo-membraneuse qui la tapisse de toute part.

Lorsque, comme il arrive si souvent, les veines et les vaisseaux lymphatiques de la matrice participent à l'inflammation, on y trouve des altérations que nous avons décrites aux articles *Phlébite et Lymphangite.*

B. *Métrite chronique.*

A la longue, l'utérus enflammé s'indure en même temps qu'il augmente de volume, s'engorge et s'hypertrophie. Il subit diverses dégénérescences, devient le siége de granulations, de corps fibreux, polypiformes, de productions squirrheuses, cancéreuses, carcinomateuses, ramollies ou non ramollies, ulcérées ou non ulcérées, etc. La plupart de ces altérations affectent une funeste prédilection pour le col utérin, bien qu'on puisse les rencontrer dans les autres régions et qu'elles envahissent parfois la totalité de l'organe. Le rétrécissement, l'oblitération de l'orifice du col et de la cavité du corps se rencontrent dans quelques cas.

Dans les altérations carcinomateuses de l'utérus, comme dans celles des autres organes, des hémorrhagies surviennent assez souvent, et proviennent de l'érosion, de la destruction des vaisseaux, suite du progrès toujours croissant du travail désorganisateur, etc., etc.

Tandis que certains vaisseaux utérins conservent leur cavité, d'autres s'oblitèrent et se transforment en cordons fibreux.

L'altération de l'utérus peut envahir peu à peu les parties voisines, le tissu cellulaire, les vaisseaux, les nerfs, et enfin le rectum et la vessie : de là des communications anormales, des fistules utéro-vésicales, utéro-rectales, des oblitérations des veines de l'excavation pelvienne, de la veine cave inférieure, etc., etc.

§ II. Symptômes.

A. *Métrite aiguë.*

1° *Symptômes locaux.* On peut constater par la vue, au moyen du *speculum uteri*, et par le *toucher* proprement dit, les phénomènes locaux qui sont du ressort de ces sens, tels que la rougeur, la chaleur, le gonflement, la consistance du col utérin, la matière purulente ou mucoso-purulente plus ou moins sanieuse dont il est abreuvé, les granulations développées à sa surface, etc.

La matière de l'écoulement, plus ou moins abondante, exhale, en général, une odeur d'une fétidité pénétrante *sui generis*.

La douleur du col de l'utérus n'est pas toujours très vive et peut même manquer. Quand elle existe, elle paraît tenir à ce que la partie supérieure du vagin est elle-même enflammée, et elle augmente par le *toucher* (cette exploration peut la développer à un certain degré chez des femmes qui n'en ressentent pas par le seul effet de la maladie).

Si le corps de l'utérus est seul affecté, la plupart des symptômes dits locaux ne peuvent être constatés.

Lorsqu'il existe un gonflement notable de l'utérus, on le constate par la palpation de la région sus-pubienne, comme aussi par le *toucher* du rectum. Quelquefois l'organe est assez volumineux pour former au-dessus du pubis une saillie que l'on distingue très bien à la vue. La palpation de l'abdomen fait en même temps reconnaître la forme de l'utérus. Il existe de la matité dans toute l'étendue de la région occupée par cet organe développé, et la pression ainsi que la percussion déterminent ordinaiɩ rement de la douleur, douleur d'autant plus vive que la péritonite qui accompagne la métrite est plus intense.

2° *Symptômes généraux, sympathiques ou réactionnels.*

I. Une fièvre généralement forte accompagne la métrite générale, pour peu qu'elle soit intense. Mais la fièvre est surtout considérable, quand il y a coexistence de phlébite et de lymphangite, coexistence très commune ainsi que nous l'avons dit. Il n'est pas rare alors de compter 120, 124 pulsations et même plus par minute. Si la maladie persiste, la réaction fébrile ne tarde pas à se compliquer du cortége des phénomènes typhoïdes, et il survient, à des intervalles irréguliers, des frissons plus ou moins violents et plus ou moins prolongés.

En général, on observe des sueurs abondantes et prolongées, et par suite une éruption de nombreux sudamina dans le cours de la fièvre concomitante de la maladie que nous étudions. On a remarqué aussi que les sueurs exhalaient une odeur acescente, analogue à celle du lait aigre, ce qui s'explique par la présence des éléments du lait dans le sang.

II. Il est des cas où les phénomènes généraux absorbent presque complétement les phénomènes locaux, et c'est là une des raisons pour lesquelles certains auteurs avaient essayé d'ériger la maladie qui nous occupe en *fièvre essentielle* d'une nouvelle espèce, qu'ils désignaient sous le nom

III. 21

de *fièvre puerpérale*, cette fièvre affectant spécialement, en effet, les femmes en couche ou récemment accouchées. Et comme au nombre de ces symptômes généraux, prédominent la prostration des forces, la stupeur, en un mot les phénomènes adynamiques ou typhoïdes, on fut naturellement conduit à rattacher cette espèce à l'ordre des *fièvres adynamiques ou typhoïdes*. Même avant la découverte de la phlébite et de la lymphangite utérines, Pinel s'était élevé contre la doctrine que nous signalons, et avait rapporté à la péritonite puerpérale la nouvelle fièvre que d'autres prétendaient *essentialiser*, de même qu'il avait rattaché à une *violente inflammation de la fin de l'intestin grêle* la prétendue nouvelle *fièvre essentielle* que Petit et M. Serres avaient décrite sous l'expression, d'ailleurs si heureuse, à notre avis, de *fièvre entéro-mésentérique*. Gloire soit rendue à l'auteur de la *Nosographie philosophique*, pour avoir, en cette occasion, devancé ses contemporains dans la route de la vérité!

III. Tout récemment, M. le professeur Cruveilhier (1) a tenté de renouveler, jusqu'à un certain point, la doctrine déjà combattue par Pinel, et a désigné sous le nom de *typhus puerpéral* la maladie fébrile, de forme variable, dont les nouvelles accouchées peuvent être atteintes, et qui règne malheureusement trop souvent d'une manière épidémique, à cet hospice de la Maternité dont M. Cruveilhier a été le médecin, ainsi que dans d'autres établissements du même genre.

Assurément, ce n'est pas moi qui nierai tout ce qu'il y a de *spécial* dans la *maladie* décrite sous les noms de *fièvre puerpérale* ou de *typhus puerpéral*, soit qu'elle règne sporadiquement, soit qu'elle affecte une marche épidémique. Considéré en lui-même, l'état puerpéral est un élément spécial d'une grande importance, une condition dont on

---

(1) *Anatomie pathologique du corps humain*, t. Iᵉʳ, XIIIᵉ livraison, in-fol., fig. col.

ne saurait trop tenir compte dans les maladies fébriles qui peuvent sévir sur les nouvelles accouchées. D'un autre côté, l'*état hygiénique* des lieux dans lesquels sont réunies un grand nombre de femmes en couche ou nouvellement accouchées, doit imprimer un cachet particulier aux maladies fébriles dont ces femmes peuvent être atteintes. D'autres circonstances encore tendent à modifier plus ou moins et en sens divers l'organisme des nouvelles accouchées. La médecine que nous cultivons serait bien peu digne du titre d'exacte, si elle négligeait aucun des éléments, aucune des données fournies par une rigoureuse observation. Mais toutes les circonstances, toutes les conditions dont il vient d'être parlé, ayant obtenu des observateurs exacts la haute considération qu'elles méritent, il n'en reste que mieux démontré encore que la maladie décrite sous les noms de *fièvre puerpérale*, de *typhus puerpéral*, consiste essentiellement en une inflammation simple ou combinée de l'utérus, des veines et des vaisseaux lymphatiques de cet organe, et du péritoine, comme la maladie dite *fièvre typhoïde*, fièvre entéro-mésentérique, consiste essentiellement en une inflammation de l'appareil folliculeux de la fin de l'intestin grêle, accompagnée de celle des ganglions mésentériques, et, sans doute aussi, plus souvent qu'on ne le pense généralement, de l'inflammation des veines et des vaisseaux lymphatiques de ce même intestin.

IV. Ainsi donc, en résumé, nous pensons que l'inflammation de l'utérus, soit simple, soit combinée à la phlébite, à la lymphangite utérine, à la péritonite, subit de puissantes modifications de la part de l'état puerpéral, des circonstances environnantes, etc. Mais nous n'en soutenons pas moins que ce serait imprimer un véritable mouvement rétrograde à la science, que de transformer en *fièvres essentielles* les maladies inflammatoires qui, chez les nouvelles accouchées, sont caractérisées par les lésions, et les symptômes décrits ou indiqués ici, ainsi qu'à l'article péritonite puerpérale (1). Ce mouvement de recul serait d'autant plus inexcusable, que le *maître* en matière de *fièvres essentielles*, a lui-même, comme nous l'avons déjà noté, pris soin de nier l'essentialité de *celle* dite *fièvre puerpérale*, et qui n'est autre que le *typhus puerpéral* de M. Cruveilhier.

B. Métrite chronique.

1° Il est facile de constater par les diverses méthodes d'exploration déjà indiquées (inspection avec le spéculum, toucher, palpation, etc.), les lésions que la métrite chronique peut entraîner à sa suite, telles que les granulations, les ulcérations, l'engorgement simplement hypertrophique, ou l'engorgement squirrheux, carcinomateux du col de l'utérus, etc.

Il existe un écoulement purulent, sanieux, ichoreux, d'une fétidité repoussante caractéristique, quand l'état *carcinomateux* est bien développé. Il survient aussi souvent, au lieu de ces *pertes blanches*, pour parler comme les malades, des pertes rouges plus ou moins abondantes, c'est-à-dire de véritables métro-hémorrhagies.

Lorsque la désorganisation a profondément envahi les parties voisines, aux phénomènes propres à la maladie de l'utérus s'ajoutent ceux qui appartiennent aux lésions de ces parties, tels que des douleurs lancinantes, cruelles, qui arrachent des cris aux malades, et les privent presque complétement des douceurs du sommeil (2); des infiltra-

---

(1) En supposant que chez les nouvelles accouchées, il se déclarât un état fébrile plus ou moins violent, indépendamment de toute inflammation de l'utérus et de ses annexes, il ne s'ensuivrait nullement qu'il fallût admettre une *fièvre puerpérale essentielle.* Alors, en effet, en explorant exactement les malades, on trouverait la cause de cette fièvre, soit dans une inflammation d'autres organes avec réaction sur l'appareil circulatoire sanguin, soit dans une inflammation idiopathique ou primitive de cet appareil lui-même, avec les altérations concomitantes du sang que nous avons étudiées en temps et lieu.

(2) On considère généralement les douleurs *lancinantes* comme étant

tions des membres inférieurs (1), des évacuations involontaires de matière fécale ou d'urine, si, par les progrès du travail érosif, ulcératif, des communications fistuleuses se sont établies entre la cavité de l'utérus et celles du rectum ou de la vessie, etc.

2° Il va sans dire que dans les cas où la métrite chronique est générale et suppurative, elle donne lieu à une fièvre lente ou chronique comme elle. Lorsque la dégénérescence cancéreuse ou carcinomateuse s'est emparée de l'organe, la fièvre s'accompagne d'une infection *spéciale* de la masse sanguine, à laquelle nous conserverons le nom de *cachexie cancéreuse*, et dont nous exposerons ailleurs les principaux caractères distinctifs.

A moins qu'il ne survienne quelque métro-hémorrhagie foudroyante, les malheureuses malades arrivent lentement au terme fatal, et ne l'atteignent qu'au milieu des symptômes d'une consomption égale à celle qui caractérise la tuberculisation pulmonaire. Les vaisseaux extérieurs diminuent de calibre, au point de s'effacer presque complétement, et il ne reste plus que la peau et les os ; la faiblesse est telle, que les malades finissent par ne plus pouvoir quitter le lit, ou même se retourner dans leur lit, et de là des escharres gangréneuses plus ou moins étendues dans les régions extérieures qui supportent plus particulièrement le poids du corps, etc., etc.

Quand l'affection est bornée au col, ou même à une

un des symptômes les plus caractéristiques du cancer ulcéré, ramolli. Cependant ces douleurs ne sont pas inhérentes au cancer lui-même, et tiennent à l'irritation des nerfs sensitifs de la partie malade ou de ceux situés dans le voisinage, aux nerfs du plexus sciatique, par exemple, dans le cas actuel.

(1) Cet accident, ou si l'on veut ce symptôme, annonce la compression ou l'oblitération des veines qui, après avoir traversé le bassin, se rendent aux membres inférieurs, oblitération que j'ai très souvent constatée.

portion du col seulement, elle peut longtemps exister sans fièvre notable.

§ III. Causes.

I. Sans doute, les causes traumatiques ou les violences *extérieures*, et les causes *internes*, qui produisent *ordinairement* la plupart des phlegmasies, peuvent aussi, quand elles sont appliquées sur l'utérus, en déterminer l'inflammation *aiguë générale*. Mais le plus souvent ces causes seraient comme non avenues, si elles n'étaient secondées par certaines circonstances ou conditions prédisposantes; et de toutes celles-ci, la plus importante, la plus capitale, est *l'état puerpéral*. Aussi est-ce particulièrement chez les nouvelles accouchées que la métrite *aiguë générale* se rencontre, soit sporadiquement, soit épidémiquement.

Toutefois, il ne faut pas se dissimuler que les manœuvres violentes qui ont pu être nécessitées pour l'extraction du fœtus, ou qui ont été quelquefois employées sans nécessité, que la présence d'une certaine portion du placenta, abandonnée par négligence dans la cavité de la matrice, etc., sont bien souvent les véritables causes occasionnelles de la métrite puerpérale. Certaines influences extérieures, telles qu'un refroidissement subit, par exemple (1), peuvent concourir à la production de cette maladie, si même quelquefois elles ne suffisent pas à elles seules pour la faire naître.

II. Quelques auteurs modernes ont paru disposés à considérer la *fièvre puerpérale* (*typhus puerpéral*), comme pouvant se propager par voie de contagion. Cette opinion est plus spécieuse que solide. En effet, il est bien vrai que, dans certains établissements, l'hospice de la Maternité

___

(1) On enseigne assez généralement que la suppression des lochies, produite par le refroidissement ou par une vive affection morale, doit être placée au premier rang des causes de la métrite; mais il est bien plus probable que, dans l'immense majorité des cas du moins, cette suppression n'est elle-même que consécutive à la métrite déjà provoquée par une autre cause.

entr'autres, on voit la maladie qui nous occupe sévir épidémiquement, en certains temps. Mais combien d'autres maladies, sans en excepter la pneumonie, ne peuvent-elles pas régner épidémiquement, bien qu'elles ne soient, en aucune façon, contagieuses! Tout en niant de la manière la plus formelle, la prétendue contagion de la fièvre dite puerpérale, typhus puerpéral, nous n'en reconnaissons pas moins qu'un état d'insalubrité de certains établissements pour les femmes en couche, le défaut de propreté, en un mot toutes les causes capables de transformer ces établissements en un foyer temporaire ou permanent d'infection, engendrent des états morbides spéciaux qui peuvent compliquer la métrite, soit simple, soit accompagnée de phlébite, de lymphangite, de péritonite, de *phlegmasia alba dolens,* de rhumatisme articulaire, etc., lui imprimer un cachet particulier, et en augmenter singulièrement la gravité. Nous disons seulement que, considérée en elle-même, cette phlegmasie n'est pas, et ne saurait être contagieuse dans les circonstances ordinaires (1), et que dans les cas où elle paraîtrait l'être, c'est qu'il existerait des complications auxquelles appartiendrait le caractère contagieux, mais non à cette maladie elle-même.

(1) Qu'on ne nous objecte pas qu'il est des phlegmasies contagieuses par elles-mêmes, telles que le charbon, la pustule maligne, la variole, etc. En effet, dans les cas de cette nature, la phlegmasie n'est qu'un élément accessoire de la maladie : il existe en outre un principe virulent ou miasmatique qui exerce une action *spécifique* sur l'économie tout entière ou du moins sur toute la masse du sang, et rien de pareil ne se trouve dans la *forme* simple de la maladie qui nous occupe, pas plus que dans la pneumonie, la péricardite, l'hépatite, la phlébite, le phlegmon, tels que nous les observons ordinairement. Dira-t-on que, dans certains cas, les phlegmasies dont il s'agit peuvent aussi se développer sous l'influence d'un *principe spécifique* et qu'il peut en être ainsi de la métrite en général et de la métrite puerpérale en particulier? A la bonne heure; mais remarquez bien qu'en admettant cette assertion, il s'ensuit que nous tombons dans l'exception, et que l'exception confirme la règle posée plus haut. D'ailleurs, serait-ce encore là une véritable contagion?

Nous venons de dire que les nouvelles accouchées pouvaient se trouver placées au milieu d'un foyer d'infection extérieur, qui réagissait à sa manière sur elles, indépendamment de la réaction de la phlegmasie utérine elle-même. Ajoutons que lorsque celle-ci se termine par un ramollissement gangréneux, par une suppuration de mauvaise nature, et qu'elle est compliquée d'une phlébite purulente, il en résulte un foyer d'infection locale, qui ne tarde pas à réagir sur l'économie, dans le même sens qu'un foyer septique extérieur. Mais, dans cette forme encore, ce n'est point là le cas de la *contagion*, telle qu'on l'entend dans sa véritable définition.

III. Il est une métrite partielle, à forme ordinairement chronique, ou du moins sub-aiguë, qui se développe sous l'influence des excès vénériens. Cette métrite partielle occupe le col, commence par la membrane muqueuse de celui-ci, et coexiste avec la vaginite.

Dans certains cas, l'espèce de métrite partielle qui nous occupe peut, comme la vaginite aussi, reconnaître pour cause un principe syphilitique, et alors elle affecte quelquefois une forme très aiguë. Jamais, néanmoins, la métrite dont nous parlons ne marche accompagnée de ces accidents violents que l'on observe dans la métrite puerpérale, tant il est vrai que l'état puerpéral, considéré sous le double point de vue de la lésion locale de l'organe de la parturition, et de l'affection générale de l'économie, est un élément d'une grande valeur, d'une portée immense.

§ IV. Traitement.

A. Métrite aiguë.

I. Le traitement de la métrite non puerpérale doit être dirigé d'après les règles générales que nous avons formulées déjà tant de fois dans le cours de cet ouvrage.

Quant au traitement de la métrite puerpérale, et de ses accompagnements ordinaires (phlébite, lymphangite utérines, péritonite, etc.), je m'en réfère à ce que j'ai dit à l'article *péritonite puerpérale*.

II. J'ai souvent entendu les praticiens qui ont eu à traiter en grand cette maladie, proclamer, avec une sorte de désolation, l'impuissance des diverses méthodes de traitement qu'ils ont employées, celle des saignées en particulier. Ce traitement est donc un important et beau sujet de nouvelles recherches. Je ne serais pas surpris que la nouvelle formule des émissions sanguines *bien appliquée* dès les premiers temps de la maladie, et convenablement secondée par les moyens topiques, fit notablement baisser le chiffre de la mortalité. Je sais fort bien qu'à une certaine période de la maladie, les saignées en général, et les saignées coup sur coup en particulier, auraient l'inconvénient grave de favoriser la résorption des matières putrides qui pourraient séjourner dans la cavité utérine, surtout si l'on néglige les moyens locaux, tels que les injections souvent renouvelées, par exemple, soit simplement émollientes, soit anti-septiques, chlorurées, etc. Aussi faut-il s'en abstenir alors; et moi-même, assez récemment, appelé en consultation dans un cas de ce genre, je me suis prononcé contre une saignée proposée par un honorable confrère... Voilà pourquoi j'insiste sur ce point, savoir qu'il faut administrer de *bonne heure*, dans une *mesure suffisante*, le moyen héroïque dont il est question. Attendons.

B. *Métrite chronique.*

I. Lorsque, pour avoir été complétement *négligée* ou pour n'avoir pas été traitée convenablement, l'inflammation de l'utérus en général, et particulièrement celle du col utérin, a donné naissance à diverses *lésions organiques* (granulations, ulcérations superficielles ou profondes, hypertrophie simple ou hypertrophie avec induration, squirrhe, etc., etc.); il ne reste plus que l'emploi des moyens chirurgicaux proprement dits, dont on secondera les effets par un régime et quelques médicaments appropriés à l'état de chlorose ou de chloro-anémie qui accompagne à peu près constamment les lésions dont il s'agit.

II. Parmi les chirurgiens qui, dans ces derniers temps, se sont occupés avec le plus de succès du traitement des lésions *chroniques-organiques* du col de l'utérus, je dois particulièrement citer mon savant ami, M. le docteur Jobert (de Lamballe). A la cautérisation par le nitrate acide de mercure, ou par le nitrate d'argent, il a substitué, avec un grand avantage, dans certains cas qu'il a rigoureusement déterminés, la cautérisation par le fer rouge. Les heureux effets de ce mode de cautérisation, *pour les cas spéciaux* que nous signalons, ont été exposés dans une excellente thèse, soutenue devant la Faculté de médecine de Paris par M. le docteur Laurès, l'un des élèves les plus distingués de M. Jobert (1). J'ai moi-même, ainsi que plusieurs honorables confrères, été témoin des succès de M. Jobert, et je fais des vœux pour qu'il puisse publier quelque jour le fruit de ses recherches sur cet important objet. Ce qu'il y a de bien certain, c'est que ce nouveau mode de cautérisation, non plus que les autres, lorsqu'il est bien limité au col de l'utérus, qu'il ne porte pas sur la partie voisine du vagin, ne détermine aucune douleur. Cette circonstance remarquable s'explique parfaitement depuis que les travaux de M. Jobert nous ont appris que le col utérin ne recevait point de nerfs du sentiment (2).

---

(1) *Quelques considérations sur les ulcérations et les engorgements du col de la matrice; de leur traitement par la cautérisation à l'aide du fer rouge;* par Ch.-Cam. Laurès. Paris, 1844.

(2) Dans un mémoire lu à l'Académie des sciences, et inséré parmi les mémoires des savants étrangers, M. le docteur Jobert (de Lamballe) expose ainsi qu'il suit le résultat de ses dissections relativement aux nerfs de l'utérus : « L'existence des nerfs dans l'utérus est incontestable. Fournis par un plexus inextricable de filets de nerfs rachidiens, avec des filets du grand sympathique, ils enlacent surtout les artères et les veines, et peuvent être distingués en *superficiels*, qui se distribuent aux faces antérieure et postérieure, et en *profonds*, qui pénètrent dans l'épaisseur de l'organe,

Nous emprunterons à la thèse de M. le docteur Laurès le passage dans lequel il s'est appliqué à préciser les *indications* fondamentales de la cautérisation avec le fer rouge.

Il est permis, dit M. Laurès, de formuler son emploi d'une manière générale, en disant qu'elle doit être mise en usage de préférence aux autres caustiques :

1° Toutes les fois qu'une ulcération profonde, exubérante ou fongueuse est compliquée d'hémorrhagies, d'hypertrophie simple, d'engorgement avec ramollissement ou induration de l'organe.

2° On en a également obtenu de bons effets, lorsqu'il n'existait qu'une hypertrophie considérable avec catarrhe utérin, mais sans ulcération.

3° Dans certains cas, où il n'existe autour de l'orifice du museau de tanche qu'une ulcération fort légère, on doit recourir à la cautérisation avec le fer rouge, si les tissus du col ont perdu leur consistance, si le doigt qui les presse fait suinter le sang comme à travers une éponge, et que les malades, épuisées par des hémorrhagies successives, arrivent à l'anémie au bout d'un temps quelquefois très court.

4° Quand l'ulcération repose sur des tissus indurés, si l'on veut en détruire la base, la condition indispensable est de pouvoir atteindre les limites du mal. Par quel moyen arriverait-on aussi facilement qu'avec le fer rouge à ce résultat?

en accompagnant les vaisseaux, mais qui n'arrivent jamais jusqu'à la muqueuse.

« L'anatomie humaine et comparée prouve que la partie du col située au-dessus du vagin, reçoit des branches qui forment un plexus d'où partent des *filets ascendants ou utérins, et descendants ou vaginaux, lesquels, rencontrant le vagin à son point d'insertion sur le col, se continuent dans ce conduit, où ils s'épuisent.* Et cette disposition explique comment les nerfs que l'on avait trouvés dans la partie sus-vaginale du col, détournés en quelque sorte de leur direction primitive, n'arrivent pas à la portion qui fait saillie dans le vagin, et dont l'*insensibilité*, contrairement à l'opinion de Galien, Tiedemann, Wrisberg et de M. Velpeau, est ainsi démontrée. »

5° Le fer rouge réussit quelquefois là où tous les autres caustiques avaient échoué. « Je dois à la bienveillance de M. Jobert, dit M. Laurès, d'avoir pu observer en ville plusieurs malades qui avaient épuisé, depuis des années et dans différents pays, les ressources de l'art. L'une d'elles portait une hypertrophie considérable du col, accompagnée de douleurs névralgiques constantes qui avaient complétement détérioré sa santé. Les médecins anglais et allemands n'avaient amené dans son état aucune amélioration. Sous l'influence de plusieurs cautérisations avec le fer rouge, le dégorgement s'opéra rapidement, le col revint à son volume ordinaire, les douleurs disparurent entièrement, et la malade, ayant recouvré toute sa santé, est devenue enceinte depuis son traitement (1).... »

6° Pour certaines ulcérations fongueuses, saignant avec facilité, et que l'on traitait par l'amputation du col de la matrice ; pour d'autres qui reposent sur de petits tubercules isolés, dont la nature cancéreuse est évidente, ou qui marchent en détruisant rapidement les tissus du col, le fer rouge se recommande encore par ses bons effets.

M. Laurès termine par les conclusions suivantes :

« La cautérisation du col de la matrice avec le fer rouge ne détermine pas de douleur.

» Je ne l'ai jamais vue être suivie d'accidents.

» Elle se recommande par l'instantanéité de ses effets, et par la facilité avec laquelle le chirurgien peut mesurer son action qu'il rend à volonté légère ou très énergique.

» En même temps qu'elle modifie la surface ulcérée, elle suscite une inflammation locale qui ne donne jamais lieu à une réaction générale.

» Elle produit des escharres qui se détachent promptement ; elle amène une cicatrisation plus rapide des ulcérations. Elle remplace, avec beaucoup d'avantage, les

---

(1) J'ai moi-même assisté à la cautérisation de la dame dont il s'agit, et je l'ai revue au moment de la guérison.

autres caustiques, dans un grand nombre de cas où leur action est jugée insuffisante.

» Elle a été appliquée avec succès contre des altérations qui réclamaient l'emploi de l'instrument tranchant, et elle n'expose pas aux mêmes accidents que lui. »

« N'est-on pas en droit de s'étonner, ajoute M. Laurès, qu'une méthode de traitement qui depuis plusieurs années est mise en pratique dans un des hôpitaux les plus importants de Paris, n'ait encore trouvé jusqu'ici que des indifférents ou des détracteurs, à quelques exceptions près? Les uns l'ont repoussée, guidés par un sentiment de pusillanimité à laquelle l'expérience vient désormais enlever toute excuse; les autres ont eu le tort impardonnable de la condamner sans la connaître. Tous auraient mieux fait de contribuer, par un effort commun, à lui fixer dans la thérapeutique la place qu'elle mérite. »

On ne saurait trop applaudir au sentiment exprimé ici par M. le docteur Laurès. Puisse-t-il être entendu! Mais, en dépit de ses adversaires, M. Jobert poursuit le cours de ses succès, et continue à bien mériter, par une heureuse hardiesse, et de la science et de l'humanité.

III. Qu'on se garde bien de condamner à un long repos, à un régime sévère, et de pratiquer de temps en temps de petites saignées aux malades chez lesquelles existent de simples granulations, des ulcérations, etc., avec fleurs blanches plus ou moins abondantes! Il faut, au contraire, les soumettre à l'usage d'un régime substantiel, des préparations ferrugineuses, leur permettre un exercice sans fatigue, en bon air, et, lorsque l'affection locale est guérie, envoyer aux bains de mer celles à qui leur état de fortune permet un tel voyage. Que de malheureuses personnes on avait, jusqu'à ces derniers temps, soumises à un système antiphlogistique et débilitant, chez lesquelles il n'existait autre chose qu'un état chlorotique, ou chloro-anémique, qui, dans un bon nombre de cas, ne coïncidait même avec aucune lésion un tant soit peu sérieuse du col de l'utérus! Il importe beaucoup de ne plus commettre de pareilles erreurs de diagnostic, et, grâce aux progrès de nos méthodes d'exploration, elles sont faciles à éviter.

Mais en se préservant de l'écueil que je viens de signaler, et dans lequel sont tombés presque tous les praticiens de l'ancienne école, pour qui ces mots *état chlorotique*, *état anémique*, *état chloro-anémique*, sont encore des termes tout-à-fait inconnus et inintelligibles, il faut bien se garder de tomber dans l'écueil opposé, celui de méconnaître la véritable part que peuvent prendre au développement des états ci-dessus indiqués, les diverses lésions utérines, ou utéro-vaginales, considérées comme des phlegmasies chroniques.

Quant aux cas dans lesquels le col utérin est entièrement envahi par la dégénérescence cancéreuse, et qui ne comportent aucun mode de cautérisation, on a proposé de pratiquer, et on a pratiqué déjà, un certain nombre de fois, l'extirpation de cette partie de l'utérus. Jusqu'à quel point peut-on compter sur le succès de cette grave opération? Quels sont *précisément* les cas dans lesquels elle pourrait réussir, etc., etc.? Autant de questions qu'il n'est pas de ma compétence de résoudre.

Quand l'utérus presque tout entier est frappé de cancer, est-il des cas dans lesquels l'art soit désormais autorisé à tenter l'ablation de cet organe, opération déjà exécutée par de célèbres praticiens? Ici, plus encore que pour l'opération dont il s'agissait tout-à-l'heure, je dois décliner ma profonde incompétence. On n'a point oublié, d'ailleurs, les discussions, les unes graves, sérieuses, scientifiques, les autres personnelles et vraiment déplorables, dont l'opération qui nous occupe a été, naguère encore, le sujet. Je crois que, dans l'état actuel de la science, cette opération compte bien peu de partisans, si tant est qu'elle en compte encore quelques uns.

ARTICLE II.

OVARITE, OU INFLAMMATION DES OVAIRES.

Cette inflammation est une de celles dont l'étude doit le plus aux travaux de quelques observateurs modernes, tels que Dance, Montault, MM. Duplay, Mercier, etc. C'est un des accompagnements les plus ordinaires de la métro-péritonite puerpérale ; cette phlegmasie coïncide souvent aussi avec un phlegmon de la fosse iliaque. L'inflammation qui revêt les ovaires ou la *péri-ovarite*, comme celles des ligaments larges et des ligaments ronds du feuillet du péritoine qui entoure les trompes de Fallope et leur pavillon, se rattache à la péritonite, dont nous avons précédemment tracé l'histoire. Nous n'avons donc qu'à nous occuper, dans cet article, de l'inflammation du tissu propre, ou du parenchyme des ovaires.

Elle est *double* ou *unique*. Cette dernière est plus commune que la première. On n'a pas encore déterminé positivement si l'un des ovaires s'enflammait plus fréquemment que l'autre.

§ Ier. Caractères anatomiques.

A. Ovarite aiguë.

Injection, gonflement, rougeur, ramollissement et suppuration (on cite aussi quelques cas de terminaison par gangrène, mais ils méritent confirmation).

Le pus forme assez souvent des abcès plus ou moins multipliés et plus ou moins considérables, soit dans l'épaisseur même de l'organe, soit dans le tissu cellulaire qui l'entoure de toutes parts (1). Attendu que les veines et les vaisseaux lymphatiques de l'ovaire participent ordinairement

(1) Un médecin américain, le docteur Taylor, de Philadelphie, prétend avoir rencontré *un abcès de l'ovaire qui contenait vingt pintes de pus*. Ou les ovaires des femmes de Philadelphie sont bien autrement gros que ceux des Européennes, ou les pintes dont parle notre confrère transatlantique sont bien plus petites que les nôtres.

à l'inflammation de l'ovaire, le pus qu'on trouve souvent dans leur cavité doit être considéré comme s'y étant formé, et non comme provenant de la résorption d'une partie de celui que contient l'ovaire.

Le plus ordinairement les ovaires enflammés et suppurés contractent des adhérences avec les parties voisines, et ces adhérences préviennent la rupture des abcès dans la cavité du péritoine (on connaît néanmoins quelques cas de cette espèce de rupture). Par suite de ces adhérences, on a vu les abcès de l'ovaire s'ouvrir dans la vessie, dans le vagin et dans la partie inférieure du gros intestin, ou bien se faire jour à travers les parois abdominales. Dans un cas observé par Dupuytren, le pus qui s'était fait jour dans la cavité abdominale, fut circonscrit et comme enkysté par des adhérences de nouvelle formation.

B. Ovarite chronique.

Elle entraîne à sa suite une hypertrophie, une induration plus ou moins considérable des ovaires, avec kystes, dégénérescences, productions ou tumeurs de nature variable (productions cartilagineuses, osseuses, lardacées, squirrheuses, encéphaloïdes, tuberculeuses, etc.). Le mode de développement et les altérations secondaires de plusieurs de ces produits ne sont pas moins obscurs que dans les cas où ils se forment dans tant d'autres organes, mais ils offrent quelques particularités qui tiennent à la structure spéciale de l'ovaire. Les kystes peuvent se rompre dans le péritoine, ou bien dans les organes creux du voisinage avec lesquels les ovaires ont contracté des adhérences.

On admet aujourd'hui, avec raison, que les altérations dont les *vésicules ovariques*, ou les ovules, sont le siége, par suite de l'ovarite, constituent des causes de stérilité qu'on ne saurait trop étudier.

Lorsque les ovaires ont acquis un volume très considérable, ils déplacent, compriment les organes voisins, et deviennent ainsi causes de nouvelles lésions, qu'il n'est pas ici lieu de décrire (1).

§ II. Symptômes.

I. Les symptômes de l'ovarite aiguë ne diffèrent pas essentiellement de ceux de la péritonite de l'excavation pelvienne, avec laquelle l'ovarite se rencontre le plus ordinairement. Mais lorsque l'ovarite est très intense, elle donne lieu à une tuméfaction de l'ovaire que l'on peut constater au moyen du toucher, et c'est là, sans contredit, le *caractère* le plus positif de la maladie qui nous occupe, quand la tuméfaction survient, bien entendu, au milieu de tous les autres symptômes d'une inflammation aiguë du péritoine de l'excavation pelvienne.

Il est des cas où la tumeur formée par l'ovaire pourrait être prise pour une tuméfaction du tissu cellulaire de la fosse iliaque, ou pour une tumeur formée par l'accumulation des matières fécales dans la portion voisine du gros intestin. Un examen attentif et de l'habitude clinique préviennent, en général, des méprises de ce genre. La tumeur formée par l'ovaire engorgé est plus mobile que celle produite par une tuméfaction et un abcès du tissu cellulaire de la fosse iliaque. Elle est ordinairement plus sensible, plus douloureuse au toucher qu'une tumeur formée par un amas de matières stercorales, et, d'ailleurs, si l'on hésitait sur le diagnostic différentiel de ces deux tumeurs, l'administration d'un ou deux purgatifs lèverait bientôt tous les doutes, puisque par ce moyen on ferait disparaître la tumeur si elle était *stercorale*, et qu'on n'obtiendrait pas le même effet si elle était due à une tuméfaction inflammatoire de l'ovaire.

(1) On a trouvé des ovaires qui pesaient 12, 15, 20, 30 livres et même plus. Parmi les accidents dus à la présence de ces énormes tumeurs, il faut placer la compression des nerfs, des artères et des veines, et par suite de la compression de ces dernières, l'infiltration des membres inférieurs, etc.

III. 22

Nous avouerons, toutefois, qu'il est des cas de tumeur dans la région de l'ovaire ou de la fosse iliaque dont le diagnostic ne laisse pas que d'être assez embarrassant, et dans le cours même de l'une de ces dernières années, nous avons rencontré deux cas de ce genre.

II. Le diagnostic de l'ovarite chronique et des diverses productions anormales dont elle peut être suivie est généralement assez facile. Nous ferons connaître en temps et lieu les signes positifs au moyen desquels on reconnaît ces dernières (voy. *Hypertrophie et productions accidentelles de l'ovaire*). Quant à présent, nous ajouterons seulement que l'on est autorisé à les rapporter à une ovarite chronique, lorsque par une interrogation attentive on apprend que les malades ont effectivement éprouvé, à une certaine époque, les symptômes d'une ovarite aiguë qui ne s'est pas terminée par résolution. Dans les cas où de pareils renseignements font défaut, on se conduit d'après les préceptes d'une saine philosophie médicale, et particulièrement d'après les règles d'une induction rigoureuse, c'est-à-dire fondée sur des faits bien observés et en assez grand nombre.

§ III. Causes.

Les causes de l'ovarite sont les mêmes que celles de la péritonite en général et de la péritonite ou métro-péritonite puerpérale en particulier. Peut-être existe-t-il quelques causes spéciales pour la première de ces inflammations; mais elles sont encore peu connues, et se perdent en quelque sorte dans l'obscurité qui enveloppe le mécanisme des fonctions de l'ovaire en ce qui concerne l'acte de la fécondation. Les excès vénériens exercent-ils quelque influence notable sur le développement de cette maladie? Cela me paraît assez peu probable.

§ IV. Traitement.

I. Il se confond avec celui de la péritonite du bassin ou de la métro-péritonite. Les émissions sanguines locales, plus ou moins répétées, secondées par les topiques émollients d'abord, puis fondants, les bains, etc., suffiront pour faire disparaître assez promptement l'ovarite bien caractérisée. Quand il existe une réaction fébrile un peu considérable, et que les forces des malades le permettent, il faut combiner la saignée générale avec les saignées locales.

II. Les grandes dégénérescences organiques développées à la suite d'une ovarite chronique sont au-dessus des ressources de la médecine. Les opérations chirurgicales qui ont été tentées par quelques chirurgiens n'ont pas eu d'assez heureux succès pour qu'il nous soit permis d'en recommander l'emploi.

ARTICLE III.

INFLAMMATION DES TROMPES UTÉRINES (TROMPES DE FALLOPE).

Elle coïncide le plus souvent avec celle des ovaires. L'inflammation peut affecter séparément ou simultanément les diverses membranes qui concourent à la composition des trompes. Il s'agit plus particulièrement ici de l'inflammation de la membrane interne de ces conduits.

I. Les caractères anatomiques de l'état aigu sont, suivant les degrés et les périodes, l'injection, la rougeur, l'épaississement, le ramollissement et la suppuration. Tantôt le pus est comme infiltré dans le tissu même des trompes, tantôt il est contenu dans la cavité de ces organes, et alors il peut pénétrer dans l'utérus ou s'épancher dans la cavité du péritoine (1). Par suite du gonflement

(1) Quelques auteurs assurent que, dans certains cas, le pus se ramasse en foyer et forme une tumeur plus ou moins considérable. Il n'y a là rien d'impossible ; mais nous manquons de faits précis à cet égard. Il faudrait bien se garder d'adopter sans critique tout ce qui a été rapporté à ce sujet avant l'ère de l'observation exacte. De Haën, par exemple, dit avoir trouvé *dix-huit livres de pus dans la trompe gauche d'une femme de 34 ans !* Il ne

des parois et de la membrane interne en particulier, la cavité des trompes est plus ou moins rétrécie, et quelquefois même entièrement oblitérée.

L'oblitération des trompes pourrait encore être le résultat de la présence d'une pseudo-membrane sécrétée à l'intérieur de ces conduits, dont les faces opposées se seraient agglutinées et collées ensemble.

II. Quoi qu'il en soit, lorsque la maladie revêt la forme chronique, l'analogie nous porte à croire qu'il en doit résulter un épaississement, une induration des parois, et souvent aussi une oblitération *organique* du canal des trompes utérines. Des cas assez nombreux de ce genre d'oblitération ont été observés dans ces derniers temps. Lorsque cette oblitération occupe toute la longueur des trompes, elles sont transformées en un cordon fibreux, ainsi que M. Duplay en a rapporté un exemple (1). D'autres fois, l'oblitération n'existe qu'à l'extrémité ovarique ou à l'extrémité utérine des trompes (selon M. Mercier, l'oblitération affecterait une fâcheuse préférence pour l'extrémité du corps frangé ou ovarique). Dance a vu les trompes remplies par des nodosités du volume d'un haricot et d'une consistance pierreuse (il y en avait deux à droite et trois à gauche).

Cette oblitération, quand elle existe dans les deux trompes, est une cause irrémédiable de stérilité, et sous ce rapport, une maladie, en apparence si peu importante, est réellement fort grave.

III. Le diagnostic de l'inflammation des trompes uté-

---

faudrait pas s'étonner toutefois de ce que la cavité d'une trompe pût contenir dix-huit livres de pus, s'il était vrai que Portal y eût rencontré une fois cent douze livres de liquide, et une autre fois cent quarante. Mais il est fort douteux, pour ne pas dire plus, que jamais pareil *miracle anatomique* ait été bien constaté.

(1) Dance avait également observé cette transformation chez une femme qui, au lieu de l'utérus, offrait un renflement arrondi, de la grosseur d'une noix.

rines est impossible. On peut tout au plus la soupçonner ou la *deviner* dans les cas de métro-péritonite et d'ovarite.

DEUXIÈME GROUPE.

INFLAMMATIONS DES REINS ET DES CONDUITS EXCRÉTEURS DE L'URINE (1).

Considérations générales.

Jusqu'à ces derniers temps, les inflammations de l'appareil sécréteur et excréteur de l'urine avaient été peu étudiées, et quelques unes de leurs espèces principales étaient même restées à peu près entièrement inconnues. On trouvera dans l'ouvrage de M. le docteur Rayer (2) des recherches historiques sur ce point, comme sur un grand nombre d'autres points de la pathologie des reins, pathologie aux progrès de laquelle les travaux particuliers de M. Rayer ont si puissamment concouru.

Malgré ces incontestables progrès, il s'en faut bien que l'histoire des phlegmasies des divers éléments constituants de l'appareil sécréteur et excréteur de l'urine soit encore arrivée à ce degré d'exactitude et de précision que nous présente celle de plusieurs autres appareils. On ne saurait donc trop engager les bons observateurs à recueillir, avec tout le soin convenable, de nouvelles observations particulières sur ces maladies, et à fonder sur ces observations, lorsqu'elles seront suffisamment nombreuses, une description générale qui, sous tous les rapports, satisfasse aux conditions qu'un esprit sévère est en droit d'exiger.

(1) J'aurais bien voulu traiter aussi de l'inflammation des *capsules surrénales*; mais je n'ai pas trouvé, soit dans les auteurs, soit dans mon expérience personnelle, les éléments essentiels d'une semblable monographie.

(2) *Traité des maladies des reins et des altérations de la sécrétion urinaire*; Paris, 1839-1841, 3 vol. in-8.

ARTICLE PREMIER.

NÉPHRITE, OU INFLAMMATION DES REINS (ORGANES SÉCRÉTEURS DE
L'URINE).

Réflexions préliminaires.

Jusqu'ici, nos connaissances sur les diverses espèces anatomiques de l'inflammation des reins étaient extrêmement bornées : je veux dire qu'on n'avait point étudié à part l'inflammation des tissus élémentaires de ces organes, tels que leur enveloppe cellulo-fibreuse, leur substance corticale, leur substance tubuleuse, etc. Ces lacunes ont été, jusqu'à un certain point, heureusement comblées par les recherches de quelques observateurs modernes, au premier rang desquels il est juste de placer M. Rayer. Voici la division suivie par cet auteur, dans la partie de son ouvrage consacrée à la néphrite proprement dite ou à l'inflammation de la substance corticale et de la substance tubuleuse des reins (1) :

1° Néphrite simple; 2° néphrite par poisons morbides ; 3° néphrite arthritique (néphrite goutteuse, néphrite rhumatismale); 4° néphrite albumineuse.

L'inflammation des membranes celluleuse et fibreuse des reins a été décrite par M. Rayer sous le nom de *périnéphrite*, nom que nous lui conserverons.

L'espèce de néphrite désignée par M. Rayer sous le nom de *néphrite albumineuse* constitue une maladie dont l'étude a beaucoup occupé les observateurs depuis une quinzaine d'années, quelle que soit d'ailleurs la diversité des noms qu'elle a reçus (*maladie de Bright, affection granu-*

---

(1) Nous ne suivrons pas complétement ici la classification générale des *néphrites*, adoptée par notre savant confrère. Nous pensons qu'il importe de ne pas décrire sous le nom commun de *néphrite* et l'inflammation du rein lui-même et l'inflammation du bassinet et des calices. Le nom de *pyélite*, employé par M. Rayer, distingue suffisamment d'ailleurs cette dernière inflammation de celle du rein, pour laquelle il convient de réserver exclusivement celui de néphrite.

leuse des reins, albuminurie, etc.). C'est un sujet des plus intéressants que nous avons nous-même étudié avec beaucoup d'attention depuis plusieurs années, et sur lequel nous nous permettrons d'émettre quelques opinions un peu différentes de celles qui sont généralement adoptées.

Ainsi, par exemple, je suis tenté de croire que l'inflammation sub-aiguë ou *sécrétoire* de cette portion de la membrane interne des voies excrétoires de l'urine, qui se prolonge dans les petits tubes dont est formée la substance tubuleuse, et qui, par conséquent, tapisse en quelque sorte l'intérieur même des reins, joue peut-être un rôle beaucoup plus important qu'on ne l'a cru jusqu'ici dans la *sécrétion albumineuse* à laquelle l'espèce de néphrite dont il s'agit doit son nom. Dans le cas où il en serait ainsi, on pourrait lui donner le nom d'*endonéphrite* par opposition à celui de *périnéphrite*, comme on appelle *endocardite* l'inflammation de la membrane interne du cœur, par opposition à celui de *péricardite* qu'a reçu l'inflammation de l'enveloppe extérieure de cet organe (je reconnais toutefois que les rapports ne sont pas exactement les mêmes dans les affections que nous comparons).

Je ne consacrerai point un article particulier à chacune des *diverses* espèces *étiologiques* de néphrite admises par M. Rayer; mais lorsque je m'occuperai de l'*étiologie*, j'aurai soin de signaler les diverses *espèces* de causes qui peuvent donner lieu à l'inflammation de tel ou tel des éléments constituants des reins.

Quant à la division générale des *néphrites* établie par M. Rayer, elle n'est pas, ainsi que j'ai cru pouvoir le noter un peu plus haut, à l'abri de toute objection. Il est à regretter que notre savant confrère n'ait pas formé ses *espèces* d'après des affinités plus *naturelles*, et qu'il n'ait pas nettement formulé le principe fondamental et, pour ainsi dire, l'*esprit* même de sa division.

I. Néphrite proprement dite, ou inflammation du tissu même des reins et du tissu cellulaire interstitiel.

§ Ier. Caractères anatomiques (1).

A. *Néphrite aiguë.*

L'augmentation du volume et de la consistance des reins, l'injection, la rougeur, le ramollissement rouge, le ramollissement blanc, la suppuration, soit sous forme d'infiltration, soit sous forme d'abcès, la gangrène elle-même, dans certains cas, tels sont les caractères anatomiques de l'inflammation aiguë du parenchyme rénal, étudiée dans ses principales périodes.

Dans la période de congestion sanguine, la tuméfaction peut être assez considérable pour que le rein ait triplé ou même quadruplé de volume, ainsi que Dance en a rapporté un exemple (dans ce cas, le rein remontait d'une part jusqu'au diaphragme, et d'autre part descendait jusque vers la crête iliaque).

La suppuration du rein, dont le ramollissement blanc n'est autre chose que le premier degré, se présente rarement sous forme de vastes abcès. Selon M. Rayer, le volume des dépôts purulents égale à peu près celui d'une grosse pustule d'impétigo. Quelquefois, cependant, le pus se rassemble en foyers du volume d'une noisette, ou d'une plus grande dimension (2). M. Rayer fait remarquer avec raison que la plupart des cas qu'on a décrits comme des abcès considérables des reins n'étaient réellement que des collections purulentes du bassinet ou des calices, suite d'une *pyélite* (3).

(1) Il ne sera question ici que des altérations du rein ; nous parlerons de celles de l'urine en décrivant les symptômes de la néphrite.

(2) M. Rayer, *Maladies des Reins;* Atlas in-fol. col., pl. I, fig. 5.

(3) « Dans la néphrite traumatique, et particulièrement à la suite d'une » déchirure des reins, il se dépose le plus ordinairement, non du pus, » mais de la lymphe plastique, principalement constituée par de la fibrine

Le ramollissement gangréneux des reins est heureuse·
ment une terminaison extrêmement rare de la néphrite.
» On le reconnaît à la teinte d'un brun noirâtre des fibres,
» à leur disposition en filaments, à leur aspect tomenteux,
» lorsqu'on les plonge dans l'eau, et quelquefois à l'odeur
» spécifique de la gangrène qui s'en exhale. » (M. Rayer.)

B. *Néphrite chronique.*

Une augmentation de volume avec induration des reins
s'observe à la suite d'une néphrite prolongée ; en cela, cette
phlegmasie ne diffère point des autres phlegmasies chroniques, telles que l'amygdalite, l'orchite, l'hépatite, etc.,
qui entraînent effectivement à leur suite une hypertrophie
et une induration plus ou moins considérables des amygdales, du testicule, du foie, etc. (1). Souvent aussi les reins,
frappés de phlegmasie chronique, offrent, dans leur totalité ou dans quelques unes de leurs parties, ces dégénérescences connues sous les noms de squirrhe, de cancer(2),
ou des dépôts de matières tuberculeuses, quelquefois de
petites excavations ulcéreuses, suppurantes. (On trouve
aussi parfois des *dépressions* dont la surface est complétement
cicatrisée.) L'assertion précédente est confirmée par ce que
dit M. Rayer, à savoir, que « l'inflammation des reins est

» décolorée. Ces dépôts fibrineux, analogues à ceux que l'on trouve fré-
» quemment dans la rate, à la suite de la splénite aiguë, sont le résultat
» à peu près constant du travail inflammatoire dans la néphrite rhuma-
» tismale. » (M. Rayer.)

(1) Sous ce point de vue, je ne puis être entièrement d'accord avec
M. Rayer, lequel pose en principe que « lorsque la néphrite chronique
» est générale, le *plus ordinairement* le volume des reins est moindre
» que dans l'état sain. » Sans doute, l'atrophie des reins peut survenir à
la suite d'une néphrite chronique ; mais cela tient à des circonstances
particulières qu'il n'est pas le lieu d'exposer ici.

(2) Dans certains cas de ce genre, on trouve dans les veines des reins,
et même dans la veine cave, une matière semblable à celle de ces organes
dégénérés. J'en ai publié, en 1825, dans le *Journal complémentaire des
sciences médicales,* un exemple bien remarquable, et le premier, peut-
être, de cette espèce.

« la cause la plus fréquente et la plus évidente de plusieurs
» altérations; corps cartilagineux, vésicules et kystes de
» la substance corticale. »

Dans les cas où la néphrite chronique est accompagnée
d'une inflammation également chronique des enveloppes
des reins, on trouve d'autres altérations dont je ne dois point
m'occuper ici.

La présence de calculs dans les reins est aussi assez
généralement considérée comme une des conséquences de
la néphrite chronique (*néphrite calculeuse*). Mais ce genre
de lésion est plus spécialement l'effet d'une inflammation
chronique du bassinet, des calices et des tubes urifères.
(Voyez *Pyélite*.)

§ II. Symptômes.

A. *Néphrite aiguë.*

I. *Symptômes locaux.* — *Douleur* dans la région du rein.
Cette douleur existe des deux côtés, ou d'un seul côté,
selon que la néphrite est simple ou double. Son intensité
est très variable; elle est quelquefois si vive, *au dire de cer-*
tains auteurs, que le moindre contact, la moindre pression
ne peuvent être supportés par les malades; d'autres fois,
elle est obtuse, sourde, obscure, et ne se révèle qu'à une
assez forte pression; dans certains cas, la douleur peut
même manquer entièrement (ces cas me paraissent être
ceux dans lesquels le parenchyme rénal est exclusivement
affecté, la membrane séro-fibreuse qui l'enveloppe, et le
tissu cellulaire environnant, étant sains).

La tuméfaction du rein enflammé ne peut guère être
constatée d'une manière positive, par le toucher et la percussion, que dans les cas où elle est très considérable.
Dans un cas de ce genre, observé par M. Rayer, *l'extrémité*
inférieure du rein, très sensible au toucher et à la percussion,
dépassait le bord libre des côtes.

La *chaleur* de la région du rein est augmentée, au rapport

de quelques auteurs; mais cette assertion ne me paraît pas appuyée sur des faits assez probants. *Cette augmentation de température n'a paru sensible à M. Rayer que dans quelques cas de périnéphrite ou d'abcès extra-rénal* (1).

Au début et dans la période de *vigueur* de la néphrite, l'urine est modifiée dans sa *quantité* et dans sa *qualité* ou sa composition. Sa quantité est diminuée, quelquefois même presque nulle, lorsque les deux reins sont affectés; sa couleur est beaucoup plus foncée que dans l'état normal.

Selon M. Rayer, dans la néphrite aiguë, qu'il appelle *simple* (2), les principaux changements que l'urine peut éprouver sont les suivants : 1° Elle contient une certaine quantité de sang ou d'albumine; 2° elle est peu acide, neutre ou alcaline; 3° enfin elle peut contenir du pus dans les cas rares où une suppuration du rein communique avec le bassinet, ou bien, ce qui est beaucoup plus ordinaire, lorsque la néphrite est compliquée de l'inflammation de la membrane muqueuse des voies urinaires, du bassinet, de la vessie ou de l'urètre.

Après avoir examiné avec détail et discuté chacun des trois points ci-dessus indiqués, M. Rayer se résume ainsi : » De tous les caractères que présente l'urine dans la né- » phrite simple aiguë, il n'en est aucun qui, considéré isolé- » ment et en lui-même, puisse faire reconnaître cette maladie. » On observe la diminution ou la suspension de la sécré- » tion urinaire dans d'autres maladies des voies urinaires

(1) Quelques auteurs ont placé à côté des symptômes locaux de la né-phrite la rétraction douloureuse des testicules vers l'anneau inguinal. M. Rayer ne conteste pas l'existence de ce phénomène; mais il dit qu'il est plus fréquent dans la *pyélite* et l'*uretérite* calculeuse.

(2) M. Rayer comprend sous le nom de NÉPHRITE SIMPLE *toutes les inflammations des substances corticale et tubuleuse des reins, produites par une cause mécanique ou accidentelle, et qui sont indépendantes d'une disposition constitutionnelle, d'une diathèse, ou de l'action d'un poison morbide.*

» (Voy. *Ischurie*), et même dans plusieurs affections fébri-
» les. La présence de l'albumine dans l'urine est un phé-
» nomène commun à plusieurs maladies des voies uri-
» naires, à des maladies des autres appareils, et même à
» des affections générales. Une quantité anomale de mu-
» cus, ou la présence du pus n'indique ordinairement que
» l'existence primitive ou consécutive de l'inflammation de
» la membrane muqueuse des voies urinaires, inflamma-
» tion qui peut être indépendante d'une lésion des reins.
» La diminution d'acidité, l'état neutre ou alcalin de l'u-
» rine, se rencontrent aussi dans d'autres affections ; mais
» lorsque deux ou trois de ces circonstances se trouvent
» réunies, la rareté de l'urine et son alcalinité, par exem-
» ple, avec une douleur dans la région lombaire, ces sym-
» ptômes acquièrent alors une grande valeur, surtout s'ils
» se présentent avec d'autres phénomènes de la néphrite
» simple aiguë. »

II. *Symptômes généraux ou réactionnels.* Une réaction fébrile, variable en intensité, accompagne ordinairement la
néphrite aiguë (ordinairement aussi, cette réaction est
annoncée par un frisson *initial* plus ou moins fort et plus
ou moins prolongé). Dans les cas de néphrite *légère, bénigne*, la réaction fébrile est purement inflammatoire ; mais
dans les cas de néphrite *grave*, cette réaction finit par se
compliquer des phénomènes connus sous le nom de *putrides, typhoïdes, malins, ataxiques*, accidents déjà signalés par
Richerand, dans ce qu'il a écrit de la *fièvre urineuse.*
Voici comment M. Rayer s'exprime sur le sujet qui nous
occupe : « Ce qu'il y a de plus frappant dans les observa-
» tions d'un quatrième groupe (1), ce sont les phénomènes

---

(1) M. Rayer a rassemblé en quatre groupes les différentes observations
particulières de néphrite simple. Dans les trois premiers groupes se trouvent celles relatives ; 1° à la *néphrite simple aiguë, bénigne ;* 2° à la *néphrite simple inflammatoire ;* 3° à la *néphrite avec ischurie et symptômes
cérébraux.*

» de *malignité* ou de *putridité*. Les malades sont couchés
» sur le dos, immobiles, dans un état de stupeur, répon-
» dant difficilement et incomplétement aux questions qu'on
» leur adresse; l'excrétion de l'urine est rare, quelquefois
» involontaire; des accès de frisson se déclarent plusieurs
» fois le jour (1); les dents sont noires et fuligineuses; la
» langue est sèche... »

Les accidents que nous signalons ici éclatent sous l'influence d'une vaste suppuration des reins et du tissu cellulaire voisin, d'une suppression complète d'urine, et de
la terminaison de la néphrite par gangrène. Les autres
symptómes qui annoncent cette dernière terminaison ne
diffèrent point de ceux qui accompagnent la gangrène en
général, tels que la chute profonde des forces, le refroidissement des extrémités, la petitesse, l'intermittence et
l'irrégularité du pouls, le hoquet, l'anxiété, le délire, parfois des pétéchies, etc.

Toutes les fois qu'il a observé la gangrène dans la néphrite simple, M. Rayer déclare que *les malades lui ont
présenté, pendant la vie, les symptómes typhoïdes ou putrides.*

On a mis aussi au nombre des symptómes d'une néphrite terminée par gangrène une *urine noire comme de*

(1) Il est des cas où ces frissons fébriles se reproduisent avec une certaine régularité, à peu près aux mêmes heures, en sorte que, sous ce
rapport comme sous quelques autres, la maladie simule une *fièvre intermittente pernicieuse.* Il me paraît infiniment probable que parmi les pré-
tendues fièvres pernicieuses que certains praticiens de Paris disent avoir
assez souvent rencontrées, il est des cas qui se rapportent à l'espéce de
néphrite dont nous nous occupons ici.

En parlant des *accès de frisson* qui existent quelquefois dans les néphrites de son quatrième groupe, M. Rayer dit aussi *qu'on a pu les
prendre pour des accès de fièvre intermittente pernicieuse.* Mais, ajoute-t-il
avec raison, *les accès de la néphrite aiguë diffèrent des accès de fièvre
intermittente légitime en ce que, dans les premiers, la rémission des accidents n'est jamais complète, et en ce qu'ils sont accompagnés d'une altération de la sécrétion urinaire qu'on n'observe pas dans la vraie fièvre
intermittente pernicieuse.*

l'eau de fumier, fétide. M. Rayer n'a point observé cette espèce d'urine avec la gangrène de la substance corticale du rein ; mais il l'a rencontrée dans deux cas où la gangrène avait frappé plusieurs mamelons et le bassinet, dont le détritus se mélangeait avec l'urine.

B. *Néphrite chronique.*

I. *Des douleurs habituelles dans une des régions rénales ou dans toutes les deux, coïncidant avec une diminution de l'acidité, avec l'état neutre et surtout avec l'alcalinité de l'urine (qu'il existe ou non une rétention de ce liquide), et un sentiment de faiblesse dans les membres inférieurs, sont,* d'après M. Rayer, *les principaux caractères de la néphrite chronique* (1). Le même observateur assure, contrairement à ce qui avait été enseigné jusqu'ici, que *l'excrétion habituelle d'une urine purulente et le développement d'une tumeur dans la région lombaire, appartiennent en réalité, non à une inflammation chronique des reins, mais à une inflammation chronique du bassinet et des calices.*

Que le double symptôme dont il s'agit appartienne à la *pyélite* chronique, nous en conviendrons volontiers avec M. Rayer ; mais il n'en est pas moins certain que, dans la néphrite chronique, les deux reins ou l'un d'eux peuvent acquérir un volume assez considérable pour qu'il en résulte une tumeur anormale, appréciable au toucher et à la percussion, dans la région correspondante à ces organes.

Quant au sentiment de faiblesse dans les membres inférieurs, c'est un signe au moins fort éloigné de la néphrite chronique. Il suppose, en effet, une compli-

(1) Les douleurs sont ordinairement très obscures, et souvent même elles n'existent pas. Lorsqu'elles existent réellement, quoique très obscures, on les rend plus sensibles par la pression convenablement pratiquée. Quand ces douleurs manquent entièrement et qu'il n'existe pas non plus de tumeur appréciable dans la région des reins, tumeur provenant de l'hypertrophie *morbide* de ces organes, le diagnostic de la maladie est fort difficile, et ne repose plus que sur certaines altérations des urines dont il sera question plus loin.

cation du côté de la moelle épinière, et cette complication est heureusement assez rare. Ajoutons que certaines lésions de cette moelle entraînent dans l'excrétion de l'urine, et par suite dans ce liquide lui-même, des lésions qu'il importe de ne pas confondre avec celles qui seraient le résultat d'une altération directe des reins.

Quoi qu'il en soit, lorsque, dans la néphrite chronique, l'urine est alcaline, elle est presque toujours trouble (1). La néphrite chronique est, selon M. Rayer, une des conditions les plus favorables à la production des calculs phosphatiques.

Dans la néphrite chronique qu'il appelle *simple*, M. Rayer dit qu'à moins d'une maladie de la vessie, de la prostate ou de l'urètre, l'urine contient rarement du sang ou de l'albumine (2), mais qu'on y rencontre très fréquemment du mucus en excès. Il ajoute qu'il peut s'y trouver du pus, lorsque la néphrite est compliquée d'une inflammation chronique du bassinet ou d'autres points de la membrane muqueuse des voies urinaires (3).

II. La néphrite chronique peut coïncider avec une absence complète de fièvre lente ou hectique (4). Quand les deux reins sont entrepris, il n'en survient pas moins un

(1) Ce trouble suppose que l'urine contient une proportion assez considérable de phosphate. M. Rayer a constaté alors la présence de phosphate de chaux et de phosphate ammoniaco-magnésien dans le sédiment de l'urine.

(2) L'absence d'albumine est le principal caractère différentiel qui existe entre cette espèce de néphrite de M. Rayer et celle qu'il appelle néphrite albumineuse.

(3) Je crois néanmoins qu'il est des cas où le pus que contiennent les urines vient, sinon en totalité, du moins en partie, d'un foyer de suppuration développé dans les reins. Au commencement de l'année 1839, nous avions, dans notre service, un malade qui nous a semblé offrir un de ces cas.

(4) « Lorsqu'il n'y a ni engorgement de la prostate, ni paralysie, ni « inflammation de la vessie, les malades, dit M. Rayer, n'ont point de « fièvre. »

état cachectique de l'économie. Cette détérioration lente et graduelle de la constitution est signalée par M. Rayer comme le principal symptôme de cette double néphrite, et comme favorisant le développement de plusieurs autres affections, parmi lesquelles il cite les catarrhes et les tubercules pulmonaires, dernière proposition qui mérite une plus ample démonstration.

Le diagnostic d'une néphrite chronique ne peut être établi que sur un certain ensemble des symptômes que nous venons d'indiquer, et non sur l'un d'eux pris isolément. En effet, il n'est aucun de ces signes qui, pris ainsi isolément, ne puisse se rencontrer dans des maladies autres que la néphrite chronique.

L'alcalinité de l'urine, au moment de l'émission, par exemple, à laquelle M. Rayer attache une grande importance, peut se rencontrer non seulement dans certaines maladies de la vessie, de la prostate, à la suite de l'administration de boissons alcalines, mais encore, ainsi que je l'ai démontré, dans les dernières périodes de l'entéro-mésentérite typhoïde, etc.

III. En somme, le diagnostic de la néphrite chronique n'est pas toujours exempt de difficultés. Convenons toutefois que si, jusqu'à ce jour, cette maladie a été si souvent méconnue, c'est qu'on n'explorait pas les malades avec la même exactitude que le font aujourd'hui les vrais observateurs. C'est en explorant de cette dernière manière que M. Rayer est parvenu à augmenter nos connaissances sur le sujet qui nous occupe.

§ III. Causes.

I. Appliquées sur les reins comme sur d'autres organes, les causes dites *traumatiques* ou *mécaniques* peuvent en déterminer l'inflammation. L'urine, par suite d'un obstacle à sa libre émission, peut jouer elle-même le rôle de corps étranger, et comme tel produire la néphrite. M. Rayer a même insisté d'une manière spéciale sur cette espèce de cause. Par conséquent, toutes les maladies qui, directement ou indirectement, peuvent faire naître cet obstacle, sont autant de causes médiates de l'inflammation des reins. Alors c'est par le bassinet et les calices que commence, suivant M. Rayer, le travail inflammatoire, pour se propager ensuite au tissu rénal lui-même.

II. La néphrite peut aussi survenir par la propagation d'un phlegmon lombaire ou d'une péritonite du voisinage de ces organes. Toutefois, dans ces cas, le plus ordinairement l'inflammation est superficielle, *périphérique*, et consécutive à celle de l'enveloppe même des reins (*péri-néphrite*).

III. On considère assez généralement l'abus des diurétiques et d'autres substances très irritantes, mais susceptibles d'être absorbées, comme propres à déterminer la néphrite. Les cantharides sont placées au premier rang de ce genre d'agents.

IV. Comme tant d'autres phlegmasies, la néphrite paraît pouvoir se développer, plus souvent qu'on ne l'a cru peut-être jusqu'ici, sous l'influence de brusques alternatives de chaud et de froid. M. Rayer n'a point négligé de mentionner cette cause. Voici dans quels termes il en parle : « L'impression du froid et de l'humidité sur le corps en » sueur ou en transpiration, a été, dans plusieurs cas, la » seule cause à laquelle on ait pu attribuer le développe- » ment d'une néphrite simple. C'est aussi la cause la plus » ordinaire de la néphrite albumineuse. Il est impossible » de dire aujourd'hui dans quelle proportion les effets de » cette influence se font sentir sur les reins comparative- » ment avec le poumon, la plèvre et le péritoine, etc.; mais » je suis convaincu par expérience que la proportion » des inflammations rénales, de quelque nature qu'elles » soient, produites par cette cause, ou même seulement

» celle des néphrites simples, n'est pas aussi faible qu'on
» le croit généralement. »

Depuis que je me suis appliqué à l'étude des coïncidences inflammatoires que l'on rencontre chez les individus atteints d'un rhumatisme en général et d'un rhumatisme articulaire aigu en particulier, je me suis souvent occupé de la question de savoir si les reins et leurs enveloppes séro ou cellulo-fibreuses n'étaient pas au nombre des tissus sur lesquels frappaient de préférence les coïncidences dont il s'agit, et j'avoue que les faits m'ont paru résoudre affirmativement le problème dont il s'agit.

Toutefois, cet important sujet n'est pas encore environné pour moi d'une assez vive lumière. Mais si des faits plus nombreux et bien observés démontraient clairement plus tard la fréquence de la coïncidence de la néphrite avec un rhumatisme articulaire aigu, comme les faits les plus nombreux et les plus irrécusables ont déjà démontré la coïncidence de l'endocardite et de la péricardite avec ce même rhumatisme, on aurait enfin répandu un nouveau jour sur ce phénomène, si souvent noté, de la gravelle chez les goutteux ou les rhumatisants, et sur ces altérations des reins ou de leurs enveloppes que l'on rencontre à l'ouverture du corps d'une foule d'individus, sans pouvoir remonter à leur véritable point de départ (1).

V. Que la néphrite soit aiguë ou chronique, ses causes

---

(1) Au reste, c'est un phénomène bien connu même du vulgaire, que l'influence du froid et de l'humidité sur la sécrétion urinaire, et partant sur les reins eux-mêmes. Certaines circonstances rendent plus manifeste encore cette influence. Par exemple, ainsi que le fait remarquer M. Rayer, *c'est une observation de pratique, que la fréquence des douleurs des reins, et même de véritables néphrites, chez les individus atteints de rétrécissements de l'urètre lorsqu'ils éprouvent l'impression du froid et de l'humidité.*

La néphrite produite par l'influence d'un refroidissement est pour moi la néphrite *rhumatismale*, sous ce point de vue que sa cause est exactement la même que celle du rhumatisme proprement dit. Telle n'est pas la manière de voir de M. Rayer. Ce savant observateur recon-

sont toujours essentiellement les mêmes. Selon M. Rayer, *des grossesses répétées, des rétrécissements de l'urètre, des maladies de la prostate, de la vessie et des uretères, certaines plaies des reins compliquées de corps étrangers, l'existence de calculs dans la vessie, seraient les causes les plus ordinaires de la néphrite chronique.*

VI. L'auteur que je viens de citer a fait jouer un rôle important à la différence des causes dans sa division de la néphrite en quatre espèces, savoir : 1° la néphrite *simple ;* 2° la néphrite *par poisons morbides ;* 3° la néphrite *arthritique* (néphrite goutteuse, néphrite rhumatismale); 4° néphrite *albumineuse.*

M. Rayer pose en principe que certaines altérations rénales appartiennent *exclusivement* à telle ou telle de ces quatre espèces : par exemple, que les points purulents, les nappes ou les dépôts de pus sont une terminaison fréquente de la néphrite simple; que dans les néphrites goutteuse et rhumatismale, on remarque souvent des dépôts de lymphe plastique dans la substance corticale des reins, et des grains d'acide urique dans cette substance ou dans les mamelons; que la gangrène et le ramollissement gangréneux appartiennent plus spécialement à la néphrite par infection qu'à toute autre espèce; qu'enfin l'anémie

naît que la néphrite qu'il appelle *simple* a souvent pour cause le refroidissement que nous signalons, et cependant il en fait une espèce distincte de la néphrite qu'il appelle *rhumatismale, goutteuse, arthritique.*

Au moment où je corrige cette feuille, je viens de faire une autopsie cadavérique propre à me confirmer dans l'opinion que les tissus séro-fibreux qui enveloppent les reins peuvent s'enflammer de concert avec les tissus séro-fibreux des articulations. Le sujet de cette autopsie cadavérique avait succombé aux suites d'une endo-péricardite rhumatismale qu'il avait éprouvée six ans avant son entrée dans notre service. Nous avons trouvé sur la capsule fibreuse de l'un des reins quatre ou cinq plaques fibreuses ou taches laiteuses tout-à-fait semblables à d'autres que nous avons rencontrées sur le péricarde du même sujet.

Les urines, examinées pendant la vie, se troublaient notablement quand on y versait de l'acide nitrique.

consécutive à l'hyperémie, avec augmentation du poids et du volume des reins, ainsi que les taches et les granulations laiteuses des reins, sont l'apparence la plus ordinaire de la néphrite albumineuse.

Assurément, l'espèce de cause qui produit la néphrite, comme d'ailleurs toute autre inflammation, doit être prise en sérieuse considération, et peut modifier la maladie sous le rapport de son intensité, de sa marche, etc.; mais elle ne saurait en changer la nature, sans quoi la maladie qu'elle produirait ne serait plus une inflammation.

Je me trompe peut-être, mais je suis tenté de croire que la plupart des différences qui ont servi de base à la distinction de M. Rayer tiennent moins à la *spécialité* des causes qu'à des conditions variables d'intensité, de siége dans tel ou tel des tissus constituants des reins, de terminaison, de forme aiguë ou chronique, ou de complication. Au reste, en voilà bien assez sur ce sujet dans un livre élémentaire.

§ IV. Pronostic et mortalité.

La science ne possède pas encore assez de faits bien observés de néphrite exempte de complications pour qu'on puisse déterminer au juste quelle en est la durée et dans quelle proportion elle peut enlever les malades qui en sont affectés (il va sans dire que, pour la solution de ces problèmes, il faudrait, après avoir bien catégorisé les cas, poser nettement ou formuler les conditions de traitement). Suivant M. Rayer, « si on ne puisait les élé- » ments du pronostic que dans l'ensemble des symptômes, » il ne serait réellement très grave que dans les formes ou » les périodes de la néphrite dans lesquelles on observe » une suppression presque complète d'urine et des sym- » ptômes cérébraux ou des symptômes de putridité. »

§ **V. Traitement.**

On doit appliquer à la néphrite le même système de traitement que nous avons si souvent exposé en étudiant les autres phlegmasies.

I. Je n'ai point encore eu d'occasion d'appliquer à la néphrite aiguë intense la nouvelle formule des émissions sanguines; mais une analogie, légitime s'il y en eut jamais, ne permet pas de douter que ses succès ne fussent les mêmes dans cette inflammation que dans les autres.

Les boissons émollientes, mucilagineuses, les bains tièdes, suffisamment prolongés et répétés, les topiques émollients sur la région des reins, et la diète, sont les adjuvants des émissions sanguines.

II. Dans la néphrite devenue chronique, les exutoires doivent être appliqués sur la région des reins (si les vésicatoires exerçaient sur ces organes une action irritante, il faudrait les remplacer, soit par des cautères, soit par des frictions avec la pommade d'Autenrieth, etc.).

Les bains conviennent parfaitement dans cette forme de la maladie.

Il n'est pas besoin de dire qu'on ne doit rien négliger pour éloigner les causes connues de la maladie; et comme le froid est au nombre de celles-ci, les malades, ainsi que le conseille M. Rayer, auront soin de se vêtir de flanelle, etc., etc.

II. Périnéphrite, ou inflammation des enveloppes fibro-celluleuses des reins (1).

§ Ier. Caractères anatomiques.

État aigu.

Injection du tissu cellulo-fibreux et adipeux; infiltration de sérosité ou même de pus dans les mailles du tissu cellu-

______

(1) Le tissu graisseux au sein duquel les reins sont comme ensevelis, est aussi susceptible d'inflammation; mais nous manquons de matériaux pour la description à part de cette *espèce* d'inflammation.

laire; plus tard, formation de foyers purulents, d'abcès plus ou moins considérables, soit en dehors de la membrane fibreuse, soit au-dessous, et dans ce dernier cas, soulèvement, et parfois rupture de la membrane indiquée. Les collections purulentes formées en dehors de la tunique fibreuse peuvent acquérir un volume très considérable, cheminer dans le voisinage, et venir se faire jour dans un point plus ou moins éloigné de leur origine; de là quelquefois l'établissement de trajets fistuleux et de véritables fistules. Tout le tissu cellulaire du voisinage du rein, intermusculaire, péri-vasculaire et sous-cutané, peut être envahi dans le cas de périnéphrite celluleuse.

Par suite du *ramollissement* du tissu cellulaire sous-fibreux, on enlève avec une grande facilité la membrane fibreuse qui enveloppe les reins.

État chronique.

Épaississement, induration des couches cellulaires et fibreuses qui entourent les reins, avec ou sans granulations. Par l'effet d'adhérences organisées et fibreuses, la membrane fibreuse est quelquefois si intimement unie, à la surface des reins, qu'on ne peut la détacher sans déchirer la substance de ces organes, dont la surface est inégale et comme *chagrinée*. Au bout d'un certain temps, transformation fibro-cartilagineuse, cartilagineuse ou même osseuse, des parties épaissies, indurées, et des produits sécrétés d'abord sous forme de lymphe plastique.

§ II. Symptômes.

I. Une douleur, ordinairement assez obscure, dans la région rénale, augmentant à la pression, à la percussion (dans les cas où elle est très sourde, on la fait ressortir par ces méthodes d'exploration), et, si la phlegmasie est assez intense pour provoquer une forte réaction fébrile, des urines semblables à celles qu'on observe dans toutes les maladies inflammatoires fébriles, tels sont, au fond, les seuls symptômes par lesquels se révèle, dans les premiers temps, la périnéphrite aiguë. Or, comme de pareils symptômes annoncent également l'existence d'un phlegmon développé dans le voisinage des reins, il est bien difficile, pour ne pas dire impossible, de distinguer alors l'une de l'autre les deux affections inflammatoires dont il s'agit, et cette distinction importe heureusement assez peu à la pratique.

II. Plus tard, si d'abondantes collections purulentes se sont formées, on en reconnaîtra l'existence et l'étendue par un habile emploi des méthodes usitées en pareil cas, savoir : l'*inspection*, la palpation, dont un des modes produira le phénomène de la fluctuation, la percussion, etc.

La rupture spontanée de l'abcès à l'extérieur ou à l'intérieur sera la source de phénomènes particuliers sur lesquels nous n'insisterons pas ici. Nous dirons néanmoins que l'abcès peut se faire jour : 1° dans les voies urinaires elles-mêmes, et alors être évacué avec les urines; 2° dans les gros intestins, et alors être expulsé par les selles; 3° dans les voies respiratoires (*Obs.* IV *de M. Rayer, art. Périnéphrite*), et alors être rendu par l'expectoration.

Le pus, lorsqu'il tend à s'échapper par l'extérieur, fuse ordinairement vers la fosse iliaque, l'arcade crurale; quelquefois aussi il se fraie une issue par la région lombaire. Il affecte ainsi de suivre des routes diverses, selon que la maladie siège dans telle ou telle région de la périphérie du rein, selon que l'inflammation s'étend à telle ou telle des régions environnantes, et selon quelques autres circonstances difficiles à préciser.

L'ouverture des abcès développés autour des reins fournit une plus ou moins grande quantité d'un pus d'une fétidité qui, dans certains cas, ainsi que l'a très bien noté M. Rayer, rappelle celle des matières stercorales, ce qui dépend de ce que le pus s'est trouvé en contact avec les parois du gros intestin, circonstance suffisante, comme on sait, pour la production de l'odeur indiquée (sans cette connaissance, on pourrait croire, à tort, qu'il existait une communication directe de ces abcès avec la cavité du gros intestin).

L'évacuation du pus, par quelque voie qu'elle s'opère, est ordinairement suivie d'un très grand soulagement, et souvent aussi d'une prompte guérison. Dans quelques cas, néanmoins, où l'évacuation se fait à l'extérieur, l'ouverture ne se ferme pas, et il existe des fistules qui persistent pendant un temps indéfini. Cette fâcheuse terminaison a surtout lieu, lorsqu'il y a complication du passage d'une certaine quantité d'urine, ou même de calculs, dans les foyers purulents, ce qui suppose, sans qu'il soit besoin de le dire, la communication de ces foyers avec les voies excrétoires de l'urine.

Il faut une grande attention et une habitude clinique rare pour distinguer les abcès dont nous venons de nous occuper, d'autres abcès qui peuvent occuper les mêmes régions, ou à peu près, tels que les abcès par congestions et suite de carie des vertèbres, les abcès développés derrière les colons droit et gauche, avec ou sans perforation de ces intestins, etc. Cependant, si l'on recueille des documents exacts sur la marche de la maladie, si l'on note exactement tous les symptômes, soit purement *physiques*, ou anatomiques, soit *fonctionnels;* si, en un mot, on ne néglige aucune des données propres à la solution du problème, on finira par trouver cette solution.

§ III. Traitement.

Dans la période aiguë, et avant la formation d'abcès, les saignées générales et locales convenablement dosées, et les autres moyens antiphlogistiques, feraient une prompte justice de la maladie. Si, faute d'un traitement suffisamment énergique, ou par toute autre circonstance, des abcès, des fistules s'établissent, les moyens chirurgicaux seront employés.

III. Néphrite dite albumineuse.

Considérations préliminaires et relation de quelques cas particuliers.

I. M. le docteur Rayer a donné le nom de *néphrite albumineuse* (1) à une maladie *principalement caractérisée pendant la vie par la présence d'une quantité notable d'albumine, avec ou sans globules sanguins dans l'urine, par une moindre proportion des sels et de l'urée dans ce liquide, dont la pesanteur est presque toujours plus faible que dans l'état sain ; enfin, par la coïncidence ou le développement ultérieur d'une hydropisie particulière du tissu cellulaire et des membranes séreuses.* Les autres dénominations imposées à cette maladie, en Angleterre et en France, sont les suivantes : *Diseased kidney in dropsy, renal disease accompanied with secretion of albuminous urine* (BRIGHT, 1827—1836); *the variety of dropsy which depends on diseased kidney, granular degeneration of the kidneys* (CHRISTISON); *the diseased states of the kidney connected during life with albuminous urine* (GREGORY); *dégénérescence, maladie ou affection granuleuse des reins* de plusieurs auteurs français, *maladie de Bright* de quelques autres, *albuminurie* de M. Martin-Solon.

II. Toutes les observations qui ont été rapportées sous l'une des nombreuses dénominations ci-dessus indiquées étaient-elles des exemples d'une seule et même maladie? Telle est la première question qu'il importe d'examiner en traitant de la maladie qui va nous occuper. Or, si l'on soumet ces observations à une attentive méditation, on ne tarde pas à reconnaître qu'elles ont évidemment trait à des affections différentes. Il est certain, en effet, que si, dans quelques unes de ces observations, l'albuminurie coïncide bien réellement avec des *lésions organiques* des reins, qu'il est permis de considérer comme des *caractères anatomiques*

(1) *Traité des maladies des reins*, t. II, pag. 97.

d'une inflammation non encore exactement *localisée* de ces organes, dans d'autres, au contraire, l'albuminurie a existé indépendamment des lésions dont il s'agit.

Ainsi donc, en admettant, avec M. Rayer, qu'il est une espèce de néphrite dont l'un des caractères consiste dans l'émission d'urines chargées d'une grande quantité d'albumine (1), je n'en conclus pas pour cela, tant s'en faut, que cette néphrite soit la cause unique de l'albuminurie, et qu'en un mot, toutes les fois que cette dernière a lieu, l'autre existe nécessairement. Comme je l'ai déjà dit, en effet, dans un autre ouvrage (2), j'ai, pour ma part, rencontré des cas d'*abondante albuminurie* chez des sujets qui n'offraient réellement aucuns symptômes d'une inflammation de la substance *propre* des reins, et dans deux cas, où j'ai pu pratiquer l'autopsie cadavérique, cette substance n'a réellement présenté aucune altération qui pût être attribuée à une inflammation, soit aiguë, soit chronique. Un de ces cas a été rapporté dans ma *Clinique médicale;* voici le second.

III. Pernet (François), âgé de trente-trois ans, fut admis à la Clinique (19, salle Saint-Jean-de-Dieu, le 18 juin 1842). Il était d'une constitution peu forte, d'un tempérament lymphatique, et habitait Paris depuis trois mois. Habituellement bien portant, il se rappelait cependant avoir eu à l'âge de six ans un rhumatisme au genou droit, affection qui fut traitée au moyen de sangsues, et ne dura que six jours.

Il y a six mois, il fut pris de coryza et de toux. Celle-ci a persisté jusqu'à présent.

Il y a six jours, Pernet s'aperçut que ses jambes, ses cuisses, ses parties génitales, ses bras et sa figure étaient considérablement gonflés. Le gonflement, qui avait diminué pendant la première nuit, reparut le lendemain soir. Le

(1) On sait qu'à l'état normal les urines ne contiennent point d'albumine.

(2) *Clinique médicale* de l'hôpital de la Charité, t. III (1835).

malade ayant voulu continuer de travailler, à ce gonflement s'ajoutèrent de la céphalalgie, de l'inappétence, quelques nausées et des douleurs dans le ventre, douleurs que le malade compare à des picotements. Diarrhée les trois derniers jours (7 ou 8 selles dans la journée); diminution de la céphalalgie; ni étourdissements ni tournoiements de tête; pas d'épistaxis.

Le malade dit être resté alité les quatre derniers jours. Il se levait cependant trois à quatre heures par jour. Il est venu à pied à l'hôpital.

Pour traitement, une tisane de chiendent. Le régime a consisté en quelques bouillons avec un peu de pain et quelques verres de vin chaud dans la journée d'hier.

Le malade attribue sa maladie à ce qu'il serait descendu dans une carrière ayant très chaud.

Etat actuel. Visage jaunâtre; les paupières sont légèrement œdématiées; lèvres sèches; langue un peu rouge à la pointe, recouverte à sa base d'un enduit blanchâtre; bouche non mauvaise; soif vive; quelques nausées sans vomissements; un peu d'appétit; haleine aigrelette; ventre généralement développé, assez souple, sans fluctuation bien manifeste; trois selles liquides ce matin; le foie dans ses limites normales; le scrotum, les jambes, les cuisses sont le siége d'un œdème considérable; température de l'abdomen à 35° 1/4; pouls à 64, médiocrement développé, régulier; matité du cœur dans ses limites accoutumées; très léger souffle au premier temps, le second bruit bien frappé; pas de palpitations, pas d'essoufflements; résonnance et respiration bonnes en avant ainsi qu'en arrière; ni toux ni expectoration; pas de céphalalgie, d'étourdissements ni de tournoiements de tête.

19 *juin.* Interrogé de nouveau sur la cause de sa maladie, le malade répond que le lendemain d'un jour où il s'était baigné dans la Seine, son *enflure* se déclara.

Urines claires, acides, mousseuses, déposant en blanc par

l'acide nitrique presque aussi abondamment que le sérum du sang (le précipité est floconneux); ventre volumineux, saillant, dans la région sous-ombilicale surtout, où la percussion produit une *résonnance humorique.* Le malade déclare n'éprouver aucune douleur dans la région des reins, et dit n'y avoir jamais souffert.

L'infiltration des membres inférieurs remonte vers la région lombaire ; les yeux sont bouffis.

Peau de chaleur modérée ; *pouls à* 68-72, plutôt petit que large, un peu mou.

Rien de notable au cœur. Crachats muqueux, peu abondants. Résonnance et respiration bonnes partout.

Diagnostic et prescription. *Anasarque, ascite légère, avec albuminurie des plus abondantes.*

Org. chiend.; julep avec oxym. scillit. ; 2 bouil. 1 soupe.

20. A peu près même état. Le gonflement du scrotum et des membres inférieurs a plutôt diminué qu'augmenté ; *pouls à* 52; pas de gêne de la respiration; pas de douleurs nulle part.

Urines d'un jaune encore plus pâle que la veille, acides, claires, avec des bulles à la surface, d'un aspect légèrement visqueux, précipitant par l'acide nitrique aussi abondamment que la veille (le précipité est d'un blanc de neige, parfaitement pur); soumise à l'ébullition, l'urine s'est troublée et a pris la consistance de miel ou de sirop, avec quelques flocons blanchâtres.

21. La circonférence abdominale prise au-dessous du nombril est de 0^m,96; celle de la cuisse gauche, au-dessus de la rotule, est de 0^m,42 ; celle de la cuisse droite de 0^m,425.

Urines comme la veille, pâles, mousseuses, un peu visqueuses, déposant toujours par l'acide nitrique comme le sérum du sang. Chauffées à la lampe à esprit de vin, il s'y est formé des flocons blancs abondants (elles n'ont pas précipité par l'alcool).

Bain de vapeur; nitr. de pot. 1 *gramme dans la tisane.*

22. *Les urines, traitées par la chaleur, prennent la consistance et la couleur de sirop d'orgeat.*

Pouls à 48.

23. *Mêmes caractères physiques et chimiques des urines.*

25 et 26. *Même état.*

27. Sentiment d'oppression vers la région épigastrique avec envies d'uriner et vomissement bilieux; deux selles diarrhéiques, sans coliques; peau de chaleur plus que normale, sèche; *pouls à 60. Les urines de ce matin et celles d'hier présentent une teinte d'un brun verdâtre, analogue à celle du sirop de chicorée; elles sont plus épaisses que précédemment, toujours mousseuses, acides; elles précipitent toujours abondamment par l'acide nitrique, mais la couleur blanche du précipité est salie par la teinte indiquée de l'urine* (un excès d'acide cause une effervescence bien marquée, mais ne dissout pas le précipité). MM. Quévenne et Gélis, que j'ai priés d'analyser l'urine, y ont constaté la présence d'une certaine quantité de sang (1).

28. Même état d'infiltration; *pouls à* 68-72; *urines de*

(1) Voici la note qui m'a été remise par M Gélis.

« L'urine avait tous les caractères physiques des urines sanguinolentes. Le dépôt, d'un brun foncé, était trop coloré pour être confondu avec les dépôts d'acide urique, d'urate ou d'acide rosacique.

» Comme j'avais trop peu d'urine pour faire plusieurs essais, j'ai de suite cherché à vérifier ce qui me paraissait le plus probable. Si cette urine contenait du sang, elle devait contenir du fer. J'ai donc mêlé cette urine avec de l'acide azotique, qui a transformé l'urée en azotate d'ammoniaque, qui, à l'aide de la chaleur, a brûlé toutes les matières organiques, et j'ai obtenu une cendre colorée en jaune au lieu du résidu parfaitement blanc que les urines normales donnent dans le même cas. Ce résidu, dissous dans l'eau faiblement acidulée, précipitait fortement en bleu par le prussiate de potasse, se colorait en rouge par le sulfocyanure de potassium, et en noir violet par le tannin.

» L'urine contenait donc du sang; car j'ai montré ailleurs que l'urine, à l'exception de l'urine bleue (l'urine bleue doit sa couleur à du bleu de Prusse, lequel contient du fer, et, dans le cas dont il s'agit, nous n'avons pas affaire à cette sorte d'urine), n'était jamais ferrugineuse,

plus en plus rares; celles qu'on a retirées hier par le cathété-
risme offrent la couleur brune-verdâtre indiquée; elles conti-
nuent à précipiter par l'acide nitrique et la chaleur, le précipité
offrant la couleur sale déjà notée.

Circonférence des cuisses au-dessus du genou : à gauche, o"',46 ; à droite, o"',445 ; circonférence abdominale ; o"',98.

Langue d'un rouge vif, fendillée, comme grillée.

29. On a pratiqué le cathétérisme hier, et on a retiré
une petite quantité d'*urine présentant les mêmes caractères*
physiques et chimiques que les jours précédents.

Pas de selles depuis trois jours ; ventre douloureux à
la pression, et matité dans la région sous-ombilicale; peau
sèche, chaude sur le tronc, froide aux extrémités; *pouls*
à 76-80 ; un peu d'agitation pendant la nuit; langue sèche,
rugueuse; l'auscultation et la percussion ne fournissent
aucun signe tranché d'épanchement dans les plèvres ou
dans le péricarde, ni d'aucune autre maladie aiguë des
organes pectoraux, propres à expliquer la dyspnée considérable qui existe depuis quelques jours, et depuis hier
surtout (*resp.* à 52); le refoulement des organes abdominaux vers la poitrine paraît en être la cause principale, et
c'est sans doute au refoulement de la rate et du foie qu'il
faut rapporter la matité qui existe à la partie inférieure-
postérieure de la poitrine; ni râle, ni souffle, ni égophonie,
ni bronchophonie ; la rapidité de la respiration et l'impossibilité de la suspendre pendant un temps suffisant, **ne**
permettent pas d'analyser facilement les bruits du cœur :
cependant on reconnaît qu'ils ne sont accompagnés d'aucun souffle bien marqué, mais qu'ils sont un peu lointains
et voilés.

---

même après l'emploi prolongé des préparations martiales , et mes résultats ont été vérifiés et trouvés exacts depuis par plusieurs chimistes,
entre autres par MM. Dupasquier , Mialhe , Fardos, etc. »

Le gonflement des membres inférieurs est très considérable et le visage infiltré.

Les réponses du malade sont un peu brusques, mais
cependant justes. La tête paraît disposée à se prendre.

Le malade succombe dans la journée, à 10 heures du
soir.

Autopsie cadavérique, 36 heures après la mort (la température atmosphérique a été très élevée depuis le moment
de la mort jusqu'à celui de l'ouverture du cadavre).

A l'extérieur et à l'intérieur, on constate plusieurs altérations provenant de la décomposition cadavérique, altérations sur lesquelles je ne dois pas insister.

1° APPAREIL URINAIRE. La vessie est flasque, affaissée,
vide ; *les reins offrent leur forme et leur grosseur normales ;
toute leur surface est lisse et polie : on y remarque seulement
quelques petites taches d'un blanc grisâtre qui ne forment
aucune saillie notable ; incisés dans toute leur épaisseur, les
reins n'offrent dans leur substance aucune altération*, si ce
n'est une imbibition et un ramollissement cadavériques,
phénomènes que l'on constate également dans plusieurs
autres organes. Par l'effet de l'imbibition dont il s'agit, la
membrane interne du bassinet et des calices est d'un
rouge foncé, sans épaississement de son tissu ; la membrane interne des uretères est, au contraire, remarquable
par sa blancheur.

TISSU CELLULAIRE ET MEMBRANES SÉREUSES. *Des incisions
pratiquées* dans les membres inférieurs, énormément infiltrés, ainsi que le scrotum et la verge, *donnent issue à une
abondante sérosité, claire et limpide.*

*Toute l'excavation du bassin est remplie de sérosité légè-
rement rougie* (cette coloration tient évidemment à la
transsudation cadavérique). Le foie et la rate sont refoulés
vers la partie supérieure de la poitrine par la masse intestinale que distend une énorme quantité de gaz.

Dans le péricarde , épanchement séro-sanguinolent

médiocre, dû à la transsudation cadavérique. Épanchement de même espèce (2/3 de litre environ) dans les parties les plus déclives de la double cavité thoracique.
Quelques anciennes adhérences dans les deux côtés de la
poitrine.

La surface du cerveau est humide de sérosité, sérosité
qui, à la base de l'organe, est aussi sanguinolente ; une
sérosité de cette dernière espèce existe dans les ventricules
latéraux, qui sont très vastes (*suffusions sanguines et ramollissement cadavérique du cerveau*).

Le cœur, les poumons, le foie, la rate, l'estomac, les
intestins, examinés avec le plus grand soin, ne nous ont
offert que des altérations propres à la décomposition cadavérique assez avancée du sujet.

La veine cave inférieure et les veines rénales ou émul-
gentes étaient parfaitement libres. Elles contenaient du
sang très liquide, et offraient une forte rougeur par imbibition.

En regard de ce cas d'*albuminurie* sans trace *certaine* d'inflammation *du tissu propre* des reins, nous allons en placer
un autre dans lequel, au contraire, ces organes présentaient
des granulations et autres altérations dont l'origine inflammatoire ne saurait être raisonnablement contestée.

IV. Piquois (Frédéric), âgé de trente-six ans, fondeur,
d'une constitution assez forte, d'un tempérament lymphatique, fut admis à la Clinique (n° 11 , salle Saint Jean-de-
Dieu), le 23 décembre 1841.

Une attentive exploration nous fit reconnaître chez lui
les affections suivantes du cœur :

*Hypertrophie assez considérable (450 à 500 grammes en-
viron)* ; *épaississement, induration des valvules gauches avec
déformation de la bicuspide et rétrécissement de l'orifice correspondant.*

Aux signes physiques et aux désordres fonctionnels au
moyen desquels nous portâmes le diagnostic ci-dessus, se

joignait une énorme infiltration des membres supérieurs et inférieurs ; le tronc lui-même et le visage étaient le siége d'une suffusion séreuse.

Examinées tous les jours, depuis le 23 décembre 1841, jour de l'entrée, jusqu'au 5 mars suivant, jour de la mort, les urines nous présentèrent les caractères suivants :

Elles étaient passablement acides, d'un jaune très pâle, mousseuses, un peu visqueuses, déposaient abondamment en blanc par l'acide nitrique, se coagulaient, et prenaient une consistance et un aspect de sirop d'orgeat par l'action de la chaleur. Il y eut quelques variations dans la consistance, la transparence, la coloration, l'acidité des urines, durant l'espace de temps indiqué tout-à-l'heure, mais constamment elles furent albumineuses à un haut degré, et l'infiltration persista aux membres inférieurs (vers les derniers jours, les mains et les avant-bras se *désinfiltrèrent*).

Le malade n'accusa jamais la moindre douleur dans la région des reins.

2 *et* 3 *mars*. Depuis quelques jours, l'état du malade s'est aggravé. Il est survenu des frissons et une *fièvre continue ;* les dents et les lèvres se sont séchées ; le malade est tombé dans un état d'affaissement et de prostration *typhoïde.* On constate à la partie inférieure et postérieure de la jambe droite une escharre gangréneuse, d'une largeur double de celle de la paume de la main, etc., et par là s'explique l'état typhoïde dans lequel était tombé le sujet.

La mort arrive le 5 mars, à deux heures après midi.

Autopsie cadavérique, trois heures après la mort.

1° HABIT. EXTÉR. *Infiltration considérable des membres inférieurs ;* infiltration qui s'étend aux parois de l'abdomen et du thorax.—L'escharre gangréneuse affectait à la fois la peau et le tissu cellulaire sous-jacent.

2° CAVITÉ ABDOMINALE. *Les deux reins sont d'une petitesse*

III.   24

remarquable, en sorte que, sous ce rapport, ils ressemblent à ceux d'un enfant : leur diamètre vertical est de 10 *centimètres, et leur grande circonférence de* 12 *centimètres ; le poids des deux reins réunis, encore enveloppés de leur capsule, et y compris une portion des uretères, de* 10 à 12 *centimètres de longueur, est de* 197 *grammes.*

A l'intérieur, ces organes n'offrent rien de notable ; mais *à l'extérieur, ils sont rouges, granulés, et tellement adhérents à leur capsule, qu'en certains points celle-ci ne peut en être séparée que par arrachement. L'altération granuleuse n'atteint réellement que la surface de la substance rénale, de telle sorte qu'à un millimètre au-dessous de la superficie de l'organe, celui-ci paraît reprendre sa texture normale.*

La surface interne des uretères et de la vessie est d'une pâleur remarquable.

On recueille avec précaution l'urine que contient la vessie ; on la traite par l'acide nitrique, et on obtient un précipité blanc très abondant. Le péritoine est sain ; sa cavité contient une abondante sérosité claire.

Rien de notable pour le foie ; la rate est dans un état de ramollissement noirâtre, qui paraît être, du moins en partie, le résultat d'une décomposition cadavérique.

3° CAVITÉ THORACIQUE. *Engorgement séreux des deux poumons,* surtout dans les régions les plus déclives.

Le cœur est hypertrophié : il pèse 460 grammes (y compris l'origine des gros vaisseaux). Valvules et orifices droits, sans lésions notables. —Valvule bicuspide épaissie, sensiblement boursouflée à son bord libre, étroite, un peu ratatinée, ainsi que les tendons auxquels elle donne insertion. L'orifice correspondant est sensiblement rétréci ; sa circonférence n'est que de 8 centimètres 1 2. Les valvules aortiques sont assez bien conformées et suffisantes (on s'en est assuré en versant de l'eau dans l'aorte) ; mais elles offrent une sorte de petit bourrelet, comme fibrineux, vers leur base. Au-dessus de leur bord libre, la membrane interne de l'aorte présente une ligne, décrivant un cercle presque complet, d'un jaune nankin, et formant un léger relief sur la surface ailleurs lisse et polie de l'aorte.

V. Dans le cas qui vient d'être rapporté, *l'affection granuleuse des reins* a coïncidé avec des lésions *chroniques organiques* du cœur et des valvules. Rien n'est plus commun que cette coïncidence de *l'affection* dite *granuleuse des reins*, soit avec les maladies organiques du cœur, soit avec celles de l'aorte, comme on peut s'en assurer, en lisant les observations rapportées par M. Rayer, et par d'autres observateurs. Cette coïncidence existait, par exemple, dans trois cas rapportés dans la *Gazette des Hôpitaux*, du 26 août 1843. Ces cas ont été publiés sous le titre de *maladie de Bright*.

Premier cas. « On trouve indépendamment des lésions du rein propres à *l'albuminurie*, qui étaient très prononcées, un anévrisme considérable de l'aorte avec tous les caractères pathologiques qui l'accompagnent. »

Deuxième cas. « L'autopsie cadavérique révéla les altérations organiques des reins, qui caractérisent la maladie de Bright, et en outre une hypertrophie considérable de l'organe central de la circulation. »

Troisième cas. « Les reins étaient d'un volume au-dessous du normal ; l'un, surtout, était d'un volume extrêmement petit. Ils présentaient un état granulé à la surface, avec décoloration externe et couleur presque jaunâtre..... Enfin, on trouva une hypertrophie considérable du ventricule gauche du cœur, avec insuffisance des valvules sygmoïdes.

Je dois, pour le moment, me borner à signaler la coïncidence des *lésions rénales* que l'on considère comme caractérisant *la néphrite albumineuse* avec les *lésions chroniques organiques du cœur* consécutives à des inflammations *prolongées* des enveloppes de cet organe et de ses valvules.

J'aurai plus tard occasion de revenir sur cette circonstance.

Je vais passer maintenant à la description générale de la *néphrite* dite *albumineuse*, qui, selon M. Rayer, dont l'ouvrage va me servir de guide, peut être *aiguë* ou *chronique*, *fébrile* ou *apyrétique* (1).

§ Ier. Caractères anatomiques.

Les altérations des reins peuvent, selon M. Rayer, être rattachées à six formes principales, dont les deux premières appartiennent à la néphrite albumineuse aiguë, et les dernières à la néphrite albumineuse chronique.

Première forme. Augmentation du poids et du volume des reins, avec consistance assez ferme de leur substance (à la coupe, on reconnaît, selon M. Rayer, que l'augmentation du volume des reins est due au gonflement de la substance corticale); points rouges à la surface et à l'intérieur de cette substance; membrane muqueuse des calices et des bassinets injectée, et offrant des arborisations vasculaires (2).

(1) Je dois, tout d'abord, déclarer que, pour mon compte, c'est toujours sous la forme apyrétique que j'ai rencontré jusqu'ici la néphrite albumineuse, dans les cas exempts de toute complication.

(2) Il faut avouer que les lésions ci-dessus exposées ne suffisent réellement pas pour *caractériser positivement* une inflammation du tissu rénal. Telles sont cependant les seules altérations rencontrées chez un malade admis à notre clinique en novembre 1844, et chez un autre dont l'observation fut recueillie par M. Thibaldo, dans le courant d'octobre de la même année, époque où j'étais remplacé par M. le docteur Nonat. Les urines de ces deux malades déposaient abondamment par l'acide nitrique.

1er *malade.* Reins un peu plus gros qu'à l'état normal; tissu rénal très injecté, sans ramollissement bien notable; la capsule s'est détachée facilement, et une injection pointillée existait à la face externe des reins. On ne découvrit aucunes granulations ni autre dégénérescence, soit à l'œil nu, soit à la loupe.

2e *malade.* Reins volumineux, à surface très légèrement chagrinée;

Deuxième forme. Augmentation du poids et du volume des reins, comme dans la précédente; consistance de la substance rénale un peu moins ferme. *Ce qui caractérise spécialement cette forme,* dit M. Rayer, c'est un mélange d'anémie et d'hyperémie fort remarquable, un aspect marbré de la substance des reins, produit par des taches rouges, disséminées sur un fond d'un blanc jaunâtre. A la coupe, la substance corticale, gonflée, offre une teinte pâle jaunâtre, tachetée de rouge, et se détache fortement de la substance tubuleuse, dont la teinte est d'un rouge brun assez vif (1).

Troisième forme. Le volume et le poids des reins sont augmentés comme dans les formes précédentes, mais on ne remarque plus ni taches rouges ni marbrures; la substance du rein, à la surface et à la coupe, offre une teinte pâle, assez uniforme, d'un blanc rosé, légèrement jaunâtre, ou bien une teinte plus *pâle* encore, et analogue à celle de la chair d'anguille. Sur quelques points de ces reins décolorés, on remarque de petits vaisseaux injectés de sang, plus rarement de petites taches ardoisées ou brunes, ou de grosses granulations blanches, provenant d'un ancien dépôt de lymphe plastique, ou des dépressions; *on observe souvent des endurcissements rouges des mamelons de la substance tubuleuse, et un léger épaississement de la membrane muqueuse des bassinets et des calices, dont les vaisseaux sont quelquefois injectés* (2). Ces lésions ne sont point caracté-

leur tissu est rouge et même un peu violacé en quelques points. Rien au bassinet, aux calices et aux uretères, non plus qu'aux veines et artères rénales. Quelques opacités jaunâtres de la capsule du rein gauche.

(1) La note précédente s'applique entièrement à cette seconde forme des caractères anatomiques de la néphrite albumineuse.

(2) Ces lésions tendraient à justifier l'opinion que j'ai émise plus haut comme probable, savoir, que l'inflammation de la membrane interne des canaux excréteurs de l'urine est, dans un certain nombre de cas, le vrai point de départ de l'*albuminurie.*

ristiques, et se voient quelquefois aussi dans la néphrite ordinaire (1).

Quatrième forme. Comme dans les formes précédentes, les reins sont plus volumineux et plus pesants que dans l'état sain ; leur surface extérieure, le plus souvent d'un jaune pâle, est parsemée, et quelquefois couverte de petites taches d'un blanc laiteux, un peu jaunâtre, de la dimension, en surface, de la tête d'une très petite épingle, souvent allongées, et ressemblant assez bien à de légers grumeaux de petit-lait, qui seraient répandus irrégulièrement, en plus ou moins grand nombre, à la surface des reins, qui est parfaitement lisse, d'un blanc laiteux ; les *granulations* se retrouvent dans l'épaisseur de la substance corticale, laquelle offre, à la coupe, comme dans la seconde et la troisième forme, une teinte pâle et jaunâtre qui contraste fortement avec la couleur rouge de la substance tubuleuse ; la substance corticale, *gonflée*, occupe un espace plus considérable que dans l'état sain, surtout dans ses prolongements entre les cônes, où les granulations, au lieu d'être plus ou moins arrondies et séparées les unes des autres, comme cela a lieu le plus ordinairement à la surface extérieure des reins, *apparaissent sous la forme de lignes irrégulières, comme floconneuses, qui semblent se continuer avec les stries divergentes des cônes tubuleux* (2). Quelquefois on observe peu ou point de *granulations* dans l'épaisseur de la substance corticale, tandis qu'elles sont

(1) Mais en quoi diffère *essentiellement*, sous le rapport anatomico-pathologique, la *néphrite* dont il s'agit ici, de la *néphrite ordinaire?* Si ces différences existent et sont bien tranchées, pourquoi donner un nom commun à des maladies essentiellement différentes? Et si elles n'existent pas, pourquoi faire deux maladies distinctes d'une seule et même maladie?

(2) Cette disposition me paraît militer aussi en faveur du rôle que joue l'affection du système excréteur du rein dans la maladie qui nous occupe.

assez nombreuses à la surface. Dans d'autres cas, au contraire, l'altération granuleuse envahit toute la profondeur de cette substance, et jusqu'aux prolongements qui pénètrent dans la base des cônes tubuleux, dont les stries sont refoulées et affaissées sur les côtés, à peu près comme les extrémités flottantes d'une gerbe de blé (la macération dans l'eau rend plus apparentes les granulations de Bright).

Cinquième forme. Plus rare que les précédentes, elle est, comme elles, accompagnée de l'augmentation du poids et du volume des reins. Pour en donner une image, M. Rayer dit qu'*il semble qu'un* grand nombre de petits grains de semoule sont disposés au-dessous de la membrane celluleuse propre des reins. Ces petits grains, ajoute-t-il, bien distincts des sables jaunes qu'on observe quelquefois dans la substance corticale, le sont aussi des petites granulations de lymphe plastique qu'on rencontre accidentellement dans cette espèce de néphrite et dans quelques autres.

Sixième forme. Les reins, quelquefois plus volumineux, et souvent plus petits que dans l'état sain, sont durs et présentent des inégalités ou des mamelons à leur surface. On distingue peu ou point de taches laiteuses (*granulations* de M. Bright); mais, à la coupe, on en découvre presque toujours un certain nombre dans l'épaisseur de la substance corticale. Le plus souvent les reins sont décolorés d'une manière générale ou partielle, *et ils offrent quelquefois sous le rapport anatomique une telle ressemblance avec les reins altérés par la néphrite simple chronique, que la distinction de tels cas serait impossible si on ne tenait compte de phénomènes observés pendant la vie* (1).

Dans cette période avancée de la maladie, les mem-

______

(1) Cette déclaration d'un observateur tel que M. Rayer est de la dernière importance. Comment faire ainsi des espèces essentiellement distinctes de maladies qui se ressemblent exactement sous le rapport anatomique? et comment peut-il arriver que deux maladies identiques, sous ce rapport, déterminent pendant la vie (en les supposant

branes extérieures des reins sont presque toujours épaissies, au moins en plusieurs points, et très adhérentes à la surface de ces organes (1).

§ II. Symptômes, terminaisons et diagnostic.

A. *Néphrite albumineuse aiguë.*

I. Elle débute souvent, d'après M. Rayer, par un frisson, suivi de chaleur à la peau, de soif, de fréquence et de dureté du pouls. M. Rayer avoue que le frisson manque quelquefois, mais que l'état fébrile, avec chaleur à la peau, est bien marqué. (Pour moi, ainsi que je l'ai déjà dit plus haut, dans les cas de néphrite albumineuse *non compliquée*, je n'ai point jusqu'ici rencontré cet *état fébrile bien marqué*.)

II. L'urine, rare ou peu abondante, contient une certaine quantité de sang; elle a une teinte rougeâtre ou d'un brun foncé, et plusieurs observateurs l'ont comparée à la *lavure de chair*; elle est toujours acide; sa pesanteur spécifique est souvent au-dessus et rarement au-dessous de celle de l'urine saine; par le repos, elle dépose des

simples ou exemptes de complication), des phénomènes assez différents pour qu'on en doive faire des espèces distinctes? Ajoutons qu'après avoir décrit les six formes de la néphrite albumineuse, M. Rayer a soin de faire remarquer qu'il est quelques lésions que l'on rencontre *hors des reins eux-mêmes*, comme dans d'autres néphrites, *et qu'il range parmi ces lésions des traces d'inflammation des calices et du bassinet* qu'il a plusieurs fois rencontrées.

(1) Nous avons ouvert, le 30 novembre 1844, un homme entré quelques jours auparavant pour les suites *organiques* d'une ancienne endopéricardite rhumatismale. Ses urines se troublaient notablement quand on y versait de l'acide nitrique, et ressemblaient à une solution de sirop d'orgeat. Les reins de ce malade étaient *très petits*; leur substance était un peu pâle, mais saine, leur surface égale et polie après l'ablation de la capsule fibreuse. Cette dernière offrait, sur le rein droit, cinq ou six taches ou plaques laiteuses assez minces (des taches semblables existaient sur le péricarde de ce sujet, qui probablement avait éprouvé une *périnéphrite* rhumatismale à la même époque où il fut affecté d'une endopéricardite également rhumatismale). J'ai placé ici un extrait du cas dont il s'agit, parce qu'il me paraît rentrer dans la catégorie de ceux d'après lesquels M. Rayer a décrit sa sixième forme de la maladie qu'il appelle *néphrite albumineuse*.

flocons filamenteux, rougeâtres, qui semblent formés par la partie fibrineuse du sang. La quantité d'urine rendue en vingt-quatre heures est toujours moins considérable que celle des boissons (sa quantité varie souvent entre 12 et 6 onces). Au bout de 24 heures, l'urine a souvent une odeur particulière que M. Rayer a trouvée plusieurs fois analogue à celle du bouillon de bœuf. Si, au moment de l'émission, on l'examine au microscope, on reconnaît qu'elle tient en suspension un grand nombre de globules sanguins, parfois des globules muqueux, et toujours de petites lamelles d'épithélium. Abandonnée à elle-même, cette urine donne un sédiment presque entièrement composé de ces globules et de ces lamelles, et quelquefois de filaments fibrineux (il est rare d'y observer de petits cristaux d'acide urique, dont la présence dans l'urine est beaucoup plus fréquente dans le cours de la néphrite albumineuse *chronique*). L'urine peut être sanguinolente pendant deux ou trois jours et plus ; mais, parfois aussi, elle ne tarde pas à prendre une teinte citrine, et alors elle ne tient pas de globules sanguins en suspension (dans les paroxysmes de la néphrite albumineuse aiguë, l'urine reprend souvent l'apparence sanguinolente, qu'elle perd de nouveau complétement dans les rémissions).

La proportion des éléments des urines sanguinolentes dont il a été question est assez variable. Non seulement la quantité d'albumine rendue avec l'urine en 24 heures n'est pas la même dans les différents cas, mais encore elle varie chez le même malade à différents jours et à différentes époques de la journée. Au reste, pour calculer la proportion de l'albumine dans l'urine et déterminer la quantité qui est rejetée au dehors en 24 heures, on a recours aux procédés suivants : on précipitera cette albumine par une suffisante dose d'acide nitrique, et on jugera *approximativement* de sa quantité par la proportion du coagulum, eu égard à la masse du liquide ; ou bien, on coagulera l'albumine par la chaleur, on filtrera la liqueur, on prendra le poids du précipité ainsi obtenu, après l'avoir lavé à l'alcool et desséché, et, en le retranchant du poids du liquide employé, on déterminera la proportion de l'albumine.

Cette proportion est souvent très considérable. J'ai vu, pour ma part, tant à la ville qu'à l'hôpital, un certain nombre d'individus dont les urines précipitaient en blanc et se coagulaient par l'acide nitrique presque à l'instar de la sérosité du sang. Mais dans beaucoup de cas, les urines se troublent seulement et prennent l'aspect du sirop d'orgeat plus ou moins étendu d'eau.

La proportion de l'urée et celle des sels de l'urine sont quelquefois peu ou point diminuées, et, à cet égard, l'urine diffère peu de l'urine à l'état sain.

L'émission de l'urine, à moins de *complications*, a lieu sans douleurs. (M. Rayer fait justement observer que M. Christison s'est trompé en disant que, dans la maladie qui nous occupe, presque tous les malades éprouvent des douleurs en urinant, des envies fréquentes de rendre l'urine, qui ne sort que difficilement. Mais cette dissidence entre MM. Rayer et Christison prouve peut-être que des cas différents ont été confondus les uns avec les autres.)

III. Les malades éprouvent presque toujours un sentiment de constriction, une douleur sourde ou au moins un malaise aux lombes, quelquefois plus marqué aux régions rénales (le plus souvent, lorsque la douleur s'étend à la totalité des lombes, les malades, en général, disent qu'ils éprouvent une lourdeur, un sentiment de compression et de faiblesse aux reins). La douleur n'est jamais très vive, et M. Rayer n'a jamais vu la néphrite albumineuse accompagnée d'élancements dans la direction des uretères, ni de rétraction des testicules, tandis que, d'un autre côté, M. Christison prétend avoir vu des cas où il y avait une douleur qui s'étendait vers la partie interne de la cuisse ou vers les parties externes de la génération.

IV. A peine l'altération de la sécrétion urinaire s'est-elle déclarée, qu'il se forme, quelquefois avec une rapidité extraordinaire, une *anasarque* (1) ou une hydropisie générale.

V. Le sang extrait de la veine est, selon M. Rayer, presque toujours couenneux, et souvent à un degré si prononcé, qu'au bout de 24 heures, le caillot, par le retrait très considérable de la couenne, prend la forme d'un champignon (2). Le sérum du sang est quelquefois lactescent, ce qui tient à la présence d'une matière grasse. (M. Quévenne et Gélis ont constaté la présence d'une matière de cette espèce dans plusieurs cas d'état lactescent ou opalin du sérum du sang que j'ai eu occasion d'observer, chez des individus qui n'étaient point atteints de néphrite albumineuse.)

M. Rayer affirme, mais sans en donner une démonstration catégorique, qu'au début de la maladie, le sérum coagulé par la chaleur ou par un acide a sa consistance naturelle, tandis que, quelques jours après, traité de la même manière, le sérum donne un coagulum moins ferme que le sérum sain. Je suis loin de contester ce fait; j'avouerai même qu'*à priori* il paraît assez probable, mais je

---

(1) M. **Christison** place, au contraire, l'anasarque au rang des accidents ou *maladies secondaires*. Je reviendrai plus loin sur ce point.

(2) Dans les cas de ce genre, je pense qu'il n'existe pas une *néphrite albumineuse* pure et simple, et il importe beaucoup, dans un cas clinique donné, de tenir un compte exact de tous les éléments dont il se compose, diagnostic qui n'est à la portée que d'un bien petit nombre de praticiens. Dans les cas de *simple* néphrite albumineuse encore récente où j'ai cru pouvoir recourir à quelques émissions sanguines, le sang ne m'a point présenté les caractères du véritable *sang inflammatoire*, tel qu'on l'observe dans une *fièvre* rhumatismale bien caractérisée. Dans un cas que j'ai en ce moment sous les yeux, le caillot d'une saignée que je fis pratiquer le 3ᵉ jour après l'entrée, était assez rétracté, mais sans couenne et d'une consistance à peu près normale. Le sang fourni par des ventouses appliquées la veille avait donné un caillot assez glutineux, et une sérosité non rougie par la matière colorante de ce caillot.

répète qu'il n'est pas encore établi sur des recherches *exactes*, *précises*.

Par *suite du passage de l'albumine du sang dans l'urine*, dit M. Rayer, la pesanteur spécifique du sérum est bientôt au-dessous de sa condition normale. Elle est d'autant moindre que l'urine est, depuis plusieurs jours, plus chargée d'albumine ; et il suffit que le passage de l'albumine dans l'urine diminue pendant quelque temps, pour que la pesanteur spécifique du sérum augmente. (M. Rayer a vu, quelques jours après une émission sanguine, la pesanteur spécifique du sérum augmenter, lorsque, par l'effet de cette émission, l'urine devenait moins albumineuse.)

VI. La néphrite albumineuse aiguë peut se terminer par la *résolution*, *par la mort*, ou bien, ce qui est assez ordinaire, lorsqu'elle est abandonnée à elle-même, par le passage à l'état chronique.

M. Rayer a vu la guérison survenir dans le cours du deuxième, troisième ou quatrième septénaire de la maladie.

Il sortit de mon service, en janvier 1842, un jeune homme de quinze à seize ans, qui, au bout d'une quinzaine de jours, était entièrement rétabli d'une de ces hydropisies aiguës avec abondante albuminurie que M. Rayer rapporte à la néphrite albumineuse (il existait dans ce cas une anasarque universelle et un épanchement dans le péritoine et les plèvres). Ce cas est précisément un de ceux dans lesquels, selon M. Rayer, la maladie peut se terminer par la mort, ainsi que le prouve le passage suivant de son livre : « Dans un certain nombre de cas, la néphrite albumineuse aiguë, et l'hydropisie générale, qui en est un des principaux phénomènes, se terminent par la mort. Le plus ordinairement, cette fatale terminaison est annoncée par le développement rapide de symptômes cérébraux, ou par une dyspnée symptomatique d'une pleurésie, d'une pleuro-pneumonie sur-aiguë ou d'une péricardite. » J'ai rapporté plus haut un cas qui vient à l'appui de cette opinion.

Le 24 avril 1843, un autre malade, entré dans mon service le 29 mars de la même année, en sortit guéri d'une affection dite *néphrite albumineuse*, dont les symptômes ne dataient que de 8 à 10 jours avant l'entrée. L'anasarque, l'ascite, la bouffissure du visage, n'existaient plus au moment de la sortie. Mais les urines se troublaient encore un peu par l'acide nitrique.

B. *Néphrite albumineuse chronique.*

I. Souvent consécutive à l'aiguë, mais plus souvent encore primitive, elle n'est, selon M. Rayer, caractérisée dans sa forme la plus simple, que par l'altération de la sécrétion urinaire. Cette forme n'est point accompagnée d'hydropisie générale ou partielle, et M. Rayer l'a, dit-il, observée, soit à la suite du froid et de l'humidité, soit sans cause appréciable, chez des individus d'une constitution scrofuleuse, ou altérés par des maladies antérieures. Il rapproche de ces cas de néphrite albumineuse chronique *sans hydropisie*, ceux assez nombreux dans lesquels la maladie, après avoir été accompagnée d'hydropisie dans sa période d'acuité, se trouve réduite, par un traitement convenable, au seul dérangement des fonctions urinaires, lequel persiste quelquefois fort longtemps après la disparition de l'hydropisie.

II. Mais plus tôt ou plus tard, ajoute M. Rayer, cette affection chronique des reins est ordinairement suivie d'une hydropisie et le plus souvent d'une *anasarque*.... Au début de cette anasarque de la néphrite albumineuse chronique, et quelquefois pendant tout son cours, surtout chez des individus cachectiques, l'infiltration séreuse aux malléoles, aux jambes, à la face, dans le tissu cellulaire des lombes, etc., a toutes les apparences d'une hydropisie *froide*, *passive* ou *asthénique*. M. Rayer a vu l'anasarque augmenter considérablement dans l'espace de 24 heures chez des malades qui, malgré ses recommandations, avaient passé plusieurs heures dans le jardin ou dans la cour de l'hôpital, exposés à des courants d'air ou à l'impression du froid et de l'humidité. J'ai vu survenir ce phénomène dans les circonstances indiquées par M. Rayer. J'ajouterai que, sans l'intervention du froid, l'anasarque, chez les individus *albuminuriques* comme chez ceux qui ne le sont pas, augmente quand ils restent levés et diminue quand ils gardent le lit.

Dans un grand nombre de cas, indépendamment des dépôts séreux dans le tissu cellulaire sous-cutané, il s'en opère dans la cavité des diverses membranes séreuses, telles que le péritoine (1), les plèvres, le péricarde et l'arachnoïde cérébrale ou rachidienne. (2).

III. Dans la néphrite albumineuse chronique, comme dans l'aiguë, on constate la présence de l'albumine dans l'urine, et on en détermine la quantité absolue ou relative, ainsi qu'il a été dit plus haut. Au reste, quelques nouveaux détails à ce sujet ne seront pas superflus; mais auparavant exposons les autres caractères de l'urine. Au moment de l'é-

(1) M. Rayer dit que « dans certaines complications de la néphrite albumineuse chronique avec les maladies du cœur, et surtout avec la cyrrhose du foie, l'épanchement séreux peut devenir très abondant et tel qu'on l'observe dans les *ascites* les plus considérables. » On conçoit cela sans peine. Mais j'ajouterai que, depuis un certain nombre d'années, plusieurs médecins rattachent à une prétendue *maladie de Bright*, des *ascites* et autres hydropisies qui sont, du moins en partie, le résultat d'un obstacle au cours du sang veineux.

(2) En 1833, M. Guibourt a constaté la présence de l'urée dans de la sérosité péritonéale d'un malade, mort, dans le service de M. Rayer, d'une néphrite albumineuse chronique, avec hydropisie. Le docteur Barlow, en 1834, a obtenu aussi de l'urée de la sérosité contenue dans les ventricules cérébraux d'un malade chez lequel M. le docteur Babington avait constaté l'état coagulable de l'urine, et qui mourut après avoir présenté des accidents épileptiformes, mais *sans hydropisie*. Les reins offraient, dit-on, l'altération granuleuse des mieux caractérisées. Ajoutons que déjà, en 1810, dans un mémoire lu à l'Institut et publié, Nysten annonce avoir constaté la présence de l'urée dans l'ascite. On ignore si dans ce cas l'urine avait été coagulable ou non.

mission, et tant qu'elle n'a pas encore éprouvé de décomposition putride, l'urine est presque toujours légèrement acide, quelquefois neutre (M. Rayer dit l'avoir trouvée alcaline); elle est peu colorée, pâle, quelquefois un peu moins claire qu'à l'état normal, plus visqueuse, et parfois assez analogue, sous ce rapport, à une légère décoction mucilagineuse; sa pesanteur spécifique est généralement diminuée, et quelquefois très peu considérable (1004, 1005, 1006, etc., d'après M. Rayer). On voit ordinairement, mais cependant pas toujours, à la surface de cette urine un peu visqueuse, des bulles d'air plus ou moins nombreuses, disposées en cercles vers les parois du bocal qui la contient; par l'insufflation d'air dans ce liquide, ou par l'agitation du vase qui le renferme, il se forme à l'instant des bulles d'autant plus nombreuses et plus grosses que la viscosité est plus grande. L'odeur de l'urine est peu prononcée, fade.

Examinée au microscope par M. Rayer, l'urine offrait de petites lamelles minces, blanchâtres, et très légères, souvent mélangées d'une matière muqueuse, amorphe, ou de globules muqueux.

Le précipité ou coagulum albumineux, qu'on obtient par l'acide nitrique, la chaleur, etc., est plus ou moins abondant (il est souvent supérieur à celui que donne l'urine dans la néphrite albumineuse aiguë). L'albumine existe parfois en si grande quantité, que par la chaleur l'urine se prend en masse; si on en traite une autre partie par l'acide nitrique, elle se prend également en masse, à peu près comme la sérosité du sang; mais dans les cas les plus ordinaires, comme je l'ai dit plus haut, si après avoir versé dans l'urine une quantité suffisante d'acide nitrique, on agite tout le liquide, celui-ci prend l'aspect de sirop d'orgeat, ou d'un looch blanc.

On observe quelquefois de légers nuages flottant au milieu de l'urine, ou déposés au fond du vase; au reste, le sédiment des urines albumineuses, ordinairement très peu abondant (très souvent il n'en existe pas du tout), est, d'après M. Rayer, en grande partie composé de petites lamelles d'épithélium, parfois de globules muqueux, mélangés de globules sanguins, et de petits cristaux d'acide urique (on y rencontre bien rarement des urates en poudre amorphe; les phosphates sont aussi en faible proportion).

« IV. Lorsque la maladie existe depuis longtemps, le sang, de son côté, présente des altérations remarquables: le caillot est en moindre proportion que dans l'état sain; le sang s'appauvrit, devient séreux; la proportion du sérum est plus considérable que celle du cruor; la proportion des sels et de l'*albumine* dans le sérum est sensiblement diminuée; la densité moyenne du sérum, qui, dans l'état sain, est d'après M. Grégory de 1028 à 1029, se trouve réduite à 1013, 1019, 1020, 1022, diminution de densité qui paraît être en raison directe du passage de l'albumine dans l'urine (traité par l'acide nitrique, au lieu de se prendre en une masse homogène compacte, d'un beau blanc mat, le sérum forme une sorte de magma grisâtre, diffluent, gélatiniforme, qui, par la dessication, perd beaucoup plus de son volume que le coagulum du sérum sain). Plus souvent que dans la néphrite albumineuse aiguë, le sérum du sang a un aspect légèrement laiteux, ou plus ou moins analogue à celui du petit-lait.

» Plus souvent aussi que dans la néphrite albumineuse aiguë, on peut obtenir du sang une certaine quantité d'urée (la proportion, variable, est toujours peu considérable; toutefois, il *paraît* qu'elle est d'autant plus forte que la quantité d'urée dans l'urine est plus faible). Quant à la proportion de *fibrine*, les recherches sur ce sujet n'ont pas encore été assez nombreuses ni assez variées pour qu'on en puisse rien conclure d'absolu.

» Le sang est souvent couenneux, quoique moins fréquemment que dans la néphrite albumineuse aiguë. J'ai vu le caillot retroussé sur les bords, comme dans le rhumatisme aigu ; l'aspect couenneux du sang peut aussi dépendre des inflammations secondaires, ou concomitantes, qui surviennent fréquemment dans les périodes avancées de la maladie (1).

» Lorsqu'on examine au microscope le sang provenant d'hydropiques atteints depuis longtemps de néphrite albumineuse chronique, les globules rouges paraissent moins nombreux que dans le sang sain, et on y remarque en outre un certain nombre de globules blancs plus volumineux que les autres. » (M. Rayer.)

L'énorme déperdition d'albumine qu'entraîne à sa suite l'affection qui nous occupe, lorsqu'elle se prolonge pendant plusieurs mois, et même pendant des années, modifie profondément, en effet, la composition normale du sang, et par suite la constitution tout entière des sujets. J'ai vu plusieurs cas, et trois en particulier, qui étaient relatifs à des jeunes gens de la ville, de vingt à vingt-cinq ans, dans lesquels, sous le rapport de l'état général, il eût été facile de confondre l'*albuminurie* avec l'*hydrémie* ou la *chlorohydrémie* proprement dites.

V. Les collections séreuses, soit externes, soit internes, qui accompagnent l'albuminurie, constituent une espèce bien distincte d'hydropisie. Comme les recherches de MM. Andral et Gavarret l'ont démontré, elles proviennent, dans les cas où la maladie est exempte de complication propre elle-même à produire une hydropisie *active* ou *passive*, de ce que, privé ainsi d'une partie considérable de son albumine, le sérum du sang s'échappe facilement des capillaires dans lesquels il circule, et s'épanche dans

(1) Il ne me parait guère probable, en effet, pour ne pas dire plus , que le sang puisse offrir de véritables caractères inflammatoires dans la néphrite albumineuse chronique, *pure et simple.*

les cellules du tissu cellulaire et dans les cavités des membranes séreuses.

C'est de cette manière qu'il convient d'expliquer les collections séreuses qui accompagnent la maladie dite néphrite albumineuse, pure et simple. Mais dans les cas si communs où l'on voit cette affection coïncider avec une de ces lésions *organiques* du cœur, capables par elles-mêmes de donner lieu à des hydropisies, en vertu de l'obstacle qu'elles apportent au cours du sang veineux, il ne faut pas, comme depuis quelques années on ne l'a fait que trop souvent, négliger entièrement cette cause au profit de celle, si réelle d'ailleurs, que nous signalions tout-à-l'heure. Il ne faut pas, surtout, comme on le fait très souvent encore, attribuer à une *maladie de Bright*, à une *affection granuleuse des reins*, ces collections séreuses que l'on rencontre chez des individus atteints de maladies organiques du cœur, du genre de celles dont je viens de parler, sans coïncidence aucune de *lésions organiques* notables du tissu propre des reins, bien que, dans un bon nombre de cas, les urines aient été *fortement albumineuses*. Mais il est si commode de s'en tenir à une seule et même cause, pour expliquer les phénomènes et les accidents que des causes très diverses peuvent produire!

Qu'on veuille aussi ne pas oublier d'ailleurs que, d'une part, M. Rayer admet une néphrite albumineuse sans hydropisie(1), et que, d'une autre part, il est assez difficile d'attribuer purement et simplement à une déperdition d'albumine par les urines, ces collections séreuses qui surviennent à l'instant même où l'albuminurie commence à se manifester. Dans ce dernier cas, on serait tenté de croire

(1) M. Rayer a fait valoir cette considération contre l'une des dénominations données à la maladie qu'il a décrite sous le nom de *néphrite albumineuse*. « La dénomination de *renal dropsy* (hydropisie dépendant des reins) présente, dit-il, l'hydropisie comme la maladie elle-même; et cependant l'hydropisie peut ne pas exister, lorsque la lésion rénale existe, et elle peut disparaître complétement lorsque l'affection rénale persiste. » — (*Traité des mal. des reins*, t. II, note de la page 98.)

que le tissu cellulaire et les membranes séreuses sont le siége d'une sorte d'hypercrinie ou d'*irritation sécrétoire*.

Je termine cette discussion en recommandant à de nouvelles recherches les diverses questions que nous venons de soulever.

C. Cela posé, arrêtons-nous un instant sur le *diagnostic* de la néphrite albumineuse.

I. Si l'on réfléchit qu'il est à peu près uniquement basé sur la coïncidence d'une urine albumineuse avec le développement plus ou moins rapide d'une anasarque, tantôt simple, tantôt compliquée d'hydropisie du péritoine, des plèvres, etc., et qu'il existe néanmoins un très grand nombre de cas dans lesquels il peut exister des hydropisies avec urines albumineuses, sans que le tissu propre des reins soit le siége d'aucune altération directe sérieuse, on sera vraiment obligé de convenir que les fondements de ce diagnostic sont assez fragiles : aussi avons-nous connaissance d'un assez bon nombre de cas dans lesquels des erreurs ont été commises sur le sujet qui nous occupe. M. Rayer convient lui-même que le diagnostic de la *néphrite albumineuse chronique* (la forme chronique est bien plus fréquente que l'aiguë) *offre beaucoup d'incertitudes et de difficultés*.

Le passage suivant montrera, d'ailleurs, que M. Rayer considère l'*hydropisie* comme un des *symptômes* les plus propres à faire reconnaître la maladie : « Si, dit-il, l'urine présentant les caractères déjà indiqués, il n'existe ni affection du cœur ou des gros vaisseaux, ni affection du foie, ni état de grossesse pouvant produire l'hydropisie, si cet état est *accompagné d'anasarque*, d'œdème ou d'hydropisie des membranes séreuses, la source du mal, et *en particulier celle de l'hydropisie, ne peuvent être méconnues*. »

II. Cherchez maintenant dans les travaux publiés sur le sujet qui nous occupe, les observations *exactes* d'urines albumineuses, avec hydropisies complétement indépendantes de maladie du cœur, des gros vaisseaux, du foie, etc., en un mot de toute lésion autre qu'une *altération granuleuse des reins*, et vous verrez si de telles observations sont très communes. Ces cas *complexes* n'ont point échappé, d'ailleurs, à la sagacité de M. Rayer, ainsi que le lecteur peut s'en convaincre par cette citation que nous lui empruntons : « Mais il est des cas *complexes* dont le diagnostic offre des difficultés qu'il ne faut pas dissimuler. Dans les hypertrophies du cœur, *avec ou sans insuffisance de ses valvules* (1), les malades finissent souvent par présenter une hydropisie générale, analogue à l'hydropisie qui suit la néphrite albumineuse chronique. Or, il est *certain* que, dans un *certain* nombre de ces cas, l'urine, quelquefois moins pesante que dans l'état sain, contient une proportion plus ou moins considérable d'albumine, et qu'il est souvent difficile de dire si les reins sont simplement congestionnés ou atteints d'une véritable néphrite albumineuse; si l'hydropisie est simplement la conséquence de l'affection du cœur, ou bien si elle dépend d'une affection des reins, ou de ces deux causes à la fois (2). »

(1) M. Rayer paraît ici faire jouer aux *hypertrophies* du cœur un rôle aussi important qu'à l'*insuffisance des valvules* de cet organe dans la production des hydropisies. Mes propres recherches m'ont conduit à professer une doctrine diamétralement opposée.

(2) Depuis quelques années, j'ai recueilli un bon nombre de cas de ce genre. En janvier 1842, et en décembre 1844, j'ai eu dans mon service trois hommes atteints de *lésions organiques* des valvules du cœur, avec hydropisie et urines abondamment chargées d'albumine. Il est très possible qu'il existât chez eux cette affection des reins que M. Rayer désigne sous le nom de néphrite albumineuse. Mais en l'admettant comme réelle, ce n'était pas à elle, c'était réellement à l'affection du cœur qu'il fallait rapporter principalement l'hydropisie. Au reste, la fréquence de la coïncidence de certaines lésions organiques du cœur avec certaines lésions organiques des reins, cessera de surprendre les observateurs, quand ils auront bien reconnu que les mêmes causes propres à produire les unes, le sont également à produire les autres. Telles sont, en première ligne, les variations du chaud au froid; et puisque ces variations sont aussi la cause du rhumatisme articulaire, on conçoit aisément comment il arrive que celui-ci coïncide si souvent avec les autres.

§ III. **Durée.**

La durée de la néphrite albumineuse aiguë n'a pas encore été exactement déterminée. Celle de la néphrite albumineuse chronique peut varier, selon M. Rayer, de plusieurs mois à plusieurs années. Cet auteur a soin d'ajouter que, « par suite de sa nature, par l'incertitude de sa marche, et par l'inégale gravité de lésions qui existaient déjà avant son invasion ou qui peuvent survenir dans son cours, cette maladie, sous le rapport de la durée, échappe véritablement à tout calcul. »

Cette réflexion est on ne peut plus juste et prudente.

§ IV. **Causes.**

I. L'exposition du corps à un changement brusque de température, et surtout à l'action simultanée du froid et de l'humidité, est la cause la plus fréquente de la néphrite albumineuse aiguë... Cette action fâcheuse du froid et de l'humidité, évidente dans une foule de cas, est plus remarquable encore à la suite de la scarlatine.

L'exposition habituelle ou longtemps continuée du corps à *l'action du froid et de l'humidité*, est aussi, en France, selon M. Rayer, la cause la plus fréquente de la néphrite albumineuse chronique.

II. Toutefois il admet que cette maladie peut être produite par d'autres causes qu'il passe successivement en revue, telles que *l'abus des liqueurs spiritueuses*, *l'onanisme*, *l'aménorrhée*, *la grossesse*, *l'état de cachexie produit par une nourriture mauvaise ou insuffisante*, *la syphilis*, *la phthisie pulmonaire*, *les maladies du cœur* (l'influence de celles du foie paraît douteuse à M. Rayer).

J'avoue que l'action de la plupart de ces dernières causes sur le développement de la néphrite albumineuse n'est pas démontrée par des observations exactes et recueillies en nombre suffisant. Il me paraît très probable que quelques unes d'entre elles peuvent être considérées comme de nulle valeur. De ce que l'on rencontre les altérations des reins qui caractérisent anatomiquement la néphrite albumineuse, chez des individus atteints de *phthisie pulmonaire ou de maladies du cœur*, il faudrait bien se garder d'en conclure nécessairement que celles-ci sont les causes de celles-là. Elles peuvent, ainsi que je l'ai dit, coexister, coïncider purement et simplement.

Les deux causes *principales* sont, d'après M. Rayer lui-même, l'abus des liqueurs spiritueuses et l'impression du froid et de l'humidité. Il insiste beaucoup sur la première de ces deux causes, surtout à l'article où il s'occupe du traitement de la néphrite albumineuse et de l'*hydropisie* qui en *est la conséquence*.

§ IV. Pronostic.

La néphrite albumineuse aiguë ne détermine la mort que dans les cas de complication avec de graves affections du cerveau, des poumons et du cœur.

La *néphrite albumineuse chronique* se termine presque toujours par la mort. Mais les malades, surtout s'ils sont convenablement soignés, peuvent quelquefois vivre pendant un assez grand nombre d'années.

Dans cette forme de la maladie la mort paraît être l'effet, en grande partie du moins, de la *modification* du sang produite par une déperdition incessante de son albumine, et par la gêne mécanique que les hydropisies diverses apportent au jeu des organes qui en sont le siége.

§ V. Traitement.

I. Il importe d'abord d'éloigner les causes de la maladie, dont les deux principales sont, comme il a été dit, le froid et l'abus des liqueurs spiritueuses. Cela fait, il faut recourir aux moyens les plus propres à combattre la maladie elle-même, et spécialement à la saignée générale et aux ventouses scarifiées sur la région des lombes, lorsqu'il s'agit de la forme aiguë de la néphrite albumineuse. Après les saignées, M. Rayer recommande les purgatifs, soit pour combattre la constipation, quand elle existe, soit pour favoriser la résorption des collections séreuses.

II. Quant au traitement de la forme chronique de la néphrite albumineuse, *avec ou sans hydropisie*, il est, selon M. Rayer, complexe, et offre les difficultés les plus sérieuses. Cet auteur recommande, avec beaucoup de raison, de n'employer les saignées générales et locales qu'avec une grande réserve, attendu l'état d'épuisement de la plupart des sujets (pour moi, je pense qu'il faut s'en abstenir complétement). Divers exutoires, tels que cautère, séton, etc., pourront être appliqués avec quelque avantage sur les régions rénales.

Plusieurs autres moyens ont été essayés avec des succès variables : tels sont la teinture de cantharides, les balsamiques, l'essence de térébenthine. On a opposé aux hydropisies en particulier : 1° les eaux de Sedlitz ou de Pullna, les purgatifs drastiques (élatérium, coloquinte, scammonée, teinture de colchique, etc.); 2° les diurétiques les plus divers (1), et entre autres la scille, la digitale, le raifort sauvage, le raisin d'ours, etc.; 3° les sudorifiques (bains de vapeur, poudre de Dower, teinture de gaïac, etc.); 4° les vésicatoires, les mouchetures, les scarifications sur les membres.

III. Divers agents appropriés ont été dirigés contre les maladies coïncidentes. M. Rayer a rapporté des exemples nombreux de ces combinaisons morbides. Voici la longue liste des complications qu'il a fait connaître : 1° *les autres maladies des voies urinaires;* 2° *la péricardite, l'endocardite, l'hypertrophie du cœur, les lésions des artères et des veines;* 3° *la bronchite, la pneumonie, la pleurésie, l'œdème pulmo-*

----

(1) M. Rayer pense que M. Christison s'est exagéré les avantages des diurétiques. De son côté, M. Bright déclare aussi avoir peu de confiance en ces moyens.

naire, la phthisie pulmonaire; 4° l'angine couenneuse, le cancer de l'estomac; les lésions de l'intestin, la péritonite; 5° les maladies du foie; 6° les maladies de la rate et du pancréas; 7° les affections cérébrales; 8° la grossesse; 9° les maladies de la peau et du tissu cellulaire; 10° les fièvres intermittentes; 11° les scrofules; 12° la syphilis; 13° le rhumatisme; 14° la goutte.

IV. Pyélite et uretérite, ou inflammation de l'appareil excréteur de l'urine (calices, bassinet, uretères).

M. le docteur Rayer a décrit sous le nom de *pyélite* (1) l'inflammation du bassinet et des calices. Les principales espèces établies par cet auteur sont : 1° la pyélite simple ; 2° la pyélite blennorrhagique; 3° la pyélite calculeuse; 4° la pyélite vermineuse, etc., etc.

À cette division, analogue à celle de la *néphrite*, s'appliquent les réflexions que nous avons faites à l'occasion de cette dernière. Nous y reviendrons plus loin.

L'uretérite mériterait un article à part. Malheureusement, nous manquons encore de matériaux pour en décrire exactement l'histoire particulière. Elle s'associe souvent à la pyélite (*uretéro-pyélite*).

§ Ier. Caractères anatomiques.

A. *Forme aiguë.*

1. Rougeur, injection plus ou moins considérable ; gonflement, épaississement, ramollissement, suppuration, ulcération de la membrane séro-muqueuse qui tapisse l'intérieur de l'appareil excréteur de l'urine. M. Rayer a quel-

(1) La *pyélite* coïncide assez souvent avec la *néphrite*. La connaissance de cette double phlegmasie, qui porte le nom de *pyélo-néphrite*, ou de *néphro-pyélite*, se déduit évidemment de celle des deux facteurs ou des deux éléments dont celle-ci se compose. Nous ne lui consacrerons donc pas d'article particulier. S'il fallait, en effet, consacrer ainsi un article particulier à tous les *composés pathologiques*, après avoir étudié les éléments dont ils sont formés, des centaines de volumes n'y suffiraient pas, et moins encore la vie tout entière d'un médecin, quelque longue qu'elle fût.

quefois rencontré des dépôts pseudo-membraneux, plus ou moins adhérents, et dans quelques cas alors, il existait un rétrécissement ou même une obstruction, soit des orifices des calices, soit du bassinet, soit de l'uretère. Le même observateur dit n'avoir rencontré de ramollissement, d'ulcération ou de perforation de ces conduits que dans les cas rares de pyélite calculeuse ou gangréneuse. Dans les formes très aiguës de la maladie, M. Rayer a trouvé le tissu cellulaire sous-jacent à la membrane interne infiltré de pus.

II. « L'urine contenue dans le bassinet et les calices est » toujours mélangée d'une certaine quantité de mucus » purulent ou de pus, et quelquefois même de sang. Lorsque » le mucus, le pus et le sang ne sont pas visibles à l'œil » nu, on peut, à l'aide de l'inspection microscopique, » constater la présence des globules purulents et celle des » globules sanguins. Quant aux autres propriétés physi-» ques ou chimiques de l'urine, elles ne sont pas les » mêmes dans toutes les espèces de pyélite : tantôt l'urine » contient des urates en poudre amorphe, tantôt des cris-» taux d'acide urique, tantôt des cristaux de phosphate » ammoniaco-magnésien, tantôt enfin de l'albumine, etc.» (M. Rayer.)

B. *Forme chronique.*

I. Épaississement, hypertrophie, induration de la membrane interne avec augmentation du calibre des vaisseaux voisins, la membrane étant d'ailleurs tantôt rougeâtre, tantôt d'un blanc grisâtre un peu mat, quelquefois parsemée de taches grises ou ardoisées. L'épaississement dont nous venons de parler est quelquefois assez considérable pour que le calibre des canaux soit presque entièrement effacé. Au lieu d'un simple rétrécissement, M. Rayer a quelquefois trouvé une complète oblitération avec transformation des conduits en cordons fibreux.

M. Rayer a quelquefois observé à la surface de la membrane enflammée une éruption de vésicules transparentes, qu'il compare à des sudamina, dont quelques unes étaient rompues, et qui s'étendait parfois jusque dans la vessie. Le même auteur a aussi rencontré, surtout dans la pyélite calculeuse chronique, des ulcérations, des perforations, des fistules rénales communiquant, soit dans le tissu cellulaire sous-péritonéal ambiant, soit dans la cavité du péritoine, soit dans le duodénum ou le gros intestin, etc. Le plus ordinairement, ces fistules ne s'opèrent qu'après la dilatation considérable du bassinet et des calices, et leur transformation en une espèce de kyste rempli de pus et d'urine purulente. Cette dilatation est en quelque sorte forcée au-delà des points où existaient les rétrécissements, les oblitérations dont il a été question plus haut, et par suite de la compression qui en résulte, il survient souvent une atrophie plus ou moins considérable du rein (1).

Les ulcérations occupent quelquefois le sommet d'un ou de plusieurs mamelons. Dans un cas observé par

(1) « Le bassinet et les calices, distendus de plus en plus, finissent par
» être transformés en une poche multiloculaire. Les rapports de cette
» poche avec les parties environnantes varient suivant ses dimensions.
» A droite, le rein dilaté peut refouler le foie vers la poitrine et contrac-
» ter des adhérences avec cet organe ; le pus ou l'urine purulente
» contenue dans la poche rénale peut s'épancher au-dessous du foie, et
» ce dépôt peut communiquer avec des abcès situés dans l'intérieur de
» cet organe. En dedans, la tumeur rénale peut s'ouvrir dans le duodé-
» num, avec lequel elle est contiguë. En bas, elle peut, en s'étendant,
» soulever le cœcum, et se faire sentir vers l'arcade crurale. A gauche,
» le rein peut se dilater supérieurement, contracter des adhérences avec
» la face inférieure du diaphragme, en même temps que la face supé-
» rieure de celui-ci s'unit à la base du poumon (à la suite d'un sem-
» blable travail, on a vu de l'urine purulente et du pus, provenant du
» rein gauche, rendus par l'expectoration). Les matières contenues dans
» le bassinet se fraient ordinairement d'autres issues : souvent la poche
» rénale se perfore à sa partie postérieure; le pus et l'urine purulente
» s'épanchent dans le tissu cellulaire extra-péritonéal ; dans quelques
» cas, ils fusent vers l'arcade crurale, et plus fréquemment ils forment
» un abcès urineux dans la région lombaire. Lorsqu'on n'ouvre point

M. Rayer, d'autres mamelons avaient éprouvé une dégénérescence comme *colloïde*.

Les ulcérations peuvent se terminer par cicatrisation. Les cicatrices apparaissent quelquefois, dit M. Rayer, comme de petites dépressions à surface grenue et irrégulière, grisâtre, qu'on pourrait couvrir avec la tête d'une épingle. D'autres cicatrices, plus étendues, sont disposées en étoiles, offrant à la fois des dépressions et des lignes saillantes.

II. Les matières contenues dans les calices, le bassinet, sont, d'après M. Rayer : 1° de l'urine trouble, plus ou moins chargée de mucus, et qui, abandonnée à elle-même, donne un sédiment formé en grande partie d'une matière offrant au microscope un grand nombre de globules muqueux ou purulents, lors même qu'elle a l'apparence d'une gelée demi-transparente; 2° du pus presque sans trace d'urine, plus ou moins filant ou glaireux, lorsqu'il est devenu très alcalin par la putréfaction ou le développement de l'ammoniaque; 3° du sang ou plusieurs de ses éléments en proportion variable (dans quelques cas, on reconnaît par le microscope l'existence de quelques globules sanguins, lorsque la présence du sang ne peut être soupçonnée à l'œil nu); 4° des calculs dont la forme se moule sur celles des cavités qu'ils remplissent, de manière à présenter des branches plus ou moins considérables, presque toutes terminées par une sorte de renflement, la partie la plus volumineuse du calcul étant presque toujours située dans la cavité du bassinet; 5° cette même cavité peut aussi contenir des sables ou graviers, le plus souvent libres, et en suspension dans l'urine purulente, formant aussi quelquefois, à la face

» ces collections urineuses et purulentes, s'il ne survient pas d'inflam
» mation du péritoine ou d'autres parties voisines qui hâte la mort, il
» s'établit une ou plusieurs fistules aux lombes, à moins que le pus ne se
» fasse jour dans le colon descendant, mode de terminaison qui n'est
» pas très rare. » (M. Rayer.)

interne de la poche rénale, de véritables dépôts, ou des espèces d'incrustations de diverses natures, mais le plus souvent phosphatiques ; 6° des strongles, des acéphalocystes, etc., mais bien plus rarement que les calculs (1).

§ II. Symptômes.

A. Forme aiguë.

1° *Symptômes locaux.* En raison de la situation profonde des parties, l'emploi de la plupart des méthodes physiques d'observation est malheureusement impossible. La douleur dans le trajet des uretères et vers la région rénale, l'existence d'une certaine quantité de pus dans les urines, survenant quelquefois à la suite d'une *suppression* momentanée de ces dernières, pourraient faire soupçonner une uretéro-pyélite ; mais il faut convenir que cette conjecture ne reposerait pas sur une base suffisamment solide. En effet, le pus trouvé dans les urines pourrait provenir de la vessie ou du rein lui-même. Au reste, si l'on ne peut toujours diagnostiquer une phlegmasie de telle partie bien déterminée de l'appareil urinaire, il est assez facile de diagnostiquer une phlegmasie de cet appareil en général.

2° *Symptômes généraux.* La fièvre peut-elle résulter d'une inflammation isolée des uretères, du bassinet et des ca-

(1) J'ai observé (31 mars 1839) plusieurs des altérations qui viennent d'être décrites sur une pièce qu'a bien voulu me montrer M. Rayer, à l'amphithéâtre de la Charité, et qui provenait d'un homme de 50 à 60 ans. Les deux reins, les calices, les bassinets, les uretères avaient été à la fois le siége d'une inflammation chronique. Un des uretères, épaissi, offrait un rétrécissement, une stricture provenant d'une cicatrice en manière de bride ; derrière cet obstacle on observait une dilatation considérable qui s'étendait au bassinet et aux calices. Il existait dans les reins des espèces de plaques molles ; le bassinet contenait du pus, et sa membrane interne était rouge.

On voyait chez le même sujet les traces d'une inflammation chronique de la vessie dont la membrane interne était noirâtre, un rétrécissement de l'urètre, suite d'anciennes blennorrhagies, et non loin du rétrécissement une fausse route pratiquée dans l'épaisseur de la prostate, etc. (Les urines avaient été alcalines dans ce cas compliqué et fort remarquable.)

lices ? Pour répondre à cette question, il faudrait posséder un certain nombre de cas bien authentiques de cette inflammation *isolée*. Or, dans l'état actuel de la science, nous manquons de cette indispensable donnée.

Quant aux autres symptômes réactionnels que cette phlegmasie pourrait déterminer, on conçoit qu'ils doivent se confondre presque complétement avec ceux dont nous avons parlé à l'occasion de la néphrite. Ils dépendraient essentiellement de l'obstacle qu'éprouverait l'urine à s'écouler librement au dehors ; ce qui donnerait lieu à des *rétentions* de ce liquide, ou de ses éléments, et dans le rein et dans la masse du sang, comme il arrive pour la bile dans certains cas d'inflammation de l'appareil excréteur de cette humeur, etc., etc.

B. Forme chronique.

1° *Symptômes locaux.* La pyurie est un des principaux de ces symptômes, dans quelques formes de pyélite et d'uretérite chroniques, et lorsqu'elle est accompagnée d'une certaine douleur dans la région des uretères, ou dans celle du bassinet (il est difficile, il est vrai, pour ne pas dire impossible, de distinguer la douleur qui occuperait ce dernier point, de celle du rein en général), la vessie, l'urètre, et la prostate étant à l'état sain, on est fortement autorisé à diagnostiquer une pyélite, ou une pyélo-uretérite chronique (1).

(1) Dans l'espace des six derniers mois (ceci a été écrit en septembre 1839), nous avons eu dans nos salles deux nouveaux cas qui nous ont paru devoir être rapportés à la phlegmasie qui nous occupe. Chez les deux malades, dont l'un était une femme et l'autre un jeune homme, la vessie paraissait être parfaitement saine. Dans les deux cas, examinées pendant huit à dix jours consécutifs, les urines ont été abondamment mêlées de pus que nous avons reconnu aux caractères suivants. Au fond du bocal qui contenait les urines, existait un précipité blanc, tout-à-fait analogue à celui qu'on produit en versant du pus dans l'urine. Les urines exhalaient une odeur fétide, tirant sur celle du pus de mauvaise qualité, tel qu'on en trouve dans les anciens abcès communiquant avec l'air ; nullement ammoniacales, elles rougissaient très faiblement le papier bleu de tour-

Les symptômes particuliers à chacune des nombreuses altérations que l'inflammation de l'appareil excréteur de l'urine peut entraîner à sa suite, échappent presque tous à nos méthodes directes d'exploration. Ceux fournis par l'exploration de l'urine sont insuffisants pour ce diagnostic, qui devient surtout infiniment obscur quand la maladie n'existe que d'un seul côté.

C. M. Rayer, ainsi que nous l'avons déjà noté, admet plusieurs espèces de pyélites, telles que la pyélite *calculeuse,* la pyélite *vermineuse,* la pyélite *acéphalocystique,* la pyélite *par rétention d'urine,* la pyélite par *dépôts organiques,* la pyélite *blennorrhagique,* la pyélite *gangréneuse,* la pyélite *pseudo-membraneuse,* et la pyélite *hémorrhagique* (1).

I. Il range toutes ces *pyélites* en deux séries : la première de ces séries comprend les cas d'inflammation du bassinet et des calices, *produite par les corps étrangers;* la seconde

nesol ou étaient neutres. Examiné au microscope, le précipité a montré des globules de pus ; traité par l'ammoniaque, il a pris une consistance gélatineuse, et filait quand on le versait, comme une décoction concentrée de graine de lin.

Traitées par l'acide nitrique, les urines déposaient abondamment en blanc et prenaient l'aspect d'un looch ou du sirop d'orgeat; elles se troublaient et devenaient opaques, floconneuses par l'action de la chaleur (elles étaient donc albumineuses).

Chez l'un de nos malades, il existait de la douleur et une tumeur considérable dans la région præ-rénale gauche (cette tumeur disparut complétement au bout de huit à dix jours, en même temps que la pyurie); chez l'autre, nulle tumeur, et douleur très sourde à la pression dans la région præ-lombaire droite.

(1) En divisant ainsi les phlegmasies d'après leurs diverses causes, leurs complications, leurs coïncidences, on peut multiplier à l'infini les espèces. Mais ce genre de classification, dont Sauvages a donné un malheureux exemple, a bien plus d'inconvénients que d'avantages; et s'il fallait s'y conformer dans un ouvrage élémentaire, au lieu d'apporter dans la science la clarté dont elle a tant besoin, on y jetterait une confusion qui en rendrait l'étude des plus rebutantes. La pyélite, quelle que soit sa cause, reste toujours la même, sans quoi elle cesserait d'être une inflammation, et constituerait une autre maladie qu'il faudrait placer ailleurs.

se compose de tous les cas de cette inflammation *indépen-dants de la présence d'un corps étranger*, appréciable à nos sens.

Suivant M. Rayer, les symptômes de la pyélite, et les accidents plus ou moins variés qu'elle peut présenter dans son cours, soit à l'état aigu, soit à l'état chronique, ont un rapport si direct et si intime avec la *nature de la cause de l'inflammation*, qu'au point de vue de la pratique, c'est une *nécessité* de rattacher la description des diverses espè-ces de cette inflammation à une condition étiologique.

Partant de ce principe, notre savant confrère décrit sé-parément chacune des espèces comprises dans les deux grandes séries que nous avons indiquées tout-à-l'heure. Nous ne le suivrons pas dans tous les détours de cette longue route, attendu qu'il nous faudrait décrire une foule de maladies qui peuvent compliquer la pyélite, ou bien lui donner naissance, et dont la description appar-tient à d'autres parties de cet ouvrage. Ce serait tomber dans des répétitions infinies, que de décrire ainsi les divers éléments des cas compliqués ; il suffit d'indiquer les prin-cipales complications, de bien expliquer les causes, d'in-sister sur la nécessité de cette dernière connaissance, puis-que, dans le traitement, l'éloignement de la cause est la première indication à remplir, etc.

II. Voici un rapide extrait de l'ouvrage de M. Rayer, sur le point qui nous occupe :

a. La *pyélite calculeuse* reconnaît pour causes, du sable, des graviers, ou de véritables calculs de diverse nature contenus dans les calices ou le bassinet. En voici les symptômes :

Dans le premier état, *coliques néphrétiques et suppression de l'urine ;*

Dans le deuxième état, *urine muqueuse ;*

Dans le troisième état, *sécrétion purulente, sans tumeur rénale ;*

Dans le quatrième état, *urine purulente et tumeur rénale*.

b. La pyélite que M. Rayer appelle *vermineuse* est occasionnée par la présence du strongle, du spiroptère, etc.; elle est très rare. Les vers peuvent être rendus avec l'urine pendant la vie, se faire jour par une fistule rénale, etc.

c. La *pyélite acéphalocystique* est aussi très rare ; M. Rayer en renvoie l'histoire à celle des acéphalocystes.

d. M. Rayer glisse rapidement sur les espèces dites par rétention d'urine, par dépôts organiques, tels que la matière tuberculeuse, le cancer, etc.

e. La *pyélite gangréneuse* peut être une terminaison de la pyélite simple, de la pyélite calculeuse, et surtout de la pyélite qui survient quelquefois dans les résorptions purulentes et les affections gangréneuses. Elle a pour caractères anatomiques un ramollissement putrilagineux des reins, avec odeur gangréneuse *caractéristique;* ses symptômes sont l'odeur *gangréneuse* de l'urine, qu'il ne faut pas confondre avec l'odeur *ammoniacale*, un état de prostration, etc. Presque tous les cas de cette espèce ont été méconnus jusqu'ici.

f. L'espèce dite *pseudo-membraneuse* est caractérisée, comme son nom l'indique, par la présence de *fausses membranes*, grisâtres ou noirâtres, infiltrées de sang, etc.

Cette pyélite *pseudo-membraneuse* se déclare le plus ordinairement après l'opération de la taille, et dans certaines rétentions d'urine produites par des fongus de la vessie, et des tumeurs de la prostate. Elle est extrêmement grave, et, dès le début, elle est accompagnée de symptômes putrides, de stupeur. Elle se distingue de la pyélite gangréneuse, surtout par une bien moins grande fétidité de l'urine.

g. La *pyélite hémorrhagique* est caractérisée par la présence, dans le bassinet, d'un liquide sanguinolent, lie de vin, mais sans odeur gangréneuse. Le sang est quelquefois coagulé, ou plus ou moins mélangé de pus. Par le repos, l'urine donne un sédiment dont les globules sanguins forment constamment la couche supérieure, et les globules de pus la couche inférieure. C'est surtout par l'odeur de l'urine qu'on distingue ces pyélites hémorrhagiques des pyélites gangréneuses.

III. Il est bien évident, ce me semble, que les diverses *espèces* de pyélites établies par M. Rayer sont pour la plupart des exemples de complication de cette maladie avec d'autres, et il ne l'est guère moins, peut-être, que les *conditions* auxquelles M. Rayer fait jouer le rôle de *causes* sont, dans un certain nombre de cas, des *effets* plus ou moins directs de la pyélite. Je n'insiste pas plus longtemps sur cette partie de l'histoire de la pyélite, et je termine en exprimant le désir que les auteurs qui s'occuperont ultérieurement de cette maladie s'appliquent, au moyen de faits bien et complétement observés, à préciser, mieux qu'on ne l'a fait jusqu'ici, les véritables espèces qu'elle peut comprendre.

§ III. Causes, traitement.

I. Les causes qui peuvent donner lieu à la pyélite sont essentiellement les mêmes que celles assignées plus haut à la néphrite. Elle est d'ailleurs souvent le résultat de la propagation de celle-ci, ou d'une inflammation de la vessie. Les causes signalées par M. Rayer, à l'occasion des *espèces* de pyélite admises par lui, ne sont pas, pour la plupart, très énergiques. Quelques unes cependant méritent d'être prises en considération.

II. Le traitement de la pyélite sera dirigé conformément aux principes développés dans les articles relatifs à la *néphrite* et à la *périnéphrite*.

ORDRE DEUXIÈME.

DES IRRITATIONS PROPREMENT DITES, OU DES NÉVROSES ACTIVES.

Avant de tracer l'histoire particulière de chacune des nombreuses espèces que comprend le nouvel ordre de maladies dans lesquelles on observe un état plus ou moins prononcé d'exaltation des phénomènes ou actes vitaux qui ne s'élève pas jusqu'à l'*inflammation*, consacrons quelques pages à leur étude en général. Essayons d'abord d'en bien déterminer les caractères essentiels, et de poser les bases d'une division méthodique.

§ Ier. Caractères essentiels, localisation, nomenclature et division.

I. Dans la première partie de cet ouvrage, je me suis appliqué de toutes mes forces à montrer en quoi l'*irritation pure* différait de l'*inflammation* proprement dite, avec laquelle elle a été entièrement confondue par une foule d'auteurs, et dont elle n'a été distinguée par d'autres que comme constituant une sorte de *genre* dont l'inflammation serait une espèce (irritation inflammatoire).

Les altérations des solides (ramollissement, ulcération, etc.), et des liquides (couenne fibrineuse du sang, formation de pus, de pseudo-membranes, etc.), sans lesquelles on ne peut concevoir une inflammation bien caractérisée, ne se rencontrent point, au contraire, dans une pure et simple irritation. Je n'ignore pas qu'en *augm entant* l'intensité de la cause *essentielle* de celle-ci, on la transforme en une inflammation, et que, *vice versâ*, cette dernière, en perdant de son intensité, se change en une simple irritation. Mais qu'est-ce à dire, sinon que ces états sont bien réellement différents l'un de l'autre, puisque, pour les *identifier* en quelque sorte, il faut nécessairement changer quelque chose à l'un des deux? Une différence de degré, objectera-t-on peut-être, ne constitue pas une différence de nature. Je le veux bien. Mais alors, il faut admettre que l'inflammation et l'irritation pure et simple, bien qu'elles ne diffèrent que par le degré, se distinguent néanmoins essentiellement l'une de l'autre, ainsi que nous venons de le rappeler, sous le rapport de l'état des solides et des liquides des parties qui en sont le siége. Sans doute, elles se ressemblent par les phénomènes d'*excitation* qu'elles offrent l'une et l'autre. Mais, dans un cas, cette excitation n'altère pas la *constitution chimique* des parties, tandis que dans l'autre, celui relatif à l'inflammation, cette constitution chimique des parties est modifiée, l'inflammation réelle consistant essentiellement, en effet, en une *exaltation des actions vitales avec altération de la structure intime des organes vivants.* Les *simples exaltations* des actions vitales sont réellement aux *exaltations inflammatoires* ce que les *excitations* normales nécessaires à l'accomplissement des actions vitales sont aux *simples exaltations morbides.* De là, sans doute, le nom de *sub-inflammations* donné par quelques auteurs aux simples irritations, ces sortes de *proto-phlegmasies.*

Ces réflexions nous inspirent quelques rapprochements sur lesquels nous appelons l'attention du lecteur.

Il existe des phénomènes de ressemblance entre le simple échauffement d'un corps et la combustion de ce même corps. Dans l'un et l'autre cas, ce corps dégage une chaleur plus considérable qu'à son état normal. Mais dans l'un de ces cas, le corps dégage de la chaleur, sans que ses conditions chimiques aient cessé de rester les mêmes, tandis que dans le second cas, en même temps qu'il dégage plus de chaleur, ses conditions chimiques ont été profondément changées, soit qu'il se décompose, soit qu'il se combine avec d'autres corps. Et pour que la comparaison dont je me sers devienne plus probante encore, j'ajoute que pour faire passer un corps de l'état de simple *échauffement* à celui de *combustion*, il suffit quelquefois d'augmenter l'intensité de la cause à laquelle était dû le premier état. Qui ne sait, en effet, qu'en plaçant un corps combustible à une distance assez éloignée d'un autre corps en combustion, il ne fera que prendre une température plus élevée, tandis que si vous le rapprochez suffisamment du foyer de la combustion, celle-ci s'en emparera? il *s'enflammera*, pour ainsi dire.

Qu'on me permette une autre comparaison du même genre que la précédente. On sait qu'à un certain degré, l'action de l'électricité sur les corps leur donne un nouveau mode d'influence, leur imprime un nouvel *état*, sans altérer leur constitution chimique. On sait aussi que, portée à un plus haut degré, l'action de l'électricité peut, au contraire, modifier profondément la constitution chimique des corps, les décomposer, ou déterminer des combinaisons nouvelles de leurs éléments, etc. Eh bien! le premier de ces états représente en quelque sorte celui des organes purement *irrités*, tandis que le second correspond à celui des organes enflammés. Cette comparaison me paraît d'autant plus légitime que, comme il sera prouvé plus loin par les résultats d'expériences directes, on peut, par l'influence de l'électricité galvanique, par l'*irritation* galvanique appliquée au système nerveux, déterminer les phénomènes fondamentaux qui caractérisent plusieurs des *irritations* pathologiques dont nous nous occupons.

II. Nous avons déjà vu quelle part les divers systèmes nerveux prenaient aux phénomènes en quelque sorte dynamiques des différentes inflammations que nous avons étudiées dans l'ordre précédent. C'est à leur propre *excitation*, à leur *irritation* isolée, indépendante de toute inflammation *réelle* des organes dans lesquels ils apportent le principe du mouvement, de la sensation et des autres actions vitales, que nous allons consacrer maintenant nos recherches. Je me sers, à dessein, des mots *excitation*, *irritation*, parce que, d'une part, ces expressions sont généralement reçues dans le langage des pathologistes et des physiologistes eux-mêmes, et parce que, d'autre part, elles apprendront aux lecteurs qu'il ne s'agit pas ici d'une véritable *inflammation* des nerfs et des centres nerveux, affection dont nous avons traité dans l'ordre précédent, mais d'une augmentation pure et simple de la *force* qui les anime.

Cette remarque a son importance ; car, dans ces derniers temps, quelques auteurs ont fait de l'irritation simple des nerfs, qu'ils désignent sous le nom de *névrose*, un mode de l'*inflammation* considérée d'une manière générale (1). Mais la distinction que j'ai établie tout-à-l'heure entre l'inflammation et l'irritation pure et simple considérées d'une manière générale, s'applique à l'irritation et à l'inflammation particulières des nerfs et des centres nerveux. Leur inflammation entraîne dans leur structure interne, dans leur *composition*, des altérations graves, tels que ramollissement, suppuration, etc. Leur simple irritation, au contraire, marche exempte de pareilles altérations de leurs éléments solides et liquides.

Il est bien vrai que, dans la pratique, tous les jours, on voit prendre de simples irritations nerveuses pour des inflammations, et réciproquement ; mais depuis quand les erreurs doivent-elles faire loi ? Que cette confusion soit difficile à éviter dans certains cas, j'en conviendrai volontiers. Toutefois il n'en est pas de même dans l'immense majorité des cas, ainsi qu'on pourra s'en convaincre en comparant l'histoire des maladies comprises dans cet ordre avec l'histoire de celles que nous avons placées dans l'ordre précédent.

III. Que si, comme nous le disions tout-à-l'heure, c'est bien indubitablement dans l'appareil nerveux que gît en quelque sorte la modification *dynamique*, condition essen-

(1) Voyez le tome I, p. 22.

tielle, premier mobile des lésions morbides que les auteurs ont désignées sous les noms d'*irritations*, de *surexcitations nerveuses*, de *névroses*, etc., il serait à souhaiter qu'on donnât à ces lésions un nom spécial, qui, en même temps qu'il rappellerait à l'esprit l'idée de cette localisation, indiquerait ce en quoi elles diffèrent de toute autre espèce de lésion de l'appareil nerveux, c'est-à-dire l'excès ou le surcroît de force nerveuse qui en constitue le caractère fondamental. Ce nom générique étant trouvé, il en faudrait créer de spéciaux pour chacune des espèces qui résultent du siége de la maladie dans tel ou tel des éléments nombreux dont se compose l'appareil indiqué. Le mot *hypernévrie*, par exemple, ou tout autre analogue pourrait désigner le *genre*. Les mots *hyperesthésie, hyperdynamie*, etc., s'appliqueraient aux espèces qui ont pour siége les nerfs du sentiment, du mouvement, etc. Mais rien, je le sais, n'est plus difficile qu'une bonne nomenclature médicale. Je ne propose donc les expressions précédentes qu'à titre d'essai. Je serai toujours prêt à me servir de dénominations meilleures proposées par d'autres.

IV. Aucun nosologiste ne s'était encore appliqué à rassembler en un seul et même ordre les irritations des divers centres nerveux et des nerfs qui en dépendent. On a bien, dans ces derniers temps, multiplié, j'en conviens, le nombre de celles connues, depuis Chaussier, sous le nom de *névralgies*; mais on s'est étrangement trompé en s'imaginant que la *douleur*, symptôme *pathognomonique* de l'IRRITATION des nerfs spéciaux à laquelle Chaussier avait donné le nom de *névralgie*, est également le symptôme pathognomonique de l'irritation des autres espèces de nerfs cérébro-spinaux, et des nerfs de la vie organique. On est vraiment étonné qu'une telle erreur ait pu échapper aux pathologistes et aux physiologistes, d'ailleurs si distingués, qui se sont récemment occupés de l'étude des affections et des fonctions des nerfs.

Nous ne voyons point dans le cadre de la *Nosographie philosophique* une place distincte et spéciale pour l'ordre des simples *irritations* des divers systèmes nerveux. On y trouve bien une classe particulière de maladies qui ont été désignées sous le nom de *névroses*; mais nulle part Pinel n'a soumis sa *classe des névroses* à une distribution fondée sur les différences des *lésions* vitales ou dynamiques auxquelles remontent les divers désordres fonctionnels qu'il a confusément, et pour ainsi dire pêle-mêle, décrits sous ce nom de névroses. Ses ordres de névroses sont uniquement fondés sur des différences de siége : le premier est affecté aux névroses des sens, le second aux névroses des fonctions cérébrales, le troisième aux névroses de la locomotion et de la voix, le quatrième aux névroses des fonctions nutritives, et le cinquième aux névroses de la génération. D'ailleurs, les espèces les plus diverses, sous le rapport de leur nature, comme sous celui de leur véritable siége dans tel ou tel nerf, tel ou tel centre nerveux, se trouvent placées à côté les unes des autres, tandis que, par un vice contraire de classification, les névroses les plus analogues sont séparées les unes des autres. C'est réellement l'image de la confusion, du désordre et du chaos.

Bien que Pinel ait étudié les névroses comme des maladies des diverses fonctions, et non comme des lésions des centres et des cordons nerveux, il reconnaît cependant que : *quelques dissemblances qu'offrent les diverses fonctions dont il étudie les névroses, et par conséquent ces dernières elles-mêmes, elles semblent former une classe dont les attributs portent plus directement sur le système nerveux*, et il en rapporte *expressément* quelques unes à des *irritations des nerfs* (1).

Les auteurs du *Compendium* viennent de publier sur les *névralgies* et les *névroses* quelques idées qu'il importe

______
(1) *Nosog. phil.*, t. III, p. 2.

d'examiner. Ils *ont pensé considérer la névralgie du point de vue le plus général et le plus juste, en la définissant : une névrose du sentiment, ou névrose douloureuse* (1), *c'est-à-dire une maladie apyrétique, intermittente ou rémittente, irrégulière ou périodique, fixe, ou se déplaçant avec une grande facilité, ayant son siége dans un point quelconque du système nerveux cérébro-spinal ou trisplanchnique, principalement caractérisée par une douleur très vive qui suit le trajet de branches nerveuses superficielles, ou qui se fait sentir dans les viscères profonds, accompagnée de troubles fonctionnels qui varient suivant l'organe affecté, et qui ne peuvent être expliqués par aucune lésion appréciable du tissu nerveux.*

Ainsi donc, **MM. Monneret et Fleury** professent que le trisplanchnique, comme les nerfs fournis par les racines postérieures de la moelle épinière, peut être le siége de cette espèce de névrose *douloureuse* qu'on appelle *névralgie.* Cette opinion, que M. Jolly avait également adoptée dans son article *Névralgie* du *Dictionnaire de médecine et de chirurgie pratiques,* ne saurait supporter la moindre discussion sérieuse, depuis que les expériences physiologiques et les observations cliniques ont démontré, sans réplique, la spécialité d'action des différents ordres de nerfs.

MM. Monneret et Fleury, à l'article *Névrose* de leur *Compendium* (nous donnons dans la note ci-dessous, leur définition de ce mot *névrose*), n'oublient pas de rappeler que la *névralgie* est au nombre des névroses. Mais dans leurs névroses, à côté des névralgies, ils placent les

(1) Pour MM. Monneret et Fleury, « la névrose est une maladie apyrétique ayant son siége dans une ou plusieurs parties du système nerveux encéphalo-rachidien ou ganglionnaire, sans lésion appréciable et primitive de ces systèmes, et se manifestant, en général, d'une manière intermittente, par des troubles graves qui peuvent affecter séparément, simultanément ou successivement, les parties du système nerveux dévolues au sentiment, au mouvement et à l'intelligence. » Cette définition est un peu *longue* pour être parfaite. Mais ce n'est pas chose facile qu'une bonne définition.

paralysies du sentiment; à côté des palpitations, ils rangent la syncope; à côté des convulsions, des crampes, ils font figurer les paralysies du mouvement, etc., etc.; et lorsqu'il s'agit d'une division des névroses en *actives* et en *passives*, ils proclament, sans hésiter, qu'ils n'ont pas besoin de faire remarquer qu'un pareil langage est entièrement faux, et ne peut s'appliquer à des névroses. J'avoue que, pour ma part, j'ai eu le malheur de me servir de ce langage entièrement faux, sans savoir précisément par quel médecin il a été employé pour la première fois. Je ne demande pas mieux que d'y renoncer, aussitôt qu'un meilleur aura été proposé, et je regrette vivement que les auteurs du *Compendium* ne nous aient pas fait connaître les noms *génériques* par lesquels il convient de distinguer entre elles les deux névroses opposées, dont l'une produit une paralysie du sentiment, du mouvement, etc., et dont l'autre produit, au contraire, une douleur, une convulsion, etc., etc.

J'aurais bien voulu, je l'avoue, pouvoir renoncer aussi au mot *irritation*, sous lequel tous les pathologistes et les physiologistes ont pourtant désigné cet état, quel qu'il soit en lui-même, qui donne lieu à des douleurs, à des convulsions, etc. Je l'aurais voulu parce que, dans ces derniers temps, l'expression indiquée a été, je le sais, appliquée à des choses fort différentes; mais je n'ai trouvé ni dans le *Compendium* ni ailleurs, aucune autre dénomination satisfaisante de l'état dont il s'agit. Qu'importe, toutefois, que l'on continue, jusqu'à nouvel ordre, à se servir d'une expression généralement reçue, pourvu que, comme nous nous sommes efforcé de le faire, on lui attache un sens rigoureusement déterminé?

Au lieu de nous donner une division des névroses, fondée sur leur *nature*, sur leur caractère essentiel ou fondamental, les auteurs du *Compendium* ont divisé ces affections en : 1° *névroses idiopathiques*, 2° *névroses symptoma-*

tiques, 3° *névroses sympathiques*. Mais que les névroses soient sympathiques, symptomatiques ou idiopathiques, elles diffèrent entre elles sous le rapport du *fond* même qui les caractérise, et il sera toujours peu méthodique et peu conforme aux principes d'une classification logique, naturelle, de placer dans un seul et même ordre, de désigner sous un seul et même nom, comme l'ont fait les auteurs du *Compendium*, et la manie et la démence, et l'épilepsie, l'éclampsie et la paralysie, et les palpitations et la syncope, et la névralgie et l'anesthésie, et l'amaurose et la berlue, ou même l'*iritis* (1), etc., etc.! C'est à peu près comme si, en mathématiques, on affectait le même *signe* aux mots *plus* et *moins*.

V. Quoi qu'il en soit, il importe d'étudier les *névroses* en général et les *névroses actives* en particulier, dont nous traitons en ce moment, comme des affections spéciales des divers systèmes nerveux, et non comme des groupes de symptômes provenant du trouble des fonctions de la vie de relation ou de la vie intérieure (vie animale, vie organique), d'abord parce que cette méthode est conforme au grand principe de localisation *bien entendue* qui domine désormais toute la médecine, et en second lieu parce que le mot de *névroses* lui-même implique pour ainsi dire l'idée d'une affection quelconque de l'appareil *nerveux*. Les lésions des fonctions ne sont évidemment ici, comme dans toutes les autres affections, que les effets, les symptômes des lésions des organes; et dans l'*espèce*, ces dernières, ainsi que nous l'avons vu, sont essentiellement vitales ou dynamiques.

Cela posé, puisque l'appareil nerveux se partage en deux

(1) En énumérant les névroses de la vue, dans l'espèce de celles qu'ils appellent *symptomatiques*, les auteurs du *Compendium* placent les suivantes : névralgie, céphalalgie, vertiges, migraine des chloro-anémiques, IRITIS, AMAUROSE, paralysie, anesthésie de l'intoxication saturnine (t. VI, p. 211).

grands systèmes, dont chacun se compose de plusieurs divisions distinctes, nous aurons à nous occuper successivement des névroses actives, ou des irritations *pures* et *simples* de ces deux systèmes et de leurs divisions, de même que précédemment nous en avons étudié les inflammations, ou les *irritations phlegmasiques*.

Parmi les éléments distincts dont l'ensemble constitue les appareils nerveux de la vie animale et de la vie organique, les uns sont des centres ou des ganglions, les autres des cordons qui partent de ces centres ou qui s'y rendent. Des fonctions, des *facultés* spéciales ont été dévolues par la nature à ces divers centres et cordons nerveux, et de là, sous le rapport symptomatique, une variété pour ainsi dire infinie entre les *névroses*, actives ou autres, dont ils peuvent être affectés. Nous ne connaissons pas encore parfaitement le siége précis de tous les organes de fonctions spéciales dont la grande masse encéphalique (cerveau, cervelet, protubérance annulaire) paraît être la réunion, et il faudra bien du temps encore pour achever l'œuvre si difficile de cette *localisation*. Or, notre ignorance sur le siége de certains organes encéphaliques chargés de fonctions distinctes et spéciales, nous condamne forcément à la même ignorance sur le véritable siége de certaines névroses partielles que nous aurons à décrire plus loin.

Nous connaissons assez exactement aujourd'hui les fonctions spéciales des diverses parties de la moelle épinière, ainsi que celles des cordons nerveux cérébro-spinaux : aussi nous est-il donné de *localiser* les désordres fonctionnels par lesquels se traduisent à nous les névroses, quelle qu'en soit l'espèce, dont ces cordons nerveux et cette moelle épinière peuvent être affectés.

Il reste beaucoup à faire encore sur la physiologie ou la détermination des fonctions spéciales de chacun des nombreux ganglions du grand sympathique. Voilà pourquoi, dans l'état actuel de la science, il n'est pas possible d'assigner un siége précis à un certain nombre de désordres fonctionnels dont le point de départ est manifestement dans quelqu'un des ganglions du grand sympathique, ou dans quelqu'un des nerfs qui en émanent. On se contente alors d'une localisation du mal sans détermination rigoureuse du *point* de ce système qui est spécialement affecté.

Considérées en particulier, les névroses des cordons nerveux, quelles qu'elles soient d'ailleurs sous le rapport de leur espèce, peuvent affecter, 1° le point d'insertion de ces cordons aux centres nerveux, ou leur extrémité centrale; 2° leurs extrémités périphériques ou leurs ramifications dans les organes aux fonctions desquels ils président; 3° la portion qui s'étend entre leurs extrémités périphériques et leur extrémité centrale.

Dans le cas où les extrémités périphériques, c'est-à-dire les ramifications ultimes des nerfs sont le siége de la névrose, celle-ci parait affecter l'organe même qui reçoit les ramifications nerveuses dont il s'agit, et de là les noms de névroses des organes des sens, névroses des viscères de la digestion, de la respiration, etc., ou bien encore névroses des fonctions des sens, des fonctions digestives, etc. Cette locution ne présente aucun inconvénient sérieux, pourvu qu'on s'entende bien sur le sens qu'on lui attache. Mais il est clair que si par ce mot *névroses* de l'estomac, des intestins, des sens de la vue, de l'ouïe, etc., on voulait désigner des affections indépendantes de toute lésion des ramifications nerveuses que reçoivent les organes indiqués, cette expression ne conviendrait plus, car elle ne peut s'appliquer à la fois et à des lésions des troncs nerveux ou de leurs ramifications, et à des lésions dans lesquelles ces ramifications ou ces troncs nerveux ne seraient pour rien.

§ II. Existe-t-il des caractères anatomiques propres aux irritations simples, ou aux névroses actives ?

I. Il est généralement admis aujourd'hui que dans le genre de *névroses* qui nous occupe, comme dans les autres, il n'existe dans le tissu des nerfs ou des centres nerveux aucune lésion visible, appréciable à nos moyens ordinaires d'investigation. C'est particulièrement sous ce rapport qu'elles diffèrent, ainsi que nous venons de l'établir tout-à-l'heure, des véritables phlegmasies, soit des centres nerveux, soit des nerfs eux-mêmes, soit des organes dans lesquels ils vont se rendre. Quand nous connaîtrons positivement le principe même de l'action nerveuse, c'est évidemment là que devront porter nos recherches. Quant à présent, nous devons avouer que c'est uniquement par voie de raisonnement, et non par voie d'observation directe, qu'on attribue les phénomènes essentiels des névroses actives ou des irritations des nerfs et des centres nerveux à un *excès donné* de ce principe.

II. Mais ceux-là se tromperaient singulièrement, qui croiraient que nulle lésion matérielle n'indique jamais la présence de l'état dynamique connu sous le nom de *névrose active*. Sans doute, quand il s'agit des névroses *exclusivement* caractérisées par une exaltation des sensations, des fonctions intellectuelles, morales et instinctives, et des mouvements volontaires ou même involontaires, les phénomènes par lesquels cette exaltation se révèle à nous ne sont accompagnés d'aucune lésion matérielle proprement dite. Mais il n'en est pas ainsi des névroses actives ou des irritations caractérisées par un excès de sécrétion ou de nutrition (*irritation sécrétoire, irritation nutritive* de certains auteurs, tels que Dupuytren , Marandel, etc.). En effet, si dans ce cas on n'a constaté non plus aucune lésion matérielle dans les nerfs qui président à la sécrétion ou à la nutrition, toujours est-il que le produit de cet excès de sécrétion ou de nutrition tombe sous nos sens, et que l'on peut, jusqu'à un certain point, le considérer comme une sorte de caractère anatomique, puisque, dans les inflammations, nous plaçons au nombre de leurs caractères anatomiques les produits sécrétés par les organes enflammés, tels que le pus proprement dit et le sérum pseudo membraneux, etc.

La seule différence qui distingue les produits de sécrétion provenant d'une simple irritation secrétoire, de ceux qui naissent d'une inflammation proprement dite, c'est que, comme nous le savons, dans le premier cas, il s'agit d'une simple augmentation de la *quantité* du liquide normalement sécrété par l'organe malade, tandis que dans le second cas, il s'agit à la fois, et d'une augmentation de *quantité*, et surtout d'une altération de la *qualité* du liquide normalement sécrété par l'organe malade.

III. Sous le point de vue qui vient de nous occuper, les névroses actives méritent une attention toute spéciale ; car, dans les cas où les produits de sécrétion auxquels elles donnent lieu ne trouvent pas une libre issue au dehors, quand ils se déposent dans une *cavité close*, ils peuvent rester accumulés, après la cessation de l'irritation qui leur a donné naissance, et constituer par eux-mêmes une affection à laquelle se rattachent des symptômes particuliers, et qui réclame des moyens thérapeutiques spéciaux.

L'*hypercrinie*, dont il vient d'être question, coïncide avec l'afflux d'une plus grande quantité de sang (*hyperémie active*), dans les parties qui en sont le siége, comme on peut s'en convaincre quand ces parties sont situées à l'extérieur. Qui ne sait, par exemple, que dans la névralgie du nerf trifacial, avec abondante sécrétion de larmes, l'œil est plus rouge, plus injecté, qu'à l'état normal? Au reste, ces caractères anatomiques se confondent en quelque sorte avec les symptômes des irritations, ainsi que nous allons le voir tout-à-l'heure.

L'hyperémie, ou la congestion sanguine *active*, dispa-
raissant avec l'*accès* de l'irritation, est de celles dont on
ne trouverait pas la trace sur le cadavre, dans les cas où
la maladie entraînerait la mort, à moins toutefois qu'elle
n'eût été assez violente pour amener une hémorrhagie
plus ou moins abondante, soit dans la trame même des
organes, soit dans des cavités closes (*hémorrhagie active*).

IV. Ces réflexions, fondées sur l'observation rigoureuse
des faits, nous montrent combien est grand et diversifié
le rôle que jouent les lésions de l'*innervation* en général, et
en particulier les *excès* de cette innervation, dans les altérations diverses dont sont susceptibles les tissus et organes
variés où se rendent les instruments de la *force nerveuse*.
Ces lésions président en quelque sorte aux désordres
pathologiques de nature *vitale*, comme l'exercice normal
de l'innervation préside au jeu régulier des actes vitaux.

§ III. Symptômes.

Les symptômes *essentiels* des irritations des nerfs et des
centres nerveux consistent en une exaltation plus ou moins
prononcée des actes ou des fonctions auxquels ils président; et comme ces fonctions, ces actes varient pour ainsi
dire à l'infini, il en est de même des symptômes. Tantôt
c'est une douleur vive, atroce, insupportable; tantôt un
spasme, une convulsion; d'autres fois un flux surabon-
dant de tel ou tel liquide sécrété. Mais ce ne sont là que
des phénomènes propres à l'irritation de quelques uns des
divers cordons nerveux. S'agit-il de l'irritation générale
des centres et des cordons nerveux du système encéphalique ou cérébro-spinal? alors éclateront ces désordres des
fonctions de la vie animale, connus sous les noms de
délire, de folie, de manie, d'épilepsie, d'hystérie, etc.
Est-il question de l'irritation générale des centres et des
cordons nerveux du système ganglionnaire ou de la vie
organique? vous verrez alors se développer ces diverses

perturbations des fonctions intérieures qui constituent les différentes espèces de *fièvres intermittentes* ou *rémittentes*; perturbations qui sont pour ces fonctions ce que sont pour les fonctions de la vie de relation le *délire*, la *manie*, la *folie*; perturbations qui constituent une sorte d'*accès* de *délire* ou de *folie* du système nerveux ganglionnaire. Dire qu'on ne devrait pas rapprocher des maladies dont les formes symptomatiques sont si variées, ce serait dire en même temps qu'il n'est pas permis de rattacher à un seul et même appareil les divers centres et cordons nerveux où se passent les symptômes divers que nous signalons.

§ **IV. Type.**

I. Parmi les caractères au moyen desquels on peut distinguer les affections qui nous occupent de toutes les autres, et des phlegmasies proprement dites en particulier, l'un des plus importants est, sans aucun doute, le *type* qu'elles affectent ordinairement. En effet, tandis que le *type continu* est celui que présentent les phlegmasies bien caractérisées, le *type intermittent* est, au contraire, celui que revêtent, le plus souvent, les affections auxquelles nous consacrons ces considérations. De là même, la dénomination de *fièvres intermittentes*, de *fièvres d'accès*, ou de *fièvres périodiques*, sous laquelle on décrit l'une des plus curieuses et des principales espèces de ces affections. Cette dernière espèce de *névroses actives* que nous avons localisée dans le grand système ganglionnaire, ou trisplanchnique, est, en effet, celle où la *périodicité* existe dans toute son évidence, dans toute sa régularité. Mais la périodicité, avec moins de régularité, il est vrai, appartient aussi aux *névroses actives* du système cérébro-spinal, et c'est là un fait d'observation sur lequel tous les auteurs sont heureusement d'accord.

II. Les maladies *périodiques* que les pyrétologistes ont ralliées aux fièvres intermittentes, sous le nom *métaphorique* ou *poétique* de *fièvres larvées*, c'est-à-dire masquées, ne sont, pour la plupart du moins, que des névroses actives *locales*, produites par la même influence qui engendre les fièvres intermittentes.

Les auteurs du *Compendium* (1) admettent, il est vrai, que la *fièvre intermittente peut prendre le masque d'un grand nombre de maladies; qu'elle simule tantôt une fièvre* (2), *tantôt une hémorrhagie, tantôt une congestion, tantôt une névralgie* (*névralgie faciale, otalgie, odontalgie*), *ou une névrose* (*chorée, épilepsie, amaurose*) ; *mais ils reconnaissent que les névralgies, et après elles les névroses, sont les maladies avec lesquelles l'intermittence se* MASQUE *le plus ordinairement.*

M. Jolly, de son côté, en traitant du pronostic des névralgies (3), affirme que toutes ces maladies ont des intervalles de rémission ou d'intermission, et, d'ailleurs, il met formellement au nombre des *névralgies*, telles qu'il les conçoit, les affections périodiques désignées sous le nom de *fièvres pernicieuses cardialgique, pneumonique, dyspnéique, syncopale.* « Ce sont, dit-il, autant de névralgies qui peuvent tuer le malade aussi rapidement que la foudre, si l'on ne prévient à temps les coups dont il est menacé. »

On ne doit pas ignorer non plus que les anciens auteurs avaient donné le nom de *fièvres topiques*, ou locales, aux *fièvres larvées.*

Ainsi donc, s'il est généralement reconnu aujourd'hui que ces fièvres topiques ou larvées sont de véritables névroses actives, pourquoi ne le reconnaitrait-on pas pour les fièvres intermittentes elles-mêmes?

Les auteurs du *Compendium* ont cru devoir désigner sous le nom de *pseudo-intermittentes*, 1° les *maladies à périodes,* ou *paroxystiques*, dont les accès ne sont pas réguliers, et qui résistent au quinquina, telles que l'hystérie, l'épilepsie,

(1) Article FIÈVRE INTERMITTENTE.

(2) *Une fièvre intermittente qui simule une fièvre!* Je ne sais pas trop quelle est ici le fond de la pensée des savants auteurs de l'article cité.

(3) *Dictionnaire de médecine et de chirurgie pratiques.* t. XII, p. 19.

la chorée, l'asthme, les convulsions, maladies parmi les-quelles ils rangent celles que M. Mélier appelle des affec-tions intermittentes à courtes périodes, comme, par exemple, certaines convulsions qui reviennent d'heure en heure ; 2° les fièvres intermittentes symptomatiques d'une maladie viscérale. J'avouerai franchement, ainsi que je l'ai déjà fait, en discutant ailleurs (t. I⁰ de cette *Nosographie*, I⁰ partie) la doctrine de mes honorables confrères, que la confusion qui règne dans leur article, d'ailleurs si re-marquable, ne m'a pas toujours permis de bien les com-prendre. C'est pourquoi, dans la crainte de ne pas expri-mer leurs pensées aussi exactement que l'exige une ma-tière si difficile, je me contente de signaler les points fondamentaux de leur système, et pour les développe-ments, je renvoie les lecteurs à la source même.

III. J'ai beaucoup insisté sur le type intermittent des *névroses actives*, parce que, en effet, c'est là, je le répète, une des données les plus précieuses pour distinguer ces affections des phlegmasies proprement dites. Je ne dois pas oublier d'ajouter cependant que les irritations ner-veuses peuvent affecter elles-mêmes le type continu, quand elles ne sont autre chose que le résultat d'une *réaction sympathique* exercée par un foyer de véritable inflammation sur quelque portion plus ou moins étendue du système nerveux, soit de la vie organique, soit de la vie de relation. Ainsi, par exemple, la fièvre, ou l'irritation du système nerveux ganglionnaire, qui est le résultat sympathique d'une grande inflammation interne ou ex-terne, participe au type continu de celle-ci. Ainsi, les douleurs plus ou moins vives, le délire, ou l'excitation *ataxique* du système nerveux cérébro-spinal, que déter-minent *sympathiquement* les grandes inflammations, ont, comme ces inflammations elles-mêmes, un type continu.

Si donc, quand elles existent indépendamment de toute véritable inflammation, les névroses actives affectent la

forme d'accès, revêtent le type intermittent, cela tient
tantôt à l'intermittence même de leurs causes, tantôt à
quelque loi mystérieuse du système nerveux, que nous
finirons sans doute par découvrir quelque jour.

IV. En attendant, qu'on nous permette les remarques
suivantes, empruntées en partie à M. Roche. On sait que
toute impression vive, exercée sur le système nerveux,
après avoir duré pendant un certain temps, se reproduit
souvent, à des intervalles plus ou moins éloignés, soit
réguliers, soit irréguliers. Or, que sont ces impressions,
sinon des excitations plus ou moins vives et de véritables
irritations (c'est l'expression reçue même dans le langage
vulgaire), quand elles ont acquis un haut degré d'intensité? Ce retour périodique de certaines impressions *physiologiques*, en l'absence des objets qui les ont produites,
n'est-il pas en quelque sorte l'image du retour, également
périodique, de certaines affections du système nerveux,
et en particulier de celles dont nous nous occupons? Ces
affections, en effet, sont, elles aussi, des impressions, des
irritations exercées sur les divers départements du grand
appareil de l'innervation; impressions, irritations qui ne
diffèrent réellement des précédentes que par un plus haut
degré d'intensité. En se reproduisant, après des intervalles
de temps plus ou moins prolongés, en l'absence de leurs
causes productrices, ces impressions ou irritations *pathologiques* ne font que confirmer la loi à laquelle sont soumises les impressions ou excitations *physiologiques*.

Il est vrai que ce retour périodique de certaines impressions ou excitations n'a guère été étudié que pour les
actes du système nerveux de la vie animale ou de relation, et que, par conséquent, il doit nécessairement nous
paraître plus extraordinaire quand il se rencontre dans
les actes du système nerveux de la vie organique ou nutritive. Cependant, pourquoi ce phénomène, cette loi de
périodicité ne s'appliquerait-elle pas aux deux ordres de

système nerveux dont il s'agit? Pourquoi des impressions, des excitations, des irritations, exercées sur le système nerveux ganglionnaire ne se reproduiraient-elles pas, en l'absence des causes qui les ont déterminées, à des intervalles variables, comme il arrive pour les impressions, les excitations, les irritations du système nerveux cérébro-spinal? Pourquoi, par exemple, une augmentation de la température générale du corps, une accélération des battements du cœur et des artères, etc., portées au degré qui constitue la *fièvre*, ne se manifesteraient-elles pas d'une manière intermittente, comme le font dans certains cas des hallucinations, des convulsions, du délire, etc.? Pour avoir chacune leurs fonctions spéciales, les deux grandes divisions de l'appareil de l'innervation en sont-elles moins régies par certaines lois générales qui leur sont communes?

V. Un troisième type appartient encore aux irritations de ce second ordre : je veux dire le type rémittent, sorte de type hybride ou hermaphrodite qui tient à la fois et du type continu et du type intermittent, et constitue une sorte de transition de l'un à l'autre. Les paroxysmes que l'on observe si souvent dans le cours des fièvres continues ou des phlegmasies locales, impriment à ces maladies elles-mêmes un caractère de rémittence. Lorsque, dans les fièvres continues, des frissons, du tremblement, ont lieu durant les paroxysmes, comme, par exemple, dans celles qui se rattachent à une *infection purulente*, etc., le type rémittent ne saurait être méconnu.

Le type rémittent n'a guère fixé l'attention que dans la grande espèce de névroses actives qui portent le nom de *fièvres :* cependant les névralgies proprement dites, la manie, etc., le revêtent aussi quelquefois de la manière la plus frappante.

Le type rémittent, le type intermittent et le type continu peuvent se manifester, dans certaines épidémies de *fièvres*, sous l'influence d'une seule et même cause, les émanations paludéennes, par exemple, et peuvent se transformer l'un dans l'autre. Selon M. Nepple, le type rémittent se transformerait toujours en intermittent avant la guérison parfaite, et deviendrait continu quand la maladie s'aggrave, pour reparaître souvent deux ou trois jours avant la mort.

Par cela même qu'il tient et du type continu et du type intermittent, le type rémittent est quelquefois assez difficile à bien distinguer. « Aussi, disent les auteurs du *Com-* » *pendium*, comparée avec la fièvre continue, la fièvre » rémittente peut paraître intermittente ; et, comparée ré- » ciproquement avec la fièvre intermittente, elle peut » paraître continue. Telle est, sans aucun doute, la cause » qui a fait souvent appeler *continues* des fièvres véritable- » ment rémittentes ou intermittentes (1). »

En définitive, comme la connaissance des fièvres rémit- tentes dérive suffisamment de celle des fièvres continues et intermittentes, nous ne leur consacrerons pas un cha- pitre spécial.

VI. Des considérations précédentes, on doit conclure que le type intermittent, ou du moins rémittent, est un caractère distinctif de la plus grande valeur entre les irritations *simples* et les inflammations proprement dites. Toutefois, comme nous l'avons vu, dans certaines condi- tions, ces irritations peuvent affecter le type continu ; telle est, par exemple, la névralgie qui accompagne une carie dentaire, l'excitation fébrile que détermine sympathique- ment une inflammation locale, etc.

Nous reviendrons avec les détails convenables sur les

---

(1) Ainsi que nous l'avons montré précédemment, c'est précisément ce qui est arrivé aux auteurs du *Compendium* eux-mêmes ; ou plutôt ils ont fait l'inverse, c'est-à-dire qu'ils ont appelé *intermittentes* des fièvres continues. (Voyez l'analyse de leur doctrine , t. Ier, p. 3o3 et suiv.)

divers types secondaires des fièvres intermittentes, dans l'endroit de cet ouvrage où nous les étudierons en particulier. Il en sera de même pour les autres espèces des irritations qui sont l'objet de nos études actuelles.

§ **V. Causes**.

I. Les causes des névroses actives ou des simples irritations du système nerveux en général ne diffèrent pas essentiellement de celles qui donnent naissance aux phlegmasies elles-mêmes. Tous les auteurs sont unanimes sur ce point. Lisez leurs ouvrages, et vous verrez que pour la production des *névralgies*, par exemple, comme pour celle des *névrites* et autres inflammations, ils font, avec raison, jouer un grand rôle au froid, au froid humide surtout, cet ennemi naturel des nerfs (*frigus inimicum nervis*). Il en est de même des excès de régime, des exercices forcés, des émotions morales, etc., etc.

II. Les miasmes marécageux sont au premier rang des causes propres à déterminer certaines irritations de l'appareil nerveux, entre autres celles dites fièvres intermittentes.

Il semble que, dans bien des cas, la même cause qui, à un certain degré d'intensité, produit une phlegmasie, détermine, à un moindre degré d'intensité, une simple *irritation* ou névrose active (hypernévrie). Les miasmes paludéens eux-mêmes, à une certaine dose, impriment aux irritations qu'ils produisent non un type intermittent, mais bien un type rémittent, ou même un type continu.

III. Le tempérament nerveux est une prédisposition dont il faut savoir tenir compte.

Parmi les causes prédisposantes les plus communes et les plus importantes de certaines névroses actives, on doit signaler les états chlorotique, anémique, chloro-anémique, sur lesquels nous avons tant insisté depuis une douzaine d'années. Ces états, dont l'étude avait été si longtemps négligée, sont encore aujourd'hui trop souvent méconnus par la plupart des anciens praticiens, qui, dans un très grand nombre de cas, d'ailleurs, prennent pour des lésions organiques, ou pour de véritables phlegmasies, les névroses dont les états indiqués ont favorisé le développement.

Portés à un très haut degré, les états anémique, chlorotique, hydrémique, deviennent presque de véritables causes déterminantes d'un bon nombre de névroses actives, telles que des palpitations, des spasmes, des convulsions, des douleurs variées, etc., ou constituent du moins une telle prédisposition à ces névroses, qu'il suffit, pour faire éclater celles-ci, de la cause occasionnelle la plus légère. Il semble que, dépourvu de ses qualités normales, dans un cas, ou par cela seul qu'il est en défaut, dans l'autre cas, le sang lui-même devienne une sorte d'*excitant naturel*, comme il le devient quand certaines substances étrangères, telles que les boissons spiritueuses, le café, le thé, etc., circulent avec lui en quantité plus ou moins considérable. Sous ce rapport, on peut avec nous admettre qu'il existe des douleurs, des spasmes, des palpitations *chlorotiques*, *anémiques*, etc., c'est-à-dire subordonnées aux états chlorotique ou anémique, dont elles ne sont en quelque sorte que le symptôme. Quant au défaut de sang, à l'anémie en particulier, les effets nerveux qui en résultent prouvent chaque jour l'admirable justesse de cette sentence d'Hippocrate : *sanguis frenat nervos.*

§ VI. Traitement.

1. Pour les irritations de l'appareil nerveux (*hypernévries*), comme pour toutes les autres maladies, il importe avant tout d'éloigner les causes connues qui les ont déterminées. Cela suffit quelquefois pour leur guérison. Mais il n'en est pas toujours ainsi, et dans ce dernier cas, il

faut combattre la maladie par les moyens dont l'expérience a consacré l'efficacité.

II. Sous le nouveau rapport que nous étudions, les irritations de notre second ordre, quelques unes d'entre elles surtout diffèrent considérablement de celles du premier ou des phlegmasies proprement dites. En effet, les fièvres intermittentes, par exemple, cèdent comme par enchantement aux préparations de quinquina, au sulfate de quinine plus spécialement, tandis que les *fièvres continues* bien *caractérisées* résistent à ce merveilleux agent thérapeutique. Je ne me dissimule pas toute la gravité de ce fait, et je conviens que, au premier abord, il semble que l'on ne devrait établir aucun rapprochement entre ces deux genres de fièvres.

Mais je ferai d'abord remarquer aux lecteurs que, s'il était fondé, ce serait à mes prédécesseurs bien plus qu'à moi-même qu'il faudrait adresser le reproche d'avoir rapproché les fièvres intermittentes des fièvres continues. En effet, tandis que tous, sans exception, ont placé immédiatement à côté les unes des autres ces deux grandes espèces de fièvres, je me suis appliqué, depuis déjà vingt ans, à poser entre elles une ligne de démarcation; et dans cette nosographie, fidèle à mes précédents, j'ai consacré un ordre séparé à chacune d'elles. Toutefois gardons-nous bien, en ce moment comme toujours, de n'éviter un excès que pour tomber dans un autre; et parce que, sous le rapport du type comme sous celui du traitement, les deux ordres de fièvres que nous comparons diffèrent de la manière la plus notable, n'allons pas en conclure qu'il n'existe entre elles aucun point de contact, aucun lien d'*affinité* naturelle. Assurément, s'il en était ainsi, elles n'auraient pas reçu et conservé pendant des siècles un nom commun. Sachons donc reconnaitre à la fois et les ressemblances et les différences qui existent entre les deux ordres de maladies que nous comparons, et, abusant de ce principe vrai en lui-même : *naturam morborum ostendit curatio*, ne soutenons pas qu'il n'y a rien de commun entre les fièvres intermittentes que nous avons placées dans le second ordre de notre première classe, et les fièvres continues que nous avons mises dans le premier ordre.

III. Qu'on ne pense pas, d'ailleurs, que la méthode antiphlogistique, les émissions sanguines entre autres, ne puissent jamais être opposées avec succès à aucune espèce des maladies dont le type est intermittent. En effet, dans les névralgies proprement dites, par exemple, il est certain que les émissions sanguines, pratiquées dans une juste mesure, calment ou enlèvent complétement la douleur; mais elles ne possèdent pas le privilége de prévenir de nouveaux accès. J'affirme, et je ne serai pas démenti par ceux qui ont suivi ma clinique, que, depuis quatorze ans, j'ai employé avec le plus grand avantage les ventouses scarifiées dans un très grand nombre de cas de *névralgie* en général et de *névralgie sciatique* en particulier. Mais je m'empresse d'ajouter que sous ce nom on a jusqu'ici décrit indifféremment et une simple irritation et une véritable inflammation du nerf sciatique ou de son névrilème, et que probablement c'est à cette dernière qu'appartenaient un bon nombre des cas que j'ai guéris ainsi, lorsqu'ils avaient résisté à plusieurs autres moyens. C'est que des névralgies intenses aux légères phlegmasies des nerfs, et de celles-ci à des phlegmasies violentes, il n'y a pour ainsi dire que des degrés, *la névralgie n'étant*, comme je l'ai énoncé précédemment, *que* la névrite réduite à sa plus simple expression, ou qu'une sorte de *proto-névrite*. Cette circonstance explique assez comment, en certains cas, les mêmes moyens, convenablement appliqués, peuvent réussir contre les unes et les autres.

IV. Quoi qu'il en soit, considérant combien est caractéristique et fondamentale cette particularité thérapeutique, savoir, que le quinquina est en quelque sorte le *spécifique* de certaines maladies périodiques, tandis qu'il échoue dans d'autres, les auteurs du *Compendium* ont pris cette donnée pour base de leur division des maladies périodiques, division que nous avons déjà précédemment fait connaître (1). Heureux si, nous le répétons à regret, cette division n'était entachée du grave et capital défaut de placer certaines *fièvres continues* elles-mêmes parmi des maladies dont l'*intermittence*, ainsi que ces auteurs le reconnaissent hautement, est un des éléments, et dont le quinquina est le suprême remède.

Laissant maintenant de côté les moyens *antipériodiques* proprement dits, dont le quinquina est toujours le véritable prince (2), et qui conviennent plus spécialement aux fièvres intermittentes, voici les moyens qui ont été administrés contre d'autres névroses actives que l'on avait jusqu'ici séparées des fièvres intermittentes.

1° Les innombrables préparations tirées des substances narcotiques et antispasmodiques, telles que l'opium, la belladone, la jusquiame, le datura-stramonium, la digitale, la ciguë, l'aconit, le narcisse, l'éther, le musc, le castoréum, l'assa-fœtida, le camphre, le cyanure de potasse, le zinc, le sous-nitrate de bismuth, etc. Ces moyens ont été employés à l'intérieur et à l'extérieur. Dans les *névralgies* proprement dites (irritation des nerfs sensitifs), les préparations opiacées, et surtout le chlorhydrate de morphine, employé par la méthode endermique, méritent une mention particulière.

2° L'huile essentielle de térébenthine a été préconisée par M. Martinet.

---

(1) Voy. t. I, p. 203 et suiv.

(2) On a récemment célébré parmi ces derniers les préparations arsénicales. Je confesse que j'ai peu de sympathie pour elles ; mais je n'en renvoie pas moins les lecteurs à ce que M. le docteur Boudin (*Traité des fièvres intermittentes*, Paris, 1842, in-8), et d'autres ont écrit à ce sujet.

3º Les vésicatoires, le cautère transcurrent, ont été promenés sur le trajet des nerfs, placés à l'extérieur.

4º L'électricité et l'électro-puncture ont été assez souvent employées.

5º On a pratiqué l'incision et l'excision de certains nerfs situés à l'extérieur. C'est principalement aussi contre les névralgies proprement dites que cet *extrême remède* a été recommandé et employé dans un petit nombre de cas. Peu de praticiens en sont aujourd'hui partisans, et il faut en dire autant des malades.

En traitant de chaque espèce de *névroses actives*, nous aurons soin d'indiquer les moyens spéciaux qui auront pu leur être opposés.

CHAPITRE Iᵉʳ.

NÉVROSES ACTIVES, OU IRRITATIONS DU SYSTÈME NERVEUX QUI PRÉSIDE
AUX FONCTIONS DES APPAREILS DE LA VIE ORGANIQUE.

On désigne le système nerveux dont il s'agit sous les noms de système nerveux ganglionnaire, de nerf grand sympathique, ou de nerf trisplanchnique. Avant d'en étudier les irritations ou *névroses actives*, il nous a paru nécessaire de mettre sous les yeux des lecteurs un résumé de l'anatomie et de la physiologie du grand sympathique. L'ouvrage de M. le docteur Longet nous en fournira les éléments.

Notions préliminaires sur l'anatomie et la physiologie du nerf
grand sympathique.

I. RÉSUMÉ ANATOMIQUE.

Le tronc du grand sympathique est formé par une série d'arcades anastomotiques, non interrompue depuis la tête jusqu'au fond du bassin. Ces arcades dépendent d'un certain nombre de filets nerveux cérébro-rachidiens, mêlés à de la substance grise.

Tout ganglion sympathique communique ou bien avec les deux ordres de racines des nerfs spinaux, ou bien à la fois avec des nerfs crâniens moteurs et sensitifs.

On doit, selon M. Longet, reconnaître à chaque ganglion une ou plusieurs *racines motrices et sensitives*; un ou plusieurs *filets sympathiques*, pour l'unir aux ganglions voisins; enfin des ramuscules *sensitifs et moteurs*, destinés soit à des muqueuses, soit à des organes glanduleux, soit à des parties contractiles et involontaires.

Avant d'aller plus loin, je dois prévenir le lecteur qu'à mon avis, les véritables ganglions du grand sympathique, ou les ganglions *splanchniques*, n'envoient point aux organes qu'ils animent, de filets ou de rameaux *sensitifs*, si par cette dernière expression on entend des rameaux pourvus d'une sensibilité semblable à celle dont jouissent les nerfs rachidiens, également appelés *sensitifs*. En effet, comme il sera dit plus bas, les viscères qui reçoivent des nerfs du grand sympathique *exclusivement* ne possèdent point l'espèce de sensibilité dont il s'agit, si tant est même qu'ils en possèdent d'une espèce quelconque, à moins que ce ne soit celle à laquelle, par un singulier abus de langage, Bichat a donné le nom de *sensibilité organique*.

Cela dit, poursuivons notre résumé anatomique.

1° *Portion céphalique*. Elle est représentée par les ganglions ophthalmique, sphéno-palatin, otique, sous-maxillaire, et par les nombreuses irradiations du ganglion cervical supérieur qui accompagnent, soit la carotide interne, soit même la carotide externe, avec la plupart de leurs branches.

2° *Portion cervicale*. Deux ou trois ganglions existent sur le cordon cervical du grand sympathique. Le premier, ou le *ganglion cervical supérieur*, communique avec les deux, les trois ou quatre premières branches antérieures cervicales, avec le pneumo-gastrique, le glosso-pharyngien, le trijumeau, l'hypoglosse, le moteur oculaire commun, le moteur oculaire externe, avec les ganglions ophthalmique, sphéno-palatin, otique et sous-maxillaire, et envoie des rameaux au corps pituitaire, aux glandes salivaires, lacrymales, aux membranes muqueuses nasale, buccale, laryngée, pharyngienne, aux nombreuses glandules qui dépendent de ces membranes, au corps thyroïde, à la trachée et au cœur. Le second, ou *ganglion cervical moyen*, qui manque souvent, et dont les racines, quand il existe, proviennent des branches antérieures des troisième, quatrième, cinquième, et même quelquefois sixième paires cervicales, distribue ses rameaux au corps thyroïde, à la trachée et au cœur. Le troisième, ou *ganglion cervical inférieur*, peut communiquer avec toutes les branches antérieures cervicales, hormis les deux premières, envoie ses rameaux au corps thyroïde, au cœur, et, d'après quelques anatomistes, à l'artère vertébrale et à ses divisions.

3° *Portions thoracique et épigastrique.* Sur la portion thoracique, on compte dix, onze, ou douze ganglions, communiquant tous, *en dehors*, avec les branches antérieures des nerfs intercostaux, et fournissant, *en dedans*, un grand nombre de ramuscules aux viscères du thorax et de l'abdomen. Les rameaux sortis de la partie interne des quatre ou cinq premiers ganglions, en s'unissant aux filets du pneumo-gastrique, concourent à former les *plexus cardiaques et pulmonaires.*

Les rameaux internes des autres ganglions thoraciques donnent naissance, par leur union, aux *grand et petit nerfs splanchniques;* le premier aboutit au ganglion semi-lunaire correspondant; le second, associé à des filets venus du ganglion semi-lunaire et des premiers ganglions lombaires, constitue le *plexus rénal.*

Les grands splanchniques, une portion des petits, le pneumo-gastrique droit, quelques filets terminaux du nerf phrénique, se rendent aux ganglions *semi-lunaires*. De ces ganglions et de ceux qui les avoisinent (*ganglions solaires*), s'irradient, comme d'un centre, des rameaux innombrables, dont l'ensemble forme le *plexus solaire ou épigastrique*. Subdivisé en plexus secondaires qui accompagnent la plupart des artères auxquelles l'aorte abdominale donne naissance, ce plexus envoie des filets au foie, au pancréas, aux reins, aux testicules ou aux ovaires, à la matrice, à l'estomac, à l'intestin grêle, au cœcum, au colon ascendant et à la moitié droite du colon transverse, aux follicules et glandules qui se trouvent dans l'épaisseur des parois de cette portion du tube digestif, et enfin à la rate; quelques filets s'arrêtent dans les membranes artérielles.

4° *Portion lombaire.* Sur les parties latérale et un peu antérieure des vertèbres lombaires, en dedans des attaches du psoas, on distingue deux cordons noueux, communiquant d'une part avec les branches antérieures des cinq nerfs lombaires, et donnant de l'autre des ramuscules viscéraux. Chacun de ces cordons, continu supérieurement au cordon thoracique, et inférieurement au cordon sacré, présente trois, quatre, et quelquefois cinq ganglions, desquels se détachent, en dedans, de nombreux filets. Les supérieurs de ces derniers s'associent au petit nerf splanchnique, et à des rameaux du plexus solaire, pour former le plexus rénal; les inférieurs, plus nombreux, convergent vers l'aorte abdominale, au-dessus de l'origine de l'artère mésentérique inférieure, et arrivent au *plexus lombo-aortique*, qui est complété par des rameaux émanés du plexus mésentérique supérieur. Le plexus lombo-aortique se divise : 1° en *plexus mésentérique inférieur*, dont les rameaux sont destinés à la moitié gauche du colon transverse, au colon descendant, à l'S iliaque du colon, et enfin au rectum ; 2° en *plexus aortique* proprement dit, qui, arrivé au niveau de l'angle sacro-vertébral, se partage en deux cor-

dons volumineux et plexiformes, l'un droit, l'autre gauche, lesquels vont se porter en bas sur les côtés du rectum
et de la vessie, et se perdre, l'un dans le plexus hypogastrique droit, l'autre dans le plexus hypogastrique gauche,
qu'ils forment en partie.

5° *Portion sacrée.* Les cordons qui continuent le grand
sympathique dans l'excavation pelvienne, souvent s'anastomosent au-devant de la base du coccyx, et, à leur point
de jonction, existe quelquefois un petit renflement ganglionnaire. On trouve ordinairement trois ganglions sur le
trajet de chaque cordon sacré; bien rarement on en compte
cinq. Les rameaux externes de ces ganglions communi-
quent avec les branches antérieures des nerfs sacrés; leurs
rameaux internes s'anastomosent au-devant du sacrum avec
ceux du côté opposé, et se portent autour de l'artère sacrée
moyenne, pour donner naissance à une sorte de plexus
qui semble se perdre dans le tissu cellulaire voisin; leurs
rameaux antérieurs, en s'unissant aux précédentes divisions du plexus aortique, et à des rameaux qui proviennent des branches antérieures des troisième, quatrième et
cinquième nerfs sacrés, constituent les *plexus hypogastri-
ques*, dont les filets en accompagnant les artères vésicales,
hémorrhoïdales, moyennes et inférieures, vaginales, utérines, et le canal déférent, se distribuent à la vessie, au
rectum, à la prostate, aux vésicules séminales, aux testicules, au vagin, et à l'utérus.

II. Résumé physiologique.

a. M. Longet commence son résumé physiologique du
grand sympathique par la proposition suivante : *On ne saurait refuser au grand sympathique une certaine sensibilité à
nos moyens ordinaires d'irritation.* Cette proposition ne me
paraît rien moins que conforme à la réalité. Je regrette
beaucoup d'être obligé de combattre ici un physiologiste
qui a si bien mérité de la science, et dont l'autorité est
d'un très grand poids.

Discutons avec attention les arguments sur lesquels se fonde M. Longet.

Chez plusieurs chiens, il a *irrité* les ganglions semi-lunaires, et *presque* constamment ces animaux ont donné des signes de douleur, *qui toutefois ne se sont pas manifestés d'une manière aussi vive et aussi rapide qu'à la suite de l'excitation d'un nerf sensible de la vie animale*. Chez d'autres chiens, ce n'est qu'*après une irritation prolongée* des ganglions cervicaux et lombaires que M. Longet a réussi à produire des *marques de sensibilité, d'ailleurs moins prononcées que dans ses expériences sur les ganglions semi-lunaires*. Ceux-ci lui *semblent* donc susceptibles de transmettre à l'animal les impressions ou *irritations* qu'ils éprouvent plus tôt et plus vivement que certaines autres dépendances du grand sympathique. Les grands nerfs splanchniques lui ont toujours *paru* jouir d'une sensibilité fort appréciable, au moins sur les chiens.

On voit par quelques unes des expressions dont il se sert, telles que, *me semblent*, *m'ont paru*, *presque constamment*, que M. Longet lui-même n'est pas mathématiquement convaincu de l'existence de la *sensibilité proprement dite*, dans les nerfs et ganglions du grand sympathique. Si ces nerfs et ces ganglions étaient réellement sensibles, ce n'est pas *presque constamment*, c'est constamment, que leur *irritation expérimentale* produirait des signes de douleur.

Aux expériences de M. Longet et de ceux qui comme lui, ont admis l'existence de la sensibilité dans le système du grand sympathique, on peut, d'ailleurs, opposer les expériences de Bichat, de M. Dupuy, etc., qui refusent la sensibilité à ce système nerveux.

En attendant que de nouvelles expériences aient fait disparaître le doute qui résulte de ces assertions contradictoires des physiologistes, nous ne saurions donc considérer comme décisif et péremptoire le premier argument de M. Longet. Voici le second : *Les sensations douloureuses que font éprouver, dans les maladies, les organes auxquels le grand sympathique se distribue, établissent suffisamment la faculté de transmettre les impressions sensitives, et viennent confirmer les résultats de l'expérimentation.* N'oublions pas d'abord que les *résultats de l'expérimentation* sont contradictoires. Je répondrai ensuite à M. Longet que des milliers de faits cliniques ne permettent pas d'admettre avec lui l'existence de *sensations douloureuses* dans les maladies des organes auxquels le grand sympathique *seul* se distribue. J'ai cent et cent fois constaté et fait constater à tous ceux qui suivent ma clinique, ce remarquable phénomène, savoir, que les organes qui ne reçoivent pas des nerfs *sensitifs* du centre cérébro-spinal, tels que le cœur, les poumons, les reins, les intestins grêles, la rate, et quelques autres, peuvent être le siège des plus violentes inflammations, avec ramollissement, suppuration, ulcération, etc., sans que les malades accusent aucune douleur. Il est bien vrai que dans certains cas de ces inflammations, il existe de la douleur; mais, ainsi que je l'ai démontré, il y a déjà bien des années, dans un travail dont M. Longet n'a sans doute jamais entendu parler (1), cette douleur tient à ce que l'inflammation des organes privés de *nerfs du sentiment* réagit sur les parties voisines, qui en sont au contraire pourvues. Je ne saurais trop insister sur cette vérité, que j'ai mise à l'épreuve d'une expérience clinique de vingt ans, et dont il sera si facile de se convaincre à quiconque se donnera la peine d'observer les maladies avec toute l'exactitude et la

(1) J'ai déjà cité ce mémoire à la page 104 du tome I. Il a pour titre : *Quelques réflexions tendant à prouver que la douleur ne doit pas être rangée parmi les symptômes* ESSENTIELS *de l'inflammation , et que ce phénomène est le signe spécial de l'irritation de la classe de nerfs auxquels on a donné le nom de nerfs du sentiment.* Le travail dont il s'agit fut rédigé par moi, dès 1827, pour être lu à la séance publique de la *Société médicale d'émulation.* Il a été publié , en 1834 , dans le tome III du *Journal hebdomadaire de médecine.*

III.   28

rigueur convenables. Le second argument de M. Longet est donc victorieusement réfuté.

Je termine par une réflexion bien peu propre à confirmer le premier argument, déjà si précaire : c'est que dans mes expériences nombreuses sur les animaux, j'ai pressé, piqué, coupé, *irrité* de bien des manières les organes auxquels ne se rendent pas des *nerfs du sentiment,* sans que ces animaux aient manifesté de notable douleur.

De cette discussion on doit conclure que les nerfs provenant du grand sympathique ne sont point par eux-mêmes, à proprement parler, *sensibles,* c'est-à-dire aptes à ressentir de la douleur, sous l'influence des irritations mécaniques, physiques, etc., pas plus que les nerfs olfactif, optique, acoustique, etc. Que si donc, dans des expériences ou dans des maladies, les nerfs dont il s'agit étaient ou paraissaient être le siége d'une véritable douleur, il faudrait attribuer celle-ci à ce que des *filets sensitifs* du système cérébro-spinal les accompagneraient, comme, selon M. Longet lui-même, c'est à la présence de filets de cet ordre qu'il faut rapporter la sensibilité ou la douleur dont on prétend avoir constaté l'existence dans certains nerfs moteurs.

Une circonstance bien propre à confirmer ce que je viens d'avancer, c'est que divers organes de la *vie intérieure,* qui, comme la vessie, le rectum, et probablement tout le gros intestin, donnent des signes de sensibilité, sont animés par un plexus nerveux, formé à la fois de filets du grand sympathique et de filets *rachidiens.*

b. J'emprunte maintenant à l'ouvrage de M. Longet les propositions suivantes sur les fonctions du grand sympathique.

1° Les irritants chimiques, mécaniques ou galvaniques, appliqués à des divisions du grand sympathique, ne déterminent des contractions qu'au bout de quelques secondes, contractions qui n'arrivent à leur maximum

d'intensité que quand la cause stimulante a déjà été sous-
traite, tandis que les mêmes irritants appliqués aux nerfs
moteurs cérébro-spinaux excitent des contractions aussi
promptes que l'éclair à se montrer et à disparaître.

2° Il est facile de démontrer expérimentalement l'action
motrice du grand sympathique.

3° Si les impressions faites aux organes animés par le
grand sympathique *ne sont point ordinairement transmises
à la conscience* (voilà, certes, une proposition bien peu
d'accord avec celle que nous avons discutée tout à-l'heure,
savoir, que le grand sympathique est doué de sensibilité,
et nous sommes heureux de voir M. Longet réfuté par une
autorité qui nous est si précieuse, c'est-à-dire par lui-
même), si donc les impressions faites aux organes animés
par le grand sympathique ne sont point ordinairement
transmises à la conscience; si la volonté n'a point d'empire sur les mouvements auxquels il préside, il faut rapporter la cause de ces particularités, non pas aux ganglions
eux-mêmes, comme le faisaient Johnston et Reil, mais à
ce que, d'une part, ces impressions s'évanouissent dans
la moelle épinière, et à ce que, de l'autre, *les fibres origi-
nelles du grand sympathique ne parviennent point, comme
celles des autres nerfs, jusqu'à la source de l'influence volontaire.*

4° Puisque les parties douées de mouvement involontaire, comme le cœur, le canal intestinal, etc., conservent
quelque temps après avoir été séparées du corps, *le type*
de leur mouvement rhythmique ou péristaltique, il en
résulte que ce type est indépendant du cerveau et de la
moelle épinière. Un pareil phénomène dépend, selon
M. Longet, de ce que, dans les ramifications terminales
du grand sympathique, le principe nerveux peut s'épuiser
en quelque sorte par décharges successives et *périodiques.*

5° Il paraît probable, en procédant par voie d'exclusion
et d'analogie, que l'hématose et la sécrétion des mucosités

bronchiques sont principalement du ressort du grand sympathique.

6° La stimulation des ganglions cervicaux ou des nerfs cardiaques *sympathiques* peut rappeler les mouvements du cœur, quand ils viennent de cesser.

7° Le grand sympathique est complétement étranger aux contractions de l'œsophage et de l'estomac, et il n'a d'influence que sur la sécrétion de la membrane muqueuse de ces organes (toutefois M. Longet ne nie pas d'une manière absolue l'influence directe de la huitième paire sur la sécrétion des sucs gastriques).

8° Les irritants chimiques et le galvanisme, dirigés sur le grand sympathique, réveillant les contractions éteintes de l'intestin grêle, il n'est pas permis d'admettre, avec M. Brachet, que ce nerf soit complétement étranger aux mouvements de cette portion du tube digestif, et qu'il n'ait d'influence que sur l'absorption, l'exhalation et la sécrétion intestinales.

9° Le grand sympathique influence la contraction involontaire du corps de la vessie, et tient sous sa dépendance la sécrétion de la membrane muqueuse, tandis que les filets vésicaux cérébro-rachidiens sont seulement en rapport avec la sensation du besoin d'uriner, et la contraction volontaire du col de la vessie.

10° L'utérus, pris sur une femelle pleine et mis au contact de l'air, exécute des contractions tout-à-fait assimilables aux contractions péristaltiques ou vermiculaires de l'intestin ou de la vessie, et il peut se vider sur l'animal mort. Aussitôt que les mouvements utérins viennent de cesser, on peut les provoquer derechef en irritant les portions lombaire inférieure et sacrée supérieure du grand sympathique.

11° Dans ces derniers temps, J. Müller (1) et Remak ont admis dans les nerfs cérébro-rachidiens et dans le grand

(1) *Physiologie du système nerveux.* Paris, 1840, t. Ier.

sympathique, indépendamment des fibres nerveuses en
rapport avec le mouvement et la sensibilité, des fibres
spéciales qu'ils appellent *organiques* ou *grises*, et qui présideraient aux actes *organiques* de la nutrition et de la
sécrétion. Il n'est pas irrationnel de croire qu'elles proviennent aussi de l'axe cérébro-spinal, et qu'elles puisent
le principe de leur action à la fois dans cet organe central,
dans les ganglions du grand sympathique, et dans les
ganglions des nerfs cérébro-spinaux, hypothèse qui ex-
pliquerait, d'une part l'influence incontestable de l'axe
cérébro-spinal sur les sécrétions et la nutrition, et de
l'autre (par l'entremise des ganglions multiplicateurs de
la force nerveuse) la persistance de ces actes organiques
dans les parties privées de la sensibilité et du mouvement.

Je termine ici ce résumé physiologique ; et si je n'y fais
pas entrer les trois dernières propositions du résumé de
M. Longet, c'est que la dernière de ces trois propositions
est encore purement hypothétique, et que dans les autres,
l'ingénieux physiologiste a pour but d'établir entre le
grand sympathique et les nerfs cérébro-spinaux un rapprochement qui nous paraît, quant à présent, un peu trop
forcé.

Enfin, je me permettrai de n'être pas de l'avis de
M. Longet, lorsque, dans le paragraphe qu'il a réservé
pour les faits pathologiques, renouvelant une erreur
échappée à Bichat et partagée par M. le docteur Jolly, il
admet que « le système nerveux ganglionnaire paraît susceptible d'être affecté de névralgie aussi bien que les nerfs
de la vie animale. » Un système qui n'est pas doué de *sensibilité animale*, comme l'aurait dit Bichat, de cette *sensibilité générale* qui appartient aux *nerfs* dits de *sentiment*,
ne saurait, à l'instar de ces derniers, être affecté de *névralgie* proprement dite. La même maladie qui dans les
nerfs du sentiment produit cette vive douleur, d'où vient
le nom de *névralgie*, détermine, quand elle a pour siége

le grand sympathique, des lésions des actes de la *vie orga- nique*, tels que les sécrétions, le mouvement involontaire, la circulation, etc.

III. *Induction nosologique.*

Puisque, en dernière analyse, le système du grand sympathique tient sous son empire les mouvements invo- lontaires, tels que ceux du cœur, des intestins, etc., les sécrétions (la plupart d'entre elles du moins), l'héma- tose, la calorification, en un mot tous les actes vitaux dont l'ensemble constitue la vie *organique*, *nutritive* ou *végétative*, n'est-il pas évident qu'il faut rapporter à ses lésions les troubles divers dont ces actes sont suscepti- bles? S'il en est ainsi, on doit reconnaître en particulier qu'en ralliant à la grande classe des névroses actives les maladies jusqu'ici décrites sous le nom de *fièvres d'accès*, de *fièvres intermittentes* ou *périodiques*, nous n'avons fait qu'obéir aux lois de l'induction physiologique la plus légitime, ces maladies étant, en effet, caractérisées par des phénomènes qui témoignent d'une exaltation d'actes vitaux, tels que la circulation, la calorification, etc., aux- quels préside le système nerveux ganglionnaire. Cette localisation, pour ainsi dire physiologique, repose exac- tement sur la même base que la localisation des névralgies, de la manie, de l'épilepsie, etc., dans le système nerveux de la vie animale. Si cette dernière est rationnelle, la pre- mière l'est également et aux mêmes titres. Nous allons donc, conformément aux principes de la logique médicale la plus rigoureuse, décrire comme névroses actives du système ganglionnaire des affections dont le siége avait été jusqu'ici indéterminé.

Dans une première section, j'étudierai les fièvres inter- mittentes, qui paraissent être une irritation générale ou disséminée du système du grand sympathique, puisque leurs phénomènes se passent dans le système sanguin, et qu'ils consistent essentiellement en une accélération de la circulation avec augmentation de la température générale du corps. Dans une seconde section, je m'occuperai des irritations spéciales des diverses portions de ce système, irritations partielles auxquelles certains auteurs ont donné le nom de *fièvres intermittentes topiques.*

SECTION PREMIÈRE.

NÉVROSES ACTIVES DES NERFS DU SYSTÈME SANGUIN EN GÉNÉRAL, OU FIÈVRES INTERMITTENTES PROPREMENT DITES.

On a distingué les fièvres intermittentes en deux grands genres, savoir, les fièvres intermittentes simples ou *bénignes*, et les fièvres intermittentes *pernicieuses.* Après avoir exposé les symptômes, la marche et les causes des premières, nous essaierons de montrer en quoi les secondes s'en distinguent, et nous en signalerons les principales espèces. Nous examinerons ce que les auteurs ont écrit sur la mortalité et sur les *altérations organiques* trouvées à l'ouverture des cadavres. Nous terminerons par l'indication des méthodes de traitement des deux genres de fièvres intermittentes.

ARTICLE PREMIER.

I. LES FIÈVRES INTERMITTENTES DITES BÉNIGNES.

§ Ier. Symptômes d'un accès de fièvre intermittente simple.

L'accès fébrile se partage en trois stades distincts, qui se succèdent dans l'ordre suivant : premier stade ou stade de *froid*, second stade ou stade de *chaleur*, troisième stade ou stade de *sueur* (1).

I. Les phénomènes qu'on observe dans le premier stade sont les suivants : sentiment de froid, frisson, horripilations, bâillements, pandiculations, tremblement général

(1) Quelques pyrétologistes appellent, avec M. Récamier, le premier stade, *période de concentration des forces ;* le second, *période d'expansion ou de réaction ;* le troisième, *période de détente ou de crise.* Ces dénominations conviendraient assez sous certains rapports. Toutefois, il faut avouer qu'elles sont plus poétiques ou figurées que précises. Or, sans *précision* point de vraie langue scientifique.

avec claquement des dents; décoloration, pâleur de la peau, qui se crispe en quelque sorte de manière à former ce qu'on appelle la chair de poule (*cutis anserina*); sensation d'une espèce de compression extérieure, avec diminution réelle du volume de certaines parties, telles que les doigts, etc.; malaise général, faiblesse qui oblige les malades de se mettre au lit; pouls concentré, petit, fréquent (100, 120 en général); urine rare, claire, limpide.

L'intensité du sentiment de refroidissement est susceptible de divers degrés. Quand elle est portée à son maximum, la peau offre l'aspect qu'elle présente chez les personnes en santé qui sont restées longtemps exposées à l'air froid pendant un hiver rigoureux : elle est marbrée, violette, bleuâtre même, particulièrement aux pieds, aux mains, au nez, aux oreilles; les lèvres et les ongles sont livides. Alors on voit les malades s'enfoncer dans leur lit, s'envelopper tout le corps d'épaisses couvertures, se replier sur eux-mêmes, se rapetisser en quelque sorte, pour offrir moins de surface aux causes de refroidissement; la respiration est accélérée (M. le professeur Gavarret a compté 28 et même 36 inspirations par minute), comme si les malades s'efforçaient instinctivement de produire plus de chaleur pour dissiper le froid qu'ils ressentent.

Les phénomènes que nous venons d'exposer sembleraient ne laisser aucune espèce de doute sur l'existence d'un véritable abaissement de la température extérieure du corps pendant le stade de froid. Il n'en est rien cependant. Bien plus, nous avons constaté par le *thermomètre*, et en ceci nos recherches sont d'accord avec celles de M. le professeur Gavarret, nous avons constaté, dis-je, une élévation notable de cette température. Toutefois, l'augmentation de la chaleur normale de la peau est moindre que dans le stade dit de chaleur (1).

(1) Elle s'élève de 1 à 2 degrés environ dans la période dite de *froid*, tandis qu'elle monte de 3 à 4 degrés, et même plus, dans la période dite de chaleur.

Cette sorte de contradiction entre les phénomènes indiqués plus haut, tels que le frisson, le tremblement, la *chair de poule*, le *sentiment de froid* éprouvé par les malades, etc., et une certaine augmentation de la température extérieure du corps, est un fait digne de toute l'attention des observateurs sur lequel nous nous proposons de multiplier nos recherches (1). Jusqu'à plus ample informé, il faut le considérer comme une aberration, une sorte d'*hallucination* de la faculté de *sentir*, aberration dont on trouve d'ailleurs des exemples dans des cas différents de celui qui nous occupe en ce moment.

La durée moyenne du *stade de froid* est d'une demi-heure à une heure; quelques auteurs disent l'avoir vu se prolonger pendant cinq à six heures. Dans une centaine de cas de fièvre intermittente que j'ai recueillis à la *Clinique* depuis douze ans, je n'ai jamais observé une telle prolongation de la période que nous décrivons.

II. Voici les phénomènes qui caractérisent le second stade : au sentiment de froid a succédé un sentiment de chaleur plus que normale, avec augmentation réelle de la

---

(1) Tout n'est pas encore bien connu, bien fixé sur cet objet. Il est d'abord prouvé, par exemple, que la chaleur n'est pas augmentée dans tous les points de la surface extérieure du corps. M. Gavarret affirme que les portions du corps qui sont en libre communication avec l'air ambiant ne sont pas à la fois, comme les parties abritées par les couvertures du lit, le siége d'un sentiment de froid et d'un échauffement réel. Suivant cet observateur, le nez est le siége d'un refroidissement évident ; et toutes les fois que les mains des malades sont placées hors du lit, elles sont réellement au-dessous de la température de l'état normal. Il est à regretter que M. Gavarret ne rapporte à ce sujet aucune expérience précise. Il fait remarquer que le résultat dont il s'agit accuse une irrégularité dans la distribution de la chaleur animale, ou une moindre résistance aux causes de refroidissement dont des recherches ultérieures nous permettront peut-être un jour de connaitre la cause.

Il serait bien à désirer que des recherches thermométriques fussent faites chez les individus atteints de cette espèce de fièvre intermittente que l'on désigne sous le nom d'*algide*.

température de la peau, qui, prise sur l'abdomen, s'élève à 39, 40°, et quelquefois même un peu plus ; l'état de resserrement, de crispation, de pâleur de l'habitude extérieure est remplacé par un état d'expansion, d'épanouissement et d'animation, marqué surtout au visage ; *turgescence évidente des veines sous-cutanées* ; persistance de la fréquence du pouls, avec augmentation du volume de l'artère ; un peu d'agitation, désir du frais, tendance à se découvrir ; soif plus ou moins vive ; urine plus foncée en couleur que dans le précédent stade.

Lorsque les phénomènes du stade de chaleur sont portés au plus haut degré d'intensité, les malades offrent une ressemblance assez marquée avec ceux qui sont atteints de ce que certains auteurs modernes ont désigné sous le nom de *forme inflammatoire* de la fièvre typhoïde, et nous avons vu quelques cas où l'on a pris pour cette maladie un premier accès de fièvre intermittente. La marche de la maladie ne tarda pas à démontrer l'erreur qui avait été commise. Pour l'éviter, il importe de ne jamais affirmer l'existence de la fièvre dite typhoïde (cette dernière expression étant prise ici comme équivalente du mot *entéro-mésentérique*), qu'autant qu'on observe les *phénomènes locaux*, sans lesquels elle ne saurait être positivement diagnostiquée.

La durée moyenne du second stade peut être d'une à plusieurs heures : elle n'est quelquefois que d'une demi-heure.

III. Le dernier stade, comme l'indique son nom, a pour caractère fondamental une diaphorèse plus ou moins abondante, sorte de *crise* de l'orage fébrile : tantôt la peau est dans un simple état de moiteur halitueuse, tantôt, au contraire, elle est abreuvée et pour ainsi dire inondée d'une pluie sudorale tellement abondante, que la chemise du malade et les draps de son lit sont mouillés comme s'ils eussent été trempés dans l'eau. Cependant, peu à peu, la sueur cesse, la température de la peau revient à son état normal, le calme succède à l'agitation, et le plus souvent survient un sommeil tranquille, au sortir duquel il ne reste plus rien de l'accès fébrile, si ce n'est un sentiment de légère fatigue.

La durée du stade de sueur est très variable : elle est ordinairement de deux, trois ou quatre heures.

IV. Dans la description qui vient d'être tracée, j'ose le dire, d'après nature, on ne voit aucun des symptômes propres à caractériser les fièvres qui sont l'objet des cinq derniers ordres de Pinel. Depuis vingt-cinq années que j'ai passées au milieu des malades, et qui ont été consacrées à l'observation et à l'expérience la plus attentive, je n'ai rencontré aucun cas de fièvre intermittente simple bien caractérisée qui pût être rapportée aux maladies continues qui sont l'objet des cinq ordres de fièvres que je viens de rappeler. Je ne puis donc m'empêcher de considérer comme une pure conception de l'imagination, l'existence de ces dernières maladies *bien caractérisées* sous la forme intermittente. C'est qu'en effet les phlegmasies réelles qui en constituent l'élément essentiel, simple ou compliqué, ne sont pas susceptibles de la forme intermittente.

Ce n'est pas que dans certains accès de fièvre intermittente, je n'aie observé quelques symptômes provenant d'une lésion des fonctions spéciales des organes digestifs, respiratoires, etc.; mais les symptômes de ce genre, les vomissements, par exemple, que j'ai rencontrés chez quelques sujets, n'étaient point le résultat d'un état phlegmasique de l'estomac, n'avaient pas lieu dans tous les accès, manquaient dans l'apyrexie, et pendant celle-ci, la digestion s'opérait d'une manière satisfaisante.

V. M. le professeur Piorry a, dans ces derniers temps, émis l'opinion que, dès les premiers accès de fièvre intermittente, on pouvait constater un gonflement plus ou moins considérable de la rate, organe dans lequel il a pour ainsi dire placé le point de départ constant de la fièvre intermittente. Dans un très bon nombre de cas, en présence de nombreux élèves, j'ai exploré cet organe au moyen de la palpation et de la percussion les plus exactes. Or, dans plusieurs de ces cas, je n'ai pas constaté de très notable tuméfaction splénique. Lorsque j'ai constaté ce gonflement chez des sujets qui en étaient encore aux premiers accès de leur fièvre intermittente, il n'était pas porté très loin, et il disparaissait complétement, ou à peu près, dans l'apyrexie. Chez les individus qui étaient atteints depuis longtemps (un ou deux mois et même plus) de fièvre intermittente, il existait presque toujours un gonflement considérable de la rate, qui persistait dans l'intervalle des accès. Il suit de ce dernier fait que le gonflement de la rate, qu'il soit constant ou non dès les premiers accès de la fièvre intermittente, ne se dissipe pas toujours complétement après ces accès, puisqu'en se prolongeant, la maladie finit par déterminer une tuméfaction permanente, une espèce d'hypertrophie de la rate.

Voici quelques détails statistiques sur la question que nous venons d'examiner. La rate a été explorée avec soin chez dix-sept des dix-huit malades dont j'ai rapporté les observations dans le tome III de ma *Clinique médicale* (1).

a. Dans cinq cas, je reconnus un gonflement de la rate (obs. I, II, VI, VII, XI). Dans le premier cas, examiné pendant le stade de froid, la rate débordait d'un pouce environ le rebord cartilagineux des fausses côtes. Le lendemain, jour d'apyrexie, le volume avait diminué, sans être complétement revenu à l'état normal. Dans le second cas,

---

(1) A l'état normal, chez l'adulte, la rate, selon M. Monneret, offre 9 à 10 centimètres de hauteur (3 à 4 pouces) sur 9 centimètres de largeur. M. Piorry ne lui donne que 3 pouces à 3 pouces 9 lignes de hauteur. Ces mesures me paraissent assez justes. Je regrette que le temps ne m'ait pas encore permis de faire pour le poids et les dimensions de la rate les recherches exactes que j'ai faites sur le poids et les dimensions du cœur.

la rate était gonflée au point que son diamètre vertical
était de cinq pouces une ligne. Dans le troisième cas, la
rate, tuméfiée, débordait d'environ un demi-pouce les
fausses côtes. Dans le quatrième cas, examinée d'abord
pendant l'accès, il est dit seulement que la rate était tuméfiée; le lendemain, pendant l'apyrexie, la rate dépassait
d'un grand pouce le rebord cartilagineux des fausses côtes,
et remontait à un pouce et demi au-dessus du sein; elle
était plus tuméfiée encore pendant l'accès suivant, moins
le jour d'apyrexie qui succéda. Dans le cinquième cas, le
jour d'apyrexie, la rate débordait d'un demi-pouce environ
le rebord cartilagineux des fausses côtes.

Dans douze cas (obs. III, IV, V, VII, IX, X, XII, XIII,
XIV, XV, XVI, XVIII), je ne constatai aucun gonflement
notable de la rate. Mais je dois déclarer : 1° que dans quelques uns de ces cas, la fièvre n'eut pas lieu, à partir du
jour où les malades entrèrent à l'hôpital, et que je n'ai pas,
par conséquent, la certitude qu'ils fussent réellement atteints de fièvre intermittente; et 2° que, dans quelques
autres de ces cas, la fièvre fut assez peu intense pour se
dissiper au bout de quelques jours sans l'emploi d'aucun
traitement.

b. 165 cas de fièvre intermittente ont été résumés par
M. le professeur Piorry sous le rapport qui nous occupe.
161 fois la rate a été examinée, et 154 fois son volume
s'élevait au-dessus de l'état normal. Dans les 7 autres cas,
l'exploration, dit M. Piorry, n'a pas été faite avec tout le
soin désirable.

c. Il reste encore beaucoup à faire pour bien *préciser* les
degrés de la tuméfaction de la rate dans chaque cas, et
pouvoir ensuite formuler quelques lois générales. On lit
dans l'article *Fièvre intermittente* de M. Monneret, que cet
organe peut acquérir 25 à 30 centimètres de haut, sur 15
à 20 de largeur, et qu'on a vu de ces rates hypertrophiées
peser 4 et même 6 kilogrammes. J'ai rencontré quelques

cas de rate très volumineuse, au point que son extrémité inférieure descendait jusqu'au niveau de la crête iliaque. Mais cela n'arrive pas dans les premiers accès des fièvres intermittentes simples, telles que nous les observons à Paris. Dans 130 cas de fièvre d'accès, de différents types, dont M. Piorry a fait le relevé, la moyenne de hauteur de la rate est de 15 centimètres, le maximum de 28 centimètres, et le minimum de 10 centimètres. (Il n'existait qu'un seul cas de cette dernière dimension.) S'il s'agit ici de la mensuration de la rate dans les premiers accès d'une fièvre intermittente, je dois dire que, dans les cas que j'ai observés, la hauteur moyenne de la rate est restée au-dessous de celle indiquée ci-dessus.

VI. Suivant M. Audouard, M. Monneret et autres, il existerait quelquefois une *douleur vive de la rate*, dans l'accès d'une fièvre intermittente. Je ne crains pas d'affirmer, sur la foi de vingt-cinq années d'une observation attentive, que, dans les fièvres intermittentes bénignes, *non compliquées*, telles que nous les observons à Paris, il n'existe jamais de *douleur vive*, ni même, dans l'immense majorité des cas, de douleur légère de la rate. J'ai interrogé les malades avec le plus grand soin, et aucun d'eux ne s'est plaint de souffrir notablement dans la région de la rate, même à la pression et à la percussion, pratiquées avec les ménagements convenables. On ne sera point surpris de ce fait, si l'on réfléchit que la rate, à l'état normal, ne jouit pas de la faculté de sentir, ou de la *sensibilité animale* (Bichat). Comme je l'ai dit ailleurs, j'ai rencontré des cas de véritable inflammation de la rate, avec ramollissement et suppuration, chez des sujets qui n'avaient jamais accusé de douleur dans l'organe indiqué. Toutes les fois qu'il existe une douleur notable dans la région de ce viscère, ce n'est donc pas à une lésion qui lui soit propre, mais à une lésion des parties voisines, douées de la *sensibilité animale*, qu'il faut rapporter cette douleur.

Quand la rate acquiert un volume très considérable, les malades accusent ordinairement un sentiment de pesanteur, de gêne, qu'il ne faut pas confondre avec une véritable douleur, sentiment qui, lui-même, n'est pas d'ailleurs transmis au centre sensitif par la rate, mais bien par les nerfs *sensibles* des parties sur lesquelles pèse cet organe.

VII. Lorsqu'une fièvre intermittente a duré pendant plusieurs semaines, plusieurs mois, et même des années entières, toute la constitution se *détériore*, le sang *s'appauvrit*, et les malades offrent tous les signes caractéristiques d'un état chlorotique, chloro-anémique, ou décidément *cachectique*. Cet état général de la constitution est tellement caractéristique dans certains cas, qu'un praticien exercé ne s'y trompe guère. Il y a déjà bien des années que nous avons signalé les sujets ainsi *travaillés* par des fièvres intermittentes de longue durée, parmi ceux dont les artères font entendre les bruits de souffle chlorotique, soit simple, soit sibilant ou musical, etc., etc.

On sait que la diminution de la densité du sang, physiquement constatée par nous, et la diminution des globules démontrée par MM. Andral et Gavarret, sont les lésions fondamentales du sang des chlorotiques.

§ II. Causes.

I. Il est généralement admis aujourd'hui que la *plupart* des fièvres intermittentes doivent leur naissance aux exhalaisons marécageuses. M. Brachet, l'un des premiers, s'est efforcé de prouver que ces miasmes sont fournis *exclusivement* par les substances végétales en putréfaction, tandis que c'est aux miasmes de nature animale que seraient dues les fièvres continues, décrites sous le nom de typhus. Beaucoup d'autres observateurs, M. Audouard en particulier, professent cette opinion (1), et si les faits qu'on

______

(1) Il y a très longtemps déjà que M. Audouard soutient, en effet, que les typhus proprement dits sont dus à une *infection purement animale*.

invoque à son appui ont été bien exactement recueillis, elle nous paraît tout-à-fait juste (1).

Quelques auteurs, et Broussais est de ce nombre, enseignent que l'action du froid et de l'humidité suffit pour produire la fièvre intermittente simple (2).

II. Quoi qu'il en soit, il est certain que, de toutes les causes, la plus puissante, sinon la cause exclusive, est l'existence de marais, dans les pays où sévissent en grand nombre les fièvres intermittentes, soit bénignes, soit surtout pernicieuses (3). On n'avait pas besoin de nouveaux faits pour prouver la réalité de cette influence; mais

(1) Les raisons sur lesquelles se fonde M. Brachet sont les suivantes : « J'ai vu, dit-il, des tanneries placées au milieu du foyer de l'infection intermittente ; j'ai questionné, et j'ai eu la réponse que *cette maladie respectait l'établissement.* J'ai longtemps fréquenté les amphithéâtres et les hôpitaux, jamais je n'y ai vu la fièvre intermittente parmi mes condisciples. J'ai vu les horreurs de la guerre nous amener le typhus, mais non les fièvres intermittentes. J'ai cherché dans les auteurs, partout j'ai vu les épidémies du typhus naître de l'infection miasmatique animale, et jamais les épidémies de fièvres intermittentes ne sont le résultat de l'encombrement des hommes et des malades, ou de l'action des émanations putrides des substances animales. Les maladies épidémiques de Pantin, village placé sous le vent de la voirie de Belleville, aux portes de Paris, ne sont jamais des fièvres intermittentes. Les bouchers, les boyaudiers, les corroyeurs, etc., ne contractent point la fièvre intermittente au milieu des émanations animales qui leur forment une atmosphère perpétuelle......

Il est si vrai que les débris des plantes en putréfaction au sein des eaux stagnantes sont la cause de la fièvre intermittente, que l'on peut à volonté produire et arrêter les épidémies de cette maladie dans le village le plus sain, en y établissant, dans les grandes chaleurs, des *routoirs*, et en les détruisant. Cet effet du rouissage du chanvre est une preuve convaincante que les fièvres intermittentes sont le produit des *seules* émanations des substances végétales en putréfaction. » (*Archives générales de médecine*, t. IX, p. 380-81. — Comparez *Annales d'hygiène publique et de médecine légale*, t. I, p. 335 ; t. VII, p. 237.)

(2) Que penser de M. Vaidy et de quelques autres, prétendant que l'on peut contracter une véritable fièvre intermittente par *imitation* ou par l'effet d'*affections morales?*

(3) Ce n'est pas ici le lieu de faire, à l'instar de M. Montfalcon, un traité sur les marais, l'un des objets les plus importants dont l'hygiène

s'il en eût été besoin, les observations recueillies en Algérie, depuis que nous en avons fait la glorieuse conquête, n'auraient malheureusement laissé rien à désirer sur cet objet. Les marais de la plaine de la Métidja, et d'autres régions de l'Algérie, véritables *marais Pontins* de cette France africaine, ont été cent fois plus funestes à notre brave armée que les nombreux combats dans lesquels elle a si bien mérité de la mère-patrie. Là, en effet, les fièvres intermittentes sont endémiques, plus encore que dans la Sologne, la Bresse, etc., etc.

C'est aux émanations, aux miasmes, qui, dans certaines circonstances, se dégagent du sein de ces marais, foyers d'une double décomposition putride des débris végétaux et des cadavres d'insectes ou d'autres animaux, qui avaient vécu dans ces marais ; c'est à ces effluves, dis-je, et particulièrement à ceux d'*origine végétale*, qu'est dû le développement des fièvres intermittentes appelées paludéennes.

Mais quelle est la nature précise des miasmes *fébrifiques ?* Malgré les recherches des anciens observateurs, et les recherches plus précises des observateurs modernes (Fourcroy, Vauquelin, MM. Thénard et Dupuytren, M. Boussingault, etc.), cette nature n'est pas encore bien connue.

Les expériences de M. Boussingault en particulier, faites sur l'air recueilli dans les plaines marécageuses de l'Amérique méridionale, lui ont permis d'y constater la présence d'un principe organique de nature *hydrogénée*, provenant de la fermentation putride de la vase qui forme le fond de ces marais. Mais le savant observateur ne nous apprend rien de positif sur ce *principe organique*.

III. En général, ce qu'on a écrit sur l'étendue de l'espace dans lequel les effluves marécageux peuvent être propagés par l'atmosphère ambiante qui s'en est chargée, manque

puisse s'occuper. On trouvera dans l'article FIÈVRE INTERMITTENTE du *Compendium*, de MM. Monneret et Fleury, une analyse étendue des principaux travaux qui ont été publiés sur les marais.

de précision, ou ne repose pas sur des faits et des expériences d'une exactitude suffisante. Selon M. Montfalcon, on aurait évalué à 4 ou 500 mètres le rayon de la hauteur à laquelle ils peuvent s'élever, et à 2 ou 300 mètres le rayon de leur propagation dans le sens horizontal. Transportés en quelque sorte sur l'aile des vents, les miasmes paludéens peuvent ainsi, *à ce qu'on assure*, produire des fièvres intermittentes dans des pays très salubres, et dans le voisinage desquels il n'existe point de marais. S'il faut en croire M. Worms, l'insalubrité de la ville de Bone tiendrait en partie à ce que, pendant quelques jours de l'année, le vent du sud apporte dans la ville les effluves d'un marais situé dans le voisinage.

IV. Ce qui paraît bien démontré, c'est que, dans le foyer même, ou dans la sphère d'activité des effluves fébrigènes, on ne contracte pas avec la même facilité les fièvres intermittentes, à toutes les heures de la journée indistinctement. Pendant le milieu du jour, les effets de ces effluves sont nuls, ou du moins très faibles, tandis que le matin, et surtout le soir, lorsque l'atmosphère s'est refroidie et condensée, leur influence s'exerce dans toute sa plénitude. En Algérie, où le thermomètre tombe à 18° + o pendant la nuit, après s'être élevé à 30° pendant le jour à l'ombre, nos soldats, en bivouaquant la nuit, dans le voisinage des marais, y contractent en très grand nombre la fièvre intermittente (on cite des bataillons qui en ont été pris en masse).

On se rend assez bien compte des différences ou des divers degrés d'intensité des miasmes ci-dessus indiqués, en réfléchissant que dans le milieu de la journée les miasmes, comme les couches d'air, sont raréfiés par la chaleur, et s'élèvent dans l'atmosphère à une hauteur plus ou moins considérable, tandis que le soir et le matin, ils se condensent et retombent en quelque sorte avec la rosée et la vapeur, dans les couches inférieures de cette atmosphère. Il faut ajouter que le corps des individus placés dans la sphère d'activité des miasmes est bien mieux disposé à l'absorption, lorsqu'après une transpiration plus ou moins abondante pendant les chaleurs du milieu du jour, il éprouve le soir et le matin un refroidissement plus ou moins considérable; refroidissement qui lui-même n'est pas toujours, peut-être, étranger au développement de la fièvre. La voie de cette absorption paraît être principalement la surface pulmonaire.

Quelques uns pensent que l'usage des eaux marécageuses doit être aussi considéré comme une cause de fièvre intermittente.

On a émis sur l'*incubation* du miasme paludéen des idées qui ne reposent sur aucun fait précis. Il serait donc oiseux de les discuter ici.

V. Les miasmes marécageux, contrairement à ce que nous avons dit plus haut, seraient-ils donc la cause unique des fièvres intermittentes, de sorte que, par cela même que ces maladies se développent dans une localité quelconque, on en doive conclure que des miasmes paludéens y existent naturellement, ou bien y ont été transportés par les vents, etc.? Les auteurs du *Compendium* paraissent adopter ce système. Ils pensent, avec MM. Audouard et Boudin, opposés en cela à M. R. Faure, que les autres modificateurs, tels que la chaleur, les vicissitudes atmosphériques, ne font que *faciliter l'action du miasme, soit en donnant à celui-ci une activité plus grande ou en augmentant les doses du poison qui se répandent dans l'atmosphère, soit en prédisposant l'économie elle-même à recevoir plus facilement son influence* (t. 5, pag. 300). Ainsi, pour eux, « la fièvre intermittente peut être considérée comme un empoisonnement aigu, provoqué par le miasme paludéen. »

Les faits et les raisonnements allégués par les auteurs qui soutiennent que toutes les fièvres intermittentes sont dues à une influence paludéenne, et que celles observées à Paris, par exemple, n'en sont point *originaires*, mais nous viennent de la Bresse, de la Sologne ou d'autres lieux infestés de marécages, ces faits et ces raisonnements, je le répète, ne me paraissent pas concluants et victorieux. Pour convaincre en médecine, il faut procéder avec des méthodes exactes d'observation et de théorisation, malheureusement trop peu familières aux médecins des anciennes écoles. Ce n'est pas avec cette grande verve d'imagination et cette dépense considérable d'hypothèses gratuites que nous trouvons chez certains historiens des fièvres intermittentes, ce n'est pas ainsi, dis-je, que l'on parviendra jamais à dissiper les incertitudes et les obscurités qui règnent encore sur plusieurs points de cette partie de la pathologie. C'est au moyen de nombreuses observations particulières recueillies avec tout le soin et toute l'exactitude convenables, et grâce à un esprit *philosophique* exercé, qu'on exécute des œuvres de ce genre.

Quant à moi, jusqu'à plus ample informé, je suis porté à penser qu'il est des fièvres intermittentes indépendantes de toute émanation marécageuse, et dont quelques unes du moins paraissent s'être développées sous l'influence des vicissitudes de chaud et de froid, vicissitudes que l'on ne saurait complétement éviter en presque aucune contrée, mais qui sont toutefois plus grandes et plus fréquentes en certaines contrées que dans d'autres. J'ajouterai que, comme je l'ai laissé entrevoir plus haut, dans les pays marécageux eux-mêmes, ces influences, ces alternatives de chaud et de froid ne sont probablement pas tout-à-fait étrangères à la production de diverses maladies qui, sous le *nom commun* de fièvres intermittentes, ravagent ces pays. Et s'il était vrai que les simples alternatives de chaud et de froid fussent capables de produire les fièvres intermittentes simples, on serait tenté de croire que dans le développement de celles qu'on appelle paludéennes, il existe à considérer deux éléments, savoir, l'infection ou l'empoisonnement miasmatique et les vicissitudes atmosphériques elles-mêmes. Mais les données directes me manquent pour traiter cette importante question, et pour moi, rien ne peut remplacer ces données.

VI. Au reste, je confesse que, à l'égard des fièvres intermittentes d'origine non paludéenne, telles que celles dont nos salles d'hôpitaux de Paris nous fournissent des exemples journaliers, l'étiologie est incontestablement l'un des points les plus incertains de leur histoire. J'ai dit plus haut qu'elles *paraissaient*, quelques unes du moins, se développer sous l'influence des vicissitudes de chaud et de froid ; mais je n'ai pas osé affirmer ce point d'étiologie d'une manière formelle, attendu que les preuves incontestables m'auraient fait défaut. C'est donc là une opinion qui repose sur l'induction et l'analogie plutôt que sur l'observation directe.

Parmi quelques centaines de cas que j'ai rencontrés à Paris depuis environ vingt-cinq ans, il en est quelques uns dont les sujets avaient contracté la maladie à l'hôpital, où ils étaient entrés pour une autre affection, et dans des moments où il ne se trouvait dans nos salles aucun autre malade atteint de fièvre intermittente. Or, on conviendra qu'il serait difficile d'attribuer les cas de ce genre à une influence marécageuse (1).

VII. On a remarqué que les habitants des pays marécageux sont moins exposés que les étrangers à contracter la fièvre intermittente, comme si les émanations paludéennes sévissaient avec moins d'énergie sur les sujets *habituellement* soumis à leur influence, ou *acclimatés*, que sur ceux qui en reçoivent pour les premières fois l'impression (2).

(1) Des cas de cette espèce, et en général tous ceux que nous observons à Paris, sont tellement en opposition avec toute idée de contagion de la fièvre intermittente, qu'on nous dispensera volontiers de discuter ce qui a été dit sur cette contagion.

(2) Deux mots, avant de terminer, sur la question de savoir si les animaux sont sujets aux fièvres intermittentes. M. Rodet et M. Lechar-

§ III. Marche, types divers.

A. I. L'intermittence, ce caractère d'où tirent leur nom les maladies que nous étudions en ce moment, se présente sous plusieurs *types* divers dont nous allons indiquer les principaux. Ces types secondaires (je dis secondaires, parce que, comme nous l'avons vu, le mot *type* s'applique d'abord à la marche continue, intermittente ou rémittente dans certaines maladies en général), ces types secondaires sont fondés sur la durée variable des intervalles qui séparent un accès du suivant, intervalles désignés sous la dénomination d'*apyrexie*.

II. Lorsque les accès se manifestent chaque jour, la fièvre est dite à *type quotidien*, ou simplement *fièvre quotidienne*.

Si l'accès ne se montre que de deux jours l'un, la fièvre est appelée *tierce*.

On lui donne le nom de *quarte* lorsqu'il existe deux jours d'intervalle entre deux accès.

Ces trois types sont les seuls que j'aie constatés, d'une manière tranchée et parfaitement distincte, dans les fièvres intermittentes, telles que nous les observons en France, et dont j'ai recueilli quelques centaines de cas, depuis vingt-cinq ans passés que je vois des malades. Je n'ignore pas que les auteurs ont admis un grand nombre d'autres types, dérivés ou non des précédents, comme on

pentier disent avoir observé la fièvre intermittente chez les chevaux. Suivant M. Dupuy, les moutons qui vivent dans les marais ou dans leur voisinage, contractent des fièvres intermittentes pernicieuses avec gonflement de la rate. M. Leblanc, auquel j'ai demandé des renseignements à ce sujet, m'a répondu que les animaux domestiques n'étaient pas à l'abri de la fièvre intermittente ; et telle paraît être aussi l'opinion de M. Rayer. Cependant M. Delafond a déclaré à M. Monneret n'avoir jamais observé de fièvres intermittentes chez les animaux domestiques. Le docteur Bailly avait fondé sur la prétendue non-existence des fièvres intermittentes chez les animaux une théorie bizarre de l'intermittence, que nous rapporterons un peu plus bas.

le verra dans la note ci-dessous, et dont quelques uns sont très réels; mais je suis tenté de croire que plusieurs de ces types n'ont jamais existé que dans l'imagination de ceux qui les ont établis (1). Ce qui n'est pas moins imaginaire, c'est d'attribuer tel ou tel type à tel ou tel des divers ordres des fièvres essentielles autrefois admises. Ne perdons pas notre temps à la réfutation de pareilles doctrines, qui sont à la fois en opposition et avec les faits bien observés, et avec les principes de la saine raison médicale.

III. Étant connue la durée de chacun des stades d'un accès de fièvre intermittente, on en déduit facilement la durée totale de ce dernier. Mais je dois avouer que nous

(1) Des accès quotidiens revenant à des heures différentes, ou différant sous le rapport de l'intensité, de la durée, etc., mais se correspondant tous les deux jours, constituent une *double tierce*. Deux accès dans les vingt-quatre heures, tous les deux jours, forment une *tierce doublée*. La fièvre est *triple* quand il y a deux accès tous les deux jours, et un seul dans le jour intercalaire. On a été jusqu'à admettre une *quadruple tierce* caractérisée par deux accès chaque jour. Un accès le premier, le deuxième et le quatrième jour, correspondant à un accès survenu quatre jours auparavant, caractérise la fièvre *double quarte*. Deux accès dans un jour, avec deux jours d'intervalle, forment la *quarte doublée*. Trois accès de quatre en quatre jours constituent la *quarte triplée*. Enfin, un accès chaque jour, correspondant à celui dont il est séparé par deux autres accès, indique la *triple quarte*. La quotidienne peut être *doublée* et même *triplée*. Quelques auteurs rapportent un très petit nombre d'exemples de fièvres intermittentes *quintanes, sextanes, hebdomadaires, octanes, nonales, décimales, quatuordécimales, quindécimales, mensuelles, bi-mensuelles, trimestrielles, annuelles*. Le retour des accès à des époques indéterminées constitue la fièvre intermittente *irrégulière, erratique* ou *atypique*.

Quelle bizarre et chimérique doctrine que d'admettre ainsi des fièvres *décimales, mensuelles, annuelles*, etc.! Mais ce qu'il y a de bien plus inconcevable encore, c'est qu'il se soit trouvé des auteurs qui aient pu assimiler complétement aux maladies continues décrites sous les noms de fièvre gastrique, fièvre gastro-adynamique, fièvre gastro-ataxique, fièvre adéno-méningée, affections dans lesquelles existent des lésions permanentes si graves, d'autres maladies qui peuvent se manifester par de simples accès qui ne reviendraient que tous les quatre, tous les dix, tous les quinze jours, tous les mois ou même tous les ans! vraiment, c'est à n'y pas croire.

manquons encore de recherches suffisamment précises sur ce point de l'histoire des fièvres intermittentes.

IV. Il en est de même relativement aux heures de retour des accès. Il ne faut pas croire, en effet, que tous les accès apparaissent exactement à la même heure; ils *avancent*, ils *reculent*, comme on dit, et il serait à souhaiter qu'un observateur éclairé, riche d'un nombre suffisant de faits particuliers, bien recueillis, pût combler la double lacune que nous venons de signaler dans la description des fièvres intermittentes de différents types.

Les ouvrages de MM. Nepple, R. Faure et Maillot contiennent, il est vrai, des documents sur les heures auxquelles se montrent les accès des fièvres des principaux types. Ceux de M. Maillot portent sur un relevé de 2,338 cas observés à Bone. Mais il est permis de penser, avec M. Monneret, que nulle conclusion rigoureuse ne saurait en être déduite.

Tout récemment, M. le docteur Finot, médecin en chef de l'hôpital militaire de Blidah, a publié les résultats de ses recherches sur le même sujet (1). Nous allons les mettre sous les yeux du lecteur. Les calculs de M. Finot ont été faits sur 2,762 accès de fièvre intermittente, de différents types.

« 1º Les accès sont presque deux fois plus fréquents de minuit à midi que de midi à minuit.

2º Les heures où ils sont les plus nombreux sont de dix heures à midi, et en particulier à dix heures du matin.

3' Les heures qui fournissent le moins d'accès sont celles de dix heures du soir à trois heures du matin.

4º De minuit à midi, les accès augmentent en nombre d'heure en heure, et d'une manière assez régulière, et une décroissance semblable s'observe de midi à minuit.

(1) Compte-rendu du service médical de l'hôpital militaire de Blidah, pendant l'année 1842 (*Recueil de mémoires de médecine, de chirurgie et de pharmacie militaires*. Paris, 1844, t. I.VI, p. 4 et suiv.)

5° La différence des types quotidien et tierce change peu de chose à cette progression. Remarquons cependant que les fièvres quotidiennes, après l'heure de midi, affectent tout particulièrement six heures du soir, tandis que les fièvres tierces sont constamment plus nombreuses à dix heures du matin qu'à toute autre heure.

6° Cette observation s'applique plus spécialement aux affections de première invasion, pour les fièvres quotidiennes, et aux récidives pour les fièvres tierces.

7° Dans les mois de juillet, août et septembre, l'heure de midi, ou les heures approchantes, sont toujours les plus nombreuses en accès; tandis qu'ils subissent des variations assez notables dans les autres trimestres, et surtout dans le premier. »

Quelles sont les causes en vertu desquelles les accès ont lieu à telle heure plutôt qu'à telle autre? Elles sont profondément ignorées.

B. Le phénomène de l'intermittence qui distingue certaines pyrexies a piqué trop vivement la curiosité pour qu'on ne se soit pas occupé depuis longtemps à en chercher l'explication. Malheureusement, jusqu'ici, ces recherches n'ont point donné une solution satisfaisante de ce singulier et difficile problème; elles n'ont, pour la plupart, fait qu'éloigner la difficulté, au lieu de la lever, et les théories proposées reposent en général sur de pures hypothèses, qui répugnent à la saine raison.

I. Ainsi, l'intermittence tient, selon Th. Willis, au développement *périodique* d'une *matière fermentescible* dans le sang (mais d'où vient cette *périodicité* du prétendu *ferment?*); selon Fr. Deleboë, à l'introduction PÉRIODIQUE *d'un suc pancréatique trop acide* dans le sang (mais, outre que le fait affirmé est purement imaginaire, pourquoi s'opère-t-il *périodiquement?*); selon Borelli, au développement d'une *acidité* ou d'une *acrimonie* dans le *suc nerveux*, etc., etc.

Reil rattache l'intermittence des fièvres à *l'intermission de l'action organique*, laquelle proviendrait elle-même de celle qu'on observe dans l'univers, et dont il avoue ignorer la source. Certes, avec une telle explication, il n'est pas facile de dire pourquoi certaines fièvres sont intermittentes, tandis que les autres sont continues; et pourquoi, parmi les premières, les unes sont quotidiennes, les autres tierces, etc.

II. En attribuant l'intermittence des fièvres à l'intermittence de leurs causes productrices, M. le docteur Roche n'a fait, lui aussi, que reculer la difficulté. En effet, restait à pénétrer le mystère de cette intermittence des causes et de ses types si variés. Or, ce mystère ne nous a point encore été révélé par M. Roche. Il est bien vrai, comme le dit M. Roche avec tous les observateurs, que l'action des miasmes marécageux n'est pas la même à toutes les heures de la journée, qu'elle s'exerce à son maximum d'intensité le soir. Mais cette *donnée* suffit-elle pour rendre compte des différents types, en supposant qu'elle rendît compte de l'intermittence considérée d'une manière générale? M. Roche reconnaît lui-même que son explication ne satisfait pas à toutes les conditions du problème. Supposer, avec lui, que les accès de fièvre intermittente peuvent se répéter, en vertu de la disposition des organes, à reproduire certains actes, par cela seul qu'ils les ont exécutés plusieurs fois, et lors même que la cause qui les avait primitivement provoqués a cessé d'agir, c'est ce que nous avons fait nous-même, en parlant de l'intermittence des névroses actives en général, mais ce n'est point donner la raison claire et précise des divers types, etc. Une expérience de M. Brachet, que j'ai rapportée ailleurs (*Traité des fièvres*, p. 538), déposerait bien en faveur de cette tendance de l'organisme invoquée par M. Roche.

III. Rien de plus bizarre que l'explication de l'intermittence proposée par le docteur Bailly. Il attribue ce phénomène « à la modification qui doit s'opérer en nous, et particulièrement dans notre circulation, par suite du changement de position que subit notre corps durant les vingt-quatre heures qui constituent un jour et une nuit, et qu'il appelle un *nicthéméron*, » en d'autres termes, à ce que nous veillons debout ou dans une position verticale, tandis que nous dormons dans une position horizontale. Pour toute preuve de cette étrange opinion, Bailly dit que les animaux ne sont jamais affectés de fièvres intermittentes (nous savons ce qu'il faut penser de cette dernière assertion). On a vraiment peine à croire qu'il ait existé un médecin capable de proposer une théorie d'après laquelle il nous suffirait de marcher à quatre pattes, à l'instar des animaux, pour nous mettre à l'abri des fièvres intermittentes! Au reste, comme, d'après les observateurs, les émanations marécageuses produisent à la fois des fièvres intermitten-tes et des fièvres continues parmi les populations qui en subissent les influences, on conviendra qu'il serait fort embarrassant d'expliquer ces dernières fièvres par le sys-tème du docteur Bailly, si ce système était admis pour l'explication des autres.

IV. La théorie de M. Audouard se rapproche, sous quel-ques rapports, de celles de MM. Roche et Bailly, mais en diffère sous d'autres. Selon lui, l'influence solaire, ayant une action intermittente *positive* le jour, *négative* la nuit, asservit l'économie vivante à une semblable intermittence. L'intermittence de la fonction de la rate (on connaît l'opi-nion de M. Audouard sur les rapports qui existent entre la fièvre intermittente et la congestion de la rate) seconde-rait l'action solaire. L'action *positive*, que les rayons so-laires exercent, est, selon M. Audouard, une excitation du système vasculaire.

L'esprit s'évertue en vain, ce me semble, à chercher dans l'action *positive* et *négative* tour à tour des rayons so-laires, secondés ou non par la fonction intermittente de la rate, l'explication des différents types que présente l'intermittence des fièvres.

M. le professeur Piorry, qui, à l'instar de M. Audouard, fait jouer un grand rôle à l'affection de la rate dans la physiologie des fièvres intermittentes, n'a point encore, que je sache, trouvé dans cette affection le secret de l'intermittence et de ses différents types.

V. Les auteurs des ouvrages les plus récents sur les fièvres intermittentes, tels que MM. Maillot, Nepple, Boudin, Finot, etc., ne contiennent rien de satisfaisant sur le problème qui nous occupe. Un de ces derniers médecins, M. Boudin, s'exprime en ces termes, relativement aux types des fièvres des marais : « Les divers types de ces fièvres, depuis le *plus rare* jusqu'au type continu, doivent être considérés comme l'expression d'une *intoxication* progressivement croissante par le miasme *pyrétogénésique*, intoxication dont le degré le plus élevé répond, la *résistance de l'organisme* étant supposée la même, à la continuité la plus complète, comme la plus faible détermine les *accidents morbides les plus distants*, les plus intermittents. »

C'est assurément là une manière à la fois ingénieuse et commode d'expliquer la *continence*, la *rémittence* et l'*intermittence*. Mais où sont les preuves positives en faveur de cette théorie? D'ailleurs cette doctrine ne diffère pas essentiellement de celle de Torti, et rentre aussi dans celle de Broussais, telle que nous l'avons exposée précédemment, l'un attribuant à des différences dans les degrés d'irritation ce que l'autre explique par des différences dans la dose du poison. Mais est-ce là nous montrer clairement la raison, la cause formelle de ces types nombreux que peut revêtir la fièvre intermittente? Comment ont-ils mesuré, l'un le degré d'irritation, l'autre la dose du poison, dans la fièvre quotidienne, dans la tierce, dans la quarte, etc.? Et s'il existe des fièvres intermittentes d'origine non *paludéenne*, non miasmatique, que devient ici la théorie de M. Boudin, et comment attribuer les types à des différences dans la dose d'un poison qui n'existe pas?

VI. Il faut conclure de tout ce qui précède que l'intermittence des *fièvres* avec ses types divers constitue encore aujourd'hui un des plus profonds mystères de la médecine.

§ IV. Complications.

I. Il arrive tous les jours dans les pays marécageux, dit M. Monneret (art. cité du *Compendium*) qu'une pneumonie, une pleurésie, se traduisent au-dehors par de véritables accès de fièvre intermittente ; mais alors, selon lui, il y a deux maladies qui s'influencent réciproquement. Dans de pareils cas, il ne saurait, à rigoureusement parler, exister une véritable fièvre intermittente, puisque la pneumonie, la pleurésie, etc., produisent pour leur compte une fièvre continue. Il y aurait, en quelque sorte, combinaison d'accès de fièvre intermittente avec une phlegmasie qui marche accompagnée d'une fièvre continue, ce qui pourrait donner lieu peut-être à certaines espèces de ces fièvres rémittentes dont l'histoire est encore enveloppée de tant de ténèbres. Je ne puis, d'ailleurs, me prononcer sur une question pour la solution de laquelle je n'ai pas une expérience personnelle suffisante.

II. M. le docteur Monneret place parmi les complications communes à toutes les fièvres intermittentes *les états sthénique ou inflammatoire, gastrique, muqueux, et, selon d'autres, l'état rhumatismal, l'état bilieux.* Il décrit donc successivement les *fièvres intermittentes inflammatoire, gastrique-saburrale, gastrique-bilieuse, avec irritation gastro-hépatique (fièvre intermittente bilieuse, intermittente inflammatoire bilieuse de certains auteurs)*, et mentionne, en passant, la *fièvre intermittente gastrique vermineuse*. A cette division et à cette nomenclature, je ne reconnais pas, je dois l'avouer, le cachet d'une ère médicale exacte telle que la nôtre, et dont M. Monneret est pourtant digne d'être l'un des représentants les plus distingués.

III. M. Monneret a mis au rang des *complications* des fièvres intermittentes les hydropisies qui se rencontrent si souvent à la suite de longues fièvres intermittentes. Nous dirons, quand il en sera temps, par quel mécanisme s'opère cet accident, cette provenance des fièvres intermittentes.

II. DES FIÈVRES INTERMITTENTES DITES PERNICIEUSES.

§ Ier. Caractères spéciaux; espèces principales.

I. On donne le nom de *pernicieuses* aux fièvres intermittentes, lorsqu'il survient pendant l'accès des phénomènes ou *accidents* tellement graves qu'ils peuvent entraîner la mort. Suivant l'espèce *des accidents* ou *des symptômes prédominants*, Torti et ses successeurs ont admis un nombre très considérable de fièvres intermittentes pernicieuses.

M. le docteur Monneret, ainsi que nous l'avons vu précédemment (t. I, p. 307-308), admet et décrit les espèces suivantes : 1° fièvre pernicieuse *soporeuse, apoplectique, léthargique, carotique* (*tritæophya, febris carotica, soporosa, apoplectica, tertiana, lethargica, febris cum caro, cataphora, cari causa, tritæophya comatosa*); 2° *fièvre pernicieuse délirante;* 3° *fièvre pernicieuse convulsive;* 4° *fièvre pernicieuse algide;* 5° *fièvre pernicieuse diaphorétique;* 6° *fièvre pernicieuse cholérique et dysentérique;* 7° *fièvre hépatique ou atrabilaire, ictérique;* 8° *fièvre pernicieuse cardialgique* (*fièvre cardiaque, carditique, febris cardiacæ legitimæ de Torti*); 9° *fièvre pernicieuse syncopale* (*Torti*); 10° *fièvre pernicieuse pneumonique, pleurétique.* M. Monneret ajoute que les auteurs se bornent à mentionner, en outre, les fièvres pernicieuses *aphonique, asthmatique, laryngée, croupale, péritonique, néphritique, exanthmatique, gangréneuse, rhumatismale, catarrhale....*

II. Il serait bien à souhaiter que les maladies dont nous

venons de rappeler les dénominations fussent cliniquement étudiées, sur de nouveaux frais, par quelque observateur familiarisé avec les principes et les méthodes aux moyens desquels la médecine s'est constituée à l'état de science exacte. Jusque là, je ne crains pas de le répéter, tout sera confusion, chaos dans cette importante partie de la pathologie. Mais, si je ne me trompe, lorsqu'un jour nous posséderons un nombre suffisant d'observations *bien faites* sur les maladies dites *fièvres intermittentes pernicieuses*, il deviendra de plus en plus évident que ces maladies consistent essentiellement en des *irritations* des divers systèmes nerveux qui président aux diverses fonctions des organes de la machine vivante, avec ou sans complication d'une infection *paludéenne* du sang. Et comme les *hypérnévries* ou névroses actives locales, c'est-à-dire celles de tel ou tel organe, par exemple le cœur, les poumons, le foie, etc., peuvent exister isolées, ou bien, au contraire, associées à une irritation générale du système sanguin, ou de l'appareil de la *circulation et de la calorification générales*, on comprendra pourquoi la *fièvre* accompagne les unes et n'accompagne pas les autres, etc. D'un autre côté, de véritables inflammations pouvant se déclarer sous l'influence des conditions propres à déterminer les simples irritations dont il s'agit, on comprendra également pourquoi plusieurs auteurs ont cru pouvoir admettre l'*identité de nature* des fièvres d'origine paludéenne de différents types (1).

III. Comme je décrirai plus tard l'irritation *isolée* des principaux systèmes nerveux qui président aux actions des divers organes *spéciaux* de la vie *nutritive*, et que je m'occupe uniquement de celle de l'appareil de la circulation sanguine et de la calorification générale, je ne dois pas insister plus longtemps sur les divers phénomènes d'après lesquels ont été établies les nombreuses espèces de fièvres

(1) Voyez le rapport de Chervin sur la fièvre jaune, etc., fait, en 1842, à l'Académie royale de médecine. (*Bulletin de l'Académie royale de médecine*, t. VII, p. 1045 et suiv.)

intermittentes *pernicieuses* que j'ai rappelées tout-à-l'heure.
Au reste, les lecteurs trouveront dans l'article de M. Monneret la description de chacune de ces fièvres. Puissent-ils,
plus heureux que moi, y puiser des idées claires et précises sur le fond même ou la nature des maladies en question, et sur les véritables causes de la *perniciosité* qui en
constitue le caractère *spécifique* ou pathognomonique (1)!

§ II. Mortalité; altérations anatomiques constatées après la mort.

I. Si les fièvres intermittentes simples sont trop *bénignes*
pour entraîner la mort des sujets, il n'en est pas de même
des fièvres pernicieuses d'origine paludéenne. Celles-ci ne
fournissent, en effet, que de trop nombreuses occasions
de procéder à l'ouverture des cadavres, et si ces ouvertures avaient été pratiquées avec des méthodes et des
procédés suffisamment exacts, par des médecins profondément versés dans la connaissance de l'anatomie pathologique des solides et des liquides, la théorie des fièvres
intermittentes serait certainement moins controversée.

D'après le docteur Bailly (2), sur 96,001 malades reçus
à l'hôpital du Saint-Esprit de Rome, 8,879 succombèrent
(1 sur 10 environ). Resterait à savoir maintenant si les
fièvres intermittentes proprement dites furent la seule
et unique cause de la mortalité dont il vient d'être question. Le diagnostic exact est, en effet, pour bien des
médecins une sorte de *lettre close*, et pourtant c'est la première condition de toute bonne statistique médicale, et de
celle qui nous occupe en particulier. Quelle riche moisson,
d'ailleurs, pour l'anatomie pathologique que tous ces cas
de mort ainsi rassemblés!

A Bordeaux, en 1805, dans une épidémie dont Cou-
tenceau a rendu compte, sur 12,000 malades, 3,000 moururent, mortalité vraiment effroyable.

(1) Je renvoie aussi les lecteurs à la partie du premier volume, où j'ai
analysé et discuté le travail de M. Monneret (p. 305 et suiv.)

(2) *Traité anat. pathol. des fièvres intermittentes.* Paris, 1825, in-8.

M. Nepple nous apprend qu'à l'hôpital de Montluel, en 1826, sur 1,352 malades, la mort en frappa 113 (1|12ᵉ environ).

Enfin, sur 22,330 entrants à l'hôpital de Bone, depuis le 16 avril 1832 jusqu'au 16 mars 1835, M. le docteur Maillot (1) rapporte que 2,513 succombèrent (1 sur 9 à peu près).

II. Le docteur Bailly assure positivement que, « dans tous les cadavres de ceux qui ont succombé à une fièvre intermittente pernicieuse, il a toujours trouvé des signes non équivoques d'une inflammation qui, le plus souvent, était tellement violente qu'elle *dépassait de beaucoup* les lésions inflammatoires qu'on observe à la suite des fièvres continues, et qui avait entraîné des désorganisations sur la nature desquelles il n'y aurait eu qu'une même opinion. (*Ouv. cit.*, pag. 4 et 5.)

Tout en faisant la part de l'exagération qui perce dans cette assertion du docteur Bailly, toujours est-il que les observations par lui rapportées tendent à démontrer que les symptômes prédominants d'où les fièvres pernicieuses tirent leur dénomination correspondent, en effet, à des congestions sanguines, ou même à de véritables inflammations. Mais en admettant comme bien réelles les *inflammations profondes* signalées par cet auteur, les observations dans lesquelles il en est fait mention ne renversent point ce que nous avons dit de l'*incompatibilité* d'une véritable *intermittence* avec la présence d'états inflammatoires profonds bien caractérisés. Car, chez les sujets qui présentèrent au docteur Bailly des *traces d'inflammations profondes*, la maladie n'avait point offert une intermittence complète, réelle, du moins à partir de l'époque à laquelle s'étaient manifestés les symptômes de ces inflammations.

(1) *Traité des fièvres ou irritations cérébro-spinales intermittentes.* Paris, 1836, in-8.

III.   30

Il est bien fâcheux, d'ailleurs, que ce médecin n'ait pas précisé et décrit avec soin les altérations diverses qu'il dit avoir rencontrées, et qu'il ait surtout négligé l'examen des grands appareils sanguin et nerveux.

Les lésions de la rate ont été signalées par tous les observateurs qui ont fait des ouvertures d'individus emportés par les fièvres intermittentes. Le docteur Bailly, dont l'esprit d'exagération m'est d'ailleurs toujours un peu suspect, a consigné dans son ouvrage des exemples de graves altérations, entre autres d'*apoplexies* et de ruptures de la rate.

De son côté, M. le docteur Audouard a beaucoup insisté sur la tuméfaction, le ramollissement de la rate dans la fièvre pernicieuse, qu'il nomme d'après cela *fièvre splénique*.

M. Maillot et quelques autres disent avoir rencontré des *congestions des centres nerveux*. J'ai fait connaître les recherches dont il s'agit dans le tome premier (page 303). Pour éviter des répétitions superflues, j'y renvoie les lecteurs.

ARTICLE II.

TRAITEMENT DES FIÈVRES INTERMITTENTES, SOIT BÉNIGNES, SOIT PERNICIEUSES.

I. Traitement prophylactique.

Il consiste à soustraire les individus aux influences productrices des diverses espèces de fièvres intermittentes, ou de fièvres d'accès.

I. Si quelque chose est bien propre à démontrer toute l'influence que les marais exercent sur le développement des fièvres intermittentes, c'est la diminution du nombre de celles-ci au fur et à mesure que l'on travaille au desséchement de ces marais. Les Marais Pontins furent en quelque sorte le tombeau de cités riches et florissantes (on a porté à 60,000 par an les victimes des fièvres développées dans la Campagne de Rome, dans la Toscane, et dans les terres de la Péninsule italique). Selon M. Prony, les travaux d'assainissement exécutés par Pie VI, dans les Marais Pontins, de 1801 à 1811, firent diminuer d'un seizième le nombre des décès. J'ai déjà parlé précédemment de ces *marais pontins* de l'Algérie, qui sévissent sur notre armée d'occupation : eh bien ! quelques travaux de dessèchement ont produit une notable diminution dans le nombre des fièvres intermittentes dont ces marais sont le foyer, et par suite dans la mortalité. Mais ces travaux sont encore bien incomplets, et il serait, avant tout, très urgent de les compléter, si l'on veut procéder méthodiquement à la colonisation de notre conquête.

Supposons donc maintenant qu'on ait fait tout ce qu'il est possible de faire pour éloigner les causes productrices de la fièvre intermittente quelles qu'elles soient; et voyons quel en est le *traitement curatif*. Toutefois, avant d'exposer celui-ci, n'oublions pas de dire qu'il suffit, dans certains cas, d'avoir placé les malades hors de toute influence propre à engendrer la fièvre, pour que celle-ci disparaisse d'elle-même.

II. Tous les praticiens, depuis Hippocrate jusqu'à nos jours, ont d'ailleurs constaté que plusieurs fièvres intermittentes ne reparaissaient plus après un certain nombre d'accès, bien qu'elles n'eussent été combattues par aucune espèce de médication. Je me suis assuré, dans le service clinique dont je suis chargé, qu'effectivement il se rencontre des cas de fièvre intermittente simple bien constatée, dont la guérison s'opère en quelque sorte d'elle-même. Néanmoins, il ne faudrait pas trop compter sur un résultat de ce genre, même dans les cas dont il s'agit, où l'on peut d'ailleurs impunément *attendre, temporiser*. Mais je n'ai pas besoin d'ajouter que dans les fièvres pernicieuses, une fois bien diagnostiquées, toute temporisation serait plus ou moins funeste, et qu'il importe de recourir sur-le-champ aux moyens propres à prévenir le retour des accès, aux agents *fébrifuges* ou *antipériodiques* (1).

II. Traitement curatif.

Les moyens que l'on a mis en usage contre les fièvres intermittentes sont assez nombreux; mais depuis la découverte du quinquina, tous les *fébrifuges* employés jusque là ont été à peu près complétement abandonnés.

I. Le quinquina, et particulièrement le sulfate de quinine, est en effet le plus puissant, et pour ainsi dire le prince des anti-périodiques (2). Occupons-nous donc des règles qui doivent présider à son emploi, et de ses divers

(1) On a, dans ces derniers temps (*Bulletin de l'Académie royale de médecine*, t. VIII, p. 931; t. IX, p. 168), agité une question qui, jusqu'à un certain point, se rallie à la prophylaxie et à l'étiologie des fièvres intermittentes : je veux parler du prétendu *antagonisme entre l'intoxication des marais et certaines maladies*. C'est ainsi qu'on a soutenu que la *phthisie pulmonaire et la fièvre typhoïde sont deux maladies en quelque sorte incompatibles avec les maladies des marais, avec les fièvres intermittentes particulièrement*. Il faut, en vérité, que nos sociétés savantes aient bien du loisir et beaucoup de temps à perdre, pour discuter sérieusement de pareilles doctrines, qui ne supportent pas un seul moment l'épreuve de la saine observation. Si cette doctrine était fondée, d'ailleurs, il faudrait du moins commencer par reconnaitre que nos fièvres intermittentes de Paris ne sont pas d'origine paludéenne, car tous les jours nous les voyons régner paisiblement avec la phthisie pulmonaire et la fièvre typhoïde. Au spectacle des discussions que soulèvent cette question de médecine et tant d'autres analogues, soit dans les académies, soit dans les journaux, il semblerait que la science en soit encore à son moyen-âge !

(2) Corvisart traitait souvent les fièvres intermittentes par l'emploi combiné des émétiques et des saignées. Bosquillon, au rapport de M. Brachet, qui fut élève dans son service, les combattait par les saignées, et M. Brachet, à son tour, dit avoir suivi cette méthode avec succès. On connait la potion *stibio-opiacée* de M. Peysson. L'arsenic et le poivre ont été employés par quelques praticiens. C'est faire trop d'honneur à la première de ces substances que de l'avoir nommée ici. Que dirai-je de la ligature des membres, de la compression de l'abdomen proposée par le docteur Bailly, etc., etc.? Le plus grand mérite de ces prétendus fébrifuges, c'est probablement de n'avoir pas empêché que la maladie ne guérit d'elle-même.

modes d'administration. Nous parlerons ensuite de quelques *succédanés* de cet agent.

Commençons par poser en principe que c'est pendant l'apyrexie que doit être administré le sulfate de quinine, soit que, comme les uns le prescrivent (M. Maillot, par exemple), on fasse prendre la dose en une seule fois; soit que, conformément aux conseils d'autres praticiens, on ne la fasse prendre que par fractions; soit que, selon la *méthode* dite *romaine*, il convienne d'administrer le fébrifuge immédiatement avant l'accès, soit que, au contraire, il vaille mieux ne l'administrer qu'au moment le plus éloigné de l'accès. Le plus ordinairement, je fais partager la dose en deux parts qui sont prises, l'une à une distance assez éloignée de cet accès, l'autre très peu de temps avant son apparition présumée, et j'ai toujours eu lieu de m'applaudir d'en agir ainsi.

Quand il est question d'une fièvre intermittente simple, la dose qui doit être prescrite dans chaque apyrexie sera de 4 à 5 décigrammes. On peut assurément élever cette dose, la doubler, la tripler même, sans craindre le développement de cette gastrite tant redoutée de certains médecins sous le règne de la doctrine dite *physiologique* (1), mais c'est en

***

(1) Ce n'est pas d'aujourd'hui seulement que je ne partage pas cette sorte de *terreur panique* de la plupart des élèves *purs* de l'école physiologique. Voici, en effet, ce que j'écrivais, en 1826, dans mon *Traité des fièvres*, en examinant le mode d'action du quinquina :

« On affirme aujourd'hui que le quinquina est un irritant, et qu'il guérit
» la fièvre intermittente en produisant une *révulsion*. 1° Quelle est l'irri-
» tation qu'il s'agit de *révulser* lorsque l'on donne le quinquina pendant
» l'*apyrexie*? 2° Pourquoi des moyens beaucoup plus *irritants* que le quin-
» quina ne possèdent-ils pas la même propriété fébrifuge que ce médica-
» ment? 3° Pourquoi la plaie d'un vésicatoire, véritable moyen révulsif,
» ne procure-t-elle pas la guérison d'une fièvre intermittente, tandis que
» l'on obtient cette guérison en appliquant une certaine quantité de sul-
» fate de quinine sur la plaie en question, et en l'introduisant par cette
» voie dans le système sanguin? »

Mais si l'on doit éviter de tomber dans l'*excès* que nous venons de signa-

pure perte. En effet, à la dose que j'ai conseillée, j'ai fait disparaître avec une grande rapidité les nombreuses fièvres intermittentes à divers types, que j'ai traitées depuis douze ans. Ordinairement, après une seule dose, j'ai vu le prochain accès manquer, ou du moins perdre de sa durée et de son intensité. Dans d'autres cas, la fièvre n'a été *coupée*, pour me servir de l'expression consacrée, qu'après deux et quelquefois trois doses. J'ai pour habitude de continuer le sulfate de quinine pendant quatre ou cinq jours après la cessation des accès, en en diminuant graduellement la dose. Je pense que la guérison est plus solide que si, comme le conseille M. Maillot, l'on supprimait le fébrifuge un ou deux jours après la disparition des accès.

On peut augmenter notablement l'activité du sulfate de quinine en le rendant plus soluble par l'addition de quelques gouttes d'acide sulfurique ou d'acide chlorhydrique, ainsi que le pratique M. le professeur Piorry. Ce praticien pense que l'action du bisulfate de quinine sur la rate est *six fois plus* rapide et plus énergique que celle du sulfate employé sans addition d'acide, assertion que M. Monneret taxe d'exagération. Je ne connais pas assez bien les faits sur lesquels M. Piorry s'appuie pour avoir une opinion sur l'action *spéciale* dont il s'agit ici.

ler, il ne faut pas tomber dans un autre, et s'imaginer que l'on pourrait impunément administrer le sulfate de quinine à très haute dose (quatre, cinq, six grammes et plus en vingt-quatre heures, par exemple) pendant plusieurs jours consécutifs, sans produire des accidents d'*irritation gastrique*. Au reste, ces accidents ne sont pas les seuls qui se développeraient alors. Des accidents plus graves encore éclateraient du côté des centres nerveux, et sous l'influence de l'absorption du *médicament* devenu poison, on verrait apparaître CETTE SORTE D'IVRESSE observée par les praticiens qui, dans ces derniers temps, ont combattu par le sulfate de quinine à haute dose une maladie (le rhumatisme articulaire aigu) que nous avons appris à guérir si promptement et si sûrement par la formule des saignées suffisantes. Cette sorte d'intoxication par le quinquina fut, comme on le sait, funeste à quelques malades. Toutefois, d'après M. Monneret, l'*ivresse* dont il s'agit se dissipe, en général, au bout de 12 à 24 heures après la suppression du quinquina.

Le sulfate de quinine peut être administré en pilules, dans une potion, en lavement, ou par la méthode endermique, dernière méthode à laquelle j'ai eu souvent recours, bien plus, je l'avoue, dans l'intérêt de l'instruction des élèves, que par suite de la répulsion, très rare en effet, de l'estomac pour le médicament. Ainsi que je le disais, en 1826, dans mon *Traité des fièvres*, j'ai été témoin, en 1823, des expériences faites à l'hôpital Cochin (service de feu M. Bertin), par MM. Lembert et Lesieur, sur l'efficacité du sulfate de quinine et de divers autres agents thérapeutiques employés par la méthode dite endermique. Vers cette époque, j'employai avec succès le sulfate de quinine appliqué à la surface d'un vésicatoire, chez une dame affectée d'une fièvre intermittente, qui l'avait vomi lorsque auparavant je le lui avais prescrit dans un julep.

Dans les fièvres *intermittentes pernicieuses*, la dose du sulfate de quinine devra dépasser celle qui convient aux fièvres intermittentes bénignes, et s'élever à un ou deux grammes.

II. Parmi les substances succédanées du quinquina usitées jusqu'ici, celles qui méritent d'être mentionnées en passant sont la salicine et la poudre de houx (cette dernière a été employée, à ce qu'il paraît, avec avantage par M. le docteur Rousseau).

III. Il est une autre substance succédanée que j'ai le premier proposée et employée avec un succès vraiment remarquable : c'est la digitale. Je fus conduit à l'essayer (dans les cas de fièvre intermittente simple et bénigne, bien entendu), par la théorie que je m'étais faite sur le siége et la nature de cette affection. Considérant, en effet, que la fièvre intermittente consistait en une sorte d'irritation périodique du système nerveux qui préside aux phénomènes de la circulation, et partant de la calorification dans l'intérieur de tous les organes, j'en tirai cette induction que la digitale, agent thérapeutique dont la propriété fondamentale est de diminuer l'action du système nerveux indiqué, de ralentir les mouvements du cœur et des artères, pourrait bien guérir la fièvre intermittente. Mes premiers essais réussirent au-delà de mes espérances, en sorte que, dans le tome III de ma *Clinique médicale*, je pus écrire le passage suivant :

« Parmi les dix-huit cas rapportés dans le t. III de ma *Clinique médicale*, il en est sept dans lesquels j'ai guéri la fièvre intermittente au moyen de la digitale administrée tant à l'intérieur qu'à l'extérieur par la méthode endermique (3 à 4 décigr. de poudre de digit. à la surface d'un vésic. appliqué sur la rég. de la rate ; même dose à l'intérieur). Déjà, précédemment, j'avais obtenu le même succès chez vingt-cinq à trente malades, résultat publié dans les journaux de médecine et dans plusieurs thèses de la Faculté de médecine de Paris. »

Depuis cette époque, j'ai guéri quelques nouveaux cas de fièvres intermittentes par la digitale (1). Mais comme la poudre de cette substance est assez désagréable à prendre en potion, qu'appliquée à la surface des vésicatoires, elle cause de la douleur pendant un certain temps, et qu'enfin on ne renonce pas sans des raisons majeures à l'usage d'un médicament aussi éprouvé que le sulfate de quinine, c'est à ce dernier fébrifuge que j'ai recours le plus souvent.

Quoi qu'il en soit, l'expérience a donc confirmé, d'une manière vraiment admirable, l'induction dont je parlais un peu plus haut. Et depuis que, par l'emploi du sulfate de

---

(1) Ceux qui savent avec quelle rigueur j'ai pour principe et pour habitude de procéder dans toutes les questions de médecine, pourraient me dispenser de leur déclarer qu'avant d'administrer les préparations de digitale, je me suis toujours assuré de la réalité de la fièvre intermittente, c'est-à-dire que j'ai été témoin moi-même, ou que du moins mon chef de clinique a été témoin, d'un ou de plusieurs accès de la maladie après l'entrée des sujets dans notre service.

quinine à haute dose, il paraît assez bien établi que ce moyen ralentit le pouls et les battements de cœur, ne serait-on pas, jusqu'à un certain point, autorisé à étendre cette induction à l'action de ce merveilleux médicament? Je me propose, au reste, d'étudier les questions qui se rattachent à la matière importante que nous ne pouvons qu'effleurer ici. Or, si les expériences bien faites et les observations bien recueillies démontraient qu'en effet le quinquina rivalise avec la digitale en tant que moyen propre à ralentir le pouls, il serait curieux de rechercher si cette commune vertu ne tient pas à un principe de composition commun à ces deux substances et jusqu'ici inconnu dans la digitale.

IV. Pas plus aujourd'hui qu'en 1826, je ne me flatte d'ailleurs d'avoir pénétré le mystère de l'action intime du quinquina. Mais aujourd'hui comme alors, je pense que c'est faire preuve d'un esprit bien peu disposé à la sévérité et à l'exactitude, que d'attribuer, avec Brown et ses partisans, la vertu fébrifuge du quinquina à son action contre la *faiblesse générale*. L'action du quinquina me paraît toujours d'autant plus merveilleuse et incompréhensible, qu'elle s'exerce contre une maladie qui n'existe pas au moment où l'on fait prendre ce médicament, c'est-à-dire pendant l'apyrexie. « Ce moyen, me demandais-je avec une bien juste hésitation, dès 1826, ce moyen aurait-il donc la propriété de *neutraliser* les miasmes marécageux producteurs de la fièvre? » Mais, d'une part, comment neutraliserait-il des miasmes qui n'existent plus, ou du moins n'agissent plus, au moment où il est administré, puisque la fièvre est alors absente; et d'autre part, s'il existe des fièvres intermittentes d'origine non paludéenne, que deviendrait dans ce cas sa vertu *neutralisante?* Avouons que le moment n'est pas encore venu de nous faire une idée juste et vraiment positive du mécanisme de l'action fébrifuge du quinquina.

SECONDE SECTION.

DES NÉVROSES ACTIVES PARTIELLES, OU DES IRRITATIONS DES DIVERSES
PORTIONS DU GRAND SYMPATHIQUE.

Réflexions préliminaires.

Comme l'indique le nom de trisplanchnique que Chaussier lui a donné, le nerf grand sympathique se distribue dans les organes des trois grandes cavités splanchniques (1). Nous laisserons pour le moment de côté les névroses actives de la portion intra-céphalique, nous proposant d'en dire quelques mots à l'occasion des névroses actives des nerfs crâniens, dont il n'est pas toujours facile de les séparer. Il ne nous reste par conséquent à étudier que les névroses actives des portions qui président aux actes de la vie organique des viscères de la poitrine et de l'abdomen et des parties extérieures.

Quelques auteurs modernes ont décrit sous le nom de *viscéralgies* ou de *névralgies* du système grand sympathique, des névroses actives dont le siége est ailleurs que dans ce nerf, comme dans les nerfs rachidiens, dans le *pneumo-gastrique*, par exemple, ainsi que les moindres notions exactes de physiologie le démontrent de la manière la plus péremptoire.

En exposant les caractères du genre de fièvres qu'on appelle pernicieuses, nous avons déjà dit que la plupart des accidents ou des phénomènes locaux d'après lesquels on avait divisé ces fièvres en des espèces si nombreuses, provenaient de névroses actives des organes dans lesquels se passaient les phénomènes dont il s'agit. Lorsque ces désordres des fonctions de la *vie organique* existent indépendamment du trouble général du système sanguin, trouble qui constitue la fièvre intermittente proprement

(1) Il se distribue aussi par l'intermédiaire des artères aux membres et à toutes les parties extérieures des trois grandes cavités splanchniques. Sous ce rapport, la dénomination de Chaussier manque d'exactitude.

dite, ils sont pour les divers départements du système nerveux ganglionnaire ce que sont les désordres des fonctions de la vie de relation pour les diverses divisions du système nerveux cérébro-spinal. Au reste, il n'est pas très rare de rencontrer à la fois chez les mêmes malades des névroses partielles des deux systèmes nerveux, et, comme nous l'avons vu, lorsqu'elles se développent sous les mêmes influences qui produisent de véritables fièvres intermittentes, certains auteurs les désignent sous le nom de fièvres intermittentes *larvées*, ou sous celui des fièvres intermittentes *topiques*.

ARTICLE PREMIER.

NÉVROSES ACTIVES, OU IRRITATIONS DES PLEXUS ET NERFS CARDIAQUES (1), CARDIALGIE DE CERTAINS AUTEURS (2).

Quand l'irritation des nerfs du cœur est portée à un très haut degré, elle ne se borne pas à le faire battre plus fort et plus vite qu'à l'état normal, mais elle dérange en même temps l'ordre ou le rhythme des battements de cet organe. Il en est d'ailleurs ainsi de toutes les autres névroses violentes des organes dont les fonctions sont assujetties à un ordre régulier, comme les centres nerveux encéphaliques, entre autres. L'*ataxie* est alors la compagne inséparable de l'*exaltation*.

Nous prions le lecteur de prendre acte de la remarque précédente, et nous allons maintenant décrire séparément les *palpitations* proprement dites et cet autre état prétendu du cœur auquel on a donné le nom de *spasme* du cœur.

(1) Parmi les nerfs que reçoit le cœur, il en est qui viennent du pneumo-gastrique; mais ce ne sont pas ceux-là qui président essentiellement aux fonctions du cœur, puisqu'elles persistent après la section des nerfs pneumo-gastriques.

(2) Le mot *cardialgie* ayant aussi servi à désigner une névrose de l'estomac, ne serait pas exempt de tout inconvénient. Nous verrons, d'ailleurs, que la *douleur proprement dite* n'est point le signe *pathognomonique* des névroses actives du cœur.

Mais, auparavant, disons quelques mots sur ce que l'on a désigné sous le nom de *névralgies* du cœur.

I. Névralgies du cœur.

I. Laënnec et d'autres auteurs admettent des *névralgies*, ou des névroses *douloureuses* du cœur. Cependant, comme le cœur n'est point doué de sensibilité proprement dite, de celle qui rend les *organes* susceptibles de transmettre au *sensorium commune* ou à la conscience les impressions faites par les corps extérieurs, il ne saurait exister et il n'existe réellement pas de véritables *névralgies* ou *douleurs* du cœur. Il est bien vrai que plusieurs personnes rapportent au cœur lui-même des douleurs qui se font sentir dans la région précordiale, mais il est certain que ces douleurs n'appartiennent pas au cœur lui-même, je veux dire aux nerfs que cet organe reçoit du grand sympathique, et qu'elles ont leur siége dans les nerfs intercostaux et leurs ramifications. C'est une espèce de *pleurodynie* ou de *névralgie intercostale* sur laquelle nous reviendrons en traitant des *irritations* des nerfs cérébro-spinaux, les seuls nerfs du sentiment et du mouvement *volontaire*. Cette *pleurodynie* de la région précordiale est d'autant plus importante à bien connaître, que non seulement une foule de malades, mais aussi un grand nombre de médecins la prennent souvent pour un des signes les plus positifs de quelque maladie *organique* du cœur.

II. Laënnec lui-même, dans son article sur les *névralgies du cœur*, nous autorise en quelque sorte à placer ailleurs que dans le système ganglionnaire, les phénomènes morbides qu'il décrit sous cette dénomination, en y comprenant ceux qui caractérisent l'affection nerveuse appelée *angine de poitrine*. La citation suivante le prouvera.

« Il est assez commun, dit Laënnec, de rencontrer des personnes qui éprouvent constamment, ou par intervalles, des douleurs analogues à celles du *rhumatisme et des né-*

vralgies (1), dont elles rapportent le siége au cœur, et qui sont prises à tort par les malades, et quelquefois même par les médecins, pour des signes d'une affection organique. Quelquefois ces douleurs ne s'étendent pas au-delà, mais assez souvent elles attaquent simultanément, ou tour à tour les poumons, dans une étendue plus ou moins grande, et l'estomac. *Quelquefois elles existent en même temps dans le plexus cervical superficiel et suivant tout le trajet des rameaux qu'il fournit aux parois thoraciques antérieures ; plus souvent encore, au moment où elles acquièrent le plus d'intensité dans le cœur, elles se font sentir également dans les nerfs nés du plexus brachial, et spécialement dans le nerf cubital, dont elles suivent le trajet, jusqu'au coude surtout, et quelquefois même jusqu'aux extrémités des doigts. Dans ce dernier cas, la maladie se confond avec une affection nerveuse qui, depuis une vingtaine d'années (2), a été l'objet de beaucoup de discussions, et qui ne me paraît être qu'une variété des névralgies dont il s'agit. Je veux parler de l'angine de poitrine* (ANGINA PECTORIS), *affection fort remarquable et inquiétante quand elle existe à un haut degré de développement, mais qui est loin d'avoir la gravité que beaucoup d'auteurs lui ont attribuée.*

» L'angine de poitrine est une affection spasmodique qui revient par attaques plus ou moins éloignées. L'accès débute par un sentiment de douleur, de pression ou de constriction à la région du cœur et au bas du sternum. Il y a en même temps engourdissement quelquefois douloureux dans le bras gauche, rarement dans les deux bras ou dans toute la moitié gauche du cœur, plus rarement encore dans le bras droit seul, quelquefois dans les quatre membres. L'engourdissement douloureux se fait surtout sentir à la partie interne du bras, jusqu'au voisinage du coude ;

(1) Les douleurs rhumatismales proprement dites ne sont que des *névralgies produites par le froid.*

(2) Laënnec écrivait ceci en 1826.

quelquefois il suit plus loin le trajet du nerf cubital. Il n'est pas rare qu'il existe en même temps des douleurs à la partie antérieure gauche des parois de la poitrine, douleurs qui paraissent suivre, comme nous l'avons dit, le trajet des nerfs thoraciques antérieurs, et qui chez la femme, produisent souvent une exaltation de la sensibilité de la mamelle, telle que la plus légère pression devient douloureuse. Quelquefois, et surtout lorsque l'attaque est forte et vive, il semble au malade que des ongles de fer ou la griffe d'un animal lui déchirent la partie antérieure de la poitrine ; en même temps, il y a douleur obtuse ou aiguë dans une partie ou dans la totalité des parois antérieures de la poitrine, correspondantes aux poumons, oppression, et, dans les cas extrêmes, orthopnée suffocante, palpitations fortes, congestions du sang vers la tête ; quelquefois syncopes ou convulsions. L'attaque finie, le malade conserve seulement un ressentiment de ces divers symptômes, et particulièrement de la torpeur dans les membres, et surtout dans le bras gauche.....

» M. le docteur Desportes a émis, dans une dissertation publiée en 1813, une opinion analogue à celle que je soutiens ici sur la nature et le siége de l'angine de poitrine : il en place le siége dans le pneumo-gastrique. Je crois que ce siége peut varier, ou plutôt l'observation même montre qu'une névralgie dont le siége est dans des nerfs différents peut donner lieu aux mêmes symptômes (1). Ainsi, lorsqu'il y a à la fois douleur dans le cœur et dans le poumon, on doit penser que le nerf pneumo-gastrique est le siége principal de la maladie (2). Quand, au contraire, il y a simplement sentiment de pression dans le cœur, sans douleur dans le poumon, et sans gêne extrême de la

(1) Il s'en faut que cette assertion soit *rigoureusement et complétement vraie.*

(2) J'ai déjà dit que le cœur et le poumon n'étaient point le siége de douleurs du genre de celles qu'on appelle *névralgiques.*

respiration, on pourrait plutôt croire que le siége de la maladie est dans les filets que le cœur reçoit du grand sympathique (1). D'autres nerfs, d'ailleurs, sont affectés en même temps, soit sympathiquement, soit à raison de leurs anastomoses avec ceux qui sont le siége principal de la maladie (2). Les nerfs nés du plexus brachial, et surtout le nerf cubital, le sont presque toujours; souvent aussi les thoraciques antérieurs, nés du plexus cervical super-ficiel; quelquefois même ceux qui naissent des plexus lombaire et sacré, puisque la cuisse et la jambe participent dans quelques cas à l'engourdissement douloureux.

» J'ai même vu l'angine de poitrine exister seulement du côté droit de la cavité thoracique, auquel seul le malade rapportait l'oppression. Il y avait en même temps en-gourdissement, souvent très douloureux, dans le bras, la jambe et le cordon spermatique du même côté, et dans les praoxysmes il y avait un gonflement notable du testicule; à peine quelque douleur se faisait sentir dans la région du cœur; mais les redoublements étaient accompagnés de palpitations assez fortes, sans signes de lésion organique de ce viscère.

» L'espèce et la variabilité des symptômes de *l'angina pectoris* confirment encore l'opinion que nous défendons, car on sait que les névralgies dont la nature est le moins équivoque, la goutte sciatique, ou le tic douloureux, par exemple, produisent à des degrés divers des effets aussi

(1) Laënnec semble se rapprocher ici de la vérité, en excluant la dou-leur proprement dite du nombre des signes qui annoncent l'affection *localisée* dans les filets que le cœur reçoit du grand sympathique. Il n'existe alors, dit-il, qu'un *simple sentiment de pression*. Il n'est pas probable d'ailleurs que ce sentiment lui-même tienne à l'affection des filets du grand sympathique.

(2) On voit ici, comme dans plusieurs autres endroits de cette citation, que Laënnec place dans les nerfs le siége des *affections nerveuses* qu'il décrit. Je fais cette remarque, en apparence puérile, parce que, ailleurs, Laënnec a distingué les *névroses des affections des nerfs*.

variés, et les mêmes que ceux de l'angine de poitrine; c'est-à-dire, douleur aiguë, torpeur douloureuse, simple engourdissement dans le trajet du nerf affecté, et quelquefois spasme ou *gonflement sub-inflammatoire des parties auxquelles il se distribue* (1). »

Une telle citation, je le répète, démontre surabondamment que, dans son article sur les *névralgies* du cœur, Laënnec a traité de névralgies étrangères à cet organe.

II. Palpitations nerveuses du cœur.

§ Ier. Caractères descriptifs et diagnostic.

a. Augmentation de la force des mouvements du cœur, augmentation du nombre de ces mouvements dans un temps donné, telle est la double perturbation dans l'action normale du cœur, qui porte le nom de palpitations. L'intensité et la fréquence plus que normales des battements du cœur, présentent un grand nombre de degrés. Dans le plus haut degré, la *fréquence* des battements est telle, qu'on ne peut plus les compter; c'est dire qu'ils dépassent le chiffre de 160, 170 par minute, car à ce degré de fréquence, un médecin exercé peut encore les compter. Nous n'avons pas encore un dynamomètre propre à mesurer exactement les divers degrés d'intensité plus que normale des battements du cœur; mais nous savons que dans les palpitations fortes, la région précordiale et les régions les plus voisines sont agitées, ébranlées, soulevées d'une manière très visible, et que la main appliquée sur le cœur est frappée avec une force plus que double, plus que triple

____

(1) Avis à ceux qui ne manqueront pas de me reprocher d'avoir placé les névralgies proprement dites et les autres affections nerveuses de même nature parmi les irritations d'un degré inférieur à celui de l'inflammation, c'est-à-dire parmi les sub-inflammations, pour me servir de l'expression de Laënnec. Or, sous la plume de Laënnec, une pareille expression ne sera pas suspecte de prévention en faveur de ceux qui, de son temps, s'étaient servis le plus des mots *irritations* ou *sub-inflammations.*

de l'état normal. Dans les cas extrêmes, le cœur ne bat plus à proprement parler, mais il s'élance et bondit en quelque sorte tumultueusement; il est comme dans un état d'emportement : *furit*, ainsi qu'on le dirait en latin.

L'intensité des bruits du cœur augmente en proportion de celle des battements de cet organe, à tel point qu'on les entend à distance, et que les malades eux-mêmes les entendent, surtout s'ils sont dans une position favorable, couchés sur le côté gauche, par exemple. Un bruit de souffle qui cesse avec les palpitations, se mêle quelquefois alors au premier temps du tic-tac valvulaire, même chez les individus *non chlorotiques* ou *non anémiques*.

Les palpitations sont assez souvent accompagnées d'un sentiment de malaise et d'anxiété difficile à caractériser; quelquefois aussi il y a tendance aux défaillances et à la syncope.

Comme les palpitations ne sont très souvent qu'un des effets d'une cause qui agit à la fois sur un grand nombre d'organes, elles coïncident avec une foule d'autres phénomènes qu'il n'est pas le lieu d'exposer ici. Dans un bon nombre de cas, elles sont, ainsi que nous l'avons annoncé précédemment, accompagnées d'irrégularités et d'intermittences des battements du cœur.

La durée des palpitations est, en général, assez courte, mais elles se renouvellent avec une grande facilité. Quand la cause qui les produit est permanente, la durée des palpitations n'a plus de bornes précises. Mais il est rare que les causes déterminantes des palpitations soient durables et permanentes, ainsi que nous le verrons tout-à-l'heure.

b. I. La détermination de la véritable nature des palpitations pour lesquelles les praticiens sont si souvent consultés, est un problème d'une haute importance, et dont la solution relève d'un heureux et savant emploi des diverses méthodes exactes d'exploration du cœur. Ainsi que je l'ai déjà dit, les erreurs qui se commettent chaque jour à ce sujet sont vraiment innombrables, et les praticiens les plus renommés des anciennes écoles m'en ont fourni des exemples qui m'étonneraient, si l'on pouvait s'étonner de quelque chose en ce genre de la part de médecins qui ne se sont point suffisamment exercés à recueillir les signes fournis par l'emploi des méthodes exactes dont je parlais tout à-l'heure.

II. Une longue et infatigable persévérance dans l'étude du sujet qui nous occupe pouvait seule fournir les données nécessaires au diagnostic différentiel des diverses espèces de palpitations. Mais pour le praticien familiarisé avec l'observation exacte, rien n'est plus facile que de distinguer les unes des autres les palpitations qui se rattachent à certaines lésions organiques du cœur de celles qui en sont indépendantes, et qu'on appelle ordinairement *nerveuses*. En effet, il est certain que, grâces à la percussion, à l'auscultation, à l'inspection, à la palpation bien pratiquées, on peut, en quelque sorte, mesurer géométriquement le cœur, déterminer si ses parois sont hypertrophiées, épaissies, ou bien atrophiées, amincies, si les valvules fonctionnent normalement ou non, si les orifices sont libres ou s'ils sont le siége de quelque obstacle au cours du sang, etc., etc. Or, dans les palpitations purement nerveuses, il est aisé, même au moment de leur existence, et surtout pendant les intervalles où elles n'ont pas lieu, de s'assurer que le volume du cœur présente des conditions normales, que le sang traverse librement ses cavités et ses orifices, etc.

III. Les cas dans lesquels il serait le plus permis de se tromper sont ceux où il existe à la fois chez le même sujet des palpitations dépendantes d'une lésion organique et des palpitations nerveuses, chlorotiques, anémiques, lesquels cas sont bien plus communs qu'on ne serait peut-être tenté de le croire au premier abord. J'en ai rencontré un grand nombre dans ma pratique, et j'en ai cité de fort remarquables dans mon *Traité clinique des maladies du cœur*.

IV. En somme, et fondé sur plusieurs centaines de cas observés par moi depuis une quinzaine d'années, j'ose affirmer que la clinique *exacte* offre au praticien exercé tous les moyens propres à faire distinguer les unes des autres les palpitations liées à une affection organique du cœur et celles qui en sont indépendantes, soit qu'on les désigne sous les noms de nerveuses, de chlorotiques, d'anémiques, etc. J'en appelle aux nombreux élèves qui ont suivi ma clinique : qu'ils disent si nous ne leur avons pas journellement démontré au lit des malades la vérité de cette assertion.

§ II. Causes des palpitations dites nerveuses.

I. La prédisposition se trouve dans ce qu'on désigne sous le nom de tempérament nerveux.

II. Les causes *déterminantes* sont les émotions ou affections vives de l'âme, telles que la joie, la timidité, la frayeur, la colère, l'amour, les excès vénériens, l'onanisme, etc.

III. Il est certaines maladies générales ou *constitutionnelles* dont les palpitations nerveuses sont un des symptômes les plus ordinaires et les plus constants, pour peu que les malades se livrent à quelque excès pénible, ou éprouvent des émotions morales, même légères : je veux parler de la chlorose, de l'anémie et de l'hydrémie. On concevra facilement l'influence de ces états sur le développement des palpitations, en réfléchissant que le défaut et l'appauvrissement du sang impriment au système nerveux une susceptibilité extraordinaire, conformément à cette admirable remarque d'Hippocrate, déjà citée par nous : *sanguis frenat nervos.* Ces états donnent en quelque sorte naissance à un tempérament nerveux artificiel ou morbide; et, comme nous l'avons dit en commençant, ce tempérament est une prédisposition flagrante aux palpitations nerveuses ainsi qu'à d'autres accidents du même genre.

Nous avons traité ailleurs de ces palpitations *chlorotiques* et *anémiques*, si peu connues jusqu'à nous, et si souvent confondues avec des palpitations dues à une *lésion organique* du cœur. Le nombre de ces erreurs de diagnostic est au-delà de tout ce qu'on peut imaginer. Il n'est pas de jour où, depuis une douzaine d'années, je n'en aie rencontré quelque exemple, et pourtant quoi de plus facile à éviter quand on est profondément initié aux doctrines et aux méthodes de la médecine exacte !

IV. Les palpitations si familières à certains jeunes gens, aux étudiants en particulier (et de là le nom de *maladie du cœur des étudiants*, sous lequel les désigne l'école d'Édimbourg), se lient bien souvent à des excès vénériens de divers genres; celles par excès de *continence* sont infiniment plus rares. Et comme les excès vénériens, dans les deux sexes, et particulièrement les excès d'onanisme, *épuisent* les sujets, les rendent pâles, maigres, chétifs, on peut dire que ces palpitations rentrent, jusqu'à un certain point, dans celles que nous avons, par abréviation, appelées *chlorotiques* et *anémiques*. Je dis jusqu'à un certain point; car la cause dont nous parlons agace et surexcite directement le système nerveux, et prédispose ainsi aux palpitations. Celles-ci constituent un des symptômes des pertes séminales, si bien étudiées dans ces derniers temps par M. le professeur Lallemand.

V. Certaines palpitations ont encore une autre origine, également méconnue par le vulgaire des praticiens: je veux parler de celles qui apparaissent dans les mêmes conditions que ces douleurs vagues ou *ambulantes* apyrétiques auxquelles on donne le nom de douleurs *rhumatismales*, douleurs qui, à mon avis, ne sont autre chose qu'une *névralgie rhumatismale*, ou, si l'on veut, une irritation *superficielle*, légère, fugace, mobile, du névrilème et des nerfs du sentiment (cette affection n'est réellement qu'un diminutif d'une véritable névrite, une sorte de *proto-névrite*). Ces palpitations d'origine *rhumatismale* coexistent assez fréquemment avec une douleur dans la région précordiale, s'irradiant ou non vers le membre supérieur gauche, ce qui dans le premier cas constitue une des formes de l'*angine de poitrine* des auteurs, telle qu'elle a été décrite par Laënnec dans le passage que nous avons rapporté un peu plus haut. Ces palpitations rhumatismales sont accompagnées d'*intermittences* chez un bon nombre de sujets, et j'ai vu plusieurs personnes, entre autres des confrères, auxquelles cette affection causait de sérieuses inquiétudes, bien que sous tous les autres rapports elles offrissent, pour la plupart, les attributs de la plus florissante santé. Elles n'auraient point redouté l'existence d'une véritable maladie organique du cœur, si elles eussent été plus familières avec les connaissances séméiologiques fournies par la saine application des méthodes exactes d'exploration.

Il ne faut pas confondre non plus ces palpitations avec celles qui ont lieu dans la péricardite ou l'endocardite rhumatismale proprement dite, pas plus qu'il ne faut prendre une simple pleurodynie pour une pleurésie.

§ III. Traitement.

I. Il résulte bien clairement de tout ce qui a été précédemment exposé, que des palpitations sans lésion *organique* du cœur peuvent coïncider avec divers états morbides, généraux et locaux, différents les uns des autres sous plusieurs rapports. Or, si l'on veut opposer à ces palpitations un traitement vraiment rationnel, on sent combien il importe de préciser nettement leur point de départ, ou leur cause formelle, essentielle. En effet, opposerez-vous les mêmes moyens aux palpitations qui se rattacheraient à une chlorose, à une anémie, et à celles, plus rares, mais pourtant très réelles, qui seraient sous la dépendance d'une pléthore bien caractérisée, ou bien encore à celles qui proviendraient uniquement de vives émotions morales? Non, sans doute.

Au reste, il est de toute évidence que le traitement des palpitations d'origines diverses est subordonné à celui de l'état général ou local, dont elles ne sont qu'un des effets ou des accidents, et que nous avons tracé en temps et lieu.

II. Je rappellerai toutefois ici que depuis une douzaine d'années j'ai guéri radicalement, et comme par enchantement, au moyen du lactate de fer, d'un régime substantiel, des bains de mer, quand les malades ont pu les prendre, une foule de personnes qui, par suite de déplorables erreurs de diagnostic, avaient été *saignées* un plus ou moins grand nombre de fois, sans préjudice d'applications plus ou moins répétées de sangsues, bien que l'état chlorotique ou chloro-anémique, ou simplement anémique, fût tellement caractérisé qu'il sautait en quelque sorte aux yeux de tout observateur tant soit peu familiarisé avec la *clinique* exacte (1). Je dois à cette occasion relever une méprise dont j'ai vu de bien nombreux exemples, et qui consiste à saigner du pied, à mettre des sangsues à la vulve, chez de jeunes chlorotiques dont les règles sont supprimées. On s'imagine que la chlorose tient à l'aménorrhée, tandis que, dans l'immense majorité des cas du moins, l'aménorrhée reconnaît pour cause l'*état chlorotique:* on prend l'effet pour la cause. Aussi, dans ces cas, les saignées ne calment-elles point les

(1) Je n'exagère pas en donnant l'épithète de déplorables aux erreurs dont il s'agit, et qui pourraient être comptées par milliers. J'ai tant insisté depuis plusieurs années sur les diverses espèces d'inconvénients des saignées dans ces cas, que je croyais n'avoir plus rien à y ajouter. Cependant, en 1841, il s'est présenté à moi un cas que je n'avais pas prévu, je veux parler d'un jeune homme essentiellement nerveux et chlorotique, auquel on fit pratiquer une saignée au bras, par suite de l'erreur de diagnostic signalée ci-dessus, et chez lequel l'artère, ayant été malheureusement ouverte en même temps que la veine, il survint un anévrisme variqueux. Le mot *déplorable* appliqué à l'erreur de diagnostic est-il exagéré dans ce cas?

palpitations , et elles sont formellement contre-indiquées.

III. Dans les palpitations qu'on pourrait appeler morales, c'est-à-dire entretenues par une affection de l'âme, il faut imiter, *autant qu'on le peut,* la conduite si connue des Érasistrate, des Boerhaave et des Bouvart. Je ferai remarquer en terminant que , dans les cas très communs où les malades rapportent à quelque grave affection organique du cœur, à l'*anévrisme,* les palpitations dont ils se plaignent, cette idée, ou plutôt cette frayeur, concourt à entretenir, et accroît même le mal; en sorte que si le médecin qu'ils consultent est assez heureux pour les convaincre de leur erreur, ils sont déjà plus qu'à moitié guéris.

III. Spasme du cœur.

I. Les palpitations nerveuses du cœur sont, à la rigueur, pour cet organe, ce que les convulsions dites *cloniques* sont pour les muscles de la vie animale. Or, existe t-il pour le cœur, comme pour ces derniers, cette espèce de convulsions qu'on appelle *toniques ?* On peut répondre hardiment par la négative. En effet, ces contractions *toniques* du cœur amèneraient nécessairement la suspension des mouvements alternatifs de cet organe, et par conséquent la syncope, bientôt suivie d'une mort réelle. Mais qu'est-ce donc que ce *spasme du cœur,* dont Laënnec seul a parlé, en termes très courts il est vrai, puisqu'il ne lui a guère consacré qu'une seule page de son ouvrage? Cette *nouvelle* maladie du cœur, dont Laënnec ne donne aucune idée ou définition précise, me paraît tout-à-fait *imaginaire,* en tant que véritable maladie *spasmodique* différente des palpitations, avec ou sans irrégularités des battements du cœur, soit *organiques,* soit *nerveuses.*

II. Suivant Laënnec, il existe dans cette maladie un *bruit de soufflet du cœur* qui coïncide presque toujours avec un *bruit de soufflet dans quelque artère* (1), et, toujours d'après

(1) Laënnec établit aussi, sans fondement réel, que le frémissement cataire co-existe avec le bruit de soufflet du prétendu spasme du cœur.

le même observateur, « c'est en général chez les hypochon-
» driaques, et *particulièrement chez ceux qui sont d'une*
» *constitution sanguine, pléthorique*, que l'on remarque le
» plus souvent le bruit de soufflet du cœur, existant pres-
» que toujours en même temps dans quelque artère. » On
ne peut guère se fourvoyer plus complétement que ne le
fait ici Laënnec. En effet, le bruit des artères dont il veut
parler est bien certainement le même que nous avons
décrit comme l'un des signes de cette lésion du sang qui
constitue le caractère fondamental de la chlorose et de
l'anémie, *signe* qui avait complétement échappé au génie
observateur de Laënnec. Or, rien n'est plus opposé à la
constitution sanguine et pléthorique proprement dite que la
constitution chlorotique ou anémique. Malgré ses préten-
tions contraires, Laënnec, ainsi que les médecins de
l'école médicale dans laquelle il fut élevé, n'avait que des
idées très superficielles sur les diverses altérations du
sang. Aussi les sujets chez lesquels il entendit le bruit de
soufflet double ou continu, tantôt simple, tantôt sibilant
ou musical, furent-ils placés par lui dans la catégorie des
individus purement *nerveux, hypochondriaques,* et ne prit-
il jamais garde à ces conditions anormales du sang, sous
la dépendance desquelles se trouve l'état ou élément nerveux lui-même, au moins dans une immense quantité
de cas.

Au reste, on conçoit qu'un certain rétrécissement spasmodique du cœur, qui ne s'opposerait pas, ce qui ne me
paraît guère admissible, au jeu de cet organe, pourrait,
comme tout rétrécissement d'une autre origine du cœur,
donner lieu à un bruit de soufflet, avec ou sans frémissement cataire, et avec souffle plus ou moins continu
dans les artères, chez les sujets anémiques ou chlorotiques (1).

(1) Voy. les prolégomènes du *Traité clinique des maladies du cœur*, à
l'article BRUIT DE SOUFFLET.

ARTICLE II.

NÉVROSES ACTIVES, OU IRRITATIONS DES NERFS DES ARTÈRES (1).

I. Névralgies artérielles.

I. Les *douleurs* des artères sont pour le moins aussi chimériques que celles du cœur; elles ont cependant été considérées comme très réelles par Laënnec. Voici l'article qu'il leur a consacré :

« Des douleurs plus ou moins vives, continues ou intermittentes, suivent quelquefois le trajet des artères, *et paraissent avoir leur siége dans le lacis nerveux fourni à ces vaisseaux par le système ganglionnaire.* Ces douleurs sont, en général, moins aiguës que celles qui ont leur siége dans les nerfs provenant du cerveau ou de la moelle épinière. Elles ont particulièrement lieu chez les hypochondriaques et les femmes hystériques. »

Les douleurs auxquelles Laënnec donne le nom de *névralgies des artères* appartiennent aux nerfs rachidiens et aux parties où ces nerfs vont se ramifier pour y porter le principe de la sensibilité. Comme le dit Laënnec, elles sont très communes chez les hypochondriaques et les femmes hystériques, et, ajouterons-nous, chez les sujets chlorotiques, anémiques, ce qui ne surprendra pas ceux qui savent combien il est fréquent de voir coexister chez les mêmes individus l'état hypochondriaque et l'état chloro-anémique, l'hystérie et la chlorose, etc.

II. Laënnec veut qu'on traite les affections qu'il a décrites sous le nom de *névralgies artérielles* comme les *névralgies des poumons et du cœur.* « Le meilleur moyen, à son avis,

(1) Je n'aurai rien à dire des irritations des nerfs des veines et des vaisseaux lymphatiques. On sait d'abord qu'il n'est pas démontré que ces vaisseaux reçoivent des nerfs. En second lieu, en supposant qu'ils reçoivent, en effet, des nerfs, les lésions de ceux-ci nous sont entièrement inconnues.

lorsqu'il est applicable, est sans contredit un vésicatoire sur la partie de la surface du corps la plus voisine de l'artère affectée. » C'est précisément aussi le moyen le plus utile dans les névralgies proprement dites.

II. Battements hyper-normaux des artères et pouls redoublé.

I. Dans l'article où il traite des *affections nerveuses* des artères, Laënnec a intitulé un de ses paragraphes : *De l'impulsion artérielle augmentée*. Voici comment il s'exprime à ce sujet :

« Ce phénomène (l'impulsion artérielle augmentée) est un de ceux qui prouvent le mieux, contre l'opinion de quelques physiologistes, que les artères ont une action propre et indépendante de celle du cœur. Ainsi il n'est point rare de trouver les battements de l'une des carotides ou des temporales incomparablement plus forts que ceux de l'autre. La différence est encore plus commune dans les artères radiales....

» L'augmentation morbide de la force d'impulsion n'est nullement rare dans l'aorte, et le plus souvent elle n'occupe qu'une portion de cette artère, qui, sous ce point de vue, comme sous le rapport anatomique, peut être divisée en trois parties , savoir : la partie ascendante, la partie descendante pectorale , et l'aorte ventrale; c'est surtout cette dernière partie qui est le plus souvent le siége du phénomène dont nous nous occupons. L'augmentation d'impulsion est toujours jointe à la sensation de plénitude. L'artère affectée paraît toujours aussi pleine qu'elle puisse l'être, et plus que les autres parties du système artériel.

» Lorsque ce phénomène n'existe que dans une seule artère d'un petit ou d'un moyen volume, il n'est accompagné d'aucune altération appréciable dans la santé. Il faut en excepter le cas où il est dû à une inflammation développée dans la partie à laquelle se rend l'artère affectée : ainsi l'on sait que dans une inflammation de la main, les artères radiale et cubitale, quelquefois même la brachiale, battent plus fortement que celles du côté opposé; et que dans un panaris, les battements des rameaux artériels des doigts deviennent assez énergiques pour être sentis et pour se faire continuellement sentir au malade. Des battements trop énergiques des carotides accompagnent ordinairement des affections nerveuses plus ou moins graves, mais n'ont pas toujours lieu chez les sujets attaqués ou menacés d'apoplexie.

» Les palpitations nerveuses du cœur sont quelquefois accompagnées d'une agitation semblable dans tout le système artériel : le malade en sent les battements dans toutes les parties de son corps . et quelquefois même ceux de très petites artères deviennent *visibles à l'œil.*

» Dans l'aorte, ils sont toujours joints à un état général plus ou moins pénible, lors même qu'ils n'existent que dans une des parties de cette artère. Dans l'aorte ascendante, ils sont accompagnés d'un degré quelconque de gène dans la respiration , mais surtout d'anxiété et de penchant aux lipothymies (1)....

» Dans l'aorte ventrale, le phénomène est beaucoup plus fréquent, et peut souvent faire croire, à tort, à l'existence d'un anévrisme. J'ai vu plusieurs fois commettre cette erreur, qui devient bien plus difficile à éviter dans certains cas où des gaz enfermés dans l'arc du colon ou le duodénum peuvent simuler la tumeur anévrismale, en même temps que l'artère par son action énergique en simule les pulsations (2).

(1) C'est qu'alors le cœur participe à l'affection de l'aorte.

(2) L'erreur dont parle Laënnec, et qu'il avoue avoir lui-même commise en communauté avec Bayle , sera pourtant facilement évitée aujourd'hui par tout observateur suffisamment versé dans la pratique de la palpation , de la percussion et de l'auscultation. Dans le cas d'anévrisme *simulé par des gaz emprisonnés en quelque sorte dans une des cellules du*

» Dans l'impulsion artérielle augmentée , la saignée est parfaitement indiquée , et souvent même on ne peut obtenir de soulagement qu'en y revenant plusieurs fois de suite , et tirant à chaque fois une assez grande quantité de sang (1). »

II. J'ai observé cent et cent fois les battements hyper-normaux, j'ai presque dit les *palpitations* des artères en général, et ceux de l'aorte en particulier. Les battements hyper-normaux de l'aorte ventrale sont les plus communs de tous, et c'est principalement chez les sujets chlorotiques, anémiques, nerveux, qu'on les rencontre. La plupart des malades en sont fort effrayés, et, comme Laënnec l'a fort bien dit, ces battements sont pris malheureusement trop souvent pour un signe d'anévrisme ou de quelque autre grave affection organique de l'aorte. Les malades *sentent* d'autant plus facilement et d'autant plus fortement les *pulsations* augmentées de l'aorte, qu'ils sont, pour la plupart, dans un état d'exaltation plus ou moins prononcé de la sensibilité générale, en même temps qu'ils ont très peu d'embonpoint.

Cette dernière circonstance permet d'explorer avec facilité l'aorte ventrale, soit par la palpation, soit par l'auscultation, double méthode au moyen de laquelle on mesure en quelque sorte le degré d'augmentation de l'im-

colon *transverse*, si toutefois ce cas est aussi réel que le suppose Laënnec, ce qui n'est pas démontré, dans ce cas, dis-je, la tumeur rend un son clair ou tympanique , tandis que la *tumeur anévrismale vraie* donne un son mat, etc., etc.

(1) Voilà, je l'avoue, une méthode qu'on est un peu surpris de voir préconiser par Laënnec contre une *affection nerveuse*. Au lieu d'être *parfaitement indiquée*, la saignée, soit unique, soit surtout répétée plusieurs fois de suite et abondante, est essentiellement *contre-indiquée*, dans l'immense majorité des cas du moins. Car outre que les affections *purement* nerveuses ne réclament guère par elles-mêmes les émissions sanguines, il ne faut pas perdre de vue que le phénomène dont parle Laënnec se rencontre presque toujours chez des sujets chlorotiques ou anémiques.

pulsion de cette grosse artère. La palpation fait aussi reconnaître s'il existe ou non une dilatation, soit simple,
soit anévrismale, dans le trajet du vaisseau, et, comme je
l'ai dit plus haut (note 2 de la page 491), il est réellement aisé de distinguer les uns des autres les battements purement nerveux et les battements *anévrismaux*
de l'aorte.

III. Si la contraction du ventricule gauche du cœur était
la cause unique des battements de l'aorte et des artères
qu'elle fournit, on ne saurait concevoir l'augmentation de
la force de ces battements sans admettre en même temps
une augmentation dans la force de la contraction du ventricule aortique. Cependant il est bien réellement des cas
dans lesquels les battements de certaines artères paraissent
augmentés sans que les contractions du ventricule gauche
le soient aussi. Il faut donc admettre alors que l'augmentation de l'impulsion artérielle tient à l'augmentation
d'une force propre à l'artère elle-même; et puisque la
diastole artérielle correspond à la systole ventriculaire,
c'est précisément la force qui préside directement à cette
diastole qui serait augmentée. La force qui préside à la
systole artérielle serait-elle augmentée en même temps
que l'autre? Cette question n'a point encore été traitée, et
ne me paraît pas facile à résoudre. En effet, dans l'état
normal, les artères ne donnent qu'une seule pulsation, et
cette pulsation correspond à la diastole artérielle. Comment donc déterminer si la systole artérielle est augmentée ou diminuée, puisqu'on ne la sent pas à l'état
normal?

IV. Ceci me conduit à présenter quelques réflexions sur
le pouls *dicrote, bis feriens* ou *redoublé*. Cette espèce remarquable du pouls est pour le jeu des artères ce qu'est pour
le jeu du cœur le double battement que l'on sent par le
toucher de la région précordiale, c'est-à-dire que l'un des
deux mouvements de l'artère appartient à sa diastole et

l'autre à sa systole. Dans certains cas, ces deux mouvements ou battements artériels paraissent tout-à-fait semblables l'un à l'autre ; mais, en général, le premier ou le battement diastolique, lequel constitue le pouls proprement dit, est plus fort que le second ou le battement systolique.

Les artères qui donnent ainsi un double pouls donnent également un double bruit. Pour bien constater ce phénomène, il faut ausculter les grandes artères, la fémorale en particulier. Aujourd'hui même (7 décembre 1844) j'ai constaté et fait constater ce bruit *redoublé* à plusieurs des personnes qui suivent ma clinique, chez un individu atteint de *fièvre entéro-mésentérique* ou *typhoïde*, à la seconde période. En appuyant légèrement le stéthoscope sur l'artère fémorale, de manière à produire le bruit de souffle par pression, on distingue nettement celui-ci, et pendant la diastole et pendant la systole artérielle. Le second souffle est sensiblement moins fort que le premier ; ils sont séparés l'un de l'autre par un très court intervalle, le pouls battant chez notre malade 108 à 112 fois par minute.

Je n'ai, pour ma part, presque jamais (1) rencontré le

(1) Je dis presque jamais et non jamais, parce qu'en effet, exceptionnellement, il est vrai, j'ai rencontré le pouls redoublé ou *bis feriens* chez des individus non atteints de fièvre typhoïde ou entéro-mésentérique.

Je l'ai observé, par exemple, dans quelques cas de *maladie organique* du cœur. En ce moment (décembre 1844), nous avons sous les yeux (n° 8 de la salle Saint-Jean-de-Dieu) un cas curieux de pouls redoublé en quelque sorte *local* ou *partiel*. Il s'agit d'un homme atteint d'une affection organique du cœur et de l'aorte avec *insuffisance* des valvules aortiques, caractérisée par un *souffle de retour* à l'orifice aortique. Chez lui, le pouls est *redoublé* dans les artères carotides et sous-clavières, mais non dans les radiales ou autres artères éloignées du cœur. Je crois que, dans ce cas, le second mouvement que l'on sent distinctement dans les artères voisines du cœur, tient au reflux vers le ventricule gauche d'une portion de la colonne de sang contenue dans l'aorte et les artères nées de sa crosse, reflux qui est l'effet de l'*insuffisance* des valvules aortiques.

pouls redoublé que chez les sujets atteints d'une fièvre typhoïde ou entéro-mésentérique parfaitement caracté-risée. Mais depuis une quinzaine d'années que mon atten-tion s'est portée d'une manière toute spéciale sur ce point de séméiologie, il ne s'est guère passé de jour où je n'aie constaté le pouls redoublé chez un ou plusieurs in-dividus atteints de fièvre typhoïde, surtout lorsqu'elle est parvenue à sa seconde ou à sa troisième période. Je me suis suffisamment expliqué sur ce phénomène en traitant des symptômes de cette maladie. Je ne veux pas y revenir plus longtemps ici, et si je m'en suis occupé de nouveau, c'est que l'occasion m'en a fait une nécessité. Je recom-mande ce phénomène à l'étude des pathologistes et des physiologistes, et je souhaite qu'ils puissent nous en donner une explication satisfaisante. C'est dans une con-naissance plus approfondie de l'influence qu'exerce le système nerveux ganglionnaire sur les battements nor-maux et anormaux du cœur et des artères que se trouvera le mot de cette énigme.

V. Quoi qu'il en soit, si la force des battements des artères peut, dans certains cas, n'être pas en proportion avec celle des battements du cœur, il n'en est pas de même du nombre des battements de ces artères dans un temps donné, remarque qui n'est pas indigne de réflexion. En effet, dans les cas que nous étudions ici, il n'est aucun exemple d'une augmentation de la fréquence des pulsa-tions artérielles indépendante d'une égale augmentation de la fréquence des battements du cœur. Pourquoi donc les pulsations artérielles, jusqu'à un certain point indépen-dantes de celles du cœur, sous le rapport de leur force, ne le sont-elles plus sous le rapport de leur nombre (1)? Voilà un nouveau problème dont je laisse à d'autres la solution.

(1) Il est certaines affections du cœur dans lesquelles le nombre des battements de cet organe est plus considérable que celui des artères de

En définitive, je ne suis rien moins que satisfait de l'état actuel de la science sur le sujet que nous venons d'examiner. Ce sujet me paraît donc réclamer de nouvelles recherches.

VI. Quant au traitement des battements hyper-normaux des artères, *quel qu'en soit le vrai mécanisme*, il est essentiellement le même que celui des palpitations du cœur.

III. Du spasme des artères avec bruit de soufflet et frémissement cataire.

I. Dans l'article qu'il a composé sous le titre ci-dessus, comme dans ses considérations sur les causes des bruits anormaux des artères, Laënnec est tombé dans des erreurs que nous avons signalées ailleurs (1). Ignorant complétement alors le rôle que jouent certaines altérations du sang, et notamment la diminution de sa densité, dans la production des souffles ou des sifflements des artères, et ne tenant pas assez compte des altérations matérielles que ces vaisseaux présentent dans des cas bien déterminés, Laënnec a, sans doute, exagéré l'influence de ce qu'il appelle le *spasme des artères* pour l'explication des *bruits de soufflet et du frémissement cataire*. Mais de ce qu'il a exagéré la fréquence de ce *spasme*, faut-il en conclure que l'état dont il s'agit n'existe jamais? Ce serait, peut-être, tomber d'un excès dans un autre. Toutefois je dois avouer que, pour ma part, j'en suis encore à chercher des exemples *incontestables* de *spasme proprement dit des artères*, bien que depuis plus de quinze ans je n'aie cessé, pour ainsi dire, un seul jour, d'étudier les phénomènes que Laënnec attribue sans hésiter à ce

second et de troisième ordre. Ces affections sont celles où, soit en raison d'un obstacle mécanique, soit en raison d'un affaiblissement vital, l'impulsion du cœur ne peut pas, à chaque contraction du ventricule gauche, se faire sentir jusque dans les artères indiquées.

(1) Voyez mon *Traité clinique des maladies du cœur*, 2ᵉ édition. Paris, 1841, t. I, prolégomènes, p. 247 et suiv.

spasme. Je n'affirme pas, je le répète, que chez les sujets chlorotiques, anémiques, etc., dans les artères desquels j'ai mille et mille fois constaté les bruits de souffle et les sifflements sous toutes leurs formes, l'état spasmodique ne concourt en aucune façon, et pour aucune part, à la production de ces bruits, mais j'ai quelque peine à croire que ce concours, s'il existe réellement, soit bien puissant, quand je réfléchis que c'est ordinairement pendant la diastole ou *dilatation* artérielle que les bruits dont il s'agit se font entendre à leur *maximum d'intensité*.

II. Des recherches ultérieures pourront seules nous apprendre si le *spasme* des artères est une affection bien réelle, et, en cas d'affirmative, quels en sont les signes propres et caractéristiques.

ARTICLE III.

NÉVROSES ACTIVES, OU IRRITATIONS DES NERFS DES CAPILLAIRES ARTÉRIELS.

I. Ce n'est évidemment que par la pensée ou le raisonnement que l'on peut admettre l'espèce de névrose active dont il s'agit dans cet article. En effet, aucun anatomiste n'a jamais porté le tranchant de son scalpel sur les filets nerveux des systèmes capillaires artériels; nous pouvons ajouter ni sur ces systèmes capillaires eux-mêmes. Mais l'œil de la pensée, plus pénétrant que l'œil proprement dit, même quand celui-ci est armé du microscope, nous montre, en quelque sorte, que les ramifications les plus ténues des nerfs ganglionnaires qui enlacent les artères doivent accompagner les dernières ramifications de ces dernières dans les organes.

Or, s'il en est ainsi, la raison, à défaut de l'observation directe, veut que nous rattachions aux *capillaires nerveux* du grand sympathique, qu'on me permette cette expression, les lésions dont les capillaires sanguins sont eux-mêmes le siége dans cet état morbide universellement connu sous le nom d'*irritation en général*, et dont nous avons traité au commencement du tome Ier de cette *Nosographie* (1).

II. Considérée d'une manière abstraite, l'*irritation* n'existe pour ainsi dire que dans notre esprit, et ne constitue qu'un *être* de *raison*. Pour qu'elle existe en réalité, il faut lui trouver un *substratum*, un siége, la *localiser*, en un mot. Mais, de l'aveu de tous les auteurs, c'est dans les systèmes capillaires sanguins, et surtout dans les systèmes capillaires artériels, comme je l'énonçais tout-à-l'heure, que se passent les phénomènes de l'*irritation* et de l'inflammation, la première n'étant, selon eux, que le premier degré de la seconde (2). Or, si l'action organique et vitale qui s'accomplit dans les capillaires est sous l'influence du système nerveux ganglionnaire, il s'ensuit clairement que l'irritation elle-même, simple modification de l'action organique et vitale dont il s'agit, aurait pour principe immédiat un excès de l'*influx*, quelle qu'en soit la nature, dont les *capillaires nerveux* du système ganglionnaire sont les agents dans les capillaires sanguins. De cet excès d'influx, d'un degré inférieur à celui qui allume en quelque sorte l'in-

---

(1) Chapitre Ier, première section (*Exposition raisonnée des théories sur l'inflammation et l'irritation, considérées en général*).

(2) Rappelons ici les opinions des auteurs à cet égard, telles que nous les avons rapportées dans nos *Considérations sur l'inflammation et l'irritation en général.*

Hunter regarde l'*irritation* comme un premier degré d'inflammation, appelle IRRITATIONS *les actions organiques en trop*, et en place le siége dans les plus petits vaisseaux.

Suivant Bichat, l'irritation *a pour siége le système capillaire.*

L'auteur de l'*Histoire des phlegmasies chroniques* dit formellement que la *modification vitale* en laquelle consiste l'irritation *a son siége dans les vaisseaux capillaires de la partie malade.*

M. Magendie, tout en attaquant les doctrines de ses devanciers sur l'inflammation et l'irritation, n'en place pas moins le siége de ces affections dans *les capillaires*. Il en est de même de M. Dubois (d'Amiens), dont nous avons longuement exposé ailleurs les recherches expérimentales sur la théorie de l'*irritation*.

flammation proprement dite, résulte un excès correspondant dans les actes dont les systèmes capillaires sont le siége, tels que la circulation du sang à l'intérieur même de nos organes, le dégagement de chaleur qui en est la suite, les sécrétions, etc. De là des afflux, des congestions de sang ou *hyperémies*, des hypercrinies, des *hyperpyries* ou des chaleurs anormales, etc.

III. Ces considérations sont trop subtiles pour nous occuper très longtemps, d'autant mieux que nous ne pourrions les poursuivre sans répéter ce que nous avons déjà exposé en traitant de l'irritation en général. Toutefois, nous ne terminerons pas sans faire observer que, quelle que soit l'influence du cœur sur le cours du sang dans les capillaires, cette influence est secondée par une puissance inhérente aux capillaires eux-mêmes, et dont les nerfs qu'ils reçoivent du grand sympathique sont probablement l'agent ou l'instrument. Si les effets de cette puissance sont obscurs, difficiles à démontrer dans l'état normal, il n'en est plus ainsi dans l'état anormal ou pathologique.

Bichat a écrit que *l'irritation est pour ainsi dire un aimant qui attire le sang, et qui change complétement sa direction.* Il est vrai que MM. Magendie et Dubois (d'Amiens) ont expliqué autrement que par une sorte de *système d'attraction électro-vitale*, l'afflux du sang dans les parties irritées; mais leur explication n'est applicable qu'aux cas dans lesquels les parois des capillaires irrités ont été *percées* par l'instrument piquant avec lequel ils ont *stimulé* ces capillaires, et j'ai peine à comprendre comment ces auteurs ont pu confondre un *pareil cas* avec ceux dans lesquels *l'irritation* existe sans aucune solution de continuité des capillaires. Or, dans ces cas, les battements du cœur restant les mêmes, on voit affluer dans certaines régions plus de sang qu'à l'état normal, afflux qui cesse avec l'irritation. Une simple émotion morale suffit pour produire un afflux, une congestion de ce genre. Qui ne sait, par exemple, qu'un sentiment de honte ou de pudeur fait, comme on dit, monter le sang au visage? Qui ne connaît ces rougeurs, ces bouffées de chaleur à cette même partie, si communes chez les sujets nerveux, qu'ils soient ou non en même temps chlorotiques? Qui peut ignorer qu'il suffit de l'exercice plus ou moins énergique d'un organe pour y faire affluer le sang; qu'un simple frottement produit le même effet, si remarquable dans les tissus érectiles? Est-ce donc *au défaut de résistance des parois des capillaires, dû à une solution de continuité de ces parois,* qu'il faut, dans de tels cas, attribuer l'afflux momentané du sang et toutes les *érections vitales* qui en dépendent? Ce n'est pas non plus à l'action du cœur, puisqu'elle est censée rester à son mode normal, et que, d'ailleurs, en supposant qu'elle fût augmentée, elle ne se bornerait pas à faire affluer plus de sang dans un seul point, quelquefois très circonscrit. A quoi donc, enfin, rapporter ce singulier phénomène, sinon à l'augmentation de cette puissance qui, seule, ou de concert avec le cœur, préside à la circulation capillaire; modification vitale qui constitue une véritable *névrose active,* dont le siége est dans les *capillaires,* soit artériels seulement, soit artériels et veineux?

IV. En poursuivant maintenant sous toutes ses *formes* cette irritation des capillaires sanguins dans tous les organes et tissus dont ces capillaires sont en quelque sorte une des parties intégrantes, nous aurions à faire l'histoire de toutes les hyperémies, de toutes les hypercrinies, de toutes les hypertrophies, etc., qui ont été décrites comme des maladies *essentielles,* je veux dire comme des maladies primitives, ou non symptomatiques de l'irritation des ramifications nerveuses ganglionnaires communes à toutes les parties organisées. Le fait est, qu'arrivés pour ainsi parler à ces *infiniment petits* de l'anatomie et de la physiologie, nous ne distinguons plus, nous n'analysons plus rien; les divers éléments générateurs se confondent de manière à former une masse unique, et dans l'état normal comme dans l'état anormal, ces divers éléments semblent concourir tous ensemble à la production des phénomènes que nous observons. Au reste, de telles *distinctions* importent heureusement très peu à la pratique : il suffit que nous puissions parvenir au diagnostic des maladies des parties vivantes, considérées pour ainsi dire en gros, et non dans tel ou tel des éléments simples, solides, ou fluides dont elles sont composées en dernière analyse.

V. Étant admis, par voie de raisonnement, que c'est bien dans le système artériel capillarisé que se passent, sous l'influence d'une excitation plus ou moins intense des nerfs ganglionnaires dont il est animé, les phénomènes des irritations, soit inflammatoires, soit subinflammatoires, des différents organes composés dont les *névrartères* (1) font partie essentielle, il s'ensuit que l'on pourrait, à la rigueur, étudier successivement dans le présent article les névroses actives de ces nombreux organes. Mais il vaut mieux, ce me semble, de même que nous l'avons déjà fait, d'ailleurs, pour le cœur et les artères, qui sont au rang des organes composés dont nous parlions tout-à-l'heure, étudier les irritations dans les ganglions et les cordons divers du grand sympathique, et par suite dans les organes mêmes aux fonctions *nutritives* desquels ils sont consacrés (2). C'est d'après cette méthode que nous allons poursuivre l'histoire des névroses actives des autres divisions du grand appareil nerveux ganglionnaire.

(1) Expression employée par A. Dugès pour désigner l'espèce de composé anatomique qui résulte de la fusion des capillaires artériels et des ramifications nerveuses ultimes des nerfs ganglionnaires au sein des parenchymes organiques.

(2) En conséquence de ce principe, il y aurait à examiner si ce n'est pas dans les nerfs ganglionnaires qu'ils reçoivent pour leurs fonctions nutritives, que réside le point de départ de certaines névroses actives des centres nerveux de la vie animale eux-mêmes.

ARTICLE IV.

NÉVROSES ACTIVES, OU IRRITATIONS DES PLEXUS ET NERFS GANGLIONNAIRES DES POUMONS ET DES BRONCHES.

Si, comme la chose paraît probable à M. Longet, les nerfs ganglionnaires du poumon et des bronches exercent une influence sur l'hématose et la sécrétion des mucosités bronchiques, certains flux sécrétoires des bronches, indépendants d'une bronchite proprement dite, pourraient être rapportés à une irritation de ces nerfs.

Mais puisque les poumons et les bronches reçoivent de très nombreux filets du nerf pneumo-gastrique, nous aurons encore à nous occuper plus tard de leurs *névroses actives*.

Les fonctions respiratoires exigent pour leur accomplissement l'intervention et le concours de nombreux éléments, dont chacun est susceptible de lésions spéciales qui suffisent pour entraver plus ou moins le jeu de ces grandes fonctions : aussi n'est-il pas donné à tout le monde de remonter, dans les divers cas des désordres qu'elles peuvent presenter, à la véritable cause de ces désordres.

I. Névralgie pulmonaire.

I. Nous ne possédons encore aucunes recherches précises sur les névroses actives des filets nerveux que le grand sympathique fournit aux poumons. Mais, quelles que soient ces névroses, il ne faut pas les confondre avec l'affection à laquelle certains auteurs, Laënnec en particulier, ont improprement donné le nom de *névralgie pulmonaire* (1). Il est de toute évidence, en effet, que l'affection

(1) Je dois noter, en passant, que Laënnec a consacré des articles séparés *aux affections des nerfs du poumon* et *aux affections nerveuses du poumon*. Il ne motive nullement cette distinction, assez singulière cependant pour avoir besoin de quelque commentaire, d'autant plus qu'aux articles dans lesquels Laënnec s'est occupé des *affections nerveuses* du cœur et des artères, il n'a point distingué ces affections des *lésions des nerfs* de ces parties.

ainsi nommée par Laënnec n'a point son siége dans les nerfs ganglionnaires des poumons, mais bien dans les nerfs intercostaux eux-mêmes, ou dans leurs ramifications. Pour s'en convaincre, il suffira de lire attentivement la description de cette maladie, telle qu'elle a été tracée par Laënnec lui-même. La voici textuellement :

« Il n'est pas rare de trouver des sujets qui, sans présenter aucun signe, physique ou autre, d'une maladie organique quelconque du poumon, et souvent avec une santé florissante d'ailleurs, éprouvent dans l'intérieur de la poitrine des douleurs vives, quelquefois même très aiguës, passagères ou de longue durée, intermittentes ou continues. La douleur est tantôt bornée à un point, tantôt étendue, tantôt fixe, tantôt mobile; quelquefois elle se répand par moments sur les parois de la poitrine et les parties environnantes, en suivant le trajet des nerfs intercostaux, des nerfs thoraciques antérieurs, du plexus brachial et des diverses branches qui en naissent. Assez souvent les douleurs se fixent profondément entre la colonne épinière et l'omoplate, et s'irradient de manière à faire croire qu'elles ont leur siége dans le grand sympathique (1). Il me semble qu'aux caractères de ces douleurs, on ne peut guère méconnaître des névralgies, affections dont le siége est bien certainement dans les nerfs, puisqu'elles en suivent le trajet, mais dont l'anatomie pathologique ne nous a point encore révélé la nature, puisque l'autopsie a donné jusqu'ici des résultats variables. Souvent l'on n'a trouvé aucune

(1) Laënnec ajoute qu'il a été consulté par des personnes qui éprouvaient de semblables douleurs depuis plusieurs années; qu'il a vu, dans des cas où elles étaient récentes, des médecins, qui ne manquaient pas d'ailleurs d'instruction, en concevoir trop d'inquiétude, craindre le développement d'une pneumonie ou de tubercules pulmonaires, et fatiguer leurs malades par des saignées qui les affaiblissaient plus qu'elles ne les soulageaient.

J'ai eu pour ma part de nombreuses occasions de constater les erreurs de diagnostic et de traitement signalées ici par Laënnec.

lésion notable du nerf affecté ; quelquefois on l'a trouvé atrophié, d'autres fois plus volumineux que dans l'état naturel. Dans quelques cas rares, on a vu le névrilème rougi par l'injection de ses vaisseaux ; on l'a trouvé entouré d'une matière gélatiniforme transparente, sans aucun caractère d'inflammation ; et enfin quelquefois, mais très rarement, on l'a vu infiltré de pus. Des lésions aussi variables *doivent*, ce me semble, *faire soupçonner qu'elles sont dues à l'affection douloureuse qui constitue la névralgie, loin d'en être la cause.*

» On ne doit pas confondre les douleurs névralgiques dont nous venons de parler, avec d'autres douleurs dont le caractère est évidemment sympathique : telles sont les douleurs du dos, si communes chez les femmes délicates attaquées de leucorrhée, et qui souvent leur font croire qu'elles deviennent phthisiques ; telles sont encore les sensations de douleur âcre, brûlante, et quelquefois aiguë, que déterminent dans différents points de la poitrine des digestions pénibles, l'ingestion de certains aliments nuisibles pour l'individu qui les a pris , ou le développement d'une grande quantité de gaz dans les diverses parties du canal digestif. »

II. Cette description s'applique évidemment, en grande partie, à la névralgie intercostale dont nous nous occuperons plus loin. Comme le tissu du cœur, le tissu propre du poumon n'est point *sensible*, dans la rigueur de ce mot, et il n'existe pas plus de véritable névralgie de cet organe que de névralgie du cœur.

II. Asthme spasmodique.

I. Si les bronches terminales et les vésicules exécutaient des mouvements auxquels présideraient les nerfs ganglionnaires qu'elles reçoivent, il serait naturel de rechercher quelles sont, parmi les maladies des organes respiratoires décrites par les auteurs, celles qui dépendraient d'une névrose active de cet ordre de nerfs, et par suite d'une sorte de spasme des parties qu'ils animeraient. Mais les expériences des physiologistes ne nous ont point encore suffisamment autorisés à penser que les vésicules pulmonaires et les ramuscules bronchiques fussent susceptibles de mouvements dont ils puiseraient le principe dans le système ganglionnaire. D'après M. le docteur Longet, ce serait à l'influence du nerf pneumo-gastrique (sous ce nom, nous comprenons avec lui, non seulement le pneumogastrique, mais aussi le nerf accessoire de Willis) qu'il faudrait rapporter les faibles mouvements dont le tissu contractile des bronches pourrait être l'agent.

II. Quoi qu'il en soit, voici ce que nous lisons dans Laënnec sur l'*asthme* qu'il appelle *spasmodique* :

« Aujourd'hui, beaucoup de médecins, parmi ceux qui ont cultivé le plus l'anatomie pathologique, nient formellement la possibilité de l'existence d'une dyspnée spasmodique, et la plupart des autres sont assez disposés à embrasser la même opinion (1). »

Après une discussion anatomico-physiologique à laquelle nous renvoyons le lecteur, Laënnec déclare qu'il est resté convaincu *non seulement que les vésicules pulmonaires et les ramifications bronchiques peuvent se contracter spasmodiquement, mais même que la volonté a un certain empire sur cette contraction, puisque les hommes sains même peuvent faire des inspirations qui ne donnent aucun bruit respiratoire, et qu'ils n'y manquent même presque jamais lorsqu'ils*

---

(1) Sauvages et Cullen, dit Laënnec, définirent l'*asthme spasmodique*, une dyspnée revenant par attaques, dans l'intervalle desquelles la respiration est quelquefois tout-à-fait libre. Chaque attaque présente des redoublements quotidiens, qui commencent ordinairement vers le soir ou dans la nuit, et diminuent le matin à l'aide d'une expectoration plus ou moins forte. »

*s'imaginent qu'on leur demande une inspiration extraordinaire
et beaucoup plus forte que de coutume* (1).

Laënnec poursuit ainsi :

« Je n'ai rencontré que chez un très petit nombre
d'asthmatiques les signes du spasme pulmonaire sans aucune complication de catarrhe , mais je puis *affirmer* que
le fait existe. D'un autre côté, j'ai rencontré un grand
nombre d'asthmatiques avec catarrhe sec, pituiteux ou
muqueux, trop léger ou trop peu étendu pour qu'on
pût regarder ces affections comme la véritable cause de
l'asthme. Chez plusieurs d'entre eux, le son donné par la
percussion était très médiocre, quoiqu'il n'y eût aucun
signe d'*infartus* pulmonaire chronique; et je suis très porté
à croire que la longue habitude d'une médiocre distension
des vésicules aériennes, rendant le tissu pulmonaire plus
compacte, peut produire cet effet (2).

» Il est difficile d'éclairer par l'anatomie pathologique la
question qui nous occupe. Une attaque d'asthme purement
nerveux donne rarement la mort, et surtout ne l'amène
presque jamais, sans avoir déterminé des congestions
sanguines et d'autres effets du trouble de la respiration et
de la circulation, dans lesquels des esprits prévenus pourraient chercher la cause de la maladie, en les supposant
antérieurs à la dyspnée..... J'ai vu bien des cas où il m'a
été impossible, malgré les recherches les plus minutieuses,

----

(1) Il faut avouer qu'en cette occasion Laënnec ne se montre pas difficile et sévère en matière de *preuves*. Il est, en effet, des individus chez
lesquels, pendant les inspirations qu'on leur a dit de faire, on n'entend
aucun bruit inspiratoire; mais cela ne tient pas assurément à la cause indiquée par Laënnec. Ces individus sains qui ne *savent* pas inspirer se
bornent alors à ouvrir fortement la bouche; mais en leur montrant comment il faut s'y prendre, ils font alors des inspirations avec *bruit inspiratoire* très prononcé.

(2) On regrette de voir un observateur tel que Laënnec s'abandonner
avec cette complaisance à l'esprit de *suppositions subtiles*.

de trouver une lésion organique à laquelle on pût attribuer *l'asthme.* »

Après avoir cité une série de faits supposés relatifs à des dyspnées purement nerveuses, avec commentaires plus ou moins étendus, Laënnec croit pouvoir conclure que la plupart des attaques d'asthme, quoique dues à plusieurs causes réunies, le sont principalement à une altération primitive et momentanée de l'influence nerveuse.

Les moyens conseillés par Laënnec contre l'asthme nerveux sont :

1° Les narcotiques (l'opium, la belladone, la pomme-épineuse, le phellandrum aquaticum, l'aconit napel, le colchique, le tabac, la ciguë, la douce-amère, la jusquiame);

2° L'oxigène pur;

3° L'eau distillée de laurier-cerise, la noix vomique, la fève Saint-Ignace, le narcisse des prés, l'acide hydrocyanique, etc.;

4° Les résines et les gommes-résines fétides (musc, cartoréum, gomme ammoniaque, assa-fœtida, camphre, myrrhe);

5° Le quinquina, si la périodicité est très marquée;

6° Le café, le sous-carbonate de fer (ce dernier a réussi chez les sujets blafards et lymphatiques, chez ceux dont la constitution était amollie par une longue habitude d'oisiveté, lorsque l'asthme avait pour élément principal un *catarrhe sec,* et surtout lorsqu'il était *presque entièrement nerveux*);

7° L'électricité, l'aimant.

8° Les vomitifs, pendant l'accès, sont souvent suivis d'un soulagement immédiat.

9° Quels que soient les causes occasionnelles, ou les éléments de l'asthme, dit Laënnec, on ne doit pas négliger de tirer du sang toutes les fois que la lividité de la face, la force de la constitution du malade et l'énergie trop grande des mouvements du cœur annoncent qu'il y a congestion sanguine vers le poumon ; mais il ne faut pas abuser de ce moyen. Si on répète trop souvent la saignée, on court risque, en affaiblissant trop le malade, de compromettre la vie du malade, ou de prolonger beaucoup l'attaque d'asthme.....

« Dans l'asthme purement *nerveux*, la saignée est formellement contre-indiquée ; si donc on doit y avoir recours, il faut qu'une complication quelconque fournisse une indication qui l'emporte sur cette contre-indication. »

III. Asthme avec respiration puérile.

Cette seconde espèce des *dyspnées nerveuses* admises par Laënnec mériterait peut-être une autre dénomination. Cette névrose devrait, d'ailleurs, être rapportée aux nerfs pneumo-gastriques plutôt qu'aux nerfs ganglionnaires des poumons.

Quoi qu'il en soit, « aucun cas pathologique, dit Laënnec, ne se présente avec des caractères plus évidents d'une affection due au simple trouble de l'influence nerveuse que la dyspnée avec respiration puérile. Le bruit respiratoire a repris toute l'intensité qu'il avait dans la première enfance ; on entend manifestement, sous le *stéthoscope*, l'expansion pulmonaire se faire avec cette égale perfection et avec la *promptitude puérile* dans toutes les vésicules aériennes, et cependant le malade est oppressé, ou , en d'autres termes, il éprouve continuellement le besoin d'une respiration plus ample encore ; ses poumons, dilatés d'une manière extraordinaire pour l'adulte, n'ont pas la capacité nécessaire pour contenir tout l'air dont ils auraient besoin... La respiration est très parfaite ; le *besoin seul de respirer est augmenté*. Ce n'est pas dans le poumon qu'il faut chercher la cause de la maladie ; et, lors même qu'adoptant en entier la théorie chimique de la respiration, on voudrait supposer qu'un besoin extraordinaire d'oxigénation du sang est la cause de la dyspnée, il faudrait encore remonter plus haut, et reconnaître que le mal est dans l'innervation même. »

Après avoir dit 1° que cette lésion est assez commune chez les personnes attaquées de catarrhes chroniques muqueux avec expectoration abondante et facile (Laënnec ne croit même pas que ce genre de dyspnée qui résulte d'une simple augmentation du besoin de respirer puisse jamais, sans complication d'un catarrhe, arriver au degré qui constitue l'asthme); 2° que la dyspnée qui a lieu dans plusieurs espèces d'affections nerveuses, et en particulier dans les attaques d'hystérie, a souvent le caractère de l'asthme avec respiration puérile; il ajoute : « L'augmentation du besoin de respirer n'a pas lieu seulement dans les cas indiqués; elle survient aussi quelquefois chez des sujets *asthmatiques* par une ou plusieurs causes. Ainsi l'on voit souvent commencer et cesser une attaque d'asthme chez un sujet affecté de catarrhe sec, sans que la respiration, examinée à l'aide du stéthoscope, présente aucune différence avant, pendant et après l'attaque : elle est également faible et imparfaite dans ces divers temps; et quand l'attaque n'est pas déterminée par une congestion sanguine vers le poumon, ou par la survenance d'un nouveau catarrhe, il me semble qu'on ne peut alors y voir autre chose qu'une augmentation du besoin de respirer, due probablement à des modifications inconnues de l'innervation. »

ARTICLE V.

NÉVROSES ACTIVES, OU IRRITATIONS DES PLEXUS ET NERFS GANGLIONNAIRES DU PHARYNX, DE L'OESOPHAGE ET DE L'ESTOMAC.

Les mouvements du pharynx, de l'œsophage et de l'estomac, comme les sensations dont ils peuvent être le siége, étant sous l'empire de nerfs provenant du système cérébro-spinal, nous étudierons ailleurs les lésions de ces mouvements et de ces sensations internes, produites par l'irritation des nerfs qu'ils reçoivent de ce système. (Voy. Névroses actives du pneumo-gastrique.)

Mais s'il est bien vrai, comme l'analogie et des expériences directes nous portent à le croire, que les nerfs ganglionnaires de l'estomac, de l'œsophage et du pharynx président à la sécrétion de la membrane muqueuse de ces organes, à leur circulation capillaire, en un mot à tous les actes de leur vie végétative ou nutritive, leurs irritations doivent nécessairement donner lieu à des hyperémies, des hypercrinies, etc., des organes dont il s'agit, telles qu'on les observe d'ailleurs, au degré près, dans les phlegmasies de ces derniers, que nous avons décrites précédemment.

ARTICLE VI.

NÉVROSES ACTIVES, OU IRRITATIONS DES PLEXUS ET NERFS GANGLIONNAIRES DES INTESTINS.

A. *Intestin grêle.*

I. Puisque, d'après les expériences de M. Longet, les filets ganglionnaires de l'intestin grêle exercent une influence incontestable sur les mouvements de cet intestin, il est très vraisemblable que certaines contractions spasmodiques ou convulsives dont il est quelquefois le siége, dépendent d'une irritation de ces nerfs. Les invaginations que l'on rencontre dans les circonvolutions de l'intestin indiqué, soit dans les cas d'entéro-mésentérite typhoïde, soit dans d'autres cas, ne pourraient-elles pas être considérées comme des effets de la névrose qui nous occupe? Les mouvements *antipéristaltiques* qui, dans l'*iléus nerveux* de certains nosologistes et dans quelques autres cas, donnent lieu au vomissement de matières fécales, ne seraient-ils pas le résultat d'une névrose active des intestins grêles? Nous ne possédons pas encore les éléments nécessaires à la solution de cette question et de beaucoup d'autres relatives aux lésions de circulation , de sécrétion et de nutrition dont la membrane muqueuse et les autres tissus de l'intestin grêle sont souvent le siége.

II. Cet intestin n'est point susceptible de véritables névralgies ou de douleurs proprement dites. Les auteurs qui ont affirmé le contraire se sont évidemment trompés, et ont attribué à l'intestin grêle des douleurs qui appartenaient à d'autres parties.

B. *Gros intestin.*

I. Je ne sais jusqu'à quel point certains mouvements spasmodiques ou convulsifs dont le gros intestin peut être affecté, sont subordonnés à quelque irritation des nerfs ganglionnaires qu'il reçoit.

II. Cette portion du tube digestif est incontestablement le siége de douleurs du genre de celles qu'on appelle *névralgiques*. Elles sont connues sous le nom de *coliques*. Qu'elles soient *primitives*, essentielles, ou qu'elles soient *symptomatiques* d'une autre maladie, de la phlegmasie de la membrane muqueuse de l'intestin, par exemple, leurs caractères restent les mêmes. Elles se rencontrent chez les individus qui manient les préparations saturnines (*colique de plomb*); elles se développent sous l'influence de la présence de gaz intestinaux, soit que ceux-ci n'agissent qu'en distendant les parois du gros intestin, soit qu'ils exercent une action *irritante*, etc., etc.

Les coliques ou les névralgies du gros intestin me paraissent démontrer la présence de nerfs rachidiens dans cet intestin. Nous reviendrons plus loin sur leur compte.

<h3 style="text-align:center">ARTICLE VII.</h3>

NÉVROSES ACTIVES, OU IRRITATIONS DES PLEXUS ET NERFS GANGLIONNAIRES
DU FOIE, DE LA RATE ET DU PANCRÉAS.

Elles ne figurent ici que pour mémoire. C'est un sujet entièrement neuf.

I. Il est bien probable que certains flux excessifs de la

bile peuvent provenir d'une irritation *primitive* des nerfs du foie. Tels sont, entre autres, ceux qui ont lieu dans cette espèce de fièvre pernicieuse qu'on appelle *cholérique*. Quant à l'irritation *sympathique* de ces nerfs et aux flux de bile dont elle est le mobile, on les observe, comme tout le monde le sait, dans les phlegmasies de l'estomac, du duodénum, etc.

II. Le gonflement de la rate, qui joue un rôle si remarquable dans l'histoire des fièvres intermittentes, ne serait-il pas l'effet d'une fluxion sanguine due à l'irritation des *nombreux* nerfs ganglionnaires de l'organe que nous venons de nommer? Nous avons assez discuté cette question, soit à l'occasion de la splénite, soit à l'occasion des fièvres intermittentes, pour nous dispenser de l'examiner ici de nouveau. Les recherches que M. le professeur Piorry se propose de publier prochainement sur les affections de la rate, résoudront, il faut l'espérer, quelques unes des difficultés que nous avons signalées précédemment.

ARTICLE VIII.

NÉVROSES ACTIVES, OU IRRITATIONS DES NERFS GANGLIONNAIRES DES REINS.

I. Il est fâcheux que ces irritations n'aient pas encore été l'objet de recherches spéciales. Il serait bien important de déterminer quelle part elles peuvent prendre dans ces *hyperdiurèses* ou flux immodérés d'urine, avec ou sans altération chimique de ce liquide, dont la *théorie* laisse tant à désirer. Il serait curieux de savoir si certains diabètes, certaines albuminuries, etc., ne sont pas, jusqu'à un certain point, sous l'empire de quelque affection irritative des nerfs des organes sécréteurs de l'urine.....

II. C'est bien à tort qu'on a rapporté aux reins eux-mêmes, et par conséquent aux nerfs ganglionnaires qu'ils reçoivent, les *vives douleurs* qui peuvent se développer dans les régions correspondantes à ces organes (régions des lombes). M. Rayer n'a pas cru devoir trancher la question. Il se contente de dire qu'il ignore si les reins peuvent être le siége de véritables névralgies indépen dantes d'autres affections ou de lésions des organes voi- sins. Il pense que, dans la colique néphrétique, la douleur si vive, si aiguë, si anxieuse, puisqu'elle va quelquefois jusqu'à la défaillance, résulte de la distension de la tu- nique fibreuse de quelque point des conduits excréteurs de l'urine, excoriés par le passage d'un gravier, et non d'une lésion des nerfs des reins.

C'est bien *gratuitement* que certains auteurs admettent une *névralgie* hystérique. Qu'est-ce qui prouve, en effet, que la douleur lombaire, chez quelques femmes hystéri- ques, ait son siége dans les reins? N'est-il pas plus ra- tionnel de localiser cette douleur dans les nerfs sensitifs de la région lombaire, avec ou sans participation de la moelle à l'affection de ces derniers? C'est ainsi que pense M. Rayer lui-même, ajoutant que de véritables névralgies des lom- bes peuvent simuler, jusqu'à un certain point, une affec tion nerveuse des reins, et qu'on a vu des anévrismes de l'aorte descendante occasionner dans la région rénale des douleurs assez vives pour simuler une affection d'un des reins, cas dont il rapporte un exemple remarquable. Quant à moi, je pense que, dans ce cas, comme dans tous ceux où il existe une douleur *névralgique*, c'est dans les nerfs sensitifs qu'elle a son siége.

ARTICLE IX.

NÉVROSES ACTIVES, OU IRRITATIONS DES NERFS GANGLIONNAIRES
DES ORGANES GÉNITAUX.

Il est assez difficile d'étudier ces névroses séparées de celles des nerfs cérébro-rachidiens que reçoivent aussi les organes génitaux. Cependant, comme les fonctions des deux ordres de nerfs qui se distribuent à ces organes sont parfaitement distinctes, les uns présidant à la sensibilité générale des organes génitaux et au *sens génital* lui-même, ce *sixième* sens de Buffon, les autres gouvernant les actes de la vie *nutritive* des organes indiqués, il est évident que c'est dans les premiers (filets rachidiens) qu'il faut *localiser* les névroses *actives* ayant pour symptôme des lésions de la sensibilité générale ou spéciale des organes génitaux, tandis que les névroses *actives* caractérisées par des lésions des fonctions de la vie nutritive devront être attribuées aux lésions des filets nerveux du grand sympathique. Nous reviendrons sur ce sujet en traitant des irritations du système cérébro-spinal. Nous examinerons alors les diverses questions qui se sont élevées sur la question de savoir si c'est bien dans les organes génitaux eux-mêmes, ou si ce n'est pas, au contraire, dans les centres nerveux cérébro-spinaux où se rendent les nerfs de ces organes, qu'il faut placer la cause première des névroses connues sous les noms d'*hystérie*, de *nymphomanie*, de *satyriasis*, etc.

CHAPITRE II.

NÉVROSES ACTIVES, OU IRRITATIONS DU SYSTÈME NERVEUX CÉRÉBRO-SPINAL OU DE LA VIE ANIMALE.

Malgré les précieuses conquêtes dont se sont enrichies, dans ces derniers temps, et l'anatomie et la physiologie du système nerveux cérébro-spinal, il reste immensément encore à faire sur cette vaste matière. Or, jusqu'à ce que nous soyons suffisamment éclairés sur la structure et les fonctions spéciales de chacune des nombreuses parties dont se compose le grand appareil que nous venons de nommer, les diverses maladies elles-mêmes de plusieurs de ces parties, celles de diverses portions de la masse encéphalique en particulier, laisseront plus ou moins à désirer. Pour procéder du simple au composé, du plus facile au plus difficile, je commencerai l'étude des névroses actives, auxquelles ce chapitre est consacré, par celles des cordons nerveux. Viendront ensuite celles des centres nerveux encéphalo-rachidiens.

Si je n'ai pas commencé par l'histoire de l'irritation générale du système nerveux cérébro-spinal, comme, dans le précédent chapitre, je suis entré en matière par l'irritation générale du système ganglionnaire, c'est que véritablement cette irritation générale du système nerveux cérébro-spinal n'a peut-être jamais été rencontrée, et que, d'ailleurs, puisqu'elle n'est pour ainsi dire que la *somme* des irritations spéciales dont nous allons traiter, sa connaissance dérive de la connaissance de ces dernières.

PREMIÈRE SECTION.

NÉVROSES ACTIVES, OU IRRITATIONS DES NERFS CÉRÉBRO-SPINAUX.

Réflexions préliminaires.

I. Les expériences physiologiques et les observations cliniques ont surabondamment démontré que l'ensemble des nerfs cérébro-spinaux se composait de divers ordres de nerfs à fonctions essentiellement distinctes et spéciales, de telle sorte que, contrairement à une opinion que les physiologistes avaient adoptée sans examen, les nerfs de l'un de ces ordres sont complétement inhabiles à remplir les fonctions dévolues à ceux d'un autre ordre, et réciproquement. Conformément à cette incontestable vérité, nous avons subdivisé cette première section en plusieurs articles, dont chacun se rapporte aux névroses d'un ordre déterminé des nerfs cérébro-spinaux. Toutefois, comme les nerfs du sentiment et du mouvement, nés de la moelle épinière, par deux ordres de racines distinctes, se trouvent ensuite réunis dans des troncs communs, je n'ai pas cru devoir consacrer un article séparé aux névroses actives de chacune de ces espèces de nerfs. Ainsi donc, en traitant des *névralgies* proprement dites, je m'occuperai en même temps et de l'affection des nerfs du sentiment et de celle des nerfs du mouvement qui concourent à composer les troncs nerveux provenant de la moelle épinière par deux ordres de racines, dont les postérieures président au sentiment ou à la sensibilité générale, et dont les antérieures sont affectées au mouvement.

II. Je crois devoir rappeler ici que Pinel a placé l'histoire des *névralgies* dans son troisième ordre de névroses, savoir, celles de la locomotion et de la voix, c'est-à-dire parmi des névroses qui, en s'en tenant à la lettre même du titre ci-dessus, n'ont aucun rapport avec les lésions de la sensibilité, soit générale, soit spéciale (c'est dans le *premier ordre* de ses névroses que Pinel a placé celles des sens externes, et il n'y traite que de celles de la vue et de l'ouïe). Il lui paraît d'ailleurs démontré que les nerfs sont le siége des affections douloureuses désignées par Chaussier sous la dénomination de *névralgie*. Il ajoute qu'on ignore encore quel est le genre de lésions dont ce système d'organes est alors principalement affecté, que tous les nerfs ne sont pas également sujets à cette maladie, et qu'il en est même sur lesquels on ne l'a point observée. Pinel ne s'étant occupé, en aucun endroit de sa *Nosographie*, de l'inflammation des nerfs et du névrilème, n'examine point la question de savoir en quoi cette inflammation diffère de la névralgie. Il paraît assez disposé à prendre l'une pour l'autre, et s'il eût été fidèle à sa définition générale des névroses, d'après laquelle ces affections ne sont que des lésions du sentiment et du mouvement sans inflammation *ni lésions de structure*, il aurait dû éliminer de la classe des névroses ainsi définies l'espèce de névralgie dans laquelle, dit-il, Cotunni croit reconnaître une sorte d'œdématie, une infiltration séreuse qu'il a désignée sous le nom d'*hydrops extimarum nervi vaginarum*. En effet, une telle maladie ne rentre pas *naturellement* dans la classe des affections sans lésion aucune de structure (1).

Si Pinel avait su, comme nous le savons aujourd'hui, qu'il n'est donné qu'à un certain ordre de nerfs de jouir de la sensibilité générale ou du *sentiment*, il n'aurait pas été surpris de ce que *tous les nerfs ne sont pas également sujets à des affections douloureuses, à des névralgies, et de ce qu'il en est même sur lesquels on ne les a point observées.*

III. Les anatomistes et les physiologistes divisent les nerfs en deux grandes séries : l'une contient ceux qui sortent par les trous de la base du crâne, l'autre ceux qui s'échappent par les trous de conjugaison. Adoptant cette division consacrée par un long usage plutôt que par les lois des affinités naturelles, nous allons partager en deux groupes les névroses actives des nerfs cérébro-spinaux.

Parmi les nerfs crâniens, les uns sont exclusivement affectés aux sensations spéciales, les autres aux mouvements de certains muscles de la face, les autres, enfin, à la sensibilité générale et aux mouvements de certaines parties. Trois articles distincts vont être consacrés aux névroses actives de ces trois espèces de nerfs crâniens.

PREMIER GROUPE.

NÉVROSES ACTIVES, OU IRRITATIONS DES NERFS CRANIENS.

ARTICLE PREMIER.

NÉVROSES ACTIVES, OU IRRITATIONS DES NERFS AFFECTÉS AUX SENSATIONS EXTERNES SPÉCIALES (NERFS OPTIQUE, AUDITIF, OLFACTIF ET GUSTATIF).

Considérations générales.

I. Pinel, comme tout le monde le sait, a décrit pour ainsi dire pêle-mêle les névroses les plus opposées, telles que les paralysies et les convulsions des muscles, les exalta-

______
(1) Cette affection aurait été placée par Pinel dans sa cinquième classe, celle des *lésions organiques*, où il étudie les hydropisies, si malheureusement rapportées par lui aux *lésions du système lymphatique*.

tions et les extinctions complètes ou les simples diminu-
tions des actions propres aux organes des sensations et
aux organes des fonctions intellectuelles, morales et
instinctives. En ce qui concerne les *névroses des sens*, il étudie ensemble, et la *berlue*, et l'*amaurose*, et le *tintouin*, et la
surdité, etc., etc. Une telle confusion, de la part d'un esprit
tel que celui de Pinel, n'atteste que trop combien il restait à faire sur la matière importante dont il s'agit. Une
nouvelle preuve de l'état précaire de cette partie de la
science, à l'époque où Pinel écrivait, c'est que cet auteur
ne s'occupe que des *névroses* de l'ouïe et de la *vue*, disant
que : « Une distribution méthodique des maladies ne doit
admettre que celles qui sont primitives, et que, par conséquent, on ne doit guère y faire entrer les lésions du *goût*,
de l'*odorat* ou du *tact*, qui sont presque toujours symptomatiques (1). » Comme si les lésions de l'ouïe et de la vue
étaient plus *primitives*, si je puis ainsi dire, que celles du
goût, de l'odorat et du tact, ou que ces dernières fussent
plus *symptomatiques* que les premières !

II. Parmi les auteurs qui ont le plus contribué à dissiper
les ténèbres qui régnaient sur les *névroses actives des sens* en
général, il est juste de placer Esquirol et MM. Foville,
Baillarger, Moreau, etc. Les deux mémoires qu'Esquirol
a publiés, l'un sur les *hallucinations*, l'autre sur les *illusions
des sens*, contiennent de précieuses recherches, bien que sous
certains rapports ils laissent beaucoup à désirer. On doit
surtout féliciter cet auteur d'avoir signalé, d'une manière
ferme et précise, la différence qui existe entre les hallucinations proprement dites et les simples erreurs ou illusions
des sens. Il a parfaitement établi, en effet, que les *illusions*
sont provoquées par l'*excitation* (c'est l'expression d'Esquirol) des sens, soit internes, soit externes, tandis que, dans
les *hallucinations* (visions) *le cerveau seul est excité* (2).

(1) *Nosog. philos.*, t. III, p. 10, 6ᵉ édit., 1818.
(2) *Des maladies mentales.* Paris, 1838, t. I, p. 223.

III. Nous n'avons pour le moment qu'à nous occuper des *excitations* ou des irritations des nerfs des sens externes spéciaux (je dis irritations *des nerfs* des sens externes spéciaux, et non irritations de ces *sens*, parce que c'est bien dans les nerfs, en effet, que *siège le mal*). Au reste, c'est aussi l'opinion d'Esquirol, comme le prouve le passage de son mémoire où il dit que, dans les *illusions, la sensibilité des extrémités nerveuses est exaltée* (*ouvr. cit.*, t. 1er, pag. 203).

La spécialité de fonctions de ces nerfs, leur défaut de *sensibilité générale* proprement dite, sont aujourd'hui des vérités tellement acquises à la physiologie, que je me contente de les énoncer en passant. La sensibilité générale des organes des sens spéciaux leur est fournie, comme on sait, par les rameaux qu'ils reçoivent de la cinquième paire de nerfs (nerf trijumeau ou trifacial), et jamais, en aucun cas, ils ne peuvent être remplacés par cette paire de nerfs dans leurs fonctions *spéciales*.

IV. Dans l'article que j'ai consacré aux névrites et névrilémites des nerfs qui président aux sensations externes (t. II, pag. 98), j'ai dit que les phénomènes auxquels elles donnaient lieu étaient pour ces nerfs ce que le délire et autres phénomènes ataxiques étaient pour les inflammations du cerveau et de ses membranes ; j'ai dit qu'elles constituaient une sorte de *délire* ou de *folie* des sens de la vue, de l'ouïe, etc. Mais j'ai fait remarquer que, comme le délire et la folie n'étaient pas toujours le résultat d'une véritable inflammation du cerveau ou des méninges, de même aussi les hallucinations, ou, si l'on veut, le délire, la folie *active* des sens, n'étaient pas non plus toujours l'expression symptomatique d'une phlegmasie des nerfs des sens, ou de leur névrilème, mais bien d'une *irritation pure et simple* de ces nerfs. Le moment est donc venu de compléter les considérations que nous avions alors à peine effleurées.

I. Névrose active, ou irritation des nerfs olfactif et gustatif.

Nous manquons malheureusement d'observations exactes sur cette double espèce de névrose active. Esquirol, n'ayant étudié les *illusions des sens* que chez les aliénés, n'a rapporté aucun fait qui se rattache expressément à notre sujet.

C'est à l'existence de la névrose qui nous occupe qu'il faut, sans doute, attribuer l'extrême sensibilité de certaines personnes aux odeurs un peu fortes ou même très légères, dans les cas où cette exaltation du sens de l'odorat n'est que momentanée, accidentelle, et non le résultat *inné* d'une sorte d'*idiosyncrasie nerveuse* spéciale. C'est à la même affection que, dans quelques cas du moins, il conviendrait d'attribuer la *sensation* qu'ont certaines personnes d'odeurs qui n'existent réellement pas, personnes dont le cerveau est d'ailleurs parfaitement sain (cette *pseudo-sensation* rentre dans la catégorie de celles que quelques auteurs ont désignées sous le nom d'*hallucinations sensoriales*, pour les distinguer de celles qui se passent dans le cerveau, et qu'ils appellent *hallucinations mentales*). Si l'on demande comment l'irritation du nerf olfactif peut ainsi produire la sensation d'une odeur qui n'existe pas, je répondrai, avec M. Longet, que l'irritation mécanique ou galvanique des nerfs *spéciaux* peut développer les sensations propres à ces nerfs. C'est ainsi que, au rapport de plusieurs chirurgiens, la section du nerf optique, dans l'extirpation de l'œil, fait apercevoir au malade des masses considérables de lumières ; c'est ainsi qu'un coup porté violemment sur l'œil *fait*, comme on dit vulgairement, *voir mille chandelles* en même temps que diverses couleurs ; c'est ainsi que l'*irritation* galvanique des nerfs auditifs, comme Volta l'a éprouvé sur lui-même, détermine des sensations auditives, etc., etc.

II. Névrose active, ou irritation du nerf optique.

I. C'est à cette névrose que se rapporte celle décrite par Pinel sous le nom de *berlue*, dans laquelle, dit-il, *on croit voir des objets qui ne frappent point la vue, tels que des mouches, des guêpes, ou d'autres insectes qui semblent voler dans l'air; quelquefois aussi une sorte de réseau.* Les éblouissements, la *photophobie*, la sensation de couleurs et d'images qui n'existent réellement pas, phénomènes qui augmentent d'ailleurs quand les malades s'exposent à une vive lumière, ces phénomènes, dis-je, quand ils se développent en l'absence de toute maladie de l'œil lui-même ou des centres nerveux, constituent les symptômes de la névrose active, de l'*irritation* du nerf optique. Ils sont accompagnés d'une contraction plus ou moins considérable de la pupille.

II. Comme le sujet que nous étudions n'a pas encore suffisamment fixé l'attention des pathologistes, à défaut d'observations cliniques bien recueillies, citons les expériences des physiologistes, et pour cela puisons encore dans l'ouvrage de M. Longet.

Après avoir rappelé les expériences de Herbert-Mayo, relatives à la contraction de l'iris sous l'influence d'une excitation galvanique du nerf optique chez les pigeons, contraction que détermine aussi l'*irritation* des tubercules bijumeaux chez les mêmes animaux; après avoir ensuite montré que la section du nerf moteur oculaire commun empêche la contraction de l'iris, M. Longet poursuit ainsi :

« L'influence mécanique d'un coup ou d'une pression sur l'œil provoque la sensation de lumière et de couleurs. Personne n'ignore qu'en comprimant soi-même l'œil, *après l'avoir fermé*, on détermine l'apparition d'un cercle de feu, et qu'à l'aide d'une pression moins forte on provoque celle de couleurs, qu'on peut même transformer les unes dans les autres. L'espèce d'éclair qu'on aperçoit en pressant brusquement le globe oculaire, et qui n'est qu'une lumière *subjective* impropre à faire distinguer les objets dans l'obscurité, dépend de l'*irritation* mécanique du nerf optique.

» Si donc le pincement, la section, etc., du nerf optique, donnent lieu, chez l'animal, à une vive sensation lumineuse, on comprendra facilement, d'après ce qui a lieu dans l'état normal, qu'à l'irritation du bout cérébral d'un nerf optique, succèdent des contractions de l'iris des deux yeux à la fois (1). La même explication s'applique aux contractions produites par l'*irritation* d'un seul tubercule bijumeau : alors aussi une lumière *subjective* impressionne fortement l'animal, d'où les mouvements simultanés des deux ouvertures pupillaires. Quant à la section d'un nerf moteur oculaire commun, qui empêche aussitôt l'iris correspondant de se contracter, lors même qu'on irrite le bout périphérique ou le bout cérébral du nerf optique du même côté, cela s'explique facilement, puisque le moteur oculaire commun, par l'intermédiaire du ganglion ophthalmique, est le seul nerf qui préside directement aux mouvements de l'iris. Mais, dans ce cas, la sensation lumineuse ne s'en développe pas moins quand on pince sur le nerf optique coupé, le bout qui tient au cerveau, et de là les mouvements de l'iris de l'œil opposé à celui dont le nerf moteur oculaire commun a été coupé. »

Quelques unes des expériences précédentes sont donc propres à faire supposer qu'indépendamment des nerfs optiques, les tubercules de ce nom sont susceptibles d'éprouver les sensations spéciales et propres au sens de la vue. On sait d'ailleurs que la paralysie complète de la rétine ne détruit point la possibilité d'images lumineuses, dues à des causes internes. Un homme chez lequel l'un

---

(1) M. Herbert Mayo n'avait signalé que la contraction de l'iris correspondant au nerf irrité. Mais les expériences de M. Longet ont démontré que, dans ce cas, la contraction avait lieu dans l'iris des deux côtés.

des yeux n'existait plus, et que M. de Humboldt galvanisait, n'en éprouvait pas moins de ce côté des sensations lumineuses. Lincke nous apprend qu'un malade auquel on avait pratiqué l'extirpation du globe oculaire, vit pendant quelques jours toutes sortes de phénomènes lumineux subjectifs, qui le tourmentèrent au point de faire naître en lui l'idée qu'il les voyait réellement sous ses yeux (1).

III. Névrose active, ou irritation du nerf auditif.

I. Les variétés de névroses de l'ouïe, que Pinel a décrites sous les noms de *tintouin*, de *dysécie* et de *paracousie*, mais particulièrement le *tintouin*, appartiennent évidemment à la *névrose active*, ou à l'*irritation* du nerf auditif. Voici quels symptômes Pinel assigne au tintouin : « Le son est important et *imaginaire*; il ne répond nullement aux vibrations de l'air extérieur. Quelquefois il imite des éclats redoublés, ou des coups avec une apparence d'explosion, comme celle d'une arme à feu, avec des intervalles plus ou moins longs; d'autres fois il est aigu, et pareil au son que peut produire une petite cloche; dans quelques cas, il est grave, analogue au murmure, au bruit d'une roue qui tourne, etc. »

Il serait difficile d'énumérer et de préciser les diverses espèces de *bourdonnements*, de *tintements*, de *sifflements*, de *bruits proprement dits*, ou de *sons musicaux,* que peut faire entendre à celui qui en est atteint l'irritation du nerf auditif; sensations d'ailleurs *imaginaires,* comme l'a très bien dit Pinel; véritables *hallucinations* du sens auquel préside le nerf qui vient d'être nommé.

II. Il n'est pas inutile de noter, en passant, que l'*irritation galvanique* des nerfs auditifs donne lieu à des sensations du genre de celles dont il vient d'être question. Volta ayant compris ses oreilles dans la chaîne d'une pile de qua-

(1) Ouvrage de M. Longet, t. 1, p. 63-64.

rante couples, éprouva un sifflement et un bruit saccadé, pendant tout le temps que la chaîne demeura fermée. Dans une autre expérience du même genre, Ritter, en fermant la chaîne, entendit un son comparable à celui d'un *sol*.

III. En raison des connexions du nerf, et de tout l'appareil auditif, avec les autres parties du système nerveux, les irritations dont ce nerf et ses annexes sont le siége, déterminent des phénomènes sympathiques très prononcés, et entre autres, un état d'agacement ou d'éréthisme nerveux général, de l'impatience, de l'agitation, etc. (1).

ARTICLE II.

NÉVROSES ACTIVES DES NERFS CRANIENS EXCLUSIVEMENT MOTEURS.

Les nerfs crâniens exclusivement moteurs sont d'avant en arrière :

1° Le moteur oculaire commun (troisième paire) ; 2° le pathétique, ou moteur oculaire interne, que Ch. Bell appelle *nerf respiratoire de l'œil* (quatrième paire); 3° le moteur oculaire externe (sixième paire); 4° le nerf facial (portion dure de la septième paire); 5° le grand hypoglosse (douzième paire).

I. Irritation des divers nerfs moteurs de l'œil (moteur oculaire commun, moteur oculaire interne et moteur oculaire externe).

I. Nous manquons d'observations particulières, exactes et précises, sur cette irritation, qui, d'ailleurs, est du ressort de la pathologie externe, plus encore que de celui de la pathologie interne. Elle produit divers mouvements spasmodiques ou convulsifs des yeux et des paupières supé-

---

(1) Rappelons, à cette occasion, certains phénomènes physiologiques bien connus de tout le monde. Un bruit violent produit chez tous les individus le clignement des paupières, et chez certaines personnes *très nerveuses* un ébranlement, une sorte de commotion électrique de tout le corps. Certains bruits aigus, criards, celui de la lime sur le fer, entre autres, agacent les dents et font frissonner tout le corps, etc., etc.

rieures, et par suite des déviations dans la direction des premiers de ces organes, sortes de strabismes momentanés ou accidentels, et différents selon que l'irritation a pour siége tel ou tel des trois nerfs moteurs oculaires.

II. Les mouvements spasmodiques ou convulsifs des muscles élévateur de la paupière supérieure, droit supérieur, droit inférieur, droit interne, et petit oblique de l'œil, animés par le nerf oculaire commun, relèveraient la paupière et produiraient des secousses de tout le globe oculaire, et un strabisme interne ou *convergent*. Ceux du muscle externe de l'œil, animé par le nerf moteur oculaire externe, produiraient un *strabisme externe* ou *divergent*, comme il arrive quand on soumet ce nerf à une irritation galvanique dans l'intérieur du crâne; ceux enfin du muscle grand oblique de l'œil, animé par le nerf pathétique, imprimeraient au globe oculaire une rotation en haut et en dehors.

III. D'après les expériences pratiquées sur les animaux, plutôt que d'après des observations cliniques, voici quels seraient encore certains phénomènes sympathiques propres à l'irritation spéciale du nerf moteur occulaire commun. Dans l'irritation du nerf oculaire commun, la pupille serait rétrécie; car quand on a pratiqué la section de ce nerf chez les animaux, ou quand il est complétement paralysé chez l'homme, on observe la dilatation et l'immobilité de la pupille correspondante. Le resserrement ou la dilatation de la pupille, proviennent de ce que la racine motrice, envoyée par le nerf moteur oculaire commun au ganglion ophthalmique, est paralysée ou excitée avec les filets ciliaires correspondants, selon que le nerf luimême est paralysé ou excité. Cependant, dans les expériences faites par M. Longet, l'irritation mécanique ou galvanique du bout périphérique du moteur oculaire commun, n'a pas été suivie le plus souvent de mouvements appréciables dans l'iris, bien qu'elle eût produit des secousses très violentes du globe oculaire ; mais, suivant cet habile physiologiste, la présence du ganglion ophthalmique était un obstacle à ce qu'on obtint, dans ce cas, des contractions immédiates, comme il arrive pour des parties qui sont animées par des filets nerveux *directs*. Toutefois, cet argument n'est peut-être pas sans réplique (1).

II. Névrose active, ou irritation du nerf facial (2).

Cette affection vient d'être l'objet d'un travail intéressant de M. le docteur François (3).

I. Elle est caractérisée par des contractions convulsives plus ou moins violentes de tous les muscles ou de quelques uns des muscles si nombreux auxquels le nerf facial distribue des rameaux, savoir, les muscles auriculaires postérieur et antérieur, stylo-hyoïdien, digastrique, peaucier, triangulaire, carré, de la houppe du menton, buccinateur, orbiculaire labial, sourcilier, orbiculaire palpébral, grand et petit zygomatiques, canin, myrtiforme, élévateur propre de la lèvre supérieure, élévateur commun de l'aile du nez et de la lèvre supérieure, transversal du

(1) Voici quelques autres phénomènes qu'un praticien vraiment digne de ce nom ne doit pas ignorer, s'il se pique d'exactitude en matière de diagnostic. Selon J. Muller, l'iris agit et la pupille se rétrécit dans tout mouvement volontaire du globe de l'œil exécuté par les muscles que régit le nerf moteur oculaire commun, ce qui permet, comme le dit M. Longet, *de mouvoir volontairement l'iris par sympathie*. On sait que la pupille se rétrécit quand on regarde un objet de très près. Or, Muller (*Physiologie du système nerveux et des organes des sens*. Paris, 1840, t. Ier) attribue cet effet à ce qu'alors les yeux sont tournés plus en dedans sous l'influence de l'action du nerf moteur oculaire commun. Le même physiologiste a signalé ce rétrécissement de la pupille dans les mouvements du muscle petit oblique, dernière influence d'autant plus facile à concevoir, que c'est précisément le rameau nerveux destiné à ce muscle qui fournit la racine motrice du ganglion ophthalmique.

(2) Cette névrose a été récemment décrite sous la dénomination de *névralgie* du nerf facial. MM. Monneret et Fleury, tout en conservant cette dénomination, avouent qu'elle est vicieuse, puisqu'elle s'applique à une affection qui n'est accompagnée d'aucune douleur.

(3) *Essai sur les convulsions idiopathiques de la face*. Bruxelles, 1843.

nez, pyramidal (le muscle de l'étrier, le muscle interne du marteau, tous les muscles du voile du palais, le péristaphylin externe excepté, reçoivent aussi des filets du nerf facial, soit directement, soit par l'entremise du ganglion otique, du ganglion sphéno-palatin, et du glosso-pharyngien). Ces convulsions sont ordinairement *cloniques* (1), ne durent que quelques instants, mais se reproduisent à des intervalles plus ou moins rapprochés (selon **M.** François, les intervalles des accès sont de dix à quinze minutes, ou même davantage, ou de quelques secondes seulement).

Pendant la durée des convulsions, la face est déviée du côté malade, le sourcil de ce côté est plus relevé que l'autre, la narine du côté malade plus dilatée que celle du côté sain, etc. Des *grimaces*, plus ou moins bizarres, sont l'inévitable conséquence des convulsions dont sont agités les muscles qui président aux diverses expressions de la *physionomie*. Il va sans dire que pendant les mouvements convulsifs, la préhension des aliments, la mastication, la parole, la déglutition, en un mot tous les actes auxquels président les muscles animés par le nerf facial, sont plus ou moins gênés, ou deviennent même impossibles, surtout si, ce qui est très rare, et n'a même, que je sache, jamais encore été observé, les deux nerfs faciaux étaient affectés à la fois. Lorsque les muscles de l'oreille interne, dans lesquels se distribue le filet appelé par M. Longet *nerf moteur tympanique*, participent aux convulsions, ou qu'ils en sont le siége exclusif, il en résulte une sensation toute spéciale, et un bruit particulier dont les malades ont seuls la conscience.

II. Cette névrose active peut coïncider avec plusieurs autres du même genre, et en particulier avec celle du

(1) Dans deux cas, M. Marshall-Hall dit avoir observé ces convulsions sous forme *tonique* ou permanente ; toutefois, par moments, il survenait des mouvements convulsifs rapides.

trifacial. Alors une douleur plus ou moins violente se fait sentir à la face, etc.; mais quand le nerf facial est affecté seul, on n'observe aucune douleur de ce genre.

III. On distinguera les convulsions que produit cette hypernévrie, de celles qui sont symptomatiques d'une inflammation ou d'une simple irritation des centres nerveux, ou de leurs enveloppes, au moyen des symptômes propres à ces dernières, tels que nous les avons exposés ailleurs.

IV. La *durée*, très variable, a été généralement longue dans les cas jusqu'ici connus. « Sur 4 cas, elle a été de vingt ans, de cinq ans, de quatre ans et de un mois (1). »

V. La cause ordinaire de cette névrose active, comme de tant d'autres, est encore l'impression du froid, ainsi que l'a très bien reconnu M. le docteur François.

VI. Dans le cas observé par ce médecin, l'affection se montra rebelle aux médications les plus variées. « Ni les modificateurs les plus puissants du système nerveux, la morphine, la vératrine, la strychnine, les extraits de tabac, de stramonium, de belladone, administrés immédiatement par la méthode endermique, en onctions, en frictions, en fomentations; ni les toniques, les amers, les martiaux, les purgatifs, les antispasmodiques donnés à l'intérieur sous toutes les formes; ni l'application du froid et des vésicatoires sur la joue, ni la galvano-puncture, ne parvinrent, dit M. François, à modérer les contractions musculaires. »

On lit dans le *Compendium* de MM. Monneret et Fleury, que Dieffenbach a pratiqué la section sous-cutanée de tous les muscles de la face, et que les convulsions de cette partie ont été remplacées par un frémissement musculaire assez peu gênant. Il n'est guère probable que la méthode dont il s'agit trouve un grand nombre de partisans.

---

(1) *Compendium de medecine pratique*, par MM. Monneret et Fleury.

III. Névrose active ou irritation du nerf grand hypoglosse.

Voilà encore une espèce de névrose active sur laquelle on n'a point recueilli d'observations particulières suffisamment détaillées. Elle devrait avoir pour symptôme caractéristique des mouvements spasmodiques ou convulsifs dans les muscles nombreux auxquels le nerf grand hypoglosse distribue ses rameaux, savoir : 1° l'hypoglosse, 2° le stylo-glosse, 3° le génio-hyoïdien, 4° le génio-glosse, 5° les muscles intrinsèques de la langue, 6° le thyrohyoïdien (ces six muscles sont animés par le nerf grand hypoglosse *seul*), 7° le scapulo-hyoïdien, 8° le sternohyoïdien, 9° le stylo-thyroïdien (ces trois derniers muscles sont animés par le nerf grand hypoglosse *anastomosé* avec la branche descendante interne du plexus cervical).

ARTICLE III.

NÉVROSES ACTIVES OU IRRITATIONS DES NERFS CRANIENS A LA FOIS SENSITIFS ET MOTEURS.

I. Irritation du nerf de la cinquième paire (trijumeau), ou névralgie trifaciale (1).

I. Les douleurs qui en constituent le symptôme fondamental se font sentir dans la vaste étendue formée par la peau de la tête et de la face, ainsi que par les membranes muqueuses buccale, oculaire et nasale, dans lesquelles le

(1) Pour bien comprendre les phénomènes de cette névralgie, il faut avoir présente à l'esprit la connaissance anatomique et physiologique du grand nerf trifacial. Nous croyons être utile aux lecteurs en mettant sous leurs yeux un résumé de cette double connaissance, tel que nous le trouvons dans l'excellent et remarquable ouvrage de M. le docteur Longet. (*Anatomie et physiologie du système nerveux.*)

« I. *Anatomie.* De la partie interne et supérieure du pédoncule cérébelleux moyen, et sur la limite qui sépare ce pédoncule de la protubérance annulaire, on voit surgir un gros tronc nerveux qui est celui du trijumeau. Ce tronc résulte du rapprochement de deux portions distinctes : l'une se nomme *grosse racine*, racine ganglionnaire ou *sensitive*; la seconde s'appelle petite racine, racine *motrice*, ou encore nerf *creta-*

trijumeau répand ses innombrables ramifications. Toutefois il est assez rare, je ne dis pas seulement de rencontrer une névralgie qui sévisse à la fois sur les deux nerfs trijumeaux ou trifaciaux, mais sur toutes les branches et les rameaux

phyto-buccal. Ces deux portions ont des origines différentes, en rapport avec leurs attributions spéciales.

« Émergé de la protubérance, le nerf trijumeau vient se placer dans une dépression du bord supérieur du rocher. Là, sa grosse racine s'épanouit, ses filets s'écartent et s'entrelacent souvent avant de parvenir à la concavité d'un renflement connu sous le nom de *ganglion semi-lunaire* ou de *Gasser*. Quant à la petite racine, il est facile de voir qu'elle ne fait que s'accoler à la face interne de ce renflement. La manière dont se comportent ces deux racines relativement au ganglion semi-lunaire, rappelle une disposition analogue des racines spinales, dont les postérieures seules sont ganglionnaires, comme la grosse racine du trijumeau.

» Les fibres du ganglion semi-lunaire forment trois branches, qui sont, d'avant en arrière : 1° la *branche ophthalmique*, qui s'engage dans la fente sphénoïdale, 2° la *branche maxillaire supérieure*, qui sort par le trou grand rond ; 3° la *branche maxillaire inférieure*, qui, associée à la petite portion du trijumeau, s'échappe par le trou ovale du sphénoïde.

« Des filets nerveux destinés à la dure-mère partent de trois points du trijumeau : 1° de la grosse racine avant sa fusion dans le ganglion de Gasser, 2° de ce ganglion lui-même, 3° de la branche ophthalmique de Willis. »

M. Longet résume de la manière suivante la distribution très complexe des trois branches de trijumeau : « D'abord, si l'on suppose un plan vertical qui, passant en arrière du conduit auditif externe, divise la tête en deux segments, l'un *antérieur* et l'autre *postérieur*, on constate que toute la peau qui recouvre le premier emprunte ses filets nerveux à la cinquième paire (*trijumeau*), tandis que la peau qui revêt le second reçoit les siens des deuxième et troisième paires cervicales. Toutefois, quelques filets du rameau auriculaire et du rameau cervical transverse du plexus cervical se distribuent aussi à la peau des parties latérales et inférieures de la face.

» C'est donc la cinquième paire qui se rend à la peau amincie du pourtour des orifices sensoriaux, oculaire, nasal, buccal et auriculaire. Mais chaque orifice reçoit à la fois, ou bien de deux branches de la paire indiquée, ou bien, comme cela a lieu pour l'orifice auriculaire, d'une branche de celle-ci, à laquelle s'adjoignent des ramifications de la seconde et de la troisième paire cervicale ; en effet, la branche ophthalmique fournit des filets cutanés à la paupière supérieure, à la racine et au lobule du nez ; la branche maxillaire supérieure en envoie à l'aile du

principaux dont chacun de ces deux grands nerfs est composé. Cette névralgie *générale* du trifacial, bien caractérisée, ne se borne pas à provoquer des accès de vives, d'atroces douleurs, mais elle détermine en même temps une

nez et à la paupière inférieure ; la dernière de ces branches donne des filets semblables à la lèvre supérieure, tandis que la lèvre inférieure emprunte les siens à la branche maxillaire inférieure ; celle-ci se distribue par son rameau auriculo-temporal à la peau du conduit auditif externe et du pavillon de l'oreille, mais le rameau auriculaire du plexus cervical complète cette distribution. Par conséquent, il résulte de cette répartition remarquable des rameaux nerveux autour de chaque orifice sensorial, qu'un certain nombre d'entre eux, émanés d'une première branche malade, devinssent-ils nuls, ceux-là fonctionneraient encore qui proviendraient de la seconde branche demeurée intacte. C'est là, assurément, l'effet d'une sage prévoyance qui se manifeste aussi, dans la double distribution des nerfs *maxillaire inférieur moteur* (racine motrice du trijumeau) et l'hypoglosse, aux muscles qui abaissent la mâchoire inférieure ; le premier allant au mylo-hyoïdien ainsi qu'au ventre antérieur du digastrique, et le second au muscle génio-hyoïdien

« La cinquième paire se répand encore dans les muqueuses céphaliques : conjonctive, pituitaire, muqueuses linguale, palatine, etc. Toutefois, exceptons la membrane de la base de la langue, d'une partie du pharynx et du voile du palais à laquelle se distribue le nerf glosso-pharyngien, lequel par son rameau tympanique, anime aussi la muqueuse qui revêt l'oreille moyenne, la trompe d'Eustache où, d'après Arnold, parviennent encore quelques filets de l'auriculo-temporal, rameau de la cinquième paire.

» Nous sommes autorisés à regarder le glosso-pharyngien comme un nerf complémentaire du trijumeau ; car, de même qu'on a vu toute l'enveloppe cutanée de la tête emprunter ses filets de sensibilité générale aux seconde et troisième paires cervicales ainsi qu'au trijumeau, de même on vient de voir tout le système muqueux céphalique emprunter les siens à ce dernier nerf et au glosso-pharyngien.

» La remarque importante que nous faisions plus haut relativement à une distribution nerveuse, pour ainsi dire, double au niveau de chaque orifice sensorial, se représente ici pour chaque muqueuse faisant partie d'un des quatre sens spéciaux : en effet, toute muqueuse sensoriale reçoit à la fois ou bien deux branches du trijumeau, comme la conjonctive et la pituitaire, ou bien d'une branche de ce nerf à laquelle s'unissent des divisions du glosso-pharyngien, comme les muqueuses auditive et gustatrice.

» Mais la cinquième paire n'est pas seulement destinée à des téguments

plus ou moins abondante sécrétion de larmes, de salive et de mucus nasal, et des mouvements spasmodiques ou convulsifs dans les muscles de la mâchoire inférieure ; attendu que, comme tout le monde le sait aujourd'hui, le

muqueux et cutanés, elle pénètre encore de ses innombrables divisions les glandes salivaires et lacrymales, les amygdales, les glandules labiales, palatines, etc.; les follicules sébacés des ailes du nez, du conduit auditif externe, etc. ; elle se distribue aussi à tout l'appareil dentaire et au tissu spongieux des os maxillaires. Dès lors, qui ne pressent que cette paire nerveuse ne doive présider à la fois à des phénomènes de sensibilité, à des actes de nutrition et de sécrétion? Notons, à ce propos, que, d'après des observations microscopiques de Retzuis, de Remak, de Muller et les nôtres, elle est extrêmement riche en fibres grises ou organiques dont le rôle est supposé être en rapport avec les actes nutritifs et sécrétoires; notons encore que de nombreux ganglions se rencontrent sur son trajet. Ces ganglions nous ont offert comme caractères communs et généraux : 1° de se rattacher à la chaîne ganglionnaire, et en particulier au ganglion cervical supérieur par des *filets sympathiques;* 2° de s'unir à la cinquième paire par des *racines sensitives;* 3° de communiquer avec les nerfs moteur oculaire commun et facial par des *racines motrices;* 4° d'envoyer leurs *ramuscules moteurs* à des parties contractiles involontaires ; 5° leurs *ramuscules sensitifs* à des membranes muqueuses ou à des organes glanduleux.

» La grosse portion de la cinquième paire *semble* bien abandonner quelques filets terminaux dans les muscles sous-cutanés de la face, dans ceux de la langue, etc.; mais assurément ces filets qui président à la sensibilité musculaire sont tout-à-fait inaptes à exciter directement des contractions.

» La portion non ganglionnaire du trijumeau ou le *nerf maxillaire inférieur moteur* (racine grêle du trijumeau) fournit les rameaux musculaires suivants : 1° le *rameau massétérin*, destiné au muscle temporal, surtout au masséter ; 2° les *rameaux temporaux profonds* qui se distribuent au muscle temporal et dont quelques filets s'anastomosent avec le facial, le temporal superficiel, puis avec les filets temporaux du nerf lacrymal et du rameau orbitaire de la branche maxillaire supérieure; 3° le *rameau buccal* qui, offrant une racine sensitive et une racine motrice, se divise à la fois dans les muscles temporal, ptérigoïdien externe, dans les glandules, la muqueuse et la peau de la joue; 4° le *rameau mylo-hyoïdien*, qui se rend au ventre antérieur du digastrique et au muscle mylo-hyoïdien; 5° enfin le rameau *ptérigoïdien interne*, qui anime les muscles ptérigoïdien interne et péristaphylin externe. »

» II. *Physiologie*. 1. La portion ganglionnaire ou grosse racine du nerf

nerf indiqué ne préside pas seulement à la sensibilité de la peau des parties antérieure et latérales de la tête, de la face, des membranes muqueuses, oculaire, nasale et buccale, mais qu'il exerce aussi une puissante influence sur la sécré-

trifacial n'a aucune influence directe sur le mouvement : convenablement galvanisée, dans l'intérieur du crâne, elle ne donne pas lieu à la moindre contraction, quoique plusieurs de ses filets terminaux s'arrêtent visiblement dans l'épaisseur des muscles de la face, de la langue, du globe oculaire, etc. Ces filets n'ont rapport qu'à la sensibilité de la fibre musculaire et à sa nutrition, sans laquelle l'irritabilité de cette fibre ne saurait lontemps persister.

» 2. Si l'on excepte la peau qui recouvre la partie postérieure de la tête, la muqueuse qui tapisse la base de la langue, une partie du pharynx, les piliers du voile du palais, la trompe d'Eustache et la cavité du tympan, le trijumeau se distribue au reste des téguments cutanés et muqueux de la tête, en comprenant les dents, les glandes salivaires, lacrymales, etc. : aussi, la section *intra-cranienne* du tronc entier de ce nerf ne manque-t-elle point d'anéantir la sensibilité générale dans toutes ces dernières parties.

» 3. La section indiquée, opérée de chaque côté, abolit immédiatement la faculté gustative dans les deux tiers antérieurs de la langue. Au contraire, la perte *immédiate* de la vue, de l'ouïe et de l'odorat, après la même opération, est une supposition toute gratuite. Cependant, les lésions nutritives et sécrétoires qui, dans ce cas, affectent consécutivement les organes des sens, peuvent occasionner la suspension tardive de leurs fonctions spéciales (il faut pourtant encore de nouvelles preuves pour *démontrer* l'abolition même tardive de l'ouïe.)

» 4. Les troubles dans la nutrition et les sécrétions sont d'autant plus marqués que le ganglion semi-lunaire et ses connexions avec le grand sympathique ont été plus compromis. Toutefois, encore influencée par ce dernier nerf, la sécrétion des larmes et de la salive n'est point entièrement abolie, quand on a coupé les nerfs trijumeaux.

» 5. L'opinion d'après laquelle le trijumeau est regardé comme pouvant remplacer les nerfs spéciaux de l'odorat, de la vue, de l'ouïe, est inadmissible.

» 6. Les irritations mécaniques, portées sur le tronc ou sur les branches du trijumeau (portion ganglionnaire), donnent lieu aux plus atroces douleurs. On sait combien sont intolérables certaines névralgies de la face.

» 7. La portion non ganglionnaire, ou petite racine du trijumeau, galvanisée dans le crâne, détermine des secousses très manifestes dans la mâchoire inférieure, en même temps qu'elle imprime de légers mouvements au voile du palais. C'est elle en effet qui préside aux mouvements

tion de ces membranes muqueuses, et des glandes dont les conduits excréteurs viennent s'ouvrir à leur surface, et qu'enfin, par sa petite branche ou racine non ganglionnaire, il est le principe moteur de la mâchoire inférieure, d'où le nom de nerf *masticateur* donné à cette branche.

II. La névralgie faciale *partielle* se divise d'abord en trois espèces principales qui portent les noms des trois grandes divisions du nerf trifacial, savoir : 1° *névralgie ophthalmique*, (névralgie de la branche ophthalmique de Willis); 2° *névralgie maxillaire supérieure* (névralgie de la branche maxillaire supérieure); 3° *névralgie maxillaire inférieure* (névralgie de la branche maxillaire inférieure).

Ces trois espèces de névralgie *partielle* du trifacial se subdivisent elles-mêmes en autant de *sous-espèces* qu'il y a de rameaux fournis par les trois branches dont elles portent les noms, et l'on pourrait, à la rigueur, admettre des variétés de ces *sous-espèces*, lesquelles variétés seraient des névralgies localisées dans les ramifications par lesquelles se terminent les rameaux.

Aux trois espèces établies précédemment, j'en ajouterai une quatrième, savoir : la névralgie des filets nerveux, que le trijumeau, avant de sortir du crâne, envoie à la dure-mère, et aux méninges en général. Je la désignerai sous le nom de *céphalalgie interne*, pour la distinguer de la céphalalgie externe, ou de la migraine proprement dite, dont le siége est bien évidemment dans les filets nerveux destinés à la peau du crâne. Ces deux espèces de céphalalgie peuvent d'ailleurs exister simultanément.

d'élévation, d'abaissement, de diduction de la mâchoire inférieure, ainsi qu'à la tension du voile palatin : il n'est pas démontré qu'elle ait sous sa dépendance le muscle interne du marteau ou tenseur de la membrane du tympan. »

Au moment où je corrige cette feuille (janvier 1845), M. le docteur Tavignot publie, dans la *Gazette des hôpitaux*, un travail très intéressant, intitulé : *De l'action de la cinquième paire sur la rétine*. Je regrette de ne pouvoir en consigner ici les conclusions (elles n'ont pas encore été formulées par l'auteur).

A. Névralgie des filets intrà-crâniens du trijumeau, ou céphalalgie interne.

On n'a point encore recueilli d'observations *spéciales* sur la névralgie partielle dont il s'agit, considérée comme *primitive* ou *idiopathique*. Il est possible que parmi les douleurs attribuées à la névralgie de la branche ophthalmique exclusivement, quelques unes aient été aussi en partie l'effet de la névralgie des filets intrà-crâniens. C'est un point à éclaircir.

La céphalalgie *interne*, ou la migraine *encéphalique*, est souvent symptomatique de diverses maladies fébriles, et particulièrement de celle appelée *fièvre typhoïde*, surtout quand *cette fièvre* tend à revêtir la forme ataxique. A plus forte raison, est-ce à l'irritation des filets nerveux méningiens, qu'il faut rapporter la douleur qui se manifeste au début et durant toute la période d'excitation de la méningite et de la méningo-encéphalite. La céphalalgie est à cette phlegmasie, ce que sont à la péritonite, à la pleurésie, à l'arthrite, les douleurs abdominales, thoraciques, articulaires, qui accompagnent ces dernières phlegmasies (1). Cette céphalalgie coïncide avec des tournoiements, des pesanteurs de tête, portés quelquefois jusqu'au vertige.

Lorsque la céphalalgie interne est idiopathique, elle réclame le même traitement que la migraine proprement dite, dont nous allons parler ci-dessous.

B. Névralgie de la branche ophthalmique, ou céphalalgie externe.

I. C'est elle qui constitue cette maladie, si célèbre sous le nom de migraine, et qui fait trop souvent le désespoir des médecins et des malades. Elle peut être *double*, mais cela est très rare. La migraine droite est, si je ne me trompe, plus commune que la gauche (2).

(1) Voyez l'article que nous avons consacré aux symptômes de l'inflammation considérée en général (t. Ier).

(2) Je dis *si je ne me trompe*, parce que, en effet, mon assertion ne se fonde pas sur une statistique précise

La migraine est caractérisée par une douleur qui occupe la région frontale et latérale antérieure de la tête, avec sensibilité extrême de l'œil au contact de la lumière ; de telle sorte que les malades recherchent l'obscurité la plus profonde, comme dans la *photophobie* proprement dite. L'ouïe, très souvent, est aussi extrêmement sensible au moindre bruit.

Il est assez rare de voir un épiphora bien notable accompagner la migraine la plus ordinaire.

Lorsque la maladie est portée à un très haut degré, les artères de la tête battent avec plus de force que dans l'état normal, les yeux sont brillants, animés, la pupille contractée ; il existe un malaise universel, une agitation continuelle ; quelquefois, enfin, la chaleur générale est augmentée, et la circulation générale accélérée au degré qui constitue un léger accès fébrile, tel qu'on l'observe dans la fièvre dite intermittente.

Il est évident que, dans ce dernier cas, l'affection rayonne et s'éparpille, en quelque sorte, sur les nerfs ganglionnaires ou du grand sympathique, avec lequel le nerf trifacial en général, et la branche ophthalmique en particulier, entretiennent des relations bien connues.

Un autre phénomène qui accompagne souvent la névralgie qui nous occupe, est le vomissement plus ou moins répété d'une bile jaunâtre ou porracée, plus ou moins abondante. Ce phénomène vraiment sympathique tient sans doute, du moins en partie, aux connexions, un peu éloignées, il est vrai, du trifacial (1), avec le nerf pneumogastrique, par l'entremise du nerf glosso-pharyngien (nerf complémentaire du trifacial, comme l'a très bien établi

(1) Il ne s'agit ici, j'en conviens, que de la névralgie de la branche ophthalmique du trifacial et non de celle de ce nerf tout entier ; mais il est évident que l'une des branches de ce nerf ne saurait être *irritée* à un très haut degré, sans qu'il s'exerce une certaine *réaction* sur ses autres branches.

M. Longet). Quoi qu'il en soit, ces vomissements sont quelquefois remplacés par de simples envies de vomir, lesquelles, en général, tourmentent et fatiguent les malades plus que les vomissements eux-mêmes. Ajoutons que ces derniers, en quelque sorte *critiques*, sont, dans un assez bon nombre de cas, suivis de soulagement, et annoncent la fin prochaine de l'accès.

II. La durée de cet accès est très variable; elle peut n'être que de une, deux ou trois heures, ou se prolonger, au contraire, pendant vingt-quatre heures, et même au-delà. Dans ce cas, la névralgie se rapproche beaucoup assurément, d'une légère névrite ou névrilémite du nerf affecté, et cette nuance de l'affection semble établir une sorte de transition entre la simple névralgie et la névrite proprement dite, comme une *fièvre éphémère* en établit une entre la fièvre intermittente, cette espèce de *névralgie* du système du grand sympathique, et une fièvre continue primitive, ou produite par un état inflammatoire de l'appareil sanguin.

Le retour des accès de migraine n'est pas moins variable que leur durée. Ces accès reviennent cependant quelquefois sous une forme périodique assez régulière. Chez les femmes, par exemple, ils coïncident assez souvent avec l'époque des règles. Au reste, leur retour est subordonné à une foule de circonstances dont l'action est plus ou moins puissante, telles que des travaux prolongés de l'esprit, de vives émotions morales, l'impression du froid, d'une vive lumière, etc.

III. La migraine peut être produite par les causes générales et communes que nous avons signalées ailleurs; mais il en est quelques unes qui lui sont propres, et particulièrement les travaux excessifs de l'esprit, les veilles prolongées dans des lieux éclairés par de vives lumières. Il est certain que l'époque des règles constitue une cause *occasionnelle*, sinon une véritable cause efficiente; aussi, certaines femmes prédisent-elles, à peu près à coup sûr, le retour des accès de migraine auxquels elles sont sujettes, pour l'époque de leurs règles. Ces accès, il est vrai, n'empêchent pas qu'il ne s'en déclare d'autres dans l'intervalle des menstrues.

Il ne faut pas confondre ces migraines de causes *spéciales* avec les migraines rhumatismales. De même aussi les migraines *spéciales* doivent être distinguées de certaines migraines spécifiques, telles que celles qui pourraient tenir à un principe *syphilitique*, ou bien à l'abus des mercuriaux, etc. Au reste, ces dernières que nous signalons seulement en passant, se lient très souvent à des *lésions organiques*, dont elles ne sont en quelque sorte que le *symptôme*.

IV. Ainsi que je le faisais pressentir au commencement de son histoire, la migraine se joue souvent de tous les moyens, et finit par disparaître ensuite, pour ainsi dire, d'elle-même, sans doute parce que les causes *inconnues* dont elle provenait essentiellement ont cessé d'agir.

Les moyens les plus divers ont été employés pour calmer la violence des accès et en diminuer la durée. Le thé, le café, les applications froides ou sédatives sur la tête (solution de camphre, de cyanure de potassium, etc.), ne produisent pas toujours des résultats bien avantageux. Certains malades disent calmer la maladie en mangeant, d'autres ne peuvent supporter le moindre aliment, etc. Lorsque les artères battent avec force, que la peau de la tête est brûlante, une application de sangsues soulage promptement; mais on ne saurait toujours recourir à ce moyen, surtout quand les accès se renouvellent souvent. Il n'empêche pas d'ailleurs le retour de la maladie. Pour obtenir ce dernier résultat, le sulfate de quinine a été employé; mais il n'est pas tout-puissant ici comme dans les fièvres intermittentes.

M. le docteur James a rapporté quatre cas de névralgie de la branche ophthalmique qu'il a traités avec succès par l'électro-puncture, et a dit qu'il pourrait aisément multiplier les exemples de ce genre. S'il en est réellement ainsi, je ne saurais trop recommander cette méthode. M. James aurait assurément bien mérité de la thérapeutique, et il aurait droit à une reconnaissance toute particulière, non seulement de la part des malades, mais aussi de la part de tous ceux qui s'intéressent aux personnes sujettes à la migraine, s'il avait effectivement trouvé dans l'électro-puncture un infaillible moyen de guérir sans retour cette désolante névralgie.

C. Névralgie maxillaire supérieure.

I. La douleur qui la caractérise part du trou sous-orbitaire, d'où elle rayonne en élancements vifs et déchirants dans la région des paupières inférieures, des ailes du nez et de la lèvre supérieure, sans épargner les dents et les gencives. Cette douleur est souvent accompagnée de mouvements convulsifs ou de *grimaces*, et de là le nom de *tic douloureux de la face*, sous lequel est généralement connue l'espèce de névralgie que nous étudions. Ces secousses convulsives, ces grimaces tiennent à ce que les rameaux du nerf facial participent à l'irritation de ceux du nerf maxillaire supérieur. Il existe souvent aussi un larmoiement plus ou moins abondant, phénomène qui dépend de l'irritation des rameaux que fournit la branche maxillaire supérieure à la glande lacrymale.

Les accès sont en général courts, mais les intervalles qui les séparent sont également très courts. Les moindres mouvements de la face suffisent souvent pour les faire éclater.

II. Les causes et le traitement de cette espèce de névralgie ne présentent rien de bien particulier. Toutefois, il est bon de noter que la névralgie du maxillaire supérieur reconnaît souvent pour cause une affection *organique*, une carie, soit de l'une ou de plusieurs des dents auxquelles ce nerf donne des rameaux , soit de l'os maxillaire supérieur lui-même.

Je rappellerai aussi que c'est une des névralgies pour lesquelles on a proposé la section du nerf. Comme *remède extrême*, cette opération a été pratiquée avec succès un certain nombre de fois, et j'en ai moi-même publié un exemple, lorsqu'il y a vingt-quatre ans j'étais interne dans le service de Richerand, à l'hôpital Saint-Louis (1).

D. Névralgie maxillaire inférieure.

I. Les douleurs ou les élancements se font sentir dans les régions de la partie de la tempe voisine de l'articulation temporo-maxillaire, de la lèvre inférieure, du menton, ainsi que dans les dents et les gencives de la mâchoire inférieure. Ces douleurs sont parfois accompagnées de mouvements convulsifs dans les muscles sous-cutanés des régions indiquées, ce qui annonce l'extension de l'irritation aux filets nerveux que le nerf facial distribue à ces muscles. Des mouvements convulsifs ou spasmodiques de la mâchoire inférieure peuvent avoir également lieu, ce qui arrive dans les cas où le *rameau moteur* de la branche maxillaire inférieure est affecté en même temps que le *rameau sensitif* de cette branche. Sous ce dernier rapport, cette névralgie diffère de celle de la branche maxillaire supérieure, laquelle est exclusivement sensitive.

II. Mêmes causes et même traitement que pour la névralgie précédente.

(1) Cette observation, sous le titre de *névralgie maxillo-dentaire guérie par la section du nerf*, a été publiée, en 1820, dans le t. VII du *Nouveau journal de médecine* (faisant suite au journal de Corvisart, Boyer et Leroux).

II. Névralgie glosso-pharyngienne (1).

On ne possède encore aucune observation satisfaisante de cette névralgie. Cela tient-il à ce que la névralgie glosso-pharyngienne est extrêmement rare, ou bien encore à ce que l'attention des observateurs ne s'est pas dirigée sur ce point de pathologie, ou bien enfin à ce que la maladie a été confondue avec d'autres? On l'ignore. Il faut espérer que notre ignorance à cet égard ne tardera pas à se dissiper, et nous verrons alors, sans doute, de nouveaux rayons de lumière rejaillir sur la physiologie du nerf glosso-pharyngien.

III. Névralgie pneumo-gastrique (2).

La grande paire de nerfs qui est le siége de cette névralgie, encore trop peu étudiée, remplit des fonctions si multipliées et les exerce dans des organes si divers,

(1) Les physiologistes ne sont pas encore parfaitement d'accord sur les fonctions du nerf glosso-pharyngien. Selon M. Longet, ce nerf en quelque sorte complémentaire du trijumeau, avec lequel il partagerait l'importante propriété de tenir le sens du goût sous une dépendance immédiate, serait chargé en même temps de transmettre les impressions *tactiles* faites à la surface de *la base de la langue*, des piliers du voile du palais, d'une portion du pharynx, de la trompe d'Eustache et de l'oreille moyenne, comme le trijumeau transmet les impressions de même genre ayant pour siége la conjonctive, la pituitaire et la membrane muqueuse qui revêt les joues, les lèvres, les gencives, la paroi supérieure de la bouche et *les deux tiers antérieurs de la langue*. Le glosso-pharyngien préside, en outre, selon M. Longet, à la sécrétion du mucus tympanique et à l'abondante sécrétion des follicules de la base de la langue. Ce physiologiste distingué, contrairement à l'opinion de Cb. Bell et de M. Magendie, refuse au nerf glosso-pharyngien le titre de nerf moteur, auquel titre ce nerf tiendrait sous sa dépendance les mouvements compliqués et coordonnés de la déglutition. Ce nerf, d'après M. Longet, est donc exclusivement sensitif depuis son origine jusqu'à son ganglion (ganglion d'Andersh). L'influence motrice qu'il exerce à partir de ce ganglion est due à ses seules anastomoses avec le facial ou le spinal.

(2) Je préviens les lecteurs que je décris sous ce nom la névralgie du pneumo-gastrique proprement dit et celle de son nerf accessoire, le spinal,

que, dans les cas de névralgie pneumo-gastrique *générale*, des symptômes très nombreux et très différents doivent

attendu que les recherches de plusieurs physiologistes modernes, au premier rang desquelles nous plaçons celles de M. le docteur Longet, ne permettent plus de douter que, constituant une paire encéphalique, ces deux nerfs ne soient dans la même relation que les racines postérieure et antérieure d'une paire rachidienne, le pneumo-gastrique représentant une racine sensitive, et le spinal une racine motrice.

Je crois qu'il est, d'ailleurs, nécessaire de faire précéder l'histoire de la névralgie pneumo-gastrique d'un résumé de l'anatomie et de la physiologie du grand nerf composé, ainsi qu'il vient d'être dit, et du nerf pneumo-gastrique et du nerf spinal. Nous emprunterons ce double résumé à l'ouvrage de M. le docteur Longet.

I. *Résumé anatomique.* Le nerf pneumo-gastrique et le nerf spinal sortent du crâne par le trou déchiré postérieur. Avant leur sortie, le spinal s'est déjà anastomosé avec certains nerfs cervicaux, et le pneumo-gastrique, au niveau de son ganglion et de son plexus gangliforme, communique avec, 1° le facial, 2° le glosso-pharyngien, 3° le filet carotidien du ganglion cervical supérieur, 4° le spinal.

La branche externe de ce dernier se distribue aux muscles sterno-cléido-mastoïdien et trapèze, tandis que la branche interne s'unit au pneumo-gastrique pour former un tronc mixte et anastomosé au col avec, 1° le ganglion cervical supérieur, 2° la portion descendante de l'hypoglosse, 3° la première anse du plexus cervical.

Au col, naissent du pneumo-gastrique ou de la branche interne de son accessoire : 1° le *rameau pharyngien*, 2° le *nerf laryngé supérieur*, 3° des *rameaux cardiaques*. Dans cette région, les deux nerfs concourent, avec le glosso-pharyngien et le grand sympathique, à la formation du plexus pharyngien, du plexus inter-carotidien et du plexus laryngé.

Dans le thorax, du pneumo-gastrique intimement uni à son accessoire, se détachent : 1° le nerf récurrent ou laryngé inférieur, qui donne des filets cardiaques, œsophagiens, trachéens, pharyngés, et qui anime tous les muscles du larynx, hormis les crico-thyroïdiens; 2° des rameaux cardiaques; 3° des rameaux pulmonaires; 4° les *cordons œsophagiens*. Le tronc mixte du nerf pneumo-gastrique, en s'associant dans le thorax au grand sympathique, donne naissance aux plexus cardiaques et pulmonaires.

Dans l'abdomen, les cordons œsophagiens, terminaison du pneumo-gastrique et du spinal, se distribuent aux membranes muqueuse et musculaire de l'estomac ainsi qu'au foie; et comme le cordon droit aboutit au ganglion semi-lunaire correspondant, on conçoit qu'il est difficile de dire dans quels autres viscères le pneumo-gastrique droit répartit ses dernières ramifications.

On voit donc, en dernière analyse, que les filets du pneumo-gastrique et

être observés. Au reste, étant donnée la symptomatologie de chacune des névralgies des diverses branches four-

du spinal, combinés entre eux et avec les rameaux du grand sympathique, se répandent au moins dans quatre viscères importants, savoir : 1° l'estomac, 2° le foie, 3° le cœur, 4° les poumons, c'est-à-dire aux principaux organes de la digestion, de la circulation et de la respiration. Le larynx, la trachée, le pharynx et l'œsophage reçoivent aussi des filets provenant du double nerf dont nous parlons.

II. *Résumé physiologique.* 1. Le nerf pneumo-gastrique est un nerf de sensibilité ; l'accessoire de Willis ou le spinal est un nerf de mouvement. En galvanisant le premier dans l'intérieur du crâne, on ne donne lieu à aucune contraction musculaire ; en galvanisant le second, avant son entrée dans le trou déchiré postérieur, on suscite les mouvements les plus manifestes dans le larynx, le pharynx et la partie supérieure de l'œsophage : il est permis de croire, quoiqu'on ne puisse pas le démontrer directement, que l'estomac se contracte sous la même influence, laquelle, d'ailleurs, n'est peut-être pas non plus tout-à-fait étrangère aux battements du cœur.

2. Le pneumo-gastrique préside à la sensibilité générale des membranes muqueuses qui tapissent le larynx, la trachée, les bronches, une partie du pharynx, l'œsophage et l'estomac. (Le cœur n'étant pas doué de sensibilité générale proprement dite, je ne puis admettre, avec M. Longet, que le nerf pneumo-gastrique *a probablement de l'influence sur la sensibilité obtuse du cœur*). — Le spinal anime les muscles du larynx, le tissu contractile de la trachée et des bronches, les trois muscles constricteurs du pharynx, la membrane musculaire de l'œsophage, probablement celle de l'estomac, enfin les muscles sterno-cléido-mastoïdiens et trapèze. C'est là, comme le dit M. Longet, une *haute mission physiologique*, et qui se lie, selon le même auteur, à sa *bizarre* origine.

3. Le pincement du pneumo-gastrique est plus ou moins douloureux, selon la hauteur à laquelle on le pratique. En effet, si ce nerf est très sensible au-dessus du point d'où naît le laryngé supérieur, il l'est beaucoup moins au-dessous, par la raison qu'il ne contient plus que des filets destinés à des muqueuses douées d'une sensibilité bien inférieure à celle dont jouit la muqueuse du larynx. L'arrachement du nerf spinal, bien isolé, n'a jamais paru faire souffrir l'animal sujet de l'expérience.

4. Les nerfs laryngés supérieur et inférieur influencent la phonation. Des deux rameaux fournis par le laryngé supérieur, *l'externe seul*, quand on le coupe, modifie la voix, et *l'interne* ne préside point à la contraction du muscle arythénoïdien. Il suffit de couper les filets du *rameau externe* qui se rendent aux muscles crico-thyroïdiens, pour déterminer une raucité désagréable de la voix chez les jeunes animaux qui, après l'excision des nerfs récurrents, poussent encore des cris aigus ; la section de ces filets des crico-thyroïdiens

nies par le pneumo-gastrique proprement dit et son acces·
soire, on connaîtra par cela même la symptomatologie
de la névralgie générale, cette dernière symptomatologie
n'étant réellement que la somme de celles des névralgies
partielles.

empêche ces cris en même temps qu'elle augmente la gêne de la respiration.

5. Les nerfs récurrents ou laryngés inférieurs font contracter tous les muscles du larynx, hormis le crico-thyroïdien, et par conséquent ils influencent
à la fois la constriction et la dilatation de la glotte. (Il est donc inexact d'a-
vancer que l'occlusion de la glotte qui suit, dans certains cas, la section des
récurrents, soit due aux muscles constricteurs qui conserveraient encore leur
action). Les animaux privés de leurs nerfs récurrents respirent plus vite qu'à
l'état normal.

6. La sensation du besoin de respirer est loin d'être abolie par la section
des deux pneumo-gastriques : si alors le nombre des inspirations diminue, cela
tient à plusieurs causes, et en particulier au défaut de stimulation de la muqueuse respiratoire par l'air atmosphérique.

7. Le nerf spinal anime le tissu contractile des dernières divisions des bronches, lesquelles sont en outre douées d'élasticité.

8. La huitième paire n'exerce qu'une influence médiate sur l'hématose.

9. La huitième paire n'est pas sans influence sur les battements du cœur,
puisqu'on peut les modifier soit par la division, soit par l'irritation mécanique
ou galvanique des filets nerveux qu'elle envoie à cet organe. D'ailleurs, il est
présumable que c'est par les filets cardiaques de la huitième paire que l'encéphale modifie les contractions du cœur dans les cas d'affection morale.

10. La section de la huitième paire paralyse les mouvements et la sensibilité
de l'œsophage; mais le phénomène le plus important qui en résulte consiste
dans l'abolition de la *force rétentive* de ce conduit qui permet l'ascension,
dans la bouche et les fosses nasales, des matières que contient l'estomac.

11. Les **expériences** démontrent l'influence motrice de la huitième paire
(du spinal probablement) sur l'estomac, influence dont les résultats sont d'autant plus constants et manifestes, que l'excitation de cette paire a lieu plus
inférieurement, et que surtout ils ont été obtenus pendant la chymification.

12. Les faits observés par M. Longet le portent à croire qu'après la section des pneumo-gastriques, la faim et surtout la soif continuent à se faire
sentir ainsi que le besoin de respirer. Mais, à notre avis, il reste encore des recherches à faire sur le rôle que peut jouer la huitième paire dans les phénomènes instinctifs des besoins de respirer, de manger et de boire.

13. C'est parce qu'elle paralyse les mouvements propres de l'estomac que
la section des pneumo-gastriques porte une grave atteinte à la chymification.
Cette opération n'empêche pas la sécrétion du suc acide de l'estomac.

14. La résection simultanée de chaque tronc cervical de la huitième paire

Les principales espèces de névralgie pneumo-gastrique partielle sont au nombre de trois, savoir : 1° la *névralgie de la portion cervicale* du pneumo-gastrique ; 2° la *névralgie de la portion thoracique* de ce nerf ; 3° la *névralgie de sa portion abdominale*.

Ces espèces se subdivisent elles-mêmes en autant de *sous-espèces* qu'il y a de branches secondaires et de principaux rameaux fournis par les trois portions ci-dessus indiquées. Enfin, les ramifications ultimes et pour ainsi dire capillaires du nerf pneumo-gastrique, comme celles de tout autre nerf, peuvent avoir leur *névralgie partielle*.

En classant ainsi les névralgies du pneumo-gastrique, on s'exposerait à l'inconvénient grave de placer ensemble les affections d'organes dont les fonctions sont distinctes, celles du larynx et du pharynx, par exemple. On évite cet inconvénient, en divisant les névralgies du pneumo-gastrique, non plus d'après les portions de ce nerf, telles qu'elles ont été indiquées tout-à-l'heure, mais d'après les rameaux fournis à tel ou tel organe. C'est cette méthode que nous suivrons.

A. Névralgie des nerfs laryngés.

I. Dans l'article qu'il a consacré aux névroses *de la voix* ou des *organes vocaux*, Pinel réduit ces névroses à deux, savoir : la *voix convulsive* et l'*aphonie nerveuse*. Cette dernière étant du nombre des névroses passives ou paralytiques, dont nous aurons à traiter ailleurs, il s'ensuit que la *voix convulsive* est la seule névrose active de la voix admise par Pinel. En cela, l'auteur de la *Nosographie philosophique* s'est évidemment renfermé dans un cercle trop

fait promptement périr les animaux (dans le cours de la première semaine), et elle donne lieu à des altérations plus ou moins prononcées des poumons et des bronches, entre autres un engorgement pulmonaire et une accumulation de mucosité et de sérosité écumeuses dans les bronches. La mort, qui chez les animaux en bas âge survient en quelques minutes, est due à l'occlusion de la glotte, naturellement très étroite à cette époque de la vie.

étroit. En effet, le larynx étant à la fois **un organe de** mouvements et un organe de *sentiment* ou de sensibilité générale, il peut être le siége de *douleurs névralgiques* ainsi que de mouvements spasmodiques ou convulsifs.

II. Bien que les douleurs et les spasmes du larynx se rencontrent le plus ordinairement dans les diverses espéces d'inflammation de cet organe, que nous avons précédemment étudiées, et dont ils constituent, comme on le dit vulgairement, des symptômes, cependant ils peuvent se montrer en l'absence de toute inflammation du larynx lui-même, et à titre de symptômes d'une simple irritation des nerfs laryngés. Dans certaines affections convulsives générales, l'hystérie, par exemple, le sentiment douloureux de strangulation dont se plaignent les malades, pourrait bien provenir d'une contraction spasmodique des muscles constricteurs du larynx.

Les mouvements spasmodiques ou convulsifs des muscles du larynx impriment nécessairement à la voix des modifications plus ou moins prononcées, et de là des sons ou des cris plus ou moins forts en même temps que plus ou moins bizarrement accentués et coordonnés, tels qu'on en observait, par exemple, chez quelques uns des convulsionnaires de Saint-Médard, ou chez quelques unes des fameuses Ursulines de Loudun (1).

Après avoir cité un cas de *voix convulsive* publié par Portal (2), Pinel ajoute que de *l'irrégularité de contraction*

(1) C'est le nerf laryngé inférieur, ainsi que nous l'avons vu, qui fournit des rameaux à tous les muscles du larynx, le crico-thyroïdien excepté. Le nerf laryngé supérieur, au contraire, fournit les filets sensitifs de la membrane externe du larynx.

(2) Ce cas a été publié dans les *Mémoires de la Société médicale d'émulation* (1798). Portal dit avoir remarqué, en considérant les mouvements du larynx, qu'ils étaient précipités et fort grands. Le larynx parcourait l'espace d'un pouce environ; savoir : demi-pouce en montant, demi-pouce en descendant, avec une telle rapidité, que l'œil pouvait à peine en suivre les mouvements. Dans ce cas. les antispasmodiques amenèrent la guérison

et de relâchement des muscles du larynx, devaient résulter des sons plus ou moins graves, plus ou moins aigus, plus ou moins forts, plus ou moins irréguliers, comme dans l'hydrophobie, qui fait rendre quelquefois des sons si extraordinaires qu'on les a comparés à la voix de plusieurs animaux, ce qui a fait donner à cette maladie le nom de LYCANTHROPIE *ou* CYNANTHROPIE.

B. Névralgie des cordons fournis par le pneumo-gastrique aux bronches
et aux poumons (1).

I. En traitant des *névroses de la respiration*, Pinel ne les a point classées d'après leur siége dans tel ou tel des nerfs divers sans le concours desquels cette grande fonction ne saurait s'accomplir. Il réduit à deux les névroses actives de la respiration, savoir l'*asthme convulsif* et la *coqueluche*.

Pinel, en plaçant ainsi la coqueluche parmi les névroses de la respiration, n'avait point considéré le nerf pneumo-gastrique comme étant le siége spécial de cette maladie. C'est une localisation qui a été proposée par d'autres auteurs.

II. Autenrieth prétend avoir trouvé la huitième paire enflammée, chez des individus qui avaient succombé à des toux spasmodiques. Hermann Kilian, au rapport de Joseph Frank, aurait fait quinze fois la même observation chez des enfants morts de la coqueluche, et M. le professeur Breschet rapporte qu'il a vu deux fois, dans des cas analogues, les pneumo-gastriques rouges et tu-

---

(1) Je ne parlerai que pour mémoire de la névrose active ou de l'irritation des filets nerveux que la portion cervicale et thoracique du pneumo-gastrique envoie au cœur, filets qui se confondent avec ceux que cet organe reçoit du trisplanchnique. Cette névrose ne saurait, dans l'état actuel de la science, être distinguée de celle des filets de ce dernier ordre de nerfs. Selon M. Longet, les filets que le cœur reçoit du nerf pneumo-gastrique expliqueraient certains rapports qui existent entre le cœur et l'encéphale, pourquoi, par exemple, une émotion morale produit des palpitations, la syncope, etc.

méfiés (art. *Coqueluche* du *Diction. de méd.* en 25 vol., 2ᵉ édit.).

Je ne rapporte ici les faits dont il s'agit que pour montrer, autant que le permet l'état actuel de la science, combien il est important de ne jamais perdre de vue, dans les maladies des organes composés, la part que peuvent y prendre les systèmes généraux qui concourent à leur structure. Mais, comme il s'agit des irritations simples ou névralgiques et non des véritables phlegmasies des nerfs pneumo-gastriques, je ne dois pas insister plus longtemps sur les cas qui se rapporteraient à ces dernières.

Les dyspnées nerveuses décrites par Laënnec, et dont nous avons dû parler ailleurs (1) peuvent souvent provenir. en partie du moins, d'une *névrose active* de la huitième paire de nerfs.

IV. Le *besoin de tousser*, comme le *besoin instinctif de respirer*, se rattache très vraisemblablement aux fonctions des nerfs que la membrane muqueuse laryngo-bronchique reçoit du pneumo-gastrique, laquelle, sous ce rapport, joue le rôle d'un sens interne spécial, qu'on peut appeler *sens respiratoire.*

Je ne doute nullement qu'une irritation de ces nerfs ne soit la cause *primitive* de certaines toux convulsives ou spasmodiques, telles que celle de la coqueluche, entre autres, comme l'irritation *symptomatique ou sympathique* de ces mêmes nerfs provoque la toux qui accompagne les inflammations de la membrane muqueuse indiquée tout-à-l'heure. Qui ne sait que la moindre *irritation* accidentelle, exercée à l'entrée du larynx, suffit pour provoquer une toux plus ou moins violente? C'est par un mécanisme analogue qu'une irritation de la membrane pituitaire pro-

______

(1) J'en ai parlé à l'article des irritations de la portion des nerfs ganglionnaires destinés aux poumons et aux bronches, parce que Laënnec, dont nous avons alors signalé l'erreur, a placé dans les nerfs de cet ordre des affections nerveuses auxquelles il est réellement étranger.

voque l'éternument, qu'une irritation de l'estomac, de l'entrée du pharynx, sollicite le vomissement, qu'une irritation du rectum et de la vessie fait naître le besoin de rendre les matières fécales ou les urines, et détermine, quand elle est assez forte, les contractions nécessaires à cette émission, etc., etc.

V. Toutefois, on se tromperait singulièrement si l'on croyait que toutes les névroses actives ou passives de la respiration ont leur point de départ dans les branches du nerf pneumo-gastrique destinées aux bronches et aux poumons, même en y ajoutant celles que reçoit le larynx. En effet, parmi ces névroses, il en est qui dépendent essentiellement des nerfs qui président aux divers mouvements de la cavité thoracique, à l'inspiration et à l'expiration. Nous ne tarderons pas à nous occuper des névroses actives de cette espèce de nerfs. Mais j'ajouterai ici, par anticipation, que bon nombre de cas des affections désignées sous les noms d'*asthme spasmodique*, d'*angine de poitrine*, etc., ont pour élément principal, sinon pour unique élément, les névroses dont il s'agit, comme d'autres dyspnées dites *nerveuses* peuvent aussi provenir de névroses passives ou paralytiques des mêmes nerfs moteurs.

VI. Quant aux causes et au traitement des névroses actives des cordons nerveux que le pneumo-gastrique fournit aux bronches et au poumon, je renvoie à ce que j'ai dit dans les considérations générales sur l'ordre de maladies auquel elles appartiennent, et dans l'article où j'ai étudié les névroses actives des nerfs ganglionnaires des poumons et des bronches.

C. Névralgie des nerfs fournis par le pneumo-gastrique au pharynx, à l'œsophage et à l'estomac (1).

Les *névroses de la digestion*, décrites par Pinel, sont : le

(1) La portion abdominale du pneumo-gastrique fournit, comme nous l'avons vu, quelques filets au foie. Nous ne savons absolument rien sur l'irritation particulière de ces filets.

spasme de l'œsophage, la cardialgie ou gastrodynie, le pyrosis, le vomissement spasmodique, la dyspepsie, la boulimie, le pica, la colique nerveuse, la colique de plomb et l'iléus nerveux.

Quelles sont celles de ces névroses qui tiennent à un *excès* de l'action nerveuse qui préside aux fonctions digestives? quelles sont celles qui dépendent d'une diminution, d'une *paralysie* de cette action? Pinel ne nous dit absolument rien à cet égard. Nous n'avons, pour le moment, à nous occuper que de celles de la première espèce. Nous les étudierons successivement dans les trois organes indiqués plus haut. Nous reviendrons, à cette occasion, sur celles des intestins, bien que ces viscères ne reçoivent pas, du moins directement, de nerfs du pneumo-gastrique.

1° *Névralgie ou irritation des nerfs fournis au pharynx par le pneumo-gastrique.*

a. Les douleurs névralgiques du pharynx n'ont pas encore été l'objet de recherches spéciales.

Cet organe est, comme on sait, le siége d'une fonction, la déglutition, qui, pour s'exercer, suppose l'existence d'un besoin particulier dont le nom dérive de la fonction même que nous venons d'indiquer. Or, il est des cas dans lesquels ce besoin se fait sentir en l'absence des causes ordinaires ou physiologiques qui le provoquent, et il est des personnes qui sont singulièrement tourmentées par le sentiment dont il s'agit et les mouvements de déglutition, pour ainsi dire *à vide*, qu'il provoque. C'est là, si je ne me trompe, l'effet d'une névrose active des nerfs où siége la sensation interne qui précède l'acte de la déglutition.

b. Le spasme et les mouvements convulsifs du pharynx n'ont guère été mieux étudiés que les névralgies du même organe. Je crois qu'il faut rapporter à un spasme de ce genre la sensation de constriction à la gorge, avec gène de la déglutition, que l'on observe chez plusieurs hystériques, et peut-être aussi dans certains cas d'hydrophobie.

2° *Névralgie ou irritation des nerfs fournis à l'œsophage par le pneumo-gastrique.*

L'histoire de cette névralgie n'est guère plus avancée que celle de la névralgie du pharynx.

Les mouvements spasmodiques de l'œsophage avec éructations plus ou moins bruyantes, ont lieu dans certains cas de convulsions générales, telles que celles de l'hystérie.

Le phénomène de la rumination ou le *mérycisme*, si, comme le dit Pinel, ce phénomène *a un caractère convulsif*, pourrait être rapporté à la névrose active de l'œsophage, pour la partie de cette sorte de contraction anti-péristaltique qui se passe dans ce conduit. Mais le *mérycisme* est une affection trop peu étudiée encore pour que nous puissions en préciser les éléments et la véritable nature.

3° *Névralgie des nerfs fournis à l'estomac par le pneumogastrique, ou gastralgie.*

I. Les diverses névroses que Pinel a décrites sous les noms de *cardialgie*, de *gastrodynie*, de *vomissement spasmodique*, de *boulimie*, de *pica*, de *pyrosis*, ne paraissent être que les symptômes d'une gastralgie générale, si je puis ainsi dire, ou que les formes variées sous lesquelles celle-ci peut se présenter, en se particularisant. Les sensations internes de la faim, ou de l'*appétit*, et de la soif, les mouvements involontaires dont sont douées les parois de l'estomac, la sensibilité de la membrane muqueuse gastrique, sensibilité spéciale ou irritabilité en vertu de laquelle l'estomac se soulève contre certains corps et en détermine l'expulsion par le vomissement, acte complexe dont nous n'avons pas à étudier ici le mécanisme, ce sont là autant de phénomènes dans lesquels les cordons gastriques de la huitième paire jouent un rôle important (1). Il est donc clair que les irritations de ces cordons feront

(1) Sous le rapport des sensations spéciales dont elle est le siége, la membrane muqueuse gastrique constitue un véritable sens interne, qu'on pourrait appeler *sens digestif.*

subir certaines modifications aux phénomènes ci-dessus indiqués, modifications qui seront par conséquent les symp tômes ou les signes de la gastralgie, soit *générale*, soit *partielle*. Si les cordons nerveux qui président aux mouve ments de l'estomac sont seuls affectés, des vomissements spasmodiques auront lieu. L'affection siège-t-elle, au contraire, sur les cordons au moyen desquels se font sentir la soif, la faim, en d'autres termes, les besoins de substances solides ou liquides destinées à réparer les pertes continuelles que nous faisons ; des désordres dans ces sensations en seront nécessairement le résultat.

II. Quoi qu'il en soit, exposons maintenant l'ensemble des symptômes de la gastralgie générale. Ce sont les suivants : sentiment de malaise, plutôt que d'une vive douleur dans la région de l'estomac, troubles variés de l'appétit, de la faim et de la soif, digestions lentes, laborieuses, avec ou sans éructations acides, avec ou sans vomissements de matières glaireuses, très rarement bilieuses. Chez quelques malades, les phénomènes augmentent ; chez d'autres, au contraire, ils diminuent, après les repas.

La plupart des malades sont dans un état de tristesse et de découragement extrêmes ; ils se plaignent continuellement, exagèrent leurs souffrances, et tombent au bout d'un certain temps dans un véritable état d'hypochondrie (chez quelques individus, l'hypochondrie peut avoir précédé les phénomènes gastralgiques, et il importe de ne pas confondre ce cas avec le précédent).

Aux signes caractéristiques de la gastralgie se joignent ceux des maladies avec lesquelles elle peut coïncider, telles que les états anémique et chlorotique, une foule de névralgies d'autres organes, etc., etc.

III. Pour distinguer la *gastralgie* de la gastrite chronique (il faudrait réellement être dénué de toute instruction et de toute habitude clinique, pour la confondre avec la gastrite aiguë), on aura toujours bien présentes à l'esprit les considérations suivantes : 1° Lorsqu'une véritable gastrite chronique existe, elle amène à sa suite des *lésions maté-rielles*, des tumeurs, des indurations dans les parois de l'estomac, des rétrécissements dans les orifices de cet organe, etc. ; toutes lésions que l'on peut constater, soit par les signes physiques proprement dits, les seuls infaillibles, soit du moins par des désordres fonctionnels spéciaux. Tous ces signes manquent dans la gastralgie, et doivent en effet, manquer, puisqu'elle n'engendre point les diverses lésions *organiques* indiquées tout-à-l'heure. 2° Dans la gastrite chronique, les phénomènes locaux éprouvés par les malades augmentent constamment pendant l'ingestion des aliments, tandis qu'ils diminuent souvent dans la gastralgie, et que, s'ils augmentent chez certains malades, ce n'est pas au même degré que chez les individus atteints d'une véritable gastrite chronique. 3° Une véritable gastrite chronique offre une marche *continue*, tandis que la véritable gastralgie se manifeste par accès, plus ou moins réguliers. 4° Enfin, cette dernière maladie amène à sa suite une consomption générale et un état *cachectique* spécial, surtout s'il existe une dégénérescence cancéreuse, que l'on n'observe point dans la pure et simple gastralgie. Je termine en affirmant que tous ceux qui fréquentent assidûment les cliniques, et qui auront observé avec exactitude un certain nombre de cas de gastrite chronique et de *gastralgie*, n'éprouveront, en général, aucune difficulté sérieuse dans le diagnostic différentiel de ces deux maladies. Mais qu'on ne l'oublie jamais : *Ce n'est qu'au lit des malades que l'on apprend à bien diagnostiquer et à bien traiter les maladies, quelles qu'elles soient.*

IV. Plusieurs phénomènes gastriques qu'on observe dans certaines maladies compliquées, dans celles, par exemple, connues sous le nom de *mal de mer*, *infection saturnine*, etc., tiennent essentiellement à la même cause que ceux dont nous venons de rattacher l'existence à une névralgie de la portion abdominale des nerfs pneumo-gastriques. Dans les maladies inflammatoires de l'estomac elles-mêmes, il est des phénomènes qui dépendent évidemment de l'irritation des ramifications de cette portion. Mais alors cette irritation, sur-ajoutée en quelque sorte à la maladie principale, est purement symptomatique, ou sympathique, au lieu d'être primitive ou idiopathique, comme dans les cas que nous étudions en ce moment.

V. La gastralgie peut, sans doute, être produite par les causes générales que nous avons indiquées ailleurs. Toutefois, il en est d'autres qui lui appartiennent spécialement, et qui consistent particulièrement en certains vices de régime. Je ne reviendrai pas sur ce que je disais tout-à-l'heure de la coïncidence si commune de cette névralgie avec les états chlorotique et anémique, soit seuls, soit combinés l'un avec l'autre. J'ajouterai seulement que les excès vénériens et les pollutions involontaires qui en sont souvent la suite, les leucorrhées abondantes, prédisposent singulièrement à la gastralgie, et contribuent puissamment à l'entretenir, une fois qu'elle s'est déclarée.

VI. Le traitement de la gastralgie pure et simple, repose sur les mêmes bases que celui des autres névralgies en général. Il faut s'appliquer, avant tout, à éloigner la cause connue de la maladie. Cela fait, on prescrit un régime doux, mais suffisamment analeptique, dont on seconde les effets par l'usage des antispasmodiques simples, ou des narcotiques. On a beaucoup vanté le sous-nitrate de bismuth. Peut-être ce moyen n'est-il pas aussi efficace que certains praticiens l'ont prétendu; toutefois, l'expérience a démontré qu'il était employé avec avantage dans la névralgie spéciale que nous étudions.

Les diverses complications de la gastralgie réclament des moyens spéciaux, qu'il n'est pas le lieu d'examiner tous ici. Parmi ces complications, la plus commune, savoir la chlorose ou la chloro-anémie, doit être combattue comme si elle existait indépendamment de la gastralgie. Il y a plus, c'est que celle-ci étant souvent subordonnée à l'état chlorotique, ou chloro-anémique, sa coïncidence avec ce dernier est en quelque sorte une raison de plus pour insister sur le traitement *anti-chlorotique*, et notamment sur l'usage des aliments substantiels et d'une quantité modérée de vin vieux de Bordeaux, malgré la répugnance opiniâtre de certains malades pour ce régime. Je ne saurais dire combien de fois cette pratique m'a réussi, et il y a en France des milliers de personnes chez lesquelles elle ne réussirait pas moins, tandis qu'on les condamne au régime le plus sévère, et à l'usage de l'eau. Tant il est difficile de vaincre les préjugés et les erreurs en pratique médicale, comme en toute autre chose !

IV. Entéralgies.

Si je parle des entéralgies à la suite des gastralgies, ce n'est pas que je ne sache parfaitement que le nerf pneumo-gastrique, comme je l'ai déjà noté, ne se distribue point, directement du moins (1), aux intestins, et que, sous ce rapport, il existe une grande différence entre ces organes et l'estomac. Mais comme les intestins font partie du même appareil que l'estomac, il est naturel de s'occuper de leurs névroses, à la suite de celles de ce dernier.

A. *Entéralgie de l'intestin grêle.*

Déjà en traitant des névroses actives des nerfs ganglionnaires des intestins, j'ai exposé les raisons d'après lesquelles je ne croyais pas pouvoir admettre pour l'intestin grêle de véritables névralgies, c'est-à-dire des affections dont le symptôme pathognomonique est une douleur vive,

(1) Je fais cette réserve, parce que, dans l'abdomen, un des cordons terminaux du pneumo-gastrique, le cordon œsophagien droit, aboutit au ganglion semi-lunaire correspondant, et que, par conséquent, ainsi que le remarque fort bien M. Longet, on conçoit qu'il est difficile de dire dans quels viscères autres que l'estomac, le foie, etc., le pneumo-gastrique droit répartit ses dernières ramifications.

aiguë, telle qu'on l'observe dans les irritations des cordons nerveux cérébro-spinaux, affectés au sentiment. Je renvoie le lecteur à cette partie de cet ouvrage.

B. *Entéralgie du gros intestin ou coliques.*

I. Si l'intestin grêle n'est pas sujet aux douleurs *névralgiques*, il n'en est pas de même du gros intestin. Celui-ci, comme nous l'avons annoncé, en nous occupant des névroses actives des nerfs ganglionnaires qu'il reçoit, est en effet un des organes intérieurs dans lesquels se font sentir de véritables douleurs de l'espèce indiquée. On connaît, sous le nom de *coliques*, les névralgies du gros intestin. Nous en avons dit quelques mots à l'article cité tout-à-l'heure, en promettant d'y revenir plus tard. Le moment est venu de remplir notre promesse. Toutefois, si nous savions exactement d'où proviennent *immédiatement* les nerfs auxquels le gros intestin doit sa sensibilité, c'est probablement ailleurs qu'ici que nous aurions placé l'étude des névralgies désignées sous le nom de *coliques*. Comme toutes les autres parties du tube digestif, le gros intestin reçoit un grand nombre de filets nerveux provenant du grand sympathique (plexus mésentérique supérieur et plexus mésentérique inférieur). Mais, pour les raisons que j'ai exposées ailleurs, je ne puis admettre que les nerfs de cette espèce soient le siége des douleurs du gros intestin auxquelles on donne le nom de coliques. Ce qui me confirme même dans cette opinion, c'est que, comme je le disais tout-à-l'heure, l'intestin grêle qui reçoit un si grand nombre de filets du grand sympathique n'est point sujet à de pareilles douleurs. En conséquence, je tiens pour certain que les diverses portions du colon reçoivent, ainsi que le rectum lui-même, des filets nerveux provenant des nerfs rachidiens. On sait, en effet, que le rectum reçoit des filets de cet ordre par l'intermédiaire du plexus hypogastrique à la formation duquel concourent, 1° des rameaux provenant des branches antérieures des troisième, quatrième, cinquième paires sacrées, 2° des filets fournis par les plexus mésentérique, aortique et les ganglions sacrés du grand sympathique. Il serait réellement important de rechercher si parmi les filets rachidiens de ce plexus hypogastrique, il ne s'en trouve pas qui remontent du rectum dans les diverses portions du colon.

II. Quoi qu'il en soit, la névralgie connue sous le nom de *coliques* est une des plus fréquentes. Les douleurs qui la caractérisent se font sentir dans le trajet des diverses divisions du colon quand elle est *générale*, et dans telle ou telle de ces divisions quand elle est partielle. Nous avons indiqué le caractère de ces douleurs en traitant des diverses espèces d'inflammations du colon. Elles établissent une différence des plus remarquables entre cette inflammation et celle de l'intestin grêle, qui, quand elle est isolée de toute autre, n'est accompagnée d'aucune douleur notable. Elles constituent donc une sorte de phénomène sur-ajouté à ceux qui appartiennent essentiellement à l'inflammation exclusive de la membrane muqueuse du gros intestin, et elles peuvent exister en l'absence de cette inflammation, ce qui a lieu précisément dans l'affection névralgique à l'étude de laquelle nous nous appliquons en ce moment.

III. Les coliques reconnaissent les mêmes causes que la plupart des autres névralgies. Les alternatives de chaud et et de froid humide produisent, si je ne m'abuse, cette névralgie bien plus facilement encore que la véritable dysenterie. (Les lecteurs n'ont pas oublié que Stoll considérait cette dernière comme un rhumatisme du gros intestin.)

Les violentes et atroces coliques avec constipation qui surviennent sous l'influence des émanations saturnines, me paraissent appartenir à la névralgie du gros intestin, et en constituent alors une espèce étiologique de la plus haute importance (mais ce n'est là, comme on sait, qu'un des éléments de l'infection saturnine). Toutefois, je n'oserais affirmer que, dans quelques cas du moins, ces atroces douleurs ne fussent pas en partie l'effet d'une irritation des nerfs rachidiens des parois abdominales, ce qui justifierait alors, jusqu'à un certain point le nom de *rachialgie* sous lequel plusieurs pathologistes ont désigné la colique de plomb. On sait, en effet, que les émanations saturnines produisent, dans diverses régions extérieures, dans les membres en particulier, de véritables *douleurs névralgiques*. Or, on ne voit pas pourquoi les parois abdominales seraient toujours exemptes de pareilles douleurs. Mais n'insistons pas plus longtemps sur la conjecture dont il s'agit.

Certains gaz, soit par leur simple accumulation dans le gros intestin, soit par leurs qualités irritantes, etc., donnent lieu à des douleurs parfois très violentes connues sous le nom de *coliques venteuses*, et telle est la réalité de cette cause que l'émission des gaz dont il s'agit fait cesser sur-le-champ les coliques.

IV. Pour combattre avec succès la névralgie du colon, il faut commencer par éloigner la cause qui lui a donné naissance et qui l'entretient. Il suffit souvent d'avoir satisfait à cette indication pour que les accès de colique ne se reproduisent plus. Dans le cas contraire, il faut avoir recours aux anti-névralgiques proprement dits et spécialement aux préparations opiacées, soit sous forme de Liniments, de cataplasmes, de fomentations, appliqués sur les parois abdominales, soit surtout sous forme de lavements, soit encore par la méthode endermique. Les bains chauds, soit simples, soit gélatineux, amidonnés, l'infusion de fleurs de tilleul et de feuilles d'orangers convenablement édulcorée, etc., seconderont les préparations opiacées.

DEUXIÈME GROUPE.

NÉVROSES ACTIVES (NÉVRALGIES), OU IRRITATIONS DES NERFS RACHIDIENS (SPINAUX).

Notions physiologiques préliminaires.

I. Ces nerfs forment trente et une paires, savoir : *huit* cervicales, *douze* dorsales, *cinq* lombaire et *six* sacrées.

Chacun des nerfs rachidiens s'insère à la moelle épinière par deux racines distinctes que sépare le ligament dentelé, l'une antérieure ou *motrice*, l'autre postérieure ou *sensitive*, bien distincte de la précédente par le renflement ganglionnaire qu'elle présente.

II. Les fonctions spéciales de ces deux ordres de racines ont été mises hors de toute espèce de doute par les expériences de Ch. Bell, de M. Magendie et de M. Longet. Les trente et une paires de racines spinales antérieures et les cordons nerveux qui en proviennent président à la contraction de tous les muscles du tronc et des membres. Les trente et une paires de racines spinales postérieures et les cordons nerveux qui s'y rendent président, au contraire, à la sensibilité de la peau de tout le tronc (y compris celle des organes génitaux), des quatre membres et de la partie postérieure de la tête, ainsi qu'à celle de la membrane muqueuse des organes génito-urinaires et de la partie inférieure du tube digestif.

III. De ces notions physiologiques préliminaires, on doit naturellement conclure que toutes les douleurs, de quelque espèce qu'elles soient, qui peuvent se faire ressentir dans les parties indiquées ci-dessus, ont pour point de départ une irritation plus ou moins vive des ramifications nerveuses des cordons spinaux sensitifs, irritation qui peut être *primitive, idiopathique,* ou *secondaire, sympathique, symptomatique.* C'est à cette dernière espèce que l'on doit rapporter, comme nous l'avons dit, les innombrables douleurs que nous avons signalées en traitant des inflammations des divers organes qui sont animés par des nerfs spinaux (1).

IV. Les troncs et les rameaux nerveux provenant de la partie postérieure de la moelle, sont, ainsi que leurs racines et leurs extrémités périphériques, doués de sensibilité, et il suffit de les soumettre à une *irritation mécanique, physique* ou *chimique* pour y déterminer de vives douleurs.

Les *irritations morbides* des nerfs rachidiens, à l'instar des *irritations expérimentales* ou *artificielles*, donnent lieu à des *douleurs* plus ou moins violentes (névralgies) quand elles affectent les cordons sensitifs, et à des *convulsions, des spasmes*, quand elles affectent les cordons *moteurs*, à ces deux ordres de phénomènes quand elles affectent à la fois et les cordons sensitifs et les cordons moteurs.

V. Cette affection simultanée des cordons sensitifs et moteurs se comprend d'autant plus facilement, que, immédiatement après leur sortie par les trous de conjugaison, au-delà du ganglion de la racine postérieure, cette racine se réunit à l'antérieure, pour former un tronc commun, c'est-à-dire, composé de filets sensitifs et de filets moteurs intimement mêlés, mais non confondus. C'est pour cette raison que, comme nous l'avons énoncé précédemment, nous avons décrit ensemble les irritations des filets sensitifs et moteurs qui concourent à la composition des plexus et des cordons nerveux, doués de la double fonction d'après laquelle ces filets ont reçu le nom qu'ils portent.

VI. Conformément à la division des nerfs rachidiens en cervicaux, dorsaux, lombaires et sacrés, nous étudierons les irritations, ou les *névralgies* de ce second groupe, dans

(1) Nous savons que certains nerfs crâniens, en cela tout à-fait analogues aux nerfs rachidiens, président à la sensibilité de la peau de la face, des membranes muqueuse, oculaire, nasale, etc., et que de leur irritation, *primitive* ou *secondaire*, naissent les douleurs de ces parties.

quatre articles séparés, dont chacun sera relatif à celles de chacune des quatre divisions ci-dessus rappelées.

ARTICLE PREMIER.

NÉVRALGIE DES NERFS CERVICAUX.

Elle peut être *générale* ou *partielle*. La connaissance de chacune des deux principales espèces de névralgie partielle que nous allons décrire étant acquise, on connaîtra par cela même la névralgie générale, puisqu'elle n'est autre chose que la réunion de ces dernières. Il peut arriver aussi que quelques unes des névralgies des branches secondaires des nerfs cervicaux se réunissent pour former d'autres espèces, qui tiennent en quelque sorte le milieu entre les deux névralgies partielles principales et la névralgie générale.

I. Névralgie du plexus cervical et de ses branches.

1° *Névralgie cervico-occipitale.* Les douleurs lancinantes qui la caractérisent, revenant par accès plus ou moins fréquents, plus ou moins réguliers, plus ou moins prolongés, se font sentir, comme son nom l'indique, dans les régions cervicale et occipitale, où viennent se ramifier les cordons sensitifs des quatre premières paires des nerfs rachidiens, et quand les cordons moteurs de ces mêmes paires participent à l'affection, des mouvements convulsifs ou spasmodiques ont lieu dans les divers muscles auxquels ils se distribuent (1).

(1) J'ai réservé un paragraphe particulier pour l'*irritation* du nerf phrénique. Les autres nerfs du plexus cervical se ramifient ainsi : les cordons sensitifs à la peau du pavillon de l'oreille et de la région parotidienne, à celle des parties latérales postérieure et supérieure du crâne, de la partie inférieure de la face, de la partie externe, antérieure et inférieure du cou, de la partie antérieure et supérieure du thorax, de la partie antérieure et externe du moignon de l'épaule; les cordons moteurs aux muscles grand droit antérieur de la tête, sterno-mastoïdien et trapèze (quelquefois aux muscles angulaire et rhomboïde).

On connaît sous le nom de *torticolis* la convulsion tonique ou tétanique du muscle sterno-mastoïdien.

La névralgie cervico-occipitale peut coïncider avec d'autres névralgies, et notamment avec celles du nerf trifacial (tic douloureux de la face), des nerfs brachiaux et intercostaux, etc.

Sa cause ordinaire est l'action du froid, surtout humide.

Son traitement est le même que celui des névralgies en général.

2° *Névralgie du nerf phrénique ou diaphragmatique.* Elle n'a point encore été l'objet de recherches approfondies. En raison même de l'importance du grand muscle aux fonctions duquel ce nerf préside, sa névralgie aurait dû cependant appeler d'une manière toute spéciale l'attention des pathologistes. L'induction la plus légitime nous porte à croire que certains mouvements spasmodiques ou convulsifs du diaphragme, certains vomissements, certains soupirs, certains hoquets, qui se manifestent en l'absence de toute inflammation, soit du diaphragme lui-même, soit de l'estomac, soit de la plèvre, soit du péricarde, etc., reconnaissent pour cause une névralgie *primitive* du nerf diaphragmatique.

L'inflammation des diverses parties que je viens d'indiquer, et spécialement celle du péricarde et de la plèvre voisine, déterminent quelquefois des phénomènes qui dépendent évidemment de l'irritation sympathique, et peut-être même quelquefois d'une véritable phlogose, soit du nerf phrénique lui-même, soit de son névrilème. Ces phénomènes sont précisément ceux que j'énumérais tout-à-l'heure, savoir : des hoquets, des soupirs, des contractions convulsives du diaphragme, avec ou sans vomissements, avec sentiment d'anxiété indéfinissable, et parfois cette singulière contraction des muscles du visage connue sous le nom de *rire sardonique* (ce dernier phénomène est l'effet des relations *synergiques* établies par la nature entre le nerf diaphragmatique et le nerf facial, si ingénieusement désigné par Ch. Bell sous le nom de *nerf respirateur* de la face).

II. Névralgie du plexus brachial et de ses branches.

I. Les douleurs se font sentir dans le trajet des nerfs fournis par le plexus indiqué et dans la région de ce plexus lui-même, c'est-à-dire dans la partie inférieure antérieure du cou, dans les régions externe de la clavicule, de l'aisselle, de l'épaule, du bras, de l'avant-bras, jusqu'à l'extrémité des doigts. Quand les cordons moteurs sont affectés en même temps que les cordons sensitifs, des *crampes*, des spasmes, des mouvements convulsifs ont lieu dans les muscles des diverses régions que nous venons d'indiquer.

La névralgie que nous décrivons est d'ailleurs elle-même *générale* ou *partielle*.

Cette dernière se subdivise en autant d'espèces que l'on compte de principales branches fournies par le plexus brachial; et de là les névralgies *circonflexe, sus-scapulaire*, et *musculo-cutanée, médiane, cubitale* et *radiale*.

La névralgie peut quelquefois n'affecter que les divisions secondaires ou terminales des branches principales. Il n'est pas très rare de voir des douleurs névralgiques bornées aux doigts, aux poignets, etc. : c'est ce qui a lieu, par exemple, dans certains cas d'affections dites *goutteuses*, chez les individus atteints d'infection saturnine, etc.

II. Les causes et le traitement de la névralgie brachiale sont les mêmes que les causes et le traitement des autres névralgies.

ARTICLE II.

NÉVRALGIE DES NERFS DORSAUX, OU PLEURODYNIE (FAUSSE PLEURÉSIE DE CERTAINS AUTEURS), NÉVRALGIE INTERCOSTALE (1).

I. Cette névralgie, sous les formes diverses qu'elle peut revêtir, est incontestablement au nombre des plus com-

(1) Comme les autres nerfs rachidiens, les nerfs dorsaux sont formés de cordons musculaires ou moteurs, et de cordons sensitifs ou cutanés.

I. Les muscles animés par les cordons de la première espèce sont : 1° les

munes. Le *rhumatisme* des parois pectorales n'est lui-même qu'une espèce particulière de la névralgie thoracique ou intercostale.

M. le docteur Bassereau a présenté, en 1840, à la Faculté de médecine de Paris une dissertation remarquable sur la névralgie des nerfs intercostaux (1) ; mais il n'a étudié cette névralgie que comme symptomatique de quelques affections viscérales, et il n'a point suffisamment examiné la question de savoir si la maladie qu'il a décrite était bien toujours une véritable névralgie, ou n'était point, dans quelques cas, une véritable névrite ou névrilémite des nerfs intercostaux (2).

muscles des gouttières vertébrales, dans la région dorsale ; 2º les muscles intercostaux et le muscle triangulaire du sternum ; 3ª les muscles grand droit de l'abdomen, grand et petit oblique, le muscle transverse, et quelquefois le pyramidal, ou le muscle tenseur de la ligne blanche.

II. Les cordons sensitifs se distribuent à la peau qui enveloppe : 1º la région dorsale de la partie postérieure du tronc ; 2º les régions latérale et antérieure de la poitrine ; 3º la mamelle ; 4º les trois quarts supérieurs de la paroi antérieure du ventre ; 5º les régions scapulaires postérieure et fessière ; 6º une partie de l'aisselle.

Il est bien de faire remarquer que le second nerf intercostal s'anastomose avec le nerf musculo-cutané pour se distribuer à la peau de l'aisselle, et que le douzième nerf intercostal s'anastomose avec le nerf iléo-scrotal, qui donne des filets à la peau de l'aine, au scrotum, et peut-être au muscle crémaster. Cette dernière anastomose explique, je crois, pourquoi, dans certaines douleurs de la région lombaire, faussement attribuées aux reins eux-mêmes, on observe quelquefois une douleur dans la région du testicule, avec ou sans rétraction de cet organe. Par la première anastomose, on se rend compte de la coïncidence si fréquente de la névralgie intercostale supérieure avec la névralgie brachiale, ce qui a lieu particulièrement dans divers cas d'*angine de poitrine*.

(1) *Essai sur la névralgie des nerfs intercostaux*, considérée comme symptomatique de quelques affections viscérales, par L.-P.-A. Bassereau, interne des hôpitaux. Depuis le mois de février 1838 jusqu'à la fin du mois de décembre suivant, M. Bassereau recueillit trente-sept cas de la maladie ci-dessus désignée (service de M. Piorry), tandis que, dans le même espace de temps, il ne rencontra que sept cas des autres névralgies (cinq cas de névralgie du nerf sciatique et deux cas de névralgie du nerf trifacial).

(2) M. Bassereau a fait l'autopsie cadavérique de cinq individus qui

D'un autre côté, M. le docteur Bassereau n'a traité pour ainsi dire qu'à demi la question de la névralgie intercostale. En effet, il n'a rien dit de l'affection des cordons

avaient succombé aux complications de la névralgie intercostale (dans quatre cas, cette maladie était compliquée avec une phthisie pulmonaire, et dans un cinquième avec une pleurésie chronique purulente). Le canal rachidien, les organes qu'il contient, les nerfs qui sortent par les trous de conjugaison furent examinés avec un grand soin, notamment dans les points au niveau desquels existaient, pendant la vie, les douleurs névralgiques, et aucune lésion n'y fut constatée. On trouva cependant ailleurs quelques lésions importantes à noter : chez le sujet qui fut enlevé par la pleurésie chronique, le tissu cellulaire sous-pleural, épaissi, induré, uni intérieurement à la plèvre et aux fausses membranes qui la tapissaient, formait une lame épaisse, facile à séparer des muscles intercostaux par arrachement, et dans laquelle se trouvaient enveloppés les ganglions thoraciques du grand sympathique, et même quelques uns des nerfs intercostaux, en arrière, dans le point où ils n'ont pas encore pénétré entre les deux plans formés par les muscles intercostaux internes et externes. Chez les quatre individus dont les deux poumons étaient tuberculisés, deux fois la névralgie existait du côté où la tuberculisation ne faisait que commencer. Dans les deux autres cas où la névralgie correspondait au côté du poumon le plus malade, elle existait dans les 5e et 6e espaces intercostaux, et l'adhérence du poumon à la plèvre costale n'avait lieu qu'au sommet jusqu'au niveau de la troisième côte. Mais chez les quatre phthisiques, l'intestin grêle offrait de nombreuses ulcérations, et les ganglions mésentériques étaient tuberculisés. Chez l'un d'eux, des masses de tubercules entouraient le plexus solaire et les nerfs qui en émanent.

L'absence de lésion apparente dans le cordon médullaire rachidien et dans ses enveloppes chez les individus atteints de névralgie intercostale, a fait considérer cette maladie, par M. Bassereau, *comme une aberration de sensibilité dans les nerfs intercostaux et leurs ramifications*.

Il combat l'opinion des médecins anglais et américains et de M. Ollivier (d'Angers), qui attribuent cette maladie à une *irritation* ou *congestion spinale*.

Dire que la névralgie intercostale est *une aberration de sensibilité dans les nerfs intercostaux et leurs ramifications*, ce n'est point en donner une idée précise, une définition satisfaisante. Qu'est-ce, en effet, que cette *aberration de sensibilité?* Il fallait du moins en préciser l'espèce. Cela fait, tout n'était pas fini; restait encore à résoudre le fond même de la question, c'est-à-dire à déterminer la lésion dont cette *aberration de la sensibilité* n'est que le symptôme, et à la désigner sous un nom qui empêchât de la confondre avec tout autre genre de lésion.

moteurs des nerfs intercostaux. Or, c'était là un point fort important. Cette affection concourt avec celle des **cordons** sensitifs à nous rendre compte de certaines *dyspnées* dites *nerveuses*, de certains *asthmes* dits *spasmodiques*, de certaines *angines de poitrine*. L'irritation des cordons moteurs est, dans quelques cas du moins, la cause de cette constriction spasmodique de la poitrine et de l'abdomen dont se plaignent la plupart des individus atteints de ces maladies, comme la douleur est l'effet de l'irritation des cordons sensitifs.

Au reste, il est beaucoup de *dyspnées* et d'*asthmes* dans lesquels la névralgie des nerfs intercostaux s'associe à celle des autres nerfs des différents organes de la respiration ; car rien n'est plus commun que l'affection simultanée des divers nerfs qui contribuent, chacun pour sa part, à l'accomplissement des actes variés dont se composent certaines fonctions.

La névralgie intercostale existe assez souvent avec la névralgie brachiale (névralgie brachio-thoracique de M. Piorry, ou intercosto-brachiale), avec la névralgie lombo-abdominale, etc.

Elle envahit ordinairement plusieurs nerfs intercostaux à la fois ; elle peut être *bilatérale*, mais elle est le plus souvent *unilatérale*, et, suivant M. Bassereau, elle affecterait une fâcheuse prédilection pour le côté gauche.

II. *a.* Comme toutes les autres névralgies, celle-ci est caractérisée par une douleur plus ou moins violente. Cette douleur a son siége dans l'un ou plusieurs nerfs intercostaux, dont elle décrit ou dessine en quelque sorte le trajet général ou partiel. La plupart des malades accusent une douleur fixe dans le dos ou la colonne vertébrale, une autre douleur dans un des côtés de la poitrine, et assez souvent aussi une douleur au creux de l'estomac ou sur la région du sternum, douleurs qui, comme celle de la pleurésie, augmentent par les mouvements de la respiration, les secousses de toux, etc. Bien rarement les malades déclarent-ils une douleur qui suive exactement tout le trajet du tronc et des ramifications d'un ou de plusieurs nerfs intercostaux, et de là tant d'erreurs commises sur le véritable caractère et le point de départ immédiat des douleurs dont il s'agit.

Selon M. Bassereau, la palpation est le mode d'investigation par lequel on arrive à constater d'une manière exacte les symptômes de la névralgie intercostale. Lorsqu'on palpe l'épine dorsale chez un sujet affecté de cette maladie, on développe une douleur plus ou moins vive dans une certaine étendue de cette partie (1). Cette douleur est bien plus vive que celle qui s'y développe *spontanément*. Dans les cas où la névralgie est très aiguë, la palpation produit d'atroces douleurs, qui arrachent des cris aux malades, déterminent des convulsions, et quelquefois même des défaillances ou une syncope véritable. C'est surtout par la palpation que l'on fait ressortir la connexion qui existe entre la douleur dorsale et la douleur latérale, ou épigastrique, correspondante. Il est, en effet, très fréquent de voir, dans un cas de névralgie aiguë, la pression dorsale exaspérer ces deux douleurs placées aux extrémités opposées des nerfs, et faire ressentir en même temps au malade une douleur dans tout l'espace intermédiaire, comme par une sorte d'irradiation d'une extrémité à l'autre.

La douleur provoquée par la pression sur la région dorsale n'a pas moins son siége dans la peau que dans les parties profondes, ce qui démontre bien, selon M. Bassereau, que cette douleur est due à la lésion du rameau

(1) M. Bassereau dit n'avoir vu qu'une seule exception à ce fait, chez un homme qui, à la suite d'un zona, éprouvait des douleurs dans la moitié gauche de la poitrine. « Ces douleurs suivaient manifestement la direction de plusieurs espaces intercostaux, mais le rameau intercostal, ou antérieur, était seul affecté. Jamais le malade n'avait ressenti dans le dos la douleur caractéristique, et la palpation n'en développait aucune. »

postérieur des nerfs spinaux (si l'on pince la peau, ou si seulement on la soulève en forme de pli, on détermine souvent une douleur plus vive qu'en pressant sur la colonne vertébrale elle-même).

Lorsqu'on exerce la palpation sur les espaces intercostaux, on trouve que le nombre des nerfs douloureux est égal à celui des branches postérieures malades, que l'on compte par les trous de conjugaison, au niveau desquels se rencontrent les douleurs propres à ces branches (il existe un rapport direct entre l'intensité de la névralgie intercostale et le nombre des nerfs affectés, et rien n'est si fréquent que de voir une névralgie intercostale, d'abord bornée à deux ou trois nerfs, s'étendre tout-à-coup à sept ou huit à mesure qu'elle prend plus d'acuité). La douleur développée par pression dans les espaces intercostaux, n'est pas toujours proportionnelle à celle qui existe dans les points correspondants du dos, et si la première est souvent moins vive que la seconde, c'est que, suivant une hypothèse de M. Bassereau, la branche antérieure des nerfs intercostaux est rarement malade dans une aussi grande étendue que la branche postérieure, dont la sensibilité est ordinairement exaltée jusque dans ses dernières ramifications.

La douleur intercostale offre un grand nombre de degrés d'intensité que l'on peut néanmoins réduire à trois principaux : elle est *forte ou violente, modérée, légère ou faible*. Dans le plus haut degré des névralgies intercostales, les douleurs se propagent jusque dans les ramifications que la branche intercostale envoie à la peau, et alors cette membrane devient le siége d'une sensibilité plus ou moins exaltée, soit uniquement au niveau des points où le nerf intercostal envoie à la peau son rameau *perforant moyen* et ses filets *perforants antérieurs*, soit dans tout le réseau nerveux de la peau.

Dans certains cas légers, il n'existe pas de sensibilité

morbide de la peau qui recouvre les espaces intercostaux, comme si les nerfs n'étaient pas affectés dans toute leur longueur. M. Bassereau a rencontré cinq cas dans lesquels la branche postérieure de plusieurs nerfs intercostaux était prise avec assez d'intensité pour que la peau dont l'épine est recouverte fût très douloureuse, tandis que le rameau intercostal n'était sensible que jusqu'à la partie moyenne de l'espace intercostal, de sorte qu'on pouvait, sans provoquer la moindre douleur, palper tous les points compris entre la partie moyenne et le sternum. C'était dans le lieu où le nerf intercostal fournit son rameau perforant que finissait la douleur; en arrière de ce point, on ne trouvait qu'une sensibilité morbide très légère, comme il arrive d'ailleurs dans tous les degrés de la névralgie, et cela en raison du petit nombre, de la ténuité des filets nerveux, que donne, près de son origine, le rameau intercostal, et de l'épaisseur des parties qui le séparent de la peau.

Quand la névralgie est très intense, les douleurs s'irradient au loin, comme vers la face interne des bras; la mamelle devient douloureuse, etc. Les moindres mouvements exaspèrent la douleur d'une manière insupportable, et jusqu'à la défaillance, etc.

b. La respiration est plus ou moins gênée selon l'intensité de la douleur, et le nombre des nerfs affectés. La douleur de côté, et la gêne de la respiration pourraient faire confondre cette maladie avec la pleurésie; mais la percussion, l'auscultation et les autres méthodes d'exploration physique ne permettent pas de confondre l'une de ces maladies avec l'autre, puisque, dans l'une, ces méthodes ne fournissent aucun phénomène morbide, tandis que dans l'autre elles en font constater de caractéristiques (Voy. *Pleurésie*).

c. L'intercosto-névralgie pure et simple n'est jamais accompagnée de réaction fébrile notable.

d. Une foule de symptômes que l'on observe chez les individus atteints de douleurs intercostales, ou pleurodyniques, sont le résultat de complications de la névralgie intercostale avec d'autres névroses, ou avec des maladies d'un genre différent.

III. La marche de cette névralgie est entrecoupée d'exacerbations et de rémissions. Dans tous les cas observés par M. Bassereau, la maladie a, pendant toute sa durée, présenté le type continu (1), mais avec des exacerbations qui revenaient à des intervalles plus ou moins réguliers, surtout le soir, ou bien à la suite de diverses fatigues corporelles.

La maladie se reproduit avec une extrême facilité chez les individus qui en ont été déjà atteints.

IV. La *durée* de cette névralgie est subordonnée à un très grand nombre de circonstances, telles que l'intensité, l'étendue, les complications de cette maladie, l'espèce de traitement, etc., etc. Chez quelques malades, elle se prolonge pendant des mois, et même des années; chez d'autres, elle ne dure que quelques jours.

V. Exempte de toute complication, la névralgie intercostale ne se termine jamais par la mort ; mais, comme beaucoup d'autres affections de la même famille, elle est très *importune* quand elle dure longtemps, et elle finit par entraîner à sa suite une disposition hypochondriaque. Plusieurs malades sont tourmentés de l'idée de quelque lésion grave, incurable, mortelle, soit des poumons, soit du cœur, soit du foie, etc., selon le siége des douleurs qu'ils éprouvent, et les lésions fonctionnelles dont celles-ci sont accompagnées. Le nombre des *hypochondriaques* de cette espèce est vraiment immense, et il ne se passe guère de jour où, pour ma part, je n'aie occasion d'être consulté par un ou plusieurs d'entre eux.

(1) Ce fait viendrait à l'appui de ce que j'ai dit en traitant du type des irritations nerveuses ou non-inflammatoires en général.

VI. Dans l'article qu'il a consacré aux causes de la névralgie intercostale, M. Bassereau s'exprime ainsi :

« La névralgie intercostale me semble différer *essentiellement* des autres névralgies, par sa fréquence et par la constance avec laquelle elle envahit plusieurs nerfs intercostaux à la fois. Cette dernière circonstance, surtout, lui donne un caractère particulier, car il n'existe pas entre les nerfs intercostaux une fusion anastomotique telle qu'elle puisse expliquer la transmission rapide de l'irritation d'un nerf dans ceux qui lui sont parallèles. D'ailleurs, chaque nerf intercostal est plus distinct de celui qui le précède et qui le suit dans les espaces intercostaux voisins, que ne le sont entre eux les nerfs du bras, qui, près de leur origine, sont confondus dans un plexus : il n'est cependant pas d'exemples de névralgies simultanées de tous les nerfs du membre thoracique, non plus que de tous les nerfs du membre pelvien (1). Une autre particularité non moins remarquable, dans la névralgie intercostale, c'est qu'elle existe rarement isolée. On la trouve presque toujours compliquée de maladies de différents organes, et spécialement de viscéralgies (2). Ces faits étaient de nature à faire penser que la névralgie intercostale ne se developpait pas sous l'influence des mêmes causes que les autres névralgies : cependant les auteurs n'avaient point jusqu'ici porté leur attention sur ces causes. Pour moi, je fus frappé des caractères qui éloignent la névralgie intercostale de l'affection analogue étudiée dans d'autres nerfs. Après de nombreuses

(1) Les névralgies de *tous* les nerfs intercostaux sont plus rares encore que celles de *tous* les nerfs des membres ; la différence que signale ici M. Bassereau ne me paraît pas conforme à l'exacte et saine observation : si les nerfs *principaux* des membres étaient aussi nombreux et isolés que les nerfs intercostaux, plusieurs seraient, ainsi que ces derniers, affectés à la fois de névralgie. Le plexus, où plusieurs se trouvent réunis, est, au reste, assez souvent affecté tout entier.

(2) On peut dire à peu près la même chose de plusieurs douleurs des membres et d'autres parties.

observations sur ce point de l'histoire de la maladie, et guidé d'ailleurs par les connaissances anatomiques, j'arrivai à cette proposition : *que la névralgie intercostale est le plus souvent symptomatique de l'affection de quelque viscère, dont la souffrance est transmise aux nerfs intercostaux par les anastomoses que le grand splanchnique a avec eux* (1). »

Depuis le moment où il commença à s'occuper de l'étiologie *avec les idées qu'on vient de lire*, M. Bassereau dit n'avoir trouvé, parmi les cas qu'il a observés, qu'un seul appareil organique dont l'état morbide lui paraisse pouvoir être regardé comme le point de départ évident de la névralgie intercostale, et cet appareil est l'utérus avec ses annexes. Quoiqu'il ne possède encore que sept observations de cette névralgie symptomatique d'une affection utérine, il pense cependant que les troubles survenus dans l'utérus en doivent être la cause la plus fréquente.

Il est très vrai, et je m'en suis assuré moi-même un bien grand nombre de fois, depuis une douzaine d'années, que les douleurs décrites par M. Bassereau, sous le nom de névralgie intercostale, coïncident souvent avec des troubles du côté de l'utérus, notamment avec l'aménorrhée, la dysménorrhée, les leucorhées chroniques, etc. Mais, dans la plupart des cas, la névralgie intercostale n'est pas plus le symptôme direct et nécessaire des troubles dont il s'agit, que ceux-ci ne sont le symptôme de l'autre. Il y a simple et pure coïncidence alors, et le plus souvent les deux

---

(1) M. Bassereau trouve cette *théorie très satisfaisante pour l'esprit, par l'exactitude avec laquelle elle donne l'explication de la plupart des phénomènes qu'on rencontre dans la névralgie intercostale.*

Je regrette de ne pouvoir partager complétement l'opinion de cet observateur distingué. Les faits sur lesquels il s'appuie ne sont rien moins que positifs et précis. D'ailleurs, en admettant comme vraie la théorie de M. Bassereau pour un certain nombre de cas, il resterait toujours à rendre compte de la névralgie intercostale primitive ou non symptomatique de l'affection de quelque viscère, névralgie qui n'est rien moins que rare.

ordres d'affections dont il s'agit coïncident eux-mêmes avec un état chlorotique ou anémique, état qui, comme le savent aujourd'hui tous les bons observateurs, prédispose si puissamment à une foule de phénomènes nerveux. C'est par plusieurs centaines que je pourrais aujourd'hui rapporter les faits qui démontrent la proposition que je viens d'énoncer; et comme la femme, plus souvent que l'homme, est affectée de chlorose, on conçoit, sans avoir besoin de recourir aux lésions préexistantes de l'utérus et de ses annexes, pourquoi, ainsi que l'assure M. Bassereau, la névralgie intercostale est plus fréquente chez la femme que chez l'homme (1).

Quoique l'existence d'un état morbide de l'utérus ou de ses annexes lui *paraisse la seule cause démontrée* des névralgies intercostales, M. Bassereau ajoute qu'il en est cependant d'autres de la probabilité desquelles il peut dire quelques mots. Ainsi, il pense que la tuberculisation des ganglions mésentériques environnant le plexus solaire n'est peut-être pas étrangère au développement de la névralgie intercostale chez les phthisiques. Il possède aussi quelques observations qui le portent à croire que les pleurésies chroniques purulentes, avec formation de fausses membranes et épaississement du tissu cellulaire sous-pleural, *dans lequel se trouvent enveloppés les ganglions thoraciques du trisplanchnique,* peuvent être une cause de cette névralgie (2). Il a recueilli trois cas de névralgie des nerfs inter-

---

(1) Toutefois, la névralgie dont il s'agit est très commune aussi chez l'homme, et nous ne possédons réellement pas encore les bases suffisantes d'une statistique exacte sur le point dont il s'agit.

(2) Il nous semble que M. Bassereau fait, sans nécessité aucune et malheureusement aussi sans aucune preuve réelle, jouer un rôle bien important au trisplanchnique dans le développement de la névralgie intercostale. Qu'est-il ici besoin de l'intervention de ce nerf? Est-ce que la proximité des nerfs intercostaux du foyer morbide, dans les cas dont il s'agit, ne suffit pas pour expliquer le développement de leur névralgie? qu'on ne perde pas de vue, d'ailleurs, que le trisplanchnique n'est pas

costaux, survenue presque immédiatement à la suite d'un zona. On sait d'ailleurs, depuis longtemps, combien il est commun de voir de vives douleurs se faire sentir dans les points qu'occupait un zona, longtemps après la disparition de celui-ci. Toutefois, il est bon de noter que, dans les trois cas dont parle M. Bassereau, le zona ne couvrait pas tous les espaces intercostaux envahis par la névralgie; que, en second lieu, la demi-ceinture dessinée par l'éruption sur le thorax, était moins oblique que les côtes, et, par conséquent, ne suivait pas exactement la direction d'aucun des nerfs intercostaux; qu'en troisième lieu, enfin, la névralgie était double dans un cas, quoiqu'il n'y eût qu'un seul côté embrassé par le zona.

En terminant son article *Étiologie*, M. Bassereau se demande *s'il ne peut pas exister aussi des affections primitives du nerf grand sympathique qui entretiennent les névralgies intercostales si rebelles, qui durent quelquefois depuis de longues années chez des individus sur lesquels il est impossible de découvrir aucune affection viscérale* (1). Il ne se prononce pas sur cette question, et il attend de l'observation ultérieure l'éclaircissement de plusieurs points obscurs *d'une maladie trop peu observée*, dit-il, pour que son histoire puisse être complète.

Il est bien étonnant que M. Bassereau n'ait pas signalé les cas si nombreux dans lesquels, sous l'influence des causes que nous avons indiquées précédemment, il se manifeste dans les différentes régions où les nerfs intercostaux apportent le principe de la sensibilité, des douleurs qui appartiennent nécessairement à une affection de ces

un nerf de sentiment ou de sensibilité générale, et que partant il n'est pas le siége des douleurs connues sous le nom de *névralgies*.

(1) Mais pourquoi donc en appeler encore ici à des *lésions primitives* du grand sympathique pour l'*étiologie* des névralgies intercostales? Pour quelle raison les nerfs intercostaux ne seraient-ils pas, tout aussi bien que le nerf trisplanchnique, le siége d'affections *primitives* ou *idiopathiques* propres à faire naître les symptômes rapportés à leur névralgie?

nerfs, et qui constituent essentiellement des névralgies. Quoi de plus commun que les *pleurodynies* rhumatismales? Ajoutons que les points de côté ou les pleurodynies dont sont accompagnées la plupart des violentes inflammations de la plèvre, soit seules, soit combinées avec l'inflammation du parenchyme pulmonaire, ne sont au fond autre chose que des névralgies des nerfs intercostaux, et rentrent, à la rigueur, dans les névralgies intercostales symptomatiques, dont M. Bassereau s'est spécialement occupé.

VII. Le traitement de l'intercosto-névralgie ne diffère point de celui des autres névralgies. S'il s'agit de sujets assez vigoureux et sanguins, et que la névralgie soit assez intense pour se rapprocher de la névrite ou de la névrilémite, des saignées locales, à dose suffisante, seront employées avec succès. Viennent ensuite les vésicatoires, à la surface desquels on déposera chaque jour deux à trois centigrammes de chlorhydrate de morphine, jusqu'à cessation des douleurs.

Les opiacés et autres sédatifs peuvent être administrés à l'intérieur, sous les formes et aux doses généralement usitées.

Lorsque, ce qui est le cas le plus ordinaire, la névralgie est d'origine rhumatismale, les bains simples, les bains de vapeur et autres sudorifiques seront employés avec avantage.

Si la névralgie est *symptomatique* d'une autre affection, il faut avant tout combattre cette dernière, dont la guérison suffit souvent pour amener la guérison de l'autre : *sublatá causá, tollitur effectus*. On trouvera des faits intéressants à ce sujet, dans la dissertation de M. Bassereau.

Lorsque la névralgie résiste aux moyens précédents, on pourrait recourir à la cautérisation. Ce moyen paraît avoir réussi dans ces pleurodynies ou névralgies intercostales, généralement assez rebelles, qui persistent assez souvent, comme nous l'avons dit en temps et lieu, après la guérison du zona de la poitrine.

ARTICLE III.

NÉVRALGIE DU PLEXUS ET DES NERFS LOMBAIRES, OU NÉVRALGIE
LOMBO-ABDOMINALE (1).

Cette névralgie peut être *générale* ou *partielle*. La première est fort rare. La seconde est, au contraire, assez commune, et peut être, d'ailleurs, tantôt bornée à une seule branche des nerfs lombaires, tantôt étendue à plusieurs, sans toutefois les envahir toutes ensemble.

Quand la névralgie lombo-abdominale est générale, les douleurs se font sentir dans la région du plexus lombaire et des nerfs qui en émanent, c'est-à-dire dans la région des lombes, de la partie inférieure des parois abdominales, de l'aine, de la fesse, de la partie interne et antérieure du membre inférieur. Lorsque les cordons moteurs participent à l'affection des cordons sensitifs, des crampes, des

(1) Les *cordons moteurs* des nerfs lombaires distribuent leurs filets aux muscles suivants : 1° aux muscles de la paroi antérieure de l'abdomen connus sous les noms de petit oblique, transverse et grand droit, ainsi qu'aux muscles psoas et iliaque ; 2° à la masse commune des muscles qui remplissent inférieurement les gouttières sacro-vertébrales ; 3° aux muscles moyen fessier, petit fessier, tenseur du *fascia-lata* et à tous les muscles des régions antérieure, interne et externe de la cuisse, savoir : le triceps et le droit antérieur qui sont extenseurs de la jambe sur la cuisse; les trois adducteurs et le pectiné, qui est également adducteur ; le couturier et le droit interne qui sont fléchisseurs de la jambe sur la cuisse (le couturier étant de plus l'agent principal du mouvement au moyen duquel on croise l'un des membres inférieurs sur l'autre, à la manière des tailleurs); l'obturateur externe, qui est rotateur de la cuisse en dehors.

Les *cordons sensitifs* des nerfs lombaires se ramifient : 1° dans la peau du quart inférieur de la paroi antérieure de l'abdomen ; 2° dans celle des régions lombaire et fessière; 3° dans celle du pénil, du scrotum chez l'homme et des grandes lèvres chez la femme ; 4° dans celle des parties interne, externe et antérieure de la cuisse; 5° dans celle de la partie antérieure, interne et un peu externe de la jambe; 6° dans celle du bord interne du pied.

spasmes, des mouvements convulsifs des muscles dans lesquels ils se ramifient, accompagnent les douleurs indiquées.

Les espèces principales que comprend la névralgie partielle des nerfs lombaires sont connues sous les noms de *névralgie lombaire*, *névralgie abdominale*, *névralgie iléoscrotale* ou *spermatique*, et *névralgie iléo-vaginale*, *névralgie crurale*, *névralgie obturatrice* (du nerf obturateur).

Toutes ces espèces ont été observées un assez grand nombre de fois.

I. Névralgie des parois abdominales (1).

Cette névralgie n'a point encore été décrite *ex professo*, bien qu'elle soit assez commune.

I. Elle est *caractérisée par de violentes douleurs* dans les parois abdominales, avec ou sans contraction spasmodique des muscles de ces parois. Ces douleurs sont souvent confondues avec les coliques proprement dites, et quelquefois aussi avec les douleurs de la péritonite. J'ai vu des exemples de ces méprises. Au moment même où je rédige cet article (décembre 1844), j'ai été consulté pour un cas de cette névralgie, que le malade (c'était un médecin) prenait pour un *iléus* ou *étranglement intestinal*.

Le rhumatisme douloureux des parois abdominales n'est autre chose qu'une espèce de la névralgie qui nous occupe, savoir celle, la plus ordinaire de toutes, qui se développe sous l'influence d'un refroidissement plus ou moins brusque. Par une erreur opposée à celle que j'ai signalée plus haut, les douleurs de véritable péritonite ont

____

(1) Les nerfs intercostaux contribuant avec les nerfs lombaires à donner à la peau des parois abdominales la sensibilité dont elle jouit, et à porter aux muscles de ces mêmes parois le principe de leurs contractions, nous comprenons dans la névralgie des parois abdominales et celle des cordons fournis par les nerfs lombaires et celle des cordons fournis par les nerfs intercostaux.

quelquefois été prises pour de simples douleurs rhumatismales du ventre.

Ainsi que je l'ai dit précédemment, je n'oserais point
affirmer que, dans certains cas, les atroces douleurs connues sous le nom de *colique de plomb* ne fussent pas, en
partie du moins, produites par une névralgie des parois
abdominales.

Pour les parois abdominales comme pour toutes les
autres parties douées du sentiment, toutes les douleurs
dites *névralgiques* ne sont pas toujours le résultat d'une
simple et pure irritation des nerfs sensitifs; elles sont
aussi quelquefois produites par une véritable névrite ou
une névrilémite. Dans ce dernier cas, non moins fréquent
peut-être que le premier, les douleurs sont *continues*,
offrant seulement des exacerbations par moments, tandis
que dans l'autre, les douleurs sont réellement intermittentes, c'est-à-dire qu'elles affectent la forme d'accès,
revenant à des intervalles plus ou moins éloignés, intervalles pendant lesquels elles ne se font nullement sentir,
et qui constituent une sorte d'*apyrexie névralgique*.

II. Pour bien diagnostiquer la névralgie des parois
abdominales (soit qu'il s'agisse en effet d'une simple névralgie, soit qu'il s'agisse d'une névrite ou d'une névrilémite) de toute autre affection douloureuse abdominale,
telle qu'une péritonite, une véritable colique ou douleur
du gros intestin, il faut une assez grande habitude clinique. Sans cela, le médecin pourra tomber dans quelqu'une
des erreurs que j'ai signalées un peu plus haut. Voici diverses données propres à faire éviter la plus grave de ces
erreurs, savoir celle qui consiste à prendre une simple
névralgie des parois abdominales pour une péritonite, et
réciproquement.

1° Dans la névralgie abdominable *pure et simple*, il
n'existe point de fièvre comme dans la péritonite, ou du
moins s'il en existe, elle est toujours très légère même

quand les douleurs sont excessives, atroces, tandis qu'elle est très prononcée dans une péritonite assez intense pour produire de pareilles douleurs. Dans la péritonite de cette intensité, le pouls est petit, déprimé, misérable, tandis qu'il conserve à peu près son volume normal dans la névralgie des parois abdominales.

2° Le visage exprime la douleur dans la névralgie pure et simple, mais il n'est pas grippé, décomposé comme dans une péritonite avec violentes douleurs.

3° Les forces ne sont pas déprimées, les extrémités refroidies, etc., dans la simple névralgie abdominale, comme elles le sont dans une grave péritonite.

4° Le ventre ne se tuméfie pas, ne se *météorise* pas dans la névralgie abdominale, comme il le fait dans la péritonite. Enfin, et ce caractère est *pathognomonique*, quand cette dernière existe, on ne tarde pas à constater les divers signes physiques d'un épanchement plus ou moins abondant dans la cavité abdominale, tandis que ces signes manquent toujours dans la *névralgie* des parois abdominales (1).

5° Je ne parlerai point de quelques autres signes différentiels, moins importants que les précédents, comme les hoquets, les vomissements ou les nausées, etc., qui accompagnent une péritonite générale un peu intense, et qui, au contraire, ne se rencontrent point dans la simple névralgie des parois abdominales.

En somme, de même qu'avec de l'habitude et de l'attention, on distingue facilement une *pleurodynie*, une *névralgie intercostale* de la pleurésie, de même aussi, à l'aide des signes qui viennent d'être exposés, la *névralgie abdominale*, cette sorte de *pleurodynie* de l'abdomen, sera distinguée de la péritonite, cette sorte de pleurésie abdominale.

(1) Pour les signes dont il s'agit, fournis par la percussion, l'inspection, la mensuration, la fluctuation, etc., consultez l'article *Péritonite* de cette *Nosographie*.

III. Les *causes* de la *névralgie* des parois abdominales ne diffèrent pas essentiellement de celles des autres névralgies. La plus commune de toutes ces causes, c'est, sans contredit, l'influence du froid, surtout humide. La névralgie abdominale *rhumatismale*, sous le rapport de la fréquence, est peut-être, aux autres espèces étiologiques, comme un est à mille.

IV. Le *traitement* de la névralgie des parois abdominales est le même que celui des autres névralgies. Quand elle est très intense, et à plus forte raison quand il s'agit d'une névrite ou d'une névrilémite des nerfs lombaires, les saignées locales suffisamment répétées et suffisamment rapprochées sont incontestablement le moyen le plus efficace. Elles seront secondées par les autres moyens énumérés dans nos considérations générales sur l'ordre des affections que nous étudions.

II. Névralgie crurale.

Cette névralgie accompagne assez souvent la névralgie sciatique ou fémoro-poplitée dont nous nous occuperons bientôt. Dans ses recherches sur la *sciatique nerveuse*, Cotugno (Cotunni) en a fait la mention la plus expresse (1).

Chaussier l'a décrite sous le nom de *névralgie fémoro-prétibiale*. « Depuis l'aine, où se trouve le tronc du nerf fémoro-prétibial, la douleur se répand sur la face rotulienne de la cuisse, s'étend principalement sur le côté tibial de la jambe à la malléole interne, à la face susplantaire du pied, et surtout aux divisions nombreuses de la branche tibio-cutanée. Cette espèce est quelquefois

(1) Voici le passage dans lequel Cotunni a signalé la névralgie crurale : « Altera vero species fixum dolorem in inguine ostendit. Priorem, quod posticas insideat coxæ partes, totaque fundetur in *ischiadici nervi* affectione, *ischiadem nervosam posticam* appello, alteram, quod coxæ priora possideat, NERVIQUE CRURALIS passione generatur, *nervosam ischiadem anticam nominabo*. » (DE ISCHIADE NERVOSA, cap. 3., p. 3.; Vindeb., 1771.)

réunie à la névralgie fémoro-poplitée : elle est cependant plus rare... » (*Table synoptique de la névralgie.*)

La *névralgie crurale* est générale ou partielle. Celle-ci compte autant d'espèces qu'il y a de branches principales dans le nerf crural. Les simples cordons ou filets terminaux peuvent être seuls affectés, et de là des espèces secondaires.

Nous ne faisons que mentionner les névralgies partielles, l'espace ne nous permettant pas d'affecter un article particulier à chacune d'elles.

ARTICLE IV.

NÉVRALGIE DU PLEXUS ET DES NERFS SACRÉS (1).

Comme celle des autres plexus nerveux rachidiens, la névralgie du plexus des nerfs sacrés peut être *générale* ou *partielle*. La première espèce ou la névralgie générale est bien rare. La névralgie *partielle* peut être bornée à une

(1) Les cordons *moteurs* des nerfs sacrés se distribuent : 1° aux muscles releveur de l'anus et ischio-coccygien, aux muscles transverse du périnée, ischio et bulbo-caverneux, au sphincter du col de la vessie, au constricteur du vagin ; 2° aux muscles obturateur interne, jumeaux, pyramidal, carré crural, aux trois fessiers, au tenseur du *fascia-lata* et à la partie inférieure des muscles sacro-lombaire et long dorsal ; 3° aux muscles biceps, demi-tendineux, grand adducteur et demi-membraneux ; 4° enfin à tous les muscles de la jambe et du pied (ils sont aidés dans cette distribution par le nerf *lombo-sacré*, qui concourt à former une grande partie du nerf sciatique).

Les cordons *sensitifs* des nerfs sacrés se répandent 1° dans la peau des organes génitaux, du périnée et de l'anus, ainsi que dans la membrane muqueuse des mêmes organes génitaux, de la vessie et du rectum ; 2° dans la peau de la partie postérieure de la cuisse et de la jambe, et dans celle du pied (celle-ci reçoit aussi quelques filets du nerf saphène interne, provenant du plexus lombaire).

Nota. Du plexus sacré partent des branches antérieures, appelées *viscérales*, parce que, de concert avec des filets du grand sympathique, elles vont former le plexus hypogastrique, et que de là elles se répandent dans certains viscères (nous avons parlé de la névralgie de ces branches à l'article consacré aux névralgies du grand sympathique).

seule branche, ou bien étendue à plusieurs branches du plexus sacré.

I. Névralgie des branches collatérales fournies par le plexus sacré.

Les branches collatérales du plexus sacré, savoir, le nerf *fessier supérieur*, le nerf *obturateur interne*, le nerf *hémorrhoïdal* ou *anal*, le nerf *honteux interne* et le nerf *petit sciatique*, peuvent être chacun le siége d'une névralgie spéciale. Les névralgies de la plupart de ces diverses branches n'ont pas encore été suffisamment étudiées.

A. *Névralgie des nerfs fournis par le plexus sacré à l'anus et à la vessie.*

I. Le spasme du muscle constricteur de l'anus et la douleur lancinante de cette partie peuvent être, comme M. le docteur Jobert (de Lamballe) l'a fort bien dit, l'effet d'une névralgie pure et simple du nerf *anal* ou hémorrhoïdal et non l'effet d'une fissure à l'anus, ainsi que l'enseignent quelques auteurs. Aussi dans ces cas, la méthode *curative* de la fissure ne fait-elle pas disparaitre les douleurs de l'anus ; d'ailleurs, même quand celle-ci existe, l'incision du sphincter ne guérit pas toujours la douleur de l'anus. Dans un cas de fissure de l'anus, traitée par l'incision du sphincter, M. Roux rapporte que les douleurs névralgiques s'accrurent après l'opération, et envahirent les cuisses ainsi que les parois abdominales. Cela n'empéche pas cependant que, dans d'autres cas, le spasme et les douleurs de l'anus ne soient les symptômes d'une irritation de ce nerf, entretenue par une fissure à l'anus ou quelque autre lésion organique de cette partie.

Il est des sujets chez lesquels une douleur *névralgique* peut se faire sentir à l'anus, sans coïncidence d'une contraction spasmodique du sphincter de cette partie. En effet, dans ses considérations sur les *névralgies* des organes génito-urinaires et de l'anus (1), M. Campaignac a consigné l'exemple d'une femme chez laquelle l'anus, bien que son sphincter ne fût ni dur ni resserré, était le siége de douleurs aiguës, intermittentes, qui se faisaient également sentir vers les grandes et les petites lèvres, et se propageaient jusqu'à l'orifice du vagin.

Dans ce cas, l'irritation avait épargné les filets nerveux qui président aux mouvements du muscle constricteur de l'anus.

II. M. le professeur Roux, comme nous l'apprend M. le docteur Campaignac (2), a, depuis plusieurs années, appelé l'attention des praticiens sur les névralgies de l'anus et de la vessie. Dans le travail qu'il a publié lui-même sur cette matière, M. Campaignac a surtout insisté sur la ressemblance qui existe entre les symptômes des névralgies de la vessie et les *signes rationnels* de la pierre, et il s'est appliqué à démontrer comment on pouvait parvenir à distinguer cette névralgie, non seulement de l'affection calculeuse de la vessie, mais aussi du catarrhe vésical et des fongosités douloureuses du col du réservoir urinaire. Des faits intéressants et concluants sont rapportés par l'auteur à l'appui de tout ce qu'il avance à cet égard. Le cas le plus embarrassant est celui dans lequel une simple névralgie vésicale est accompagnée de l'émission d'urines glaireuses, phénomène qui ne se rencontre ordinairement que dans le véritable catarrhe de la vessie. M. Campaignac a observé un fait de ce genre, savoir : des urines glaireuses dans un cas de la névralgie qu'il appelle *génito-urinaire* (dans tous les autres cas rapportés par cet observateur, les urines étaient parfaitement limpides). Voici les réflexions que ce fait lui a suggérées. « Un catarrhe de vessie capable de produire les douleurs qui existaient chez le malade atteint de névralgie *génito-urinaire*, s'accompagne

(1) Journal hebdomad. de médec.; févr. 1829.
(2) Mém. cit.

ordinairement d'une certaine réaction ; or, chez lui, point de fièvre. Dans l'inflammation de la muqueuse vésicale, des douleurs vives peuvent bien se fixer à l'hypogastre ; mais se pourrait-il qu'elles fussent mobiles comme celles que nous avons observées ici, et qu'elles survinssent seulement le soir, sous l'influence de la première chaleur du lit? Dans le catarrhe, les urines sont glaireuses, et nous avons vu ce phénomène exister au début de la névralgie en question ; mais le même phénomène ne pourrait-il donc se manifester sous d'autres conditions que les inflammations de la muqueuse? Et lorsque nous sommes fondés à admettre par des faits des modifications survenues dans la sensibilité, au point de constituer une maladie d'ailleurs exempte de phlogose, ne pourrions-nous pas de même concevoir que les sécrétions des follicules muqueux puissent, dans quelques circonstances, être activées jusque là que les urines en devinssent troubles sans que la muqueuse vésicale dût être nécessairement enflammée (1)?»

B. *Névralgie des filets fournis par le plexus sacré aux organes génitaux.*

I. Cette névralgie est la compagne assez ordinaire de la précédente. M. Roux a désigné cette névralgie complexe sous le nom de *névralgie ano-génito-urinaire*, laquelle est plus commune chez la femme que chez l'homme. M. le docteur Campaignac en a rapporté, dans son mémoire, une observation remarquable. Dans les cas de ce genre, dit-il, « des douleurs vives et *intermittentes* se font ressentir vers les grandes et les petites lèvres, le méat urinaire et l'orifice du vagin. Ces parties, sans être excoriées ni enflammées, sans que leur état soit changé d'ailleurs d'une manière appréciable, sont très douloureuses

____

(1) Dans la véritable inflammation catarrhale de la vessie, il n'existe pas seulement une augmentation de l'*activité* de la sécrétion muqueuse dont elle est le siége, mais aussi une *altération* du produit de cette sécrétion

au simple contact, de sorte que l'approche d'un homme ne peut être soufferte, et cause des douleurs affreuses. »

Certaines excitations douloureuses des organes génitaux provoquées par l'usage des cantharides constituent le premier degré des névralgies de ces organes (chez l'homme, on donne le nom de *priapisme* à l'excitation génitale avec érection douloureuse et prolongée).

II. Il ne faut pas confondre les véritables névralgies des organes génitaux avec les névroses décrites sous les noms de nymphomanie chez la femme, et de satyriasis chez l'homme. Nous aurons à nous occuper de ces dernières en traitant des névroses actives des centres nerveux, lesquelles, dans beaucoup de cas, sont, pour ainsi dire, le premier mobile de l'état d'excitation que présentent les organes génitaux. Je ne conteste pas, d'ailleurs, que les excitations *primitives* ou idiopathiques des organes génitaux ne soient, à leur tour, capables de provoquer celle du centre nerveux qui préside au *sens génital.*

II. Névralgie de la branche terminale du plexus sacré, ou névralgie sciatique, névralgie fémoro-poplitée.

La grande branche terminale du plexus sacré, ou le nerf sciatique, est l'un des nerfs les plus fréquemment atteints de névralgie. Cette névralgie est connue, soit sous le simple nom de *sciatique*, soit sous celui de *névralgie sciatique, ou fémoro-poplitée*, proposé par Chaussier.

I. La douleur part de la région du plexus sacré ou de l'échancrure sciatique, et s'élance en rayonnant dans la cuisse, la jambe et le pied, dessinant en quelque sorte le trajet du nerf sciatique et de ses divisions. Lorsque les cordons moteurs sont affectés en même temps que les cordons sensitifs, des crampes, des spasmes, des convulsions des muscles dans lesquels ils se distribuent, accompagnent les douleurs indiquées tout-à-l'heure.

II. Comme toutes les autres névralgies des principaux

troncs nerveux, la névralgie fémoro-poplitée peut être *générale* ou *partielle*. Cette dernière se partage en autant d'espèces qu'il y a de branches principales fournies par le tronc fémoro-poplité : de là la *névralgie sciatique poplitée interne* et la *névralgie sciatique poplitée externe*. Ces deux espèces se divisent elles-mêmes en autant de sous-espèces que l'on compte de principaux rameaux nés des branches sciatique poplitée interne et sciatique poplitée externe. Les principales de ces *sous-espèces* sont : la *névralgie plantaire interne*, la *névralgie plantaire externe*, la *névralgie musculo-cutanée* ou *prétibio-digitale*, la *névralgie tibiale antérieure* ou *prétibio-sus-plantaire*.

Les subdivisions de ces rameaux eux-mêmes peuvent être le siége d'une névralgie encore plus localisée, plus partielle. Telles sont celles qui sont destinées à la sensibilité des orteils. Les douleurs de *goutte* pure et simple, dans les cas où la maladie qui porte ce nom bizarre n'est point le résultat d'une véritable névrite, avec ou sans inflammation du tissu séro-fibreux des articulations des orteils, ces douleurs, dis-je, doivent être rapportées à une névralgie des subdivisions nerveuses indiquées. Nous avons fait une remarque analogue à celle-ci, en mentionnant les névralgies *partielles* des subdivisions terminales des nerfs de l'avant-bras.

III. La névralgie fémoro-poplitée ou sciatique est, de toutes les névralgies, celle qu'on a le plus souvent confondue avec une névrite ou névrilémite proprement dite. C'est, je crois, ce qui est arrivé à M. le docteur James, lorsqu'il a caractérisé ainsi qu'il suit la névralgie qui nous occupe (1) : « Les douleurs sont *continues*. Elles offrent bien, vers le soir, des phénomènes d'exacerbation, mais non ces intermittences dans la disparition et le retour des accès, telles qu'on les observe dans les névralgies de la face. La pres-

(1) Recherches théoriques et pratiques sur les névralgies et leur traitement.

sion sur le nerf accroît presque constamment la douleur, tandis que dans les névralgies de la face, au contraire, il n'est pas rare qu'elle soulage.

Pour peu que la névralgie sciatique acquière une certaine intensité, *la fièvre s'allume*, et souvent alors la saignée est indiquée. On n'observe point ordinairement de troubles semblables vers la circulation dans les névralgies de la face, excepté peut-être quand les crises deviennent très violentes; mais la crise passée, le mouvement fébrile disparaît. »

Comme pour mieux caractériser la névrite *fémoro-poplitée*, qu'il décrit ici sous le nom de *névralgie*, M. James ajoute que les muscles sont le siége de contractions *permanentes, avec flexion des parties, immobilité, claudication, le tout suivi de paralysie des muscles, d'atrophie et d'amaigrissement général du membre.*

Dans son article NÉVRALGIE du *Dictionnaire de médecine et de chirurgie pratiques*, M. le docteur Jolly a signalé l'espèce d'erreur de diagnostic dont nous venons de parler. Après avoir dit que de toutes les névralgies, la *sciatique* est celle dont le diagnostic offre le plus d'obscurité, qu'elle a été surtout confondue avec le rhumatisme, avec la tumeur blanche de l'articulation coxo-fémorale (1), M. Jolly ajoute *que des auteurs l'ont identifiée à la névrite.* Il fait remarquer aussi, avec beaucoup de justesse, que la *douleur sciatique*, si fréquente pendant la grossesse ou à la suite de l'accouchement, est, contrairement à l'opinion assez généralement reçue, bien plus souvent l'effet d'une névrite que d'une névralgie. Il est certain, d'ailleurs, qu'entre une véritable névralgie sciatique intense et une névrite ou une névrilémite légère du même nom, la différence est assez délicate, et pour ainsi dire assez subtile. Comme nous l'avons déjà dit précédemment, cette nuance est une

---

(1) Cette dernière erreur suppose, il faut en convenir, peu d'habitude et de talent en matière de diagnostic.

sorte de milieu entre les névralgies et les névrites, de même que la fièvre rémittente par rapport aux fièvres continues et aux fièvres intermittentes. C'est à elle que s'applique particulièrement cette remarque de M. Jolly : « La névralgie sciatique est le plus ordinairement rémit- tente, plutôt que franchement intermittente; ses paroxys- mes ont lieu le plus ordinairement le soir, s'accompagnent de frissons, puis de chaleur et quelquefois de sueur, et simulent souvent de véritables fièvres d'accès. »

IV. Le traitement de la névralgie fémoro-poplitée ne dif- fère point de celui des autres névralgies. Lorsque cette névralgie est assez intense pour simuler une véritable né- vrite, elle réclame l'emploi des émissions sanguines lo- cales. J'ai guéri un bon nombre de cas de cette espèce de névralgie par une, deux ou trois applications de ventouses scarifiées ou de sangsues, suivies, au besoin, de larges vé- sicatoires sur les régions douloureuses.

ARTICLE V.

NÉVRALGIE DU PLEXUS HYPOGASTRIQUE.

On sait que le plexus hypogastrique est formé tout à la fois par des nerfs de la vie de relation ou cérébro-rachi- diens, et par de nombreux rameaux du grand sympathique. Or, nous ne nous occupons ici que de l'*irritation* de ses nerfs de la première espèce. Ces nerfs, comme ceux de la seconde espèce, vont, selon les anatomistes, se ramifier dans la vessie, le rectum, la prostate, les testicules, les vésicules séminales, le vagin, l'utérus et les ovaires. Il ne me paraît pas démontré que ceux de ces organes qui, comme les ovaires, l'utérus, entre autres, ne sont pas doués de *sentiment* proprement dit, reçoivent des filets nerveux rachidiens. Quoi qu'il en soit, c'est aux névralgies des nerfs sensitifs et moteurs que reçoivent quelques uns des organes indiqués qu'il faut attribuer certaines dou- leurs et certains mouvements spasmodiques ou convulsifs dont ils sont le siége. Mais ces névralgies n'ont été jusqu'ici l'objet d'aucunes recherches cliniques sérieuses.

SECONDE SECTION.

NÉVROSES ACTIVES, OU IRRITATIONS DES CENTRES NERVEUX CÉRÉBRO-SPINAUX.

Considérations générales.

I. Le sujet que nous allons étudier est un des plus importants que la médecine puisse nous présenter. Malheureusement, nos prédécesseurs nous ont laissé beaucoup à faire, et, à notre tour, nous laisserons à nos successeurs de graves et nombreux problèmes à résoudre sur cette matière.

Rappelons d'abord que les auteurs ayant décrit les névroses sans les classer d'après leur siége dans les divers agents ou instruments de l'innervation, et sans les distinguer entre elles, d'après les différences qui dérivent de leur nature même, il nous a fallu refaire en quelque sorte cette partie de la pathologie sous le double rapport dont il s'agit.

II. La méthode de classification adoptée par Pinel (1) et suivie par les auteurs qui sont venus après lui, méthode consistant à diviser purement et simplement les névroses en névroses des sensations, névroses des fonctions cérébrales, névroses de la locomotion et de la voix, névroses des fonctions nutritives et névroses des fonctions de la génération, cette méthode, dis-je, est essentiellement vicieuse, 1° en ce qu'elle ne nous donne aucune idée du siége précis des maladies qui en sont l'objet; 2° en ce qu'elle ne repose point sur les caractères fondamentaux

(1) Remettons sous les yeux du lecteur la classification de Pinel : ORDRE Ier, *Névroses des sens.* ORDRE II, *Névroses des fonctions cérébrales.* ORDRE III, *Névroses de la locomotion et de la voix.* ORDRE IV, *Névroses des fonctions nutritives.* ORDRE V, *Névroses de la génération.*

qui distinguent ces maladies en un certain nombre de genres ou d'espèces ; 3° en ce qu'elle ne tient pas compte de cette circonstance si capitale, savoir, que les *névroses* de telle ou telle fonction peuvent dépendre tantôt des lésions du centre nerveux qui préside à cette fonction, tantôt des lésions des ramifications nerveuses que reçoivent les organes de cette même fonction, et tantôt enfin des lésions du tronc nerveux qui fournit ces ramifications.

III. A l'époque où Pinel écrivait, la *localisation* des névroses dans les diverses portions du grand centre nerveux cérébro-spinal était impossible, puisque les fonctions spéciales de ces diverses portions étaient presque entièrement ignorées. Mais il est à regretter que des auteurs qui ont récemment écrit sur les névroses n'aient pas fait quelques efforts de classification dans le sens dont nous parlons. C'est ainsi, par exemple, que les savants auteurs du *Compendium de médecine pratique*, tout en admettant, comme nous l'avons vu dans nos généralités sur les névroses, que les maladies de ce nom *ont leur siége dans une ou plusieurs parties du système nerveux encéphalo-rachidien ou ganglionnaire*, les divisent en névroses des *fonctions intellectuelles, du mouvement, du sentiment*, et en névroses mixtes, et les subdivisent en celles qui appartiennent à la vie de relation et en celles qui sont du domaine de la vie de nutrition, sans s'inquiéter le moins du monde de les rapporter, autant que le comporte l'état actuel de nos connaissances, à telle ou telle des diverses parties du double système nerveux *dans lequel elles ont leur siége*. En ce qui concerne les seules névroses qui nous restent à décrire ici, c'est-à-dire celles des centres nerveux cérébro-spinaux, les divisions secondaires de MM. Monneret et Fleury ne sont pas, d'ailleurs, pleinement satisfaisantes. C'est ainsi, par exemple, qu'ils classent parmi les *névroses de l'intelligence*, l'insomnie, le somnambulisme, à côté de la nymphomanie et du satyriasis (1), et qu'ils en excluent l'épilepsie et la catalepsie pour les classer parmi les névroses du mouvement dans les muscles de la vie de relation, comme si l'épilepsie et la catalepsie n'étaient autre chose qu'une simple névrose de mouvement.

Au reste, voici comment MM. Monneret et Fleury s'expriment eux-mêmes sur leur classification des névroses en général :

« Faisons remarquer que cette classification, comme toutes celles que l'on a publiées jusqu'à ce jour, a l'inconvénient d'être trop absolue pour que l'on puisse placer aisément chaque névrose dans une seule division. L'épilepsie, par exemple, est tout à la fois une névrose du sentiment, du mouvement et de l'intelligence ; l'hystérie, une névrose de la sensibilité et du mouvement ; il en est de même de la catalepsie. L'hydrophobie est une névrose du mouvement dans laquelle la sensibilité et l'intelligence sont également lésées (2). »

IV. Plus on y réfléchira, et plus on restera convaincu

---

(1) Les autres affections que contiennent les *névroses de l'intelligence*, dans la classification que nous citons, sont la manie, la monomanie, la démence, la nostalgie et l'hypochondrie. Est-ce donc que la *nymphomanie*, en tant qu'elle aurait droit de figurer parmi les *névroses de l'intelligence*, pourrait être séparée des diverses espèces de *monomanie*? Je dis en tant qu'elle aurait droit d'être classée parmi les névroses de l'intelligence. MM. Monneret et Fleury, mieux que personne, comprendront cette réserve, puisqu'à l'article *Nymphomanie* de leur *Compendium* ils déclarent que, à l'instar d'Esquirol, « il ne faut appliquer le nom de NYMPHOMANIE *qu'au désir exagéré du coït produit par une lésion physique des organes sexuels,* » opinion que nous aurons d'ailleurs à discuter plus loin. Ce désir *seul* ne constitue pas, en effet, une névrose de l'intelligence proprement dite ; mais il peut devenir *cause* d'une véritable névrose intellectuelle, ainsi que nous ne tarderons pas à le voir.

(2) Les caractères que donnent ici MM. Monneret et Fleury à l'hydrophobie sont à peu près exactement les mêmes que ceux assignés par eux un peu plus haut à l'épilepsie. Quoi de plus différent néanmoins que l'épilepsie et l'hydrophobie? C'est pour n'avoir point encore pu parvenir à

que pour les névroses comme pour toutes les autres maladies, tant qu'on ne sera point parvenu à rattacher chacune d'elles à un organe déterminé du grand système nerveux, ou du moins à une faculté fondamentale bien précise, leur histoire péchera par sa base même. J'ai déjà dit, et c'est bien ici le lieu de le répéter, que l'œuvre de cette localisation est immensément difficile, et demande pour son entier accomplissement de longues et laborieuses recherches. Les efforts que j'ai faits pour poser en quelque sorte les premières assises d'un pareil édifice, quelque faibles qu'ils soient, n'auront pas été complétement perdus, s'ils peuvent du moins, comme je me plais à l'espérer, donner le signal à d'autres auteurs, et provoquer de nouveaux travaux dont la direction soit conforme à celle que j'ai cru devoir imprimer à toutes mes recherches. Des expériences physiologiques et des observations cliniques, *faites avec toute l'exactitude convenable*, permettront seules au génie des classificateurs d'achever ce que nous avons essayé de commencer.

Il est bien évident, en effet, que pour *localiser* avec certitude les diverses névroses des centres nerveux cérébro-spinaux, comme celles de toutes les autres divisions de l'appareil nerveux en général, il faut d'abord connaitre exactement les fonctions des diverses parties de cet appareil. Or, les expériences et les observations bien faites sont les uniques moyens, les seules voies, qui puissent nous conduire à cette précieuse connaissance. Nous

préciser le siége formel des diverses névroses et les caractères *spéciaux* essentiellement propres à chacune d'elles, qu'il règne tant de confusion dans l'histoire de ces maladies.

MM. Monneret et Fleury ont bien senti la nécessité de ce dernier soin, lorsqu'après avoir *énuméré et classé* les névroses, ils ont été obligés, conformément à ce que d'autres avaient déjà fait avant eux, d'ajouter qu'on pourrait faire trois sections dans chaque classe de névroses, suivant que celles-ci seraient : 1° *avec augmentation*, 2° *avec diminution*, 3° *avec perversion des facultés de sentir, de se mouvoir et de penser.*

verrons plus loin quel est l'état actuel de la science sur
cette grande division de la physiologie, dont les étroites
connexions avec les diverses branches de la philosophie
et de la psychologie ne sauraient échapper aux esprits
éclairés. De quoi s'agit-il, en effet, sinon d'examiner le rôle
que jouent les nombreux centres nerveux dans l'admirable mécanisme des fonctions sensitives, instinctives,
morales et intellectuelles, laissant à d'autres le soin de
prononcer sur la nature du principe suprême dont ces
fonctions relèvent en dernier ressort?

V. Que les organes auxquels la nature a confié l'exercice de ces facultés si diverses soient eux-mêmes divers et
multiples, cela ne doit pas nous étonner. Comment pourrait-il en être autrement, puisque d'une part, les diverses
sensations elles-mêmes ont pour agents des nerfs essentiellement différents les uns des autres, et que d'autre part,
les mouvements s'exécutent par l'intermédiaire de nerfs
essentiellement distincts de ceux qui président aux diverses
sensations, soit externes, soit internes? En formant des
centres nerveux, tels que la moelle épinière, la protubérance annulaire, le cervelet, le cerveau, qui, malgré leurs
connexions nécessaires, sont si manifestement distincts
les uns des autres, la nature devait évidemment leur
assigner des fonctions également distinctes et spéciales,
et nous ne tarderons pas à voir qu'il en est effectivement
ainsi. Or, quoi de plus conforme à la saine nosologie que
de *localiser* dans les centres nerveux qui président à telles
ou telles fonctions déterminées, les *névroses de ces fonctions?*

La localisation des névroses dans telle ou telle des
grandes divisions de la masse cérébro-spinale, ne
présente aujourd'hui de difficultés sérieuses que pour
quelques unes de ces névroses. Mais il en est autrement
pour les localisations secondaires, c'est-à-dire pour les localisations des diverses espèces de névroses dans telle ou
telle partie des divisions principales dont il vient d'être

question. C'est ainsi, par exemple, que le tétanos se *localise* naturellement dans la moelle épinière, l'aliénation mentale dans le cerveau proprement dit, etc. Mais dans quelles parties de ce dernier localiser les espèces si diverses de cette aliénation mentale? C'est là, tout le monde en conviendra, l'un des problèmes dont la solution complète réclame impérieusement de nouvelles recherches.

VI. Il est bien fâcheux, on ne saurait trop le répéter, que les médecins qui se sont spécialement occupés de la description des névroses des fonctions auxquelles président les masses nerveuses centrales, n'aient pas étudié d'une manière plus approfondie ce grand problème. Décrire comme on l'a fait, les unes à la suite des autres, l'apoplexie, la catalepsie, l'épilepsie, l'hypochondrie, la mélancolie, la manie, la démence, l'idiotisme, le somnambulisme, le cauchemar et l'hydrophobie, sous le titre commun de *névroses des fonctions cérébrales*, sans rien dire de ce qui distingue chacune des espèces de ces névroses, sous le rapport de son siége spécial, du mode de lésion qui la caractérise, n'est-ce pas donner une preuve malheureusement trop éclatante de l'imperfection de la science? N'est-ce pas donner encore une preuve du même genre que de traiter du tétanos, des convulsions, de la danse de Saint-Guy, du satyriasis, de la nymphomanie, de l'hystérie, sans les rattacher *en aucune façon* aux névroses des centres nerveux?

L'état d'imperfection où se trouve encore, sous plusieurs rapports, l'anatomie et la physiologie des centres nerveux, n'est pas le seul obstacle contre lequel nous ayons à lutter, quand il s'agit de classer et de localiser les névroses que nous venons d'énumérer et quelques autres qu'on pourrait y ajouter. Il en est un autre très sérieux, savoir, la coexistence de phénomènes diamétralement opposés dans une seule et même névrose. C'est ainsi, par exemple, que dans l'épilepsie, la suspension complète du sentiment et de la connaissance coexiste avec les con-

vulsions les plus effrayantes ; que dans certaines espèces
d'extase et de catalepsie, quelques facultés sont exaltées,
en même temps que d'autres sont momentanément abolies
comme dans le sommeil.

A l'aspect des obstacles indiqués et de plusieurs autres
qu'il est inutile d'exposer, on est bien tenté d'imiter ses
prédécesseurs et de renoncer à la rude tâche de débrouiller
un peu le chaos des névroses des centres nerveux. Combien de fois, pour ma part, n'ai-je pas senti mes forces
chanceler, et n'ai-je pas été sur le point de renoncer à une
entreprise dont toutes les difficultés ne peuvent être bien
connues que de ceux qui ont travaillé à son exécution !

ARTICLE PREMIER.

NÉVROSE ACTIVE, OU IRRITATION DE LA MOELLE ÉPINIÈRE.

I. Notions préliminaires sur les fonctions de la moelle épinière.

I. La moelle épinière est l'organe conducteur du sentiment ou de la sensibilité générale (*tactile*) et du mouvement volontaire. Les expériences de Ch. Bell, de
M. Magendie et celles de M. Longet surtout, d'une part,
les observations cliniques exactement recueillies, d'autre
part, démontrent 1º que les faisceaux antérieurs et les
racines antérieures de la moelle président au *mouvement* ;
2º que les faisceaux postérieurs et les racines correspondantes de cette même moelle président au *sentiment* ou à
la sensibilité générale.

II. La moelle épinière exerce une influence incontestable sur les mouvements respiratoires, mouvements qui
sont, il est vrai, soumis à l'empire de la volonté, mais
qui s'exercent sans elle et *instinctivement*, sans quoi ils
n'auraient pas lieu pendant le sommeil. Les physiologistes
ne sont pas encore parfaitement d'accord sur la partie de
la moelle qui est affectée spécialement à ces mouvements,

dont le principe régulateur se trouve d'ailleurs dans le bulbe rachidien (il sera question de celui-ci plus tard). Suivant Ch. Bell, les faisceaux latéraux de la moelle seraient les sources des mouvements respiratoires. D'après ses propres expériences, M. Longet est porté à *supposer que les colonnes latérale et antérieure de la moelle ont probablement des fonctions différentes*, mais il n'en *peut, jusqu'à présent conclure que l'une influence les actes mécaniques de la respiration à l'exclusion des autres*. Il a, d'ailleurs, bien constaté que les colonnes médullaires latérales sont *insensibles* comme les antérieures, et il rappelle qu'elles donnent origine, aux environs du bulbe, à des nerfs qui concourent à influencer les mouvements respiratoires (accessoire de Willis et facial). En définitive, ces colonnes latérales lui semblent devoir être considérées comme *motrices*. Ce qu'il y a de certain, dit M. Longet, c'est que la moelle épinière, sans le *bulbe rachidien*, n'est, relativement au principe des mouvements respiratoires, comme relativement à celui des mouvements volontaires, qu'un simple cordon conducteur.

III. L'influence de la moelle épinière sur les mouvements du cœur et la circulation n'est pas aussi grande que Legallois l'avait soutenu. Cependant M. Longet pense *qu'il n'existe aucun argument irrécusable en faveur de la non-influence de la moelle sur les mouvements du cœur chez l'adulte; tandis que des faits multipliés, empruntés à l'expérimentation et à la pathologie, établissent l'intervention nécessaire de la moelle pour la circulation.*

Les rapports étroits qui existent entre le système nerveux ganglionnaire et le système nerveux cérébro-spinal, expliquent suffisamment à mon avis les phénomènes sur lesquels on se fonde pour admettre une influence directe de ce dernier système en général, et de la moelle épinière en particulier, sur les mouvements du cœur, et par suite sur la circulation. Mais ces mouvements, si je ne me trompe, ne sont point soumis à l'empire direct ou *immédiat* de la moelle (1).

IV. J'en dirai autant des phénomènes de la *nutrition*, des *sécrétions et de la calorification*. Sans doute encore, en raison des relations qui existent entre les fonctions auxquelles préside la moelle épinière, la respiration surtout dont elle entretient les phénomènes mécaniques, les graves lésions de cette moelle, qu'elles soient le résultat des expériences des physiologistes ou des agents morbides *naturels*, ne tardent pas à modifier plus ou moins profondément la calorification, les sécrétions et la nutrition. Mais rien ne démontre que ces fonctions reçoivent directement de la moelle le principe qui les met en jeu. Tout porte à croire, au contraire, que ce principe réside essentiellement, comme nous l'avons vu précédemment, dans le système nerveux ganglionnaire (2).

V. En même temps que par rapport aux centres ner-

(1) Je parle, bien entendu, des mouvements du cœur à l'état normal. Quant aux palpitations, aux irrégularités de ces mouvements sous l'influence de certaines affections morales, dont le siège est dans le cerveau, ces phénomènes prouvent seulement des relations *sympathiques* entre le système nerveux ganglionnaire du cœur et le système nerveux cérébro-spinal. Mais voilà tout. On sait, d'ailleurs, que le nerf de la huitième paire concourt à former le plexus dont le cœur reçoit ses nerfs.

(2) Je dois noter cependant que M. Longet ne se prononce pas formellement sur la question qui nous occupe. Après avoir rapporté l'opinion de ceux qui, avec Rachetti, Fray, etc., prétendent que la moelle épinière préside aux opérations organiques d'où résultent la nutrition, les sécrétions, etc., il se contente de déclarer qu'*on ne saurait refuser au grand sympathique une certaine part dans un pareil rôle.*

Si les lésions de la moelle épinière exercent une influence si remarquable sur les fonctions de certains organes de la vie *intérieure* ou *nutritive*, tels que les reins, la vessie, les organes génitaux, le gros intestin, etc., c'est évidemment surtout parce que ces organes sont en même temps le siège de *mouvements* ou de *sentiments* dont ils doivent le *principe* à la moelle épinière, et non parce que celle-ci tient sous sa dépendance immédiate et directe les sécrétions, la nutrition et la calorification dont ils sont le siège.

veux encéphaliques, la moelle épinière joue le rôle de conducteur, elle constitue, considérée en elle-même, un centre d'action nerveuse ou d'innervation propre et indépendante, auquel on a donné les noms divers de *fonction réflective*, *pouvoir réflexe*, *faculté excito-motrice* (Marshall-Hall). C'est en vertu de ce pouvoir que, après l'ablation de l'encéphale, des excitations ou des irritations exercées sur des nerfs *sensitifs* provenant de la moelle épinière déterminent des mouvements dans les parties qui reçoivent des nerfs moteurs de cette même moelle (1).

Cela posé, occupons-nous maintenant de la névrose active, ou de l'irritation de la moelle épinière, cette sorte de confluent de trente et une paires de nerfs sensitifs et moteurs, névrose que divers auteurs ont spécialement décrite sous le nom de convulsions, les unes *cloniques*, les autres *toniques* (tétanos), sans trop tenir compte de l'élément névralgique, qui caractérise essentiellement l'irritation du faisceau sensitif de la moelle (spino-névralgie).

II. Névrose active, ou irritation de la moelle épinière (spino-névralgie, tétanos).

La moelle épinière peut être affectée dans sa totalité, ou dans quelques unes de ses régions seulement; de là la spino-névralgie *générale* et les spino-névralgies *partielles*. Les faisceaux antérieurs, les faisceaux postérieurs et les faisceaux latéraux peuvent aussi être affectés isolément, soit dans toute leur étendue, soit dans une partie plus ou moins considérable de cette étendue, et de là de nouvelles irritations partielles de la moelle, les unes caractérisées par des lésions du mouvement d'un plus ou moins grand nombre de muscles, les autres, par des lésions du sentiment et dans les points mêmes où siège la *névrose*,

(1) Voyez dans l'ouvrage de M. Longet, les travaux de Prochaska, Legallois, MM. Lallemand, Calmeil, Marshall-Hall et J. Muller, sur l'action propre de la moelle épinière.

et dans les parties auxquelles se rendent les cordons sensitifs nés de ces points.

Nous ne décrirons pas chacune de ces irritations partielles de la moelle épinière; mais nous aurons soin de signaler ce qui leur appartient dans la description de la spino-névralgie en général. Ajoutons seulement encore ici que les lésions partielles de sentiment et de mouvement auxquelles elles donnent lieu , douleurs, convulsions, spasmes , contractures, crampes, se rencontrent aussi, comme nous l'avons vu, dans les irritations des cordons nerveux fournis par la moelle épinière. Il importe donc de ne rien négliger pour apprendre à bien distinguer si ces lésions partielles du sentiment ou du mouvement, isolées ou réunies, proviennent des irritations des cordons nerveux spinaux eux-mêmes, ou bien , au contraire, de celle des faisceaux de la moelle épinière qui leur donnent naissance.

§ Ier. Symptômes.

I. Une douleur plus ou moins vive le long de la partie postérieure du rachis et en même temps une sensibilité plus ou moins exaltée dans toutes les parties qui reçoivent des nerfs sensitifs de la moelle épinière; un état convulsif, spasmodique de tous les muscles qui sont animés par les cordons moteurs de la moelle épinière, tels sont les deux symptômes fondamentaux d'une *névralgie* générale du centre nerveux qui vient d'être nommé.

Les faisceaux postérieurs sont-ils le siége exclusif du mal , le premier des symptômes indiqués existe seul. Les faisceaux antérieurs, au contraire, sont-ils exclusivement affectés, c'est le second de ces symptômes que l'on observe seul. Du reste, ces deux symptômes sont *généraux* ou *particls*, selon que la *névralgie* ou l'irritation règne dans toute la longueur de la moelle, ou qu'elle n'en frappe qu'une portion plus ou moins étendue.

II. En traitant de la méningite spinale et de l'irritation concomitante de la moelle, j'ai dit que le *tétanos* FÉBRILE *me paraissait devoir être rapporté à cette phlegmasie, et que le tétanos* APYRÉTIQUE *pouvait provenir d'une simple irritation, d'une sorte de névrose active de la moelle elle-même.*

C'est donc ici le lieu de présenter quelques rapides considérations sur cette seconde espèce de tétanos, ou de *convulsions toniques*, soit de tous les muscles, soit d'une partie seulement des muscles à la contraction desquels président les faisceaux antérieurs de la moelle épinière.

Certains tétanos partiels ont reçu des noms particuliers : ainsi, on appelle *trismus*, la rigidité convulsive isolée des muscles élévateurs de la mâchoire supérieure (dans cette forme le bulbe rachidien est le siége du mal); *emprosthotonos*, celle des fléchisseurs du tronc avec inclinaison de cette partie en avant ; *opisthotonos*, celle des extenseurs du tronc, avec inclinaison de celui-ci en arrière, et *pleurosthotonos*, celle des muscles latéraux du tronc avec inclinaison de celui-ci à droite ou à gauche. Les muscles des membres participent presque toujours à l'affection de ceux du tronc, et ces membres sont fléchis ou étendus, selon que la rigidité prédomine dans telle ou telle espèce de muscles.

Les diverses fonctions des organes pour l'exercice desquelles la libre contraction musculaire est nécessaire, sont empêchées par l'effet de la contraction permanente qui constitue le tétanos général ou partiel, de sorte que, dans les cas où les muscles respirateurs eux-mêmes sont *tétanisés*, les malades meurent *asphyxiés*.

Le tétanos qui nous occupe peut affecter le *type* intermittent, se présenter sous la *forme d'accès*. Les auteurs ont fait de ce symptôme le caractère de l'une des nombreuses espèces des fièvres intermittentes pernicieuses (*fièvre intermittente pernicieuse* TÉTANIQUE).

Dance a rapporté quatre observations de tétanos intermittent, se montrant sous la forme d'accès réguliers, avec flexion des membres thoraciques et extension des membres pelviens. Pendant les accès, la peau était chaude, le pouls accéléré, la face vultueuse; ils se terminaient par des sueurs. Dans ces quatre cas, le tétanos eut une issue heureuse et spontanée (1).

III. Mais les convulsions dues à une irritation des faisceaux moteurs de la moelle épinière n'affectent pas toujours la forme *tonique* ou *tétanique*. Au lieu d'une rigidité et d'une contracture permanentes, les membres et les autres parties aux mouvements desquelles président *immédiatement* les faisceaux *moteurs* de la moelle, peuvent offrir des convulsions *cloniques*, qui se succèdent à des intervalles plus ou moins rapprochés, et semblables à celles dont nous avons parlé en faisant l'histoire de la méningite spinale, soit simple, soit combinée avec la méningite cérébrale.

IV. Certains tremblements musculaires ne sont qu'un diminutif de cette dernière forme de convulsions. Ces tremblements, en effet, lorsqu'ils sont portés à un très haut degré, se transforment en véritables convulsions, comme il arrive quelquefois pour ceux qui ont lieu dans le stade de froid des fièvres intermittentes.

Mais tous les tremblements musculaires, généraux ou partiels, ne doivent pas être rapportés à une seule et même cause, et il en est, d'ailleurs, dont le point de départ se trouve ailleurs que dans la moelle épinière.

La *nature* de quelques uns est assez douteuse pour que le même nosologiste, Pinel, après les avoir rapportés aux *asthénies musculaires*, les ait ensuite placés parmi les convulsions. C'est ce qu'il a fait particulièrement pour la danse de Saint-Guy. Quant aux tremblements proprement dits, Pinel les a classés parmi les paralysies

(1) *Dictionnaire de médecine et de chirurgie pratiques*, article TÉTANOS, par M. Bégin, t. XV, p. 29°.

musculaires. Assurément, ce n'est pas là que doivent trouver leur place *naturelle* les tremblements semi-convulsifs qui ont lieu dans les méningites rachidienne et encéphalo-rachidienne.

M. le docteur Calmeil semble partager la première opinion émise par Pinel, sur la *nature* du *tremblement spécial* connu sous le nom de chorée, ainsi que sur les *tremblements* qu'on observe chez les aliénés. Nous reviendrons plus loin sur cette question. (Voyez l'article des névroses actives du cervelet.)

§ II. Causes.

Les principales causes des diverses formes de l'irritation de la moelle spinale, et en particulier de celle connue sous le nom de tétanos *nerveux* ou *sub-inflammatoire*, sont les refroidissements, surtout à la suite de grandes fatigues (1), les plaies avec irritations des ramuscules, des rameaux ou des cordons nerveux environnants, les plaies par arrachement entre autres (*tétanos traumatique*), enfin certains poisons qui excitent spécialement l'action motrice de la moelle, en tête desquels il faut placer la noix vomique, donc le principe actif est connu sous le nom de strychnine. Les fortes secousses morales peuvent aussi donner lieu quelquefois au tétanos. M. Bégin en a vu pour sa part des exemples, et il cite particulièrement celui d'un sergent-major que de graves fautes avaient fait casser.

§ III. Traitement.

Nous ne parlerons que du traitement de celle des formes d'irritation de la moelle épinière désignée sous le nom de tétanos ; ce que nous avons dit du traitement des

---

(1) Ces tétanos d'origine *rhumatismale* sont quelquefois le résultat d'une véritable méningo-myélite, ainsi que nous l'avons dit en traitant de cette dernière. Dans un cas, nous avons rencontré un ramollissement des faisceaux antérieurs de la moelle.

diverses *névralgies* est applicable aux douleurs, aux spasmes, et aux convulsions *cloniques* produites par la spino-névralgie ordinaire.

Si le tétanos tient à une irritation qui se rapproche beaucoup de celle qui, portée à un plus haut degré, constitue une méningo-myélite, son traitement ne devra point différer essentiellement de celui de cette dernière. Dans le cours de cette année (1844), j'ai été appelé, avec M. le professeur Cruveilhier et M. le docteur Séguin, auprès d'un jeune homme, chez lequel, à la suite d'une plaie *déchirée* de la main, il survint un tétanos de ce genre. Des saignées répétées, des bains avec affusion et l'opium à haute dose, furent, à notre grande satisfaction, suivis d'un succès complet, sur lequel nous n'avions pas trop compté.

Dans les cas où l'irritation est moindre, les opiacés, les bains, le sulfate de quinine, et les autres moyens indiqués par nous dans nos généralités sur cet ordre d'irritations, seront administrés.

Il n'est pas besoin de dire que l'on doit avant tout éloigner les causes qui auraient pu produire la maladie, ou qui tendraient à l'entretenir.

ARTICLE II.

NÉVROSES ACTIVES, OU IRRITATIONS DE LA MASSE ENCÉPHALIQUE.

Les principaux centres nerveux dont se compose la masse encéphalique sont le bulbe rachidien ou la moelle allongée, le mésocéphale ou la protubérance annulaire, les tubercules quadrijumeaux, le cervelet et le cerveau proprement dit. Parmi les névroses vaguement localisées dans l'encéphale, sans spécification de siége dans tel ou tel des nombreux renflements qui le constituent, les unes, essentiellement caractérisées par des lésions des facultés morales et intellectuelles les plus élevées (aliénations mentales), ont évidemment leur siége dans les lobes cérébraux ou le cerveau proprement dit, tandis que les autres, annoncées par des lésions relatives à des facultés d'un ordre inférieur, connues vulgairement sous le nom de *besoins physiques, d'instincts matériels*, tels que ceux de la génération, de la locomotion, etc., m'ont paru pouvoir être localisées dans les autres parties de la masse encéphalique, savoir, le cervelet, la protubérance annulaire, etc.

PREMIER GROUPE.

NÉVROSES ACTIVES, OU IRRITATIONS DU BULBE RACHIDIEN, DU MÉSOCÉPHALE, DES TUBERCULES QUADRIJUMEAUX ET DU CERVELET.

Les névroses actives que nous avons cru pouvoir localiser dans les centres nerveux ci-dessus indiqués, sont le satyriasis, la nymphomanie, les affections convulsives, connues sous les noms d'hystérie et d'épilepsie, la chorée et certains tremblements musculaires *choréiformes*.

Quelques lésions de la respiration peuvent avoir pour cause essentielle et prochaine une névrose du bulbe rachidien, d'où le nerf de la huitième paire tire son origine, et qui paraît être le siége du besoin ou de l'instinct de la respiration. Toutes les autres fonctions *intérieures* dans lesquelles la huitième paire joue un rôle plus ou moins important, peuvent aussi éprouver des lésions par l'effet d'une névrose *active* ou d'une irritation du centre nerveux qui préside à l'action de cette grande paire de nerfs. Mais comme ces lésions ne diffèrent point, au reste, de celles que nous avons décrites en traitant des névroses actives du nerf pneumo-gastrique, nous n'y reviendrons pas ici. Qu'il nous suffise de leur avoir assigné ce nouveau point de départ.

Dans l'état actuel de nos connaissances sur la physiologie des centres nerveux désignés sous les noms de bulbe rachidien, protubérance annulaire, tubercules quadrijumeaux et cervelet, il est impossible d'ailleurs de préciser rigoureusement le siége de chacune des névroses dont nous avons fait tout-à-l'heure l'énumération. Cependant, lorsque nous aurons mis sous les yeux des lecteurs le tableau de ces connaissances, ils resteront convaincus, je l'espère, que ces névroses, dont les caractères fondamentaux consistent en des lésions du sentiment *intime* (1), de la locomotion et de la fonction de la génération, se *localisent* assez naturellement dans les centres nerveux indiqués. Puissent des recherches ultérieures ne pas tarder à nous fournir les lumières qui nous manquent encore pour traiter d'une manière pleinement satisfaisante cette partie de l'histoire des névroses !

Notions physiologiques préliminaires.

I. Fonctions, ou physiologie du bulbe rachidien (2).

I. Comme Galien l'avait entrevu déjà, et comme l'ont démontré les expériences de Lorry, de Legallois, de MM. Flourens (3) et Longet surtout, le bulbe rachidien est le foyer central et l'organe régulateur des mouvements respiratoires. Le point précis du bulbe rachidien auquel est confié un rôle aussi éminemment vital, mérite bien le nom de *nœud vital* du système nerveux qui lui a été donné par M. Flourens. Ce nœud vital réside au point d'insertion de la huitième paire de nerfs (pneumo-gastrique). On peut, chez un jeune chien, enlever, dit M. Longet, les lobes cérébraux, les corps striés, les couches optiques, les tubercules quadrijumeaux, le cervelet et la protubérance annulaire, vider, en un mot, à peu près complétement la cavité crânienne, et l'on voit (le bulbe rachidien et la moelle demeurant intacts) les mouvements respiratoires continuer

(1) J'appelle ici de ce nom le sentiment en vertu duquel nous avons la *conscience* de notre propre existence.

(2) Il serait mieux nommé *bulbe crânien*, puisqu'il est situé dans le crâne et non dans le rachis (M. Longet).

(3) *Recherches expérimentales sur les propriétés et les fonctions du système nerveux*, 2e édition. Paris, 1842, p. 245 et suiv.

avec une grande régularité. Mais, lorsqu'à l'aide de deux sections transversales du bulbe, on a intercepté *un segment ou une rondelle renfermant l'origine de la huitième paire avec quelques filets radiculaires du nerf spinal*, aussitôt tous les mouvements respiratoires, notamment les contractions du diaphragme, des muscles grands dentelés et intercostaux, s'arrêtent d'une manière brusque, et l'animal périt asphyxié, bien que les nerfs diaphragmatique, respirateur externe du tronc (Ch. Bell), intercostaux aient été épargnés à leur origine (1).

II. Mais le bulbe rachidien n'est pas seulement le centre moteur et en quelque sorte le grand ressort de l'appareil respiratoire; il est de plus conducteur des impressions reçues par les nerfs sensitifs de la moelle épinière et du principe des mouvements musculaires soumis à l'empire ou aux ordres de la volonté. S'appuyant sur l'induction et sur les observations cliniques plutôt que sur les expériences physiologiques, M. Longet ose, dit-il, avancer que la partie antérieure du bulbe est destinée au mouvement, et sa partie postérieure à la sensibilité.

III. Nous ne terminerons pas sans rappeler le phénomène singulier, dont la raison anatomique est à peu près hors de toute espèce de doute, savoir, que les *effets* ou *actions* du bulbe rachidien (moelle allongée) sont *croisés*, en

(1) En parlant des fonctions de la moelle épinière, nous avons dit que Ch. Bell considérait la colonne latérale de cet organe comme destinée à conduire le principe des actes mécaniques de la respiration, opinion qui, selon M. Longet, n'est pas suffisamment prouvée. Revenons un moment sur cette grave question. Tout en rejetant ce qu'il appelle la *prétendue classe* des nerfs respiratoires crâniens de Ch. Bell, M. Longet ne peut s'empêcher, dit-il, de *supposer* que les fonctions du *faisceau intermédiaire ou latéral du bulbe* se rapportent à la respiration. Il se fonde sur ce que les corps restiformes et les pyramides sont exclusivement formés de fibres blanches propres à transmettre les impressions et le principe des mouvements volontaires, tandis que lui seul est pénétré d'une quantité considérable de substance grise, riche en vaisseaux artériels, et apte à représenter un foyer d'innervation au centre du bulbe rachidien.

ce qui concerne les faisceaux antérieurs ou mieux latéro-antérieurs, et *directs* en ce qui concerne les faisceaux postérieurs ; en d'autres termes, que le faisceau antéro-latéral droit exerce son influence sur la partie gauche du corps, le faisceau antéro-latéral gauche sur la partie droite, tandis que les faisceaux postérieurs exercent l'influence qui leur est propre, chacun sur le côté du corps qui lui correspond (1).

II. Fonctions, ou physiologie de la protubérance annulaire (mésocéphale), des pédoncules cérébelleux et des pédoncules cérébraux (2).

A. *Protubérance annulaire.* I. Dans les *recherches expérimentales* que j'ai lues, il y a déjà bien des années (en 1827), à l'Institut, je prouvai, contrairement à l'assertion de M. Flourens, que toutes les sensations ne résidaient pas

(1) L'entrecroisement ou la *décussation* des faisceaux latéro-antérieurs (pyramides antérieures et faisceaux latéraux ou intermédiaires du bulbe), et la *non-décussation* des faisceaux postérieurs est un double fait, pour la démonstration duquel nous renvoyons le lecteur à l'ouvrage de M. Longet. Ce physiologiste exprime ainsi son opinion sur *les effets directs ou croisés* dans le bulbe rachidien : « L'opinion émise par M. Calmeil » (celle que nous avons nous-même exprimée tout-à-l'heure) « nous semble conforme aux données anatomiques ; de plus, elle est confirmée par la pathologie : en effet, l'anatomie démontre que les faisceaux postérieurs, ne s'entre-croisant point au niveau du bulbe rachidien, doivent conserver, dans cet organe, le même mode d'action que la moelle épinière ; tandis que les faisceaux latéro-antérieurs, s'entrecroisant de manière à passer de droite à gauche, et *vice versâ*, doivent avoir, sur les parties situées au-dessous de leur décussation, une influence croisée. On observe, dit M. Ollivier (d'Angers), dans certaines altérations de la *partie antérieure* de la moelle allongée, des effets *croisés* semblables à ceux qui résultent des mêmes altérations dans le cerveau. »

(2) M. Longet a réuni l'étude des fonctions de ces deux ordres de pédoncules à celle de la protubérance annulaire, par cette raison que les pédoncules cérébelleux moyens ne forment qu'un même système avec les fibres transverses de la protubérance, et que les pédoncules cérébraux constituent les fibres longitudinales de cette même protubérance.

dans les lobes cérébraux, et que la destruction de l'une d'entre elles n'entrainait pas la perte de toutes les autres. Il résultait clairement, en effet, de mes expériences qu'un animal chez lequel on avait pratiqué l'ablation des lobes cérébraux n'en donnait pas moins des signes indubitables de *sensibilité tactile*, c'est-à-dire de sensibilité aux irritations exercées sur les parties douées de nerfs sensitifs provenant de la moelle épinière. Cette opinion paraît aujourd'hui généralement adoptée, et on semble disposé à localiser dans la protubérance annulaire la faculté de percevoir au moins les impressions recueillies par les nerfs dont il s'agit. De plus, les animaux auxquels il ne reste des organes encéphaliques que la protubérance annulaire, exécutent encore certains mouvements instinctifs, sous l'influence des irritations auxquels on les soumet : ils crient, s'agitent, quand on les pince, etc.

II. Desmoulins avait placé dans la protubérance annulaire le siége de la conscience de toutes les sensations, la vue exceptée.

Suivant J. Muller (1), elle est, avec la moelle allongée, *le siége de la faculté de sentir et de l'influence de la volonté*. De ses propres expériences sur l'encéphale, M. le professeur Gerdy conclut que la *perceptivité* et la volonté siègent dans le cerveau et le mésocéphale.

III. Aux yeux de M. Longet, la protubérance est à la fois un centre de perception, un foyer producteur de force nerveuse motrice (2), et dans l'état normal, elle *transmet* au cerveau les impressions tactiles, et aux muscles l'action excitatrice émanée de ce viscère. Dans un autre endroit

(1) *Physiologie du système nerveux*. Paris, 1840, 2 vol. in-8.

(2) Toutes les fois que, chez les animaux vivants, il est arrivé à M. Longet de toucher, même légèrement, la face postérieure de la protubérance, il y a eu manifestation des douleurs les plus vives, tandis que l'introduction d'un stylet à sa partie antérieure ou dans son épaisseur a produit des secousses convulsives des quatre membres, de la face, etc., mais n'a pas paru être douloureuse.

de son ouvrage, M. Longet dit qu'il *est démontré pour lui*, *par les cris ou les plaintes que lui ont fait entendre des animaux dépourvus de cerveau et de cervelet, que cette protubérance concourt à percevoir au moins les impressions tactiles.*

IV. En considérant que, comme l'indique la dénomination de *mésocéphale* que Chaussier lui avait donnée, la protubérance annulaire constitue en quelque sorte le rendez-vous ou le *quartier-général* des grandes divisions du système cérébro-spinal, et pour ainsi dire le centre de la *vie animale*, on est fortement porté à *croire* qu'elle est le siége de quelque autre fonction, plus importante encore que la simple perception dont nous venons de parler, et que la faculté de transmettre les mouvements *voulus* par le cerveau. Certes, après les vaines tentatives faites jusqu'ici par Descartes, Lapeyronie et quelques autres, il serait téméraire de vouloir assigner à l'*âme*, au *moi* un siége déterminé dans quelque point du système encéphalique; mais s'il fallait opter entre les divers points de ce système dans lesquels il conviendrait le mieux de placer ce siége, le mésocéphale, à mon avis, devrait obtenir la préférence.

Ce qu'il y a de bien certain, c'est que toutes les lésions du cerveau et du cervelet propres à réagir fortement sur la protubérance annulaire modifient puissamment ou détruisent même la volonté, le mouvement, la connaissance et le sentiment. C'est ainsi, par exemple, que, dans les épanchements séreux ou sanguins à l'intérieur des ventricules et à la base du crâne, avec compression de la protubérance annulaire, il survient un état comateux plus ou moins profond, sorte de sommeil *pathologique* ou *léthargique*, caractérisé par la perte du *sentiment* ou de la conscience, du *mouvement volontaire*, etc.

Voilà pourquoi cette partie centrale du système cérébro-spinal me paraît jouer un rôle important dans les phénomènes qui caractérisent les *névroses comateuses* admises par Pinel.

III.   39

B. *Pédoncules cérébelleux moyens.* I. Il résulte des expériences de MM. Magendie, Flourens, Lafargue et Longet, que si l'un de ces pédoncules est coupé, l'animal roule sur lui-même selon l'axe de sa longueur (ce curieux phénomène a lieu également quand on divise, un peu en dehors de la ligne médiane, le pont de Varole, c'est-à-dire les fibres transversales et superficielles de la protubérance).

II. Contrairement à ce qui avait été annoncé par M. Magendie, MM. Lafargue et Longet ont constaté que le mouvement de rotation a lieu dans un sens en quelque sorte *croisé*, ou de droite à gauche, si le pédoncule droit est coupé, et de gauche à droite, si c'est le gauche.

III. Les impulsions transmises aux pédoncules cérébelleux moyens pour l'exécution de ces mouvements rotatoires paraissent à M. Longet émaner du cervelet, opinion que nos propres expériences sur ce dernier organe nous font considérer comme à peu près certaine.

C. *Pédoncules cérébelleux supérieurs,* ou *processus cerebelli ad corpora quadrigemina.* Les irritations que M. Longet a exercées sur eux ont toujours occasionné de violentes douleurs, ce qui l'a conduit à penser qu'ils sont les prolongements des faisceaux postérieurs de la moelle.

D. *Pédoncules cérébelleux inférieurs.* Ils ne sont autre chose que les corps restiformes ou la continuation des faisceaux postérieurs de la moelle, et sont doués de sensibilité.

E. *Pédoncules cérébraux.* Voici le résultat *constant* des expériences de M. Longet (elles sont au nombre de plus de vingt). Toutes les fois qu'il a lésé un pédoncule cérébral, immédiatement au-devant de la protubérance, ou un peu au-delà, les animaux (c'étaient des lapins) ont exécuté un mouvement circulaire ou de manége, *qui avait toujours lieu du côté opposé à la lésion*, comme dans la section de l'un des pédoncules cérébelleux moyens. Ce mouvement est analogue à celui qu'a déterminé M. Magendie par la section latérale de la « portion de moelle allongée qui avoisine en dehors les pyramides antérieures. »

III. Fonctions ou physiologie des tubercules quadrijumeaux.

Suivant M. Longet, de l'examen attentif des recherches faites sur ces organes, il résulte que le seul de leurs usages qui, *jusqu'à présent*, soit démontré, se rapporte à l'exercice de la vision. Il pense que l'influence sur les mouvements volontaires, que des expérimentateurs leur ont accordée, repose sur des expériences imparfaites, dans lesquelles on avait lésé des parties étrangères à la substance même de ces tubercules. Mais M. Longet cite quelques faits d'anatomie comparée propres à faire croire que les tubercules quadrijumeaux pourraient bien avoir d'autres fonctions ignorées jusqu'ici. Il termine en reconnaissant que le dernier mot sur la physiologie de ces organes n'a pas encore été donné, et qu'il faut en appeler aux lumières de nouvelles expériences ou de nouvelles observations cliniques. Dans un tel état de choses, il serait bien difficile de dire au juste quelles espèces de névroses doivent être localisées dans les tubercules quadrijumeaux. Ce qui nous paraît le plus probable, c'est que *certaines affections dites nerveuses de la vue* et des mouvements des yeux, pourraient bien quelquefois avoir pour point de départ une *névrose* de ces tubercules.

IV. Fonctions ou physiologie du cervelet.

I. Le cervelet n'est point doué de sensibilité proprement dite; il peut être soumis à tous les genres d'irritation, sans qu'il en résulte aucune douleur, de sorte que si, dans les maladies de cet organe chez l'homme, il se manifeste des céphalalgies plus ou moins violentes, c'est par la réaction sympathique sur les nerfs sensitifs voisins (cordons intra ou extra-céphaliques de la cinquième paire, et cordons fournis par le plexus cervical superficiel) qu'il faut les expliquer. On ne saurait *admettre*, en effet, avec M. Longet, *que les maladies peuvent développer dans le cervelet et dans beaucoup d'autres organes une sensibilité anormale qui, par conséquent, n'existerait point dans les conditions physiologiques.* Pour qu'il en fût ainsi, il faudrait que ces maladies donnassent naissance à des nerfs sensitifs (hypothèse qu'assurément M. Longet ne voudrait pas soutenir). Car comment une propriété qui appartient exclusivement à un agent déterminé, pourrait-elle se développer sans la présence de cet agent?

II. Les animaux chez lesquels on a coupé, cautérisé, désorganisé le cervelet, ne sont point privés pour cela de l'usage de leurs sens et de leurs fonctions intellectuelles proprement dites.

III. M. Flourens est le premier expérimentateur qui ait reconnu le pouvoir, vraiment admirable, que le cervelet exerce dans la *coordination* des mouvements. Mais en soumettant, à mon tour, cet organe à un très grand nombre d'expériences, j'acquis la conviction que ce pouvoir de coordination n'était pas aussi étendu, aussi général que l'avait avancé M. Flourens, et je conclus, en définitive, que le cervelet présidait aux actes de la station et de la progression. Depuis la publication de mon premier mémoire, j'ai, à diverses reprises, au sein de la Faculté de médecine, de l'Académie royale de médecine, de la Société phrénologique, à ma clinique, répété sur divers animaux les expériences sur le cervelet, et constamment elles ont produit les mêmes désordres dans la station, l'équilibration, la progression, désordres tels que les nombreux spectateurs qui en ont été témoins n'ont pu s'empêcher de se ranger à l'opinion tout-à-l'heure émise sur les fonctions de ce gros centre nerveux. Les phrénologistes en particulier ont donné l'exemple de cette adhésion, tout en faisant des réserves sur le rôle que le cervelet, conformément à la doctrine de Gall, pourrait continuer à jouer sous le rapport de l'instinct de la propagation ou de l'amour physique.

Pour moi qui, du vivant de Gall, ai combattu cette partie de sa doctrine, je dois déclarer que rien de ce que j'ai observé depuis mes premières recherches ne m'autorise à changer d'opinion. Dans l'état actuel de la science, il est démontré par les expériences sur les animaux que le cervelet préside aux actes de la station et de la progression. S'il possède quelque autre fonction, elle est encore à découvrir, ou n'a pas été du moins prouvée. Les observations cliniques tendent à confirmer plutôt qu'à infirmer les résultats des expériences physiologiques ; mais il faut avouer qu'elles laissent encore beaucoup à désirer.

IV. Dans l'article consacré à la cérébellite, j'ai déjà sommairement exposé les effets produits par les expériences sur le cervelet. Je vais les rappeler ici :

« Lorsque le cervelet est simplement irrité, on ne détruit point les fonctions de la progression, de la station et de l'équilibration ; mais on les *bouleverse*, si l'on peut ainsi dire, pour un certain temps. C'est alors qu'on observe des sauts, des culbutes, des pirouettes, et autres mouvements bizarres qui s'exécutent avec une telle impétuosité que l'œil ne peut les suivre qu'imparfaitement. Au milieu de cette agitation universelle, irrésistible, comme *épileptique*, l'équilibration est très difficile ou même impossible. Ces mouvements *désordonnés*, cette sorte d'*aliénation*, de *délire* des fonctions de la progression et de la station ne tarde pas à se dissiper quand l'irritation est très superficielle. Mais quand une profonde désorganisation du cervelet est la suite de l'inflammation qu'on y a développée artificiellement, alors l'animal est privé sans retour de la faculté de s'équilibrer et de l'exercice de ses mouvements de progression. Tous les efforts qu'il fait à cet égard sont impuissants, et servent seulement à démontrer que, pour être devenu inhabile à coordonner les mouvements en marche, ou à se maintenir dans un état de station, il n'en conserve pas moins la faculté d'exécuter des mouvements partiels et de remuer ses membres dans tous les sens (1).

Voici maintenant les conclusions que M. Longet a tirées de ses propres recherches et de celles de ses prédécesseurs :

« Si, dans l'état actuel de la science, il nous était permis de donner quelque préférence à l'une des opinions proposées, nous choisirions celle qui représente le cervelet comme influençant d'une manière spéciale la coordination des mouvements de translation, parce que la physiologie expérimentale la confirme pleinement ; parce que l'anatomie anormale ne la contredit point ; parce qu'enfin, comme nous avons essayé de le démontrer, elle n'est peut-être pas en opposition aussi formelle qu'il le semblerait d'abord avec les faits pathologiques. Cependant nous sommes bien loin de vouloir affirmer que le cervelet ait pour rôle *exclusif* de *coordonner* les mouvements volontaires des membres (2), sans oser croire, avec Gall, qu'il soit le siége ou l'organe de l'instinct de la génération. »

(1) Pour de plus amples détails, je renvoie à mon *Mémoire sur les fonctions du cervelet*. (Archives de médecine, t. XV, p. 64 et 225.)

(2) Dire que le cervelet a pour rôle de *coordonner* les mouvements volontaires des membres, et non pas *tous les mouvements volontaires*, comme l'avait annoncé M. Flourens, c'est se rapprocher de ma propre opinion. Il me semble toutefois que ce n'est pas encore suffisamment préciser les résultats des expériences, et je persiste à croire qu'en donnant au cervelet la faculté de présider aux actes de la station et de la progression, considérés dans toutes les formes dont ils sont susceptibles chez l'homme et chez les animaux, je n'ai fait que lui assigner son véritable rôle *actuellement connu*.

I. Satyriasis et priapisme (1).

§ Ier. Siége.

Jusqu'à l'époque où Gall publia sa doctrine sur la pluralité et la localisation des organes encéphaliques, le satyriasis avait été considéré comme une *névrose* des organes génitaux *externes*. On sait que cet illustre physiologiste, conformément à son système de localisation de l'appétit vénérien dans le cervelet, avait placé dans cet organe le siége du satyriasis. Cette opinion fut adoptée par plusieurs auteurs, entre autres par M. le docteur Londe (2).

Je ne reviendrai pas sur ce que j'ai dit ailleurs pour démontrer que les observations cliniques et les expériences physiologiques ne nous autorisaient pas à partager la doctrine de Gall sous le rapport dont il s'agit ; mais nous pensons, avec cet auteur, que, dans le satyriasis bien caractérisé, le principe même du mal n'est point dans les organes génitaux externes, et qu'il faut le placer dans le centre nerveux, dont ces organes ne sont réellement que les instruments. Dans les cas mêmes où les irritations de ces derniers sont primitives, elles peuvent bien, par une sympathie des plus étroites, devenir *cause excitante* de celle du centre nerveux dont elles relèvent pour ainsi dire ; mais tant que cette dernière irritation n'existe pas, il n'y a point *satyriasis*, il y a simplement *priapisme*.

§ II. Définition et symptômes.

Considérée sous le rapport de ses caractères sympto-

(1) Selon Pinel, le *priapisme* et le *satyriasis* diffèrent essentiellement l'un de l'autre, puisque le premier consiste en une simple *érection incommode sans aucun penchant à l'acte vénérien*, tandis que le satyriasis est, au contraire, caractérisé par un *désir insatiable des plaisirs vénériens*. Le priapisme *simple* rentre dans les irritations ou névroses actives des nerfs de l'organe de la copulation et non dans celles du centre nerveux qui préside à l'instinct de l'amour physique. Il ne figure donc ici que pour mémoire.

(2) *Dictionnaire de médecine et de chirurgie pratiques*, article satyriasis.

matiques, l'affection qui va nous occuper, trouve sa définition dans sa dénomination même. On désigne, en effet, sous le nom de *satyriasis une maladie qui consiste, chez l'homme, dans un penchant immodéré, insatiable, à l'acte vénérien, un délire obscène, et des érections presque continuelles.* Les exemples de cette *monomanie*, de cette *fureur vénérienne*, ne sont rien moins que rares. Les auteurs citent parmi ces exemples le cas si fameux connu sous le nom de *tentation* de saint Antoine.

Lorsque le satyriasis n'existe qu'à un degré modéré, l'intelligence proprement dite n'est pas encore troublée, et les *désirs exaltés* pour l'acte vénérien constituent en quelque sorte toute la maladie; mais à son plus haut degré d'intensité, le satyriasis *fait perdre la raison*, et se complique d'un véritable *délire*, d'une *folie* réelle.

Dans l'accès du délire satyriasique, il se manifeste une sorte d'agitation fébrile; la face se gonfle, s'anime, devient rouge; les yeux étincellent, et quelquefois même, au rapport de certains auteurs, une salive écumeuse abreuve la bouche comme dans l'épilepsie (1), et le malade exhale une odeur analogue à celle des animaux *en rut*. « Alors, il est tout entier en proie à sa *rage amoureuse*, et cherche à l'assouvir sur quelque objet que ce soit (2). »

§ III. Causes.

Les causes déterminantes du satyriasis sont une *continence* trop prolongée, ou bien, au contraire, les excès vénériens, l'excitation de l'instinct sexuel par l'habitude de passer la plus grande partie de son temps dans la société des femmes, par des lectures ou des images lascives, une nourriture trop succulente, l'usage de certains ali-

---

(1) C'est bien alors qu'on pourrait dire que l'*orgasme vénérien* n'est qu'une sorte d'épilepsie (*epilepsia brevis*).

(2) M. Londe, article SATYRIASIS du *Dictionnaire de médecine et de chirurgie pratiques*, t. XIV, p. 517.

ments et assaisonnements, ou de certaines substances médicamenteuses qui exercent une influence stimulante spéciale sur le système sexuel, tels que les truffes, la vanille, la cannelle, la muscade, les cantharides, etc. (1).

Des causes traumatiques appliquées sur la région du crâne correspondante au centre nerveux vénérien pour-

(1) Les auteurs citent avec une sorte de complaisance, à l'appui de l'influence des cantharides sur le développement du satyriasis, deux cas consignés dans les *Observations anatomiques* de Cabrol, lesquels se terminèrent par la mort des malades. L'un de ces malades, auprès duquel Cabrol fut appelé, avait bu, d'après le conseil d'une *vieille sorcière*, une potion dans laquelle se trouvaient *deux drachmes* de cantharides. Cette potion avait été prescrite dans l'intention de guérir une fièvre quarte dont le sujet était affecté: « Ce qui, dit Cabrol, le rendit si furieux à
» l'acte vénérien, que sa femme nous jura son Dieu qu'il l'avoit chevau-
» chée, dans deux nuits, quatre-vingt-sept fois, sans y comprendre plus de
» dix fois qu'il s'étoit corrompu, et mesme, dans le temps que nous con-
» sultâmes, le pauvre homme spermatisa trois fois à notre présence,
» embrassant le pied du lit, et agitant contre icelluy comme si c'eust été
» sa femme. Ce spectacle nous étonna et nous hasta à lui faire tous les
» remèdes pour abattre cette furieuse chaleur ; mais quel remède qu'on
» lui sçust faire, si passa-t-il le pas. » Le second cas rapporté par Cabrol
ressemble beaucoup à ce dernier. Il lui fut communiqué par Chauvel,
médecin d'Orange. Ce médecin, appelé, en 1570, pour voir le malade,
rencontre « à l'entrée de la maison la femme dudit malade, laquelle se
» plaignit à lui de la furieuse lubricité de son mary, qui l'avoit chevauchée
» quarante fois pour une nuit... Le mal du mary étoit venu du breuvage
» semblable à l'autre qui luy fut donné pour guérir la fièvre tierce qui l'af-
» fligeoit. Il tomba en telle fièvre, qu'il fallut l'attacher comme s'il fust
» été possédé du diable. Le vicaire du lieu fut présent pour l'exhorter à
» la présence mesme du sieur Chauvel, *lesquels il prioit le laisser mourir*
» *avec le plaisir*. Les femmes le plièrent dans un linsseul, mouillé en eau
» et vinaigre, où il fut laissé jusqu'au lendemain qu'elles aloyent le visi-
» ter; mais sa furieuse chaleur fut bien abattue et esteinte, car elles le
» trouvèrent rède mort, la bouche riante, monstrant les dents, et son
» membre gangrené. »

Il y aurait bien quelque chose à dire sur les deux faits dont il s'agit et sur la manière dont ils sont racontés. Ils prouvent du moins jusqu'à quel point une forte dose de cantharides peut exciter, irriter et le centre nerveux qui préside à l'instinct de l'amour physique et les organes génitaux externes.

raient-elles produire le satyriasis? Le fait suivant, publié
par M. le docteur Chauffard, semblerait autoriser une réponse affirmative à cette question. Un homme âgé de cin-
quante-trois ans fait une chute dans laquelle il se frappe
fortement la nuque contre un des angles de son lit. Bientôt
il est pris d'un violent et continuel satyriasis, et d'une telle
lubricité, qu'il poursuit à outrance sa femme, ses filles, et
en général toutes les personnes du sexe. Jusqu'alors pieux
et modeste, il tombe peu à peu dans le délire le plus éro-
tique, et s'abandonne sans mesure aux propos et aux actes
les plus indécents (1).

En admettant comme réelles les causes de l'ordre traumatique, il ne faut pas se dissimuler qu'elles seraient plus
propres à produire une véritable phlegmasie qu'une irritation pure et simple du centre nerveux vénérien. L'action
des causes déterminantes du satyriasis peut être secondée
par une *prédisposition organique* ou *innée*, plus ou moins
prononcée.

§ IV. Traitement.

La plupart des auteurs qui ont écrit sur le satyriasis,
ayant plus particulièrement fixé leur attention sur la
forme inflammatoire de cette maladie, veulent qu'on le
combatte par un traitement antiphlogistique plus ou moins
énergique. De ce nombre est M. le docteur Londe, auteur
de l'article *Satyriasis* du *Dictionnaire de médecine et de
chirurgie pratiques.* Mais comme la forme de la maladie
dont nous nous occupons ici consiste en une simple
exaltation ou *irritation*, elle ne comporte pas une méthode
aussi vigoureuse. Les antiphlogistiques proprement dits,
à savoir, les saignées générales et locales, la diète, etc.,
seront réservés pour les cas où l'irritation productrice du
satyriasis se rapproche de la phlogose, et ils seront alors

(1) Pour la suite de cette observation, voyez les *Archives générales de
médecine*, t. XIX, p. 263. Voyez aussi une observation de M. Demeaux,
Annales de la chirurgie, Paris, 1841, t. III, p. 403.

particulièrement indiqués chez les sujets sanguins ou pléthoriques. Dans les autres cas, les antispasmodiques, les réfrigérants de toute espèce, l'éloignement de toutes les causes propres à exciter l'*instinct* génital, formeront la base du traitement. C'est là, d'ailleurs, une question des plus délicates de la pratique, et les moyens de la saine morale et de la saine philosophie l'emportent souvent, en pareil cas, sur les moyens de la matière médicale ordinaire.

Nous trouvons, à ce sujet, dans l'article déjà cité de M. Londe, des préceptes qu'on ne saurait trop recommander, et que nous nous empresserions de consigner ici dans tous leurs détails, si l'espace nous le permettait.

Les antispasmodiques dont l'action s'exerce plus particulièrement sur le système nerveux vénérien portent, comme on sait, le nom d'*anaphrodisiaques*. Ceux dont on a le plus célébré la vertu sont le nénuphar (*nymphæa alba*), le camphre (1), et quelques autres. Mais il faut convenir que si ces substances n'étaient pas secondées par une hygiène physique et morale bien dirigée, ils resteraient le plus souvent sans effet.

II. Nymphomanie.

De l'aveu de tous les auteurs, la nymphomanie est pour la femme ce qu'est pour l'homme le satyriasis : elle est le satyriasis de la femme. On peut donc lui appliquer tout ce que nous avons dit du satyriasis de l'homme. Les seules différences qui existent entre ces deux espèces d'une seule et même maladie, tiennent aux différences sexuelles.

Comme chez l'homme, le satyriasis, chez la femme, est puissamment favorisé dans son développement par cette prédisposition innée, dont les *messalines* de tous les temps et de tous les lieux nous offrent le déplorable type. Pen-

(1) Tout le monde connaît ce vers :

Camphora per nares castrat odore mares.

dant les accès de cette névrose, la femme se métamorphose en une véritable bacchante. « Une nymphomane, que M. Londe a vue à la Salpétrière, s'arrache à sa famille, provoque et soutient sur une grande route, pendant son voyage à Paris, les assauts d'une douzaine de rouliers, en un seul jour. » Dans le paroxyme de sa *fureur*, ou de sa *rage* vénérienne, la nymphomane ne se borne pas à provoquer le premier venu. S'il résiste, elle s'emporte, elle le frappe (1).

Pour plus de développements, je renvoie à l'article *Satyriasis*.

III. Hystérie.

§ Ier. Siége et définition.

I. M. le docteur Foville commence en ces termes son article *Hystérie* du *Dictionnaire de médecine et de chirurgie pratiques* :

« Le mot *hystérie* est un de ceux dont on a le plus abusé dans la science ; de sorte qu'en traitant de cette maladie, la première précaution à prendre est de déterminer rigoureusement ce qu'on entend par hystérie. Il ne s'agit pas seulement, en effet, de se mettre d'accord sur son véritable siége, de rechercher si elle constitue une maladie idiopathique ou sympathique de tel organe, de savoir si l'on admet cette maladie avec ou sans convulsions. Il reste à fixer préalablement si l'hystérie est exclusive à la femme, c'est-à-dire s'il existe véritablement une affection pour laquelle le titre d'hystérie ne soit pas un contre-sens ridicule. »

Relativement à cette dernière question, laquelle consiste à savoir *si l'hystérie dépend de l'utérus ou du cerveau*,

(1) On a vu de jeunes filles, appartenant à des parents honorables, exercer le métier de prostituées pour assouvir leur fureur. On rapporte que Esquirol ayant ainsi rencontré dans la rue une jeune personne pour laquelle il avait été consulté autrefois, et lui ayant dit : Que faites-vous là, malheureuse ? elle lui répondit : JE ME GUÉRIS.

M. Foville, après avoir discuté les arguments de Georget en faveur de la localisation de l'hystérie dans le cerveau, dit que, pour lui, il *n'hésite pas à considérer l'utérus comme le point de départ véritable des phénomènes dont l'ensemble constitue l'hystérie.*

II. Quel que soit le cas que je fasse de l'opinion de M. Foville, je suis obligé de déclarer que les arguments de Georget me paraissent démontrer de la manière la plus victorieuse que l'utérus n'est en aucune façon le point de *départ* direct et *véritable des phénomènes dont l'ensemble constitue l'hystérie*, et qu'en supposant que le cerveau lui-même ne fût pas, comme le pense Georget, ce point de départ, c'est dans les organes génitaux de la femme autres que l'utérus qu'il faudrait le placer. Remarquons, d'ailleurs, que l'utérus n'est point, à proprement parler, un des éléments essentiels de l'appareil génital, puisqu'il manque chez l'homme, qui possède néanmoins un appareil génital complet. L'utérus est un organe spécial, l'organe de la gestation, en un mot, et rien, absolument rien, ne porte à croire qu'il joue le moindre rôle dans les phénomènes dont le sens génital est le siége, phénomènes que régit le système nerveux cérébro-spinal, tandis que ce système n'exerce aucune action sur l'utérus auquel il ne fournit point de nerfs.

III. Étant admis que l'*hystérie*, en dépit de son nom, n'est point une affection propre à l'utérus, on pourrait, sans crainte de commettre un grossier contre-sens, reconnaître, avec divers auteurs, que l'homme lui-même n'est point exempt de cette névrose. Toutefois, l'observation et l'expérience obligent de convenir que l'hystérie bien caractérisée est aussi rare chez l'homme qu'elle est commune chez la femme. A part l'utérus, qui constitue une si grande différence entre ces deux êtres, puisqu'il existe chez l'un et non chez l'autre, il y a entre eux, sous le rapport des organes génitaux proprement dits, assez d'autres différences pour qu'on ne doive pas être surpris de ce que la névrose génitale dite *hystérie* soit plus particulièrement l'apanage de la femme.

§ II. Symptômes, marche et durée.

M. Foville divise en deux ordres les symptômes de l'hystérie, dont les uns consistent en des troubles variés des fonctions de plusieurs viscères abdominaux et thoraciques, tandis que les autres sont plus spécialement relatifs aux diverses fonctions du système nerveux de la vie animale. Toutefois, cet observateur a soin de noter que les symptômes du premier ordre portent à la fois sur la *sensibilité*, la *contractilité*, et sur les fonctions spéciales des viscères indiqués. Par conséquent, sous un certain rapport, ils rentrent dans les symptômes du second ordre, puisque des lésions de l'espèce de *sensibilité* et de *contractilité* dont il s'agit ici, quel qu'en soit le siége, supposent nécessairement l'intervention des lésions du système nerveux de la vie animale.

Les deux formes d'hystérie (chez la femme) que M. Foville a fondées sur la distinction précédente ne sont, au fond, que des degrés, des nuances d'une seule et même maladie. Nous empruntons à l'article de M. Foville la description que nous allons en donner, en nous réservant d'y joindre quelques notes explicatives.

« Ire *forme*. Les cas les plus tranchés sont des attaques convulsives, débutant le plus souvent par une chute que signalent des cris précipités, aigus; elles sont caractérisées par des mouvements violents d'extension et de flexion alternatives des membres. Les malades se lèvent vivement sur leur séant, puis se précipitent avec la même violence en arrière; des secousses convulsives agitent tout le système musculaire. Ces mouvements sont d'une telle violence, même chez des sujets grêles et chétifs, que plusieurs personnes sont souvent nécessaires pour les contenir; et si elles sont libres, elles se redressent, retombent, se jettent à droite et à gauche, bondissent avec une violence effrayante, frappent des pieds et des mains avec une incroyable vitesse. L'état de la face est important à remarquer; les yeux sont ordinairement fermés, les paupières agitées d'un frémissement continuel précipité qui les resserre ou les relâche à la surface du globe de l'œil; les narines largement ouvertes. Quant aux joues, il est rare qu'elles soient affectées de convulsions particulières; elles n'éprouvent en général que des mouvements de coordination avec les cris, ou simplement la respiration forcée des malades.

» A cet ensemble de phénomènes violents succède bientôt une rémission dans laquelle l'hystérique reste encore étendue, haletante, frémissante de la tête aux pieds, agitée de soubresauts au moindre bruit, au moindre contact. D'autres fois au contraire, immobile, l'œil fixe, insensible aux excitations extérieures, la malade offre pendant les rémissions de ses attaques un état singulier d'extase ou de somnambulisme.

» Ces alternatives de convulsions et de rémissions se succèdent ainsi pendant un temps variable. Il en résulte que dans cette première forme, chaque attaque se compose d'une suite d'attaques partielles que sépare une rémission plus ou moins complète.

» Pendant leur durée, la tête est ordinairement portée en arrière, ce qui ajoute encore à la tension dont la région antérieure du cou paraît être et est en effet le siége; la face est vultueuse, chaude, si l'hystérique est grasse et pléthorique; dans les conditions contraires, le centre des joues peut être seul animé d'une couleur très vive; mais on voit aussi ces parties, les lèvres, le nez, pâles, d'un froid glacial; les narines sont largement ouvertes, la respiration haute, profonde, bruyante, et en même temps laborieuse.

» Au milieu de leurs convulsions, les malades portent

souvent la main sur la région antérieure du cou, semblent vouloir écarter un obstacle, pressent violemment, égratignent la surface de cette partie; souvent elles frappent à coups redoublés la poitrine, le front, écartent, déchirent leurs vêtements, s'accrochent aux personnes qui les approchent.

» On observe de la tête aux pieds des mouvements bizarres; le bassin en est souvent le principal siége. Ces accès finissent souvent par une explosion de pleurs et de sanglots entrecoupés d'éclats de rire.

» Voilà un tableau fort abrégé d'une forme d'attaque d'hystérie; pour quiconque le contemple, pour quiconque cherche à comprendre cette expression ardente ou douloureuse de la face, cette respiration profonde et bruyante, la vitesse et la violence des battements du cœur, les convulsions générales du corps, il demeure évident qu'il se fait entre les principaux organes de l'économie un échange d'influences assez puissantes pour solliciter les degrés les plus extrêmes de leurs actions; et si l'on ajoute que, à la fin des attaques, les parties génitales sont souvent mouillées d'une humeur abondante, on aura peine à croire que l'utérus reste étranger à tous ces phénomènes (1).

» Mais l'hystérie convulsive n'a pas toujours cette violence, elle n'offre même pas toujours non plus cette forme : chez plusieurs malades, elle est manifestée par une chute subite, avec perte de connaissance, gonflement du cou, rougeur de la face, absence de convulsions, immobilité telle quelquefois que les personnes qui ne connaissent pas cet état peuvent craindre une mort prochaine. Cependant la respiration, interrompue par des espèces d'efforts, se fait entendre par intervalles; on observe alors quelques mouvements dans le bassin, tension du tronc courbé en arrière, expiration

---

(1) Rien ne prouve que l'utérus lui-même soit pour quelque chose dans ces phénomènes. C'est aux organes génitaux proprement dits qu'il faut rapporter quelques uns d'entre eux.

saccadée un peu bruyante, puis retour de la connaissance, disposition à pleurer, à s'attendrir et quelquefois à se désespérer. A la suite de cette forme d'attaques, comme de la précédente, sentiment de fatigue générale, refroidissement de la surface du corps, pâleur, disposition prononcée à frissonner, à claquer des dents, etc. Émission fréquente et par petites quantités d'urines limpides. Telle est l'esquisse des deux variétés de la forme convulsive de l'hystérie.

» II° *forme*. Des symptômes d'un autre ordre caractérisent cette autre forme principale.

» Douleurs vagues dans la région de la matrice, quelquefois tension douloureuse de cet organe, tension accompagnée de chaleur dans le voisinage : c'est une espèce d'orgasme vénérien (1). En même temps, constriction à la gorge, mouvements fréquents de déglutition, sensation d'un obstacle à leur exercice, roulement dans le ventre d'une boule qui de l'hypogastre remonte dans la région épigastrique, où elle exerce sa plus forte pression et produit un sentiment de suffocation. Météorisme du ventre, déplacement bruyant de gaz dans cette cavité, dégagement de gaz inodores par la bouche, respiration haute et fréquente, palpitations excessives du cœur, abattement, tristesse, désespoir, besoin de pleurer, quelques mouvements nerveux dans les membres.

» Souvent aussi, à la fin de ces attaques comme des précédentes, les parties génitales sont humectées. Cet ensemble de désordres viscéraux se prononce souvent au début des attaques convulsives : mais seuls ils suffisent pour caractériser l'hystérie au jugement d'un grand nom-

______

(1) L'utérus n'est point le siége de l'orgasme vénérien. La *tension douloureuse de la matrice* n'a pas été constatée d'une manière positive, et je n'hésite point à dire qu'elle ne le sera jamais, car la matrice est au rang des organes qui ne sont point doués de la *sensibilité animale* ou du *sentiment.*

bre de médecins. Cette opinion, je l'avoue, est tout-à-fait la mienne.

» Je ne m'appliquerai pas à détailler toutes les formes qui peuvent résulter de la combinaison des symptômes de chacune des espèces d'attaques que je viens de décrire; elles seront toujours faciles à reconnaître pour quiconque sera bien pénétré de leurs caractères fondamentaux; mais je ne puis admettre comme attaques hystériques, j'insiste sur ce point, que celles qui ne dépassent pas les limites des attaques précédemment décrites. Je ne crois pas, avec beaucoup d'auteurs, que l'attaque hystérique puisse exister encore lorsque, à une perte subite de connaissance, à des convulsions violentes, se trouve jointe la circonstance de la lividité de la face, de l'écoulement d'une bave écumeuse, de convulsions plus prononcées d'un côté que de l'autre.

» Ce sont là pour moi des symptômes d'épilepsie, bien distincts de ceux de l'affection hystérique, et qu'on ne pourrait confondre avec eux sans renverser l'échafaudage de bonnes raisons sur lesquelles on s'appuie pour distinguer l'une de l'autre les formes convulsives de ces deux maladies (1).

(1) Maintenant que j'ai mis sous les yeux des lecteurs la description *textuelle* des deux formes d'hystérie admises par M. Foville, qu'ils se prononcent sur l'opinion de notre savant confrère relativement au point de départ de cette névrose. Quelles sont, en conscience, les raisons décisives que nous fournit cette description pour considérer l'utérus comme étant ce point de départ? On les cherche vainement.

Ce que M. Foville nous dit de l'état des parties génitales externes indique assez que, dans la véritable *hystérie*, celle qui ne consiste pas en de pures et simples convulsions, ou attaques de nerfs, compte au nombre de ses éléments essentiels une excitation vénérienne. Mais cette excitation locale ne suffirait pas pour caractériser la maladie; il faut qu'elle soit associée à celle du centre nerveux qui préside à l'instinct vénérien.

Une difficulté se présente à cette occasion : il s'agirait de déterminer en quoi l'hystérie, ainsi comprise, diffère de la *nymphomanie*, laquelle consiste aussi en une excitation simultanée du centre nerveux vénérien et de l'appareil génital externe de la femme. Cette difficulté n'est rien moins

» Rien de plus variable que la durée totale des attaques hystériques; il est rare qu'elles durent moins d'une heure, le plus grand nombre est de quelques heures; il en est de plusieurs jours. Georget parle d'une malade chez laquelle la première attaque dura huit jours et la seconde quarante-cinq jours, avec des rémissions de quarante à cinquante minutes. »

L'hystérie affecte, ainsi qu'il vient d'être dit, la forme d'accès ou d'attaques, revenant à des intervalles plus ou moins éloignés, plus ou moins réguliers. La durée de ces attaques est variable, en effet, mais il est rare de la voir se prolonger au-delà de vingt-quatre heures.

§ III. Causes.

I. Les causes prédisposantes sont les suivantes :

1° Le sexe féminin. Un grand nombre d'auteurs pensent même, ainsi que nous l'avons vu, que l'hystérie n'affecte que les femmes.

2° L'âge de 15 à 30 ans est celui où se montre le plus fréquemment la névrose que nous étudions.

3° L'époque de la menstruation.

4° La constitution nerveuse et les états chlorotique ou chloro-anémique. D'après M. Foville, les accidents convulsifs prédominent chez les personnes nerveuses, tandis que les *autres formes* sont plus souvent le partage des

que facile à lever ; en plaçant à côté l'une de l'autre ces deux névroses, les nosologistes auraient bien dû s'appliquer à nous en signaler à la fois et les analogies et les différences. En attendant de nouvelles recherches sur ce point délicat, nous ferons remarquer que l'hystérie est une affection plus complexe que la nymphomanie, et qu'elle ne porte pas spécialement comme celle-ci sur la partie matérielle et sensuelle de l'instinct vénérien, mais plutôt sur la partie en quelque sorte morale, *tendre* ou sentimentale. Au reste, dans l'impossibilité où nous sommes de spécifier nettement ce qui appartient à chacune de ces deux névroses sous le rapport de leur *localisation particulière* ou de leur point de départ, tenons-nous-en aux différences symptomatiques telles que nous les avons signalées dans la description de chacune d'elles.

femmes pléthoriques. Cet auteur ajoute que, chez les premières, les causes déterminantes les plus légères et les plus variées peuvent en tout temps déterminer des attaques convulsives, tandis que, chez les secondes, les attaques surviennent principalement aux époques menstruelles, quelques jours avant ou après.

5° L'hystérie, comme aussi les autres névroses génitales, est plus fréquente dans les climats chauds et dans les saisons chaudes, que dans les climats et les temps froids.

II. *Causes déterminantes.* Un amour contrarié, la jalousie, l'influence de lectures, de conversations, de sociétés propres à inspirer des idées lascives, coïncidant avec la continence, peuvent faire éclater des attaques d'hystérie, laquelle, dans d'autres cas, paraît, dit M. Foville, provoquée *par l'abus des pratiques vénériennes.* En somme, selon cet auteur, *l'hystérie, dans le plus grand nombre des cas, se développe sous l'influence de contrariétés subites.* Il ajoute que toutes les causes excitantes ne sont pas extérieures et appréciables. *Il n'est pas rare,* selon lui, *que des idées auxquelles se livrent des personnes hystériques provoquent des attaques. On ne peut alors savoir à quoi s'en tenir sur leurs causes, qu'en obtenant toute la confiance des malades. Ce genre d'influence paraît fréquent à M. Foville, tant pour déterminer les premières attaques que pour rappeler celles qui se succèdent dans le cours de la maladie. Elles sont presque la seule cause des mouvements subits de la tête, du tronc ou des membres que les hystériques, hors de leurs attaques, éprouvent assez souvent.*

III. Si l'on examine avec attention les diverses causes qui ont été assignées à l'hystérie, on a quelque peine à concevoir comment toutes peuvent donner lieu à une seule et même maladie. Or, si ces causes produisent, outre des phénomènes communs à toutes, des phénomènes qui varient selon chacune d'elles, on a eu tort de désigner sous le nom commun d'hystérie les affections qui résultent

de ce double ordre de phénomènes. M. Foville a bien
signalé cette source de confusion. Mais a-t-il su lui-même
éviter complétement l'écueil contre lequel ses prédécesseurs s'étaient pour ainsi dire heurtés? Après avoir désigné sous le nom d'*hystérie* une affection dont le point de
départ, comme ce nom l'indique, est bien, selon lui, dans
l'utérus, et qui éclate sous l'influence d'une cause propre
à exciter des idées vénériennes, est-il parfaitement logique
de désigner aussi sous le nom d'hystérie les *attaques de
nerfs qui, chez les femmes douées d'une grande irritabilité du
système nerveux encéphalique, se développent par l'effet de la
plus légère impression extérieure, comme, par exemple*, un
bruit agaçant, une odeur fétide?

« Tous les jours aussi, ajoute M. Foville, on voit, dans
les mêmes cas, ces attaques de nerfs ou au moins quelques
mouvements nerveux chez des malades dont *une idée seule*
renverse subitement la tête, le tronc en arrière, agite les
bras de mouvements variés, etc. *Une idée seule* peut amener
de plus violents désordres dans le système musculaire : elle
peut suffire, quand le tempérament nerveux est devenu
exorbitant, pour provoquer une crise complète. » Est-ce bien
une véritable *hystérie*, en d'autres termes, une névrose active *dont le point de départ est essentiellement dans l'utérus*
(M. Foville), que l'affection spasmodique ou convulsive
ainsi développée par une *idée*, de quelque nature qu'elle
soit, et qui par conséquent peut n'avoir aucun rapport avec
celles qui sont connues sous le nom d'idées *vénériennes* ou
amoureuses? Notez bien que je ne conteste nullement, tant
s'en faut, les effets attribués ici par M. Foville à l'influence
d'une *idée seule*. Quel médecin n'en a été très souvent témoin? Je me borne à faire remarquer que s'il suffit d'une
idée seule, qui ne roule pas sur un objet vénérien, pour
produire une hystérie, je ne sais plus quelle dénomination
il faudra consacrer à la *véritable hystérie*, c'est-à-dire à celle
que provoquent des causes agissant sur le système nerveux

génital, quelle que soit précisément d'ailleurs la portion de
ce système sur laquelle portent primitivement ces causes.
Je crois que l'on ne parviendra jamais à s'entendre parfaitement sur le sujet dont il s'agit qu'en réservant le mot
d'*hystérie*, ou tout autre par lequel on remplacerait celui-
ci, à une névrose active caractérisée par des symptômes
provenant d'une excitation déterminée de l'appareil nerveux génital, et provoquée par des causes agissant directement sur cet appareil.

Si l'on ne précise point le sens du mot *hystérie*, on s'expose réellement à jeter l'obscurité la plus profonde sur la
matière dont nous nous occupons. C'est là précisément
ce qui est arrivé à Sydenham lui-même, ainsi que M. Foville en a fait la remarque. « Sydenham, dit-il, rapporte à
l'hystérie tout symptôme dont il ne comprend pas la corré-
lation avec un état morbide connu. En considérant quelle
latitude donne cette détermination, on n'est pas surpris
que, pour lui, l'hypochondrie et l'hystérie (c'est tout un)
fournissent la moitié des maladies chroniques (1). » Assurément, Sydenham a donné une nouvelle preuve de son génie observateur en signalant la fréquence des affections nerveuses qu'il rapporte à l'hystérie et à l'hypochondrie, telles
qu'il les comprenait, et rien ne manquerait à la vérité de
sa doctrine, s'il eût ajouté que les états anémique et chloro-
anémique étaient presque constamment un des éléments de
ces affections, élément tellement important, qu'il peut souvent primer en quelque sorte l'élément nerveux lui-même.
Mais on doit reprocher à Sydenham, je le répète, de n'a-
voir pas classé convenablement les diverses affections
comprises par lui sous la dénomination d'hypochondrie et
d'hystérie, et de n'avoir pas assigné à cette dernière en particulier des caractères propres à la faire distinguer de toute
autre névrose. Le même reproche peut être adressé à ceux

(1) Article HYSTÉRIE du *Dictionnaire de médecine et de chirurgie
pratiques*, t. X, p. 276.

des médecins modernes qui, tout en rejetant l'opinion d'après laquelle l'*hystérie dépendrait d'un état de souffrance de l'utérus*, se sont bornés à dire qu'elle *consiste dans une affection idiopathique du système nerveux*. Quoi de plus vague, en effet, que la dénomination d'*affection du système nerveux !* De quel système nerveux s'agit-il d'abord, et ensuite quelle est l'espèce de cette affection? voilà ce qu'il fallait nous apprendre. Comme l'hystérie, dans le sens *indéfini* qui lui a été donné par Sydenham et par d'autres auteurs, est une maladie commune à l'homme et à la femme, pour éviter le ridicule de conserver à une maladie commune aux deux sexes un nom déduit d'un organe que n'a pas l'un de ces sexes, on aurait proposé, selon M. Foville, de substituer au mot *hystérie* celui d'*encéphalie spasmodique.* Mais une telle dénomination n'est-elle pas elle-même dénuée de toute précision?

§ IV. Pronostic.

L'hystérie, à l'instar de tant d'autres affections nerveuses connues sous le nom vulgaire de *vapeurs*, ne compromet point la vie des malades. Les accès les plus violents se terminent par un retour complet à l'état de santé habituelle des malades. Je pense, en effet, avec M. Foville, que les cas de mort attribués par certains auteurs à des attaques d'hystérie appartenaient à la catégorie de ceux relatifs, soit à l'épilepsie, soit encore à des convulsions hystériformes que l'on voit survenir dans le cours de certaines affections aiguës fébriles des méninges et du cerveau.

Je suis bien loin aussi d'admettre, avec la plupart des auteurs qui ont écrit sur l'hystérie, que cette maladie, dégagée de toute complication, amène des *maladies du cœur, des affections chroniques du bas-ventre ou de la poitrine*, et par suite la mort des malades. La plupart des troubles que l'on observe dans les fonctions du cœur et des autres viscères sont purement *nerveux*, ou d'origine chlorotique.

Quand ces troubles tiennent à de véritables lésions *chro-niques-organiques*, ce n'est point l'hystérie qui a pu par elle-même donner naissance à ces dernières.

§ V. Traitement.

Le traitement de l'hystérie comprend deux indications fondamentales. Il s'agit, en effet, d'une part, de combattre les accès considérés en eux-mêmes, et d'autre part d'en prévenir le retour.

I. Le premier soin, au moment d'un accès, consiste à préserver les personnes hystériques des dangers qu'elles pourraient courir par l'effet même des convulsions qui les agitent. On s'empressera donc de les contenir au moyen d'un nombre d'*aides* suffisant, et au besoin par l'application de la camisole. On s'empresse d'enlever toutes les parties des vêtements qui peuvent gêner les hystériques. On expose les malades à l'influence de l'air frais, on projette de l'eau froide sur leur visage, on leur fait respirer de l'éther, ou quelques autres antispasmodiques analogues, moyens simples qui suffisent, en général, pour calmer les spasmes et les convulsions. Les lavements froids, ceux avec l'assa-fœtida seront employés si l'accès résiste aux moyens précédents.

M. Foville recommande la saignée chez les personnes pléthoriques mal réglées. Je crois qu'il est assez peu de cas de véritable hystérie dans lesquels l'indication de la saignée soit bien urgente; mais s'il en existe réellement, ce sont, j'en conviens, ceux spécifiés ici par M. Foville. Comme l'état anémique ou chloro-anémique, bien plus que la pléthore, favorise le développement des convulsions et autres phénomènes nerveux observés chez les hystériques, on conçoit qu'il importe d'être extrémement réservé dans l'emploi des émissions sanguines, même dans les cas où les accès acquièrent une grande violence.

II. Les moyens par l'emploi desquels on doit s'efforcer

de prévenir le retour des accès, consistent plutôt en soins hygiéniques qu'en formules médicamenteuses. Il importe d'abord d'écarter des malades les causes prédisposantes et déterminantes sous l'influence desquelles ont apparu les attaques hystériques. Si l'on pouvait toujours satisfaire pleinement à cette indication, la plupart des cas d'hystérie se termineraient par une guérison radicale. Mais il est bien difficile d'y parvenir.

Les distractions, les exercices modérés, les voyages, un régime substantiel, et les préparations ferrugineuses, les bains de mer, dans les cas si communs où l'hystérie affecte des sujets chlorotiques ou chloro-anémiques, sans préjudice des antispasmodiques appropriés, au premier rang desquels figure l'assa-fœtida, tels sont les principaux agents qu'il convient de mettre en usage.

Chez les jeunes filles dont l'hystérie tient à la *continence*, le mariage est le remède par excellence. Pinel s'exprime ainsi, en commençant ses considérations sur le traitement de l'hystérie : «Le siége primitif de l'hystérie, comme l'indique son nom, paraît être la matrice (1); très souvent aussi une continence austère est une de ses causes déterminantes; *ce qui a donné lieu à un moyen connu de toutes les matrones, et qu'Ambroise Paré décrit avec sa naïveté ordinaire :* aussi faut-il en revenir le plus souvent au précepte d'Hippocrate, qui recommande le mariage aux filles vierges attaquées d'hystérie. »

IV. Epilepsie.

§ Ier. Siége et caractères essentiels.

I. L'épilepsie, dit Esquirol (2), a pour caractère *pathognomonique* les convulsions, la suspension de toute sensibilité et la perte de connaissance. L'épilepsie est donc une ma-

(1) Nous avons vu précédemment ce qu'il fallait penser de cette localisation.

(2) *Des maladies mentales.* Paris, 1838. article ÉPILEPSIE, t. I, p. 274.

ladie convulsive, ou *clonique*, avec perte de connaissance. Esquirol ajoute qu'on a souvent pris l'épilepsie pour l'hystérie et réciproquement (nous reviendrons plus loin sur ce diagnostic différentiel).

II. M. le docteur Foville (1) s'exprime ainsi sur le siége et les caractères essentiels de cette maladie :

« C'est l'encéphale qu'il faut considérer comme le siége principal du désordre qui amène l'épilepsie. Mais pourquoi, tandis que l'intelligence et la sensibilité sont complétement abolies, l'action musculaire est elle portée au plus haut degré d'intensité qu'elle puisse atteindre? En d'autres termes, pourquoi, par suite d'*un dérangement subitement développé*, la portion des centres nerveux qui préside à l'intelligence et à la sensibilité est-elle anéantie dans son action, tandis que celle qui préside aux mouvements volontaires se trouve *assez violemment excitée* pour produire d'horribles convulsions?

» La science est encore trop peu avancée pour qu'on songe à résoudre ces questions secondaires. Bornons-nous à les signaler en passant, et cherchons si les travaux publiés sur l'épilepsie permettent de s'élever à des considérations de quelque importance sur sa véritable nature organique.

» Les recherches de MM. Bouchet et Cazauvieilh les ont conduits à établir une grande analogie entre l'aliénation mentale et l'épilepsie, et en définitive à prétendre que l'épilepsie est le résultat d'une inflammation chronique de la substance blanche du cerveau, comme l'aliénation chronique est le résultat d'une inflammation chronique de la substance grise des circonvolutions du même organe (2).

______

(1) Article Épilepsie du *Dictionnaire de médecine et de chirurgie*, t. VII, p. 412.

(2) Les recherches de MM. Bouchet et Cazauvieilh furent couronnées, en 1825, par la commission chargée d'examiner les mémoires présentés pour concourir au prix annuel fondé par Esquirol en faveur du meilleur

» Dans un rapport fort intéressant (1) sur ce mémoire, M. le docteur Bouillaud, tout en rendant hommage à la sagacité de ses auteurs, crut devoir élever quelques doutes sur l'idée que l'épilepsie consiste essentiellement dans une inflammation chronique pure et simple de la substance blanche du cerveau, se fondant principalement sur l'opposition qui existe entre l'explosion presque instantanée des accès épileptiques, leur peu de durée, leur retour périodique, l'absence de tout symptôme pendant des intervalles quelquefois très considérables, et l'altération constante qui constitue l'encéphalite caractérisée par l'endurcissement.

» Les réflexions de M. Bouillaud sont pleines de justesse, mais les faits rapportés par MM. Bouchet et Cazauvieilh n'en subsistent pas moins; je vais essayer, en traçant les résultats fournis par l'anatomie pathologique des épileptiques, de montrer les causes de l'interprétation forcée de MM. Bouchet et Cazauvieilh.

» Ces deux auteurs ont été dirigés dans leur travail par une idée constante; ils ont voulu montrer une analogie, une fraternité très grande entre l'épilepsie et l'aliénation mentale. Mais leurs remarques montrent simplement qu'en raison de leur siége dans le cerveau, ces maladies, loin d'être exclusives, se favorisent l'une et l'autre.

» Au reste, consultons les résultats de l'anatomie pathologique, et voyons ce qu'ils apprennent relativement à cette question.

travail sur les aliénations mentales. Je fus nommé rapporteur de la commission qui comptait parmi ses membres le docteur Georget, dont personne plus que moi ne regrette la mort prématurée. Le mémoire de MM. Bouchet et Cazauvieilh, ainsi que mon rapport, furent publiés dans les *Archives générales de médecine*, 1826, t. IX, p. 410; t. X, p. 5. Cette note était nécessaire à l'intelligence de ce qui va suivre.

(1) J'ai dû conserver le texte de M. Foville, et je remercie mon savant confrère de la manière dont il s'exprime sur un travail de ma jeunesse médicale.

» 1° Si vous examinez le système nerveux d'un épileptique chez lequel les attaques n'ont pas été suivies d'un trouble durable dans l'exercice des fonctions intellectuelles et locomotrices, vous ne trouverez aucune altération constante si ce malade a succombé à une affection étrangère à l'épilepsie. Vous ne trouverez rien, absolument rien qui diffère de l'état normal dans le plus grand nombre des cas de ce genre; dans quelques uns, vous rencontrerez des altérations, telles qu'un tubercule, un cancer, une production ostéo-calcaire, qui peut bien être regardée comme cause occasionnelle du désordre qui a excité les attaques; mais ce désordre lui-même a disparu, comme les symptômes; le tubercule reste pourtant, aucun phénomène ne trahit sa présence.

» 2° L'inspection des organes encéphaliques des épileptiques, sans complication de désordre permanent dans les fonctions intellectuelles et locomotrices, vous offrira une altération constante toutes les fois que ces malades seront morts dans leurs attaques. Cette altération sera une injection générale très forte de la substance encéphalique; la dure-mère, l'arachnoïde, le cerveau, le cervelet, etc., seront gorgés d'un sang livide; c'est aussi ce qu'on observe dans les mêmes organes des pendus, des asphyxiés. Ainsi cette altération constante chez les épileptiques morts dans l'attaque, n'est pas caractéristique de l'épilepsie; elle l'est plutôt de l'asphyxie à laquelle ont succombé les malades.

» 3° Chez les épileptiques offrant la complication d'un affaiblissement dans les mouvements, voici les altérations qu'on a le plus fréquemment observées :

» L'induration de la substance blanche encéphalique offrant un aspect mat; quelquefois, outre l'induration, injection générale de cette substance; dans le plus grand nombre des cas, dilatation considérable de ses vaisseaux sanguins. Quelquefois, diminution sensible dans la consistance générale de cette même substance, sorte de flaccidité, et en même temps, comme dans les cas précédents, dilatation considérable de ses vaisseaux. Ces altérations, aussi bien que l'endurcissement précédemment indiqué, se rencontrent dans toutes les parties blanches de l'encéphale, dans l'intérieur des hémisphères comme dans le corps calleux, les cornes d'Ammon, les hémisphères cérébelleux, la protubérance, les pédoncules cérébraux et cérébelleux ; c'est une altération générale autant que possible.

» Vous trouvez en même temps des inégalités à la surface de la substance grise, des marbrures, une teinte rosée dans son épaisseur ; quelquefois une augmentation ou une diminution sensible de consistance ; enfin, dans bien des cas, des adhérences entre la surface des circonvolutions et des membranes : en un mot, des traces de phlegmasie chronique dans les différentes parties de l'encéphale (1).

» Que peut-on conclure de ces données?

» 1° Les résultats négatifs de l'anatomie pathologique des épileptiques affectés d'attaques simples, sans complication de maladie mentale, démontrent qu'aucune altération constante n'existe dans le cerveau pour rendre raison de cette affection.

» 2° L'inspection des organes encéphaliques, chez les épileptiques sans complication, morts dans une attaque, montrant une congestion cérébrale énorme, faut-il considérer cette congestion comme la cause de l'épilepsie? Mais comment peut-on d'abord admettre qu'une congestion a eu lieu et s'est dissipée quelquefois dans l'espace de moins d'une minute? Comment expliquer par la congestion, qui sans contredit est moins forte au commencement de l'accès qu'à la fin, des symptômes dont la violence est diminuée, et cesse tout-à-fait lorsque la rougeur, la turges-

(1) Nous avons, en effet, signalé toutes ces altérations et quelques autres, en traitant des phlegmasies chroniques du cerveau et de ses membranes. (Voyez le chapitre IV du tome II de cette *Nosographie.*)

cence énorme de toutes les parties extérieures de la tête, la tension des jugulaires, restent encore pour montrer que le cerveau est dans le plus haut point de congestion?... La présence du sang dans le cerveau des épileptiques, au moment des attaques, n'explique rien des phénomènes essentiels de l'épilepsie. *Le sang est appelé, dans ces cas, par le travail morbide si actif dont le cerveau est le siége;* la congestion est augmentée, entretenue par les contractions énergiques et accélérées du cœur, et surtout par la tension convulsive des parois du thorax, par l'absence de véritables mouvements d'inspiration si essentiels au retour du sang veineux dans le centre de la circulation. Par suite de cette dernière circonstance, le sang s'amasse dans les jugulaires et de proche en proche dans les différentes parties de la face et du cerveau. Cet effet va toujours croissant à mesure que l'attaque se prolonge; ce n'est que lorsqu'elle a cessé, que les mouvements de dilatation de la poitrine ont repris leur rhythme, que la congestion cérébrale peut diminuer. Ce n'est donc pas à la présence du sang dans le cerveau, à la congestion cérébrale en d'autres termes, qu'il faut attribuer les phénomènes de l'épilepsie. N'oublions pas néanmoins l'importance de cette complication; souvenons-nous que l'épileptique, mourant dans son accès, meurt aussi bien d'asphyxie et de congestion cérébrale que du désordre propre à la maladie, et ne tombons pas dans un excès malheureux en négligeant une circonstance à laquelle une autre théorie accorde trop d'importance...

» Concluons que la *cause matérielle* de l'épilepsie simple est encore à fixer; qu'elle est vraisemblablement aussi passagère que la durée des attaques, qu'elle consiste vraisemblablement dans une altération du mécanisme de l'innervation, que nous devons avoir bien de la peine à saisir, ignorants comme nous le sommes de ce mécanisme à l'état normal. »

III. L'*ordre* de maladies dans lequel nous avons placé

l'épilepsie apprend suffisamment au lecteur quelle est notre opinion sur le *fond* même de cette maladie. Nous avons cru pouvoir la localiser dans les centres nerveux de la base de la masse encéphalique (protubérance annulaire, cervelet, etc.). Mais nous laissons indécise encore la question de toute *localisation* plus spéciale et plus précise. Est-ce dans la protubérance annulaire, est-ce dans le cervelet, est-ce dans ces deux centres nerveux réunis qu'il faut placer le point de départ de l'épilepsie? Des recherches ultérieures sont nécessaires à la solution de ce grave et difficile problème. La perte de *sentiment* qui est un des caractères essentiels de la névrose dont il s'agit, semble prouver que la protubérance annulaire est au moins pour quelque chose dans le siége de cette névrose. Les convulsions générales, celles des yeux et de toute la face, démontrent aussi que c'est réellement vers la partie la plus élevée du prolongement rachidien de l'encéphale que le principe du mal doit avoir son siége. Ajoutez à cela que les irritations artificielles exercées sur cette région des centres nerveux produit des convulsions violentes et vraiment épileptiformes.

IV. Plusieurs auteurs, parmi lesquels on doit citer M. Foville, ont admis deux espèces bien distinctes d'épilepsie; l'une, ou le *petit mal*, caractérisée par un simple vertige, suivi d'une perte de connaissance momentanée, sans convulsions; l'autre, ou le *grand mal*, caractérisée par la perte de connaissance avec violentes convulsions. Je ne sais trop si l'on est suffisamment autorisé à considérer comme *identiques* deux formes morbides dont l'une a pour élément prédominant un état d'exaltation, d'excitation ou d'irritation du centre nerveux où viennent aboutir les nerfs qui président aux mouvements volontaires, tandis que l'autre ne se révèle à nous que par une sorte de *syncope* de la vie animale ou de *deliquium vitæ*. Il est bien vrai que ce dernier caractère se rencontre aussi dans les convulsions épileptiques, et je ne puis disconvenir que sous ce rapport cette affection ressemble à l'espèce de syncope dont nous venons de parler D'un autre côté, suivant la remarque de M. Foville, les deux formes morbides désignées sous les noms de *grand* et de *petit mal* se développent irrégulièrement chez les mêmes malades, cet auteur déclarant, d'ailleurs, *qu'il n'est pas rare de ne voir que la première d'entre elles* (celle avec convulsions), *et qu'il est moins commun que la seconde constitue à elle seule toute la maladie.*

Quoi qu'il en soit, c'est à titre de maladie convulsive que l'épilepsie a été placée par nous dans l'*ordre* des affections que nous étudions, et c'est par conséquent à la forme convulsive de cette maladie que cet article est consacré. Nous aurons à revenir sur la forme non convulsive, et, si j'ose le dire, sur la *syncope épileptique*, dans la partie de cet ouvrage où nous traiterons d'un *ordre* de maladies opposées à celles qui font partie de l'*ordre* actuel.

La véritable épilepsie, telle que nous venons de la caractériser, se présente sous forme d'*accès* ou d'*attaques*, qui se reproduisent à des intervalles variables, le plus souvent assez réguliers. Elle affecte donc le type *intermittent*; mais chacun de ces accès constitue évidemment une maladie complète, c'est-à-dire que les différentes attaques ne sont pas en quelque sorte les facteurs d'une seule et même maladie, réflexion qui, pour le dire en passant, pourrait s'appliquer aux accès des fièvres intermittentes elles-mêmes.

§ II. Symptômes et diagnostic.

L'attaque épileptique éclate, chez un grand nombre de malades, sans être annoncée par aucun symptôme précurseur. Chez d'autres, elle est précédée de céphalalgie, d'éblouissements, de bourdonnements d'oreille et d'hallucinations variables. Chez quelques individus enfin, elle est précédée d'une sensation difficile à définir, d'une sorte

d'*aura* (*aura epileptica*), qui, partant d'un point plus ou
moins éloigné, remonte graduellement jusqu'à la tête, où
il est à peine parvenu, que soudain, le malade, comme
frappé de la foudre, pousse un cri, tombe et s'agite au
milieu de convulsions plus ou moins violentes. Voici d'ailleurs, d'après M. Foville, le tableau détaillé et les suites
d'une attaque d'épilepsie ordinaire (1).

« Dans les cas les plus ordinaires, saisi de son attaque,
l'épileptique pousse un cri, tombe sans connaissance; des
convulsions plus ou moins étendues se manifestent. Mais
il arrive aussi que les convulsions devancent la chute;
elles peuvent d'ailleurs offrir des combinaisons de mouvement très singulières, et semblent liées à des actes appris
dans l'état de santé. Ainsi, j'ai vu plusieurs fois une épileptique pousser un cri, pirouetter sur elle-même avec une
grande vitesse, en faisant convulsivement d'innombrables
signes de croix, puis tomber violemment à terre, où con-
tinuaient d'avoir lieu des convulsions qui n'offraient plus
rien d'extraordinaire dans leur forme; mais dans le plus
grand nombre de cas, le cri, la chute, les convulsions, se
suivent instantanément; l'éclair n'est pas plus rapide; les
convulsions offrent d'ailleurs autant de différences qu'il
peut y avoir de combinaisons dans l'action des muscles.
Tantôt elles portent sur le plus grand nombre de ces organes, et ébranlent tout le corps d'horribles secousses; le
plus souvent l'un des deux côtés du corps est plus violemment convulsé. La face est entraînée à droite ou à gauche;
le front, les sourcils, les globes oculaires, les lèvres tirés
par saccades en sens inverse; la mâchoire inférieure, violemment entraînée d'un côté à l'autre, et rapprochée de
la supérieure, produit d'affreux grincements; la fracture
des dents, la morsure, la dilacération, la section de la
langue, en sont des suites communes; ou bien, tirée vio-

____

(1) *Dict. de méd. et de chir. prat.*, art. ÉPILEPSIE, t. VII, p. 414.

lemment en bas, la mâchoire inférieure se luxe, la bouche reste largement et forcément ouverte. Pendant cette scène affreuse, les mouvements alternatifs de la respiration sont remplacés par de brusques secousses du thorax; l'air attiré et repoussé presque en même temps se combine avec des mucosités qu'il rend écumeuses; elles s'écoulent en moussant sur les lèvres, pénètrent d'un autre côté dans la trachée, et produisent en même temps un râle de suffocation et sans doute aussi la couleur livide de la face par l'obstacle qu'elles apportent à la libre introduction de l'air dans les poumons. C'est alors que la face a acquis son degré le plus violent de turgescence; elle est violacée, les lèvres bleuâtres; les veines jugulaires, énormément distendues, se dessinent en serpentant sur le cou; l'asphyxie est imminente : elle arrive assez souvent si de pareilles attaques se répètent en grand nombre et très rapprochées les unes des autres. Mais le plus ordinairement, les convulsions cessent par degrés, quelques inspirations profondes ont lieu, les mouvements du thorax reprennent peu à peu leur harmonie, la face perd sa coloration livide; les yeux s'entr'ouvrent, et après être resté quelque temps dans une sorte de stupeur, l'épileptique a repris connaissance; mais il est abîmé de fatigue. Un besoin impérieux de sommeil lui prescrit un repos après lequel il revient à peu près à son état naturel, à moins qu'un accès de manie ou de démence ne succède pour quelque temps à cette attaque.

Chez un assez grand nombre d'épileptiques, les attaques, quelle que soit leur forme, arrivent aussi bien dans le sommeil que dans la veille; dans le premier cas, les malades en sont instruits par l'extrême fatigue qu'ils éprouvent en se réveillant.

Il n'est pas rare que pendant les attaques, surtout les grandes, les malades laissent aller l'urine, les matières fécales, le sperme; il est superflu d'ajouter que pendant leur durée, les mouvements du cœur et des carotides sont d'une force, d'une vitesse désordonnées, qu'en même temps la peau se couvre d'une sueur abondante.

Chez la plupart des épileptiques, la mémoire s'affaiblit peu à peu à mesure que les attaques se renouvellent; on observe dans leurs intervalles une diminution de l'intelligence qui, graduellement augmentée, amène enfin une démence confirmée. Chez d'autres, les attaques sont suivies d'accès de manie de la plus grande violence. Leur répétition prépare et accélère la même fin déplorable, la démence. Il n'est pas rare qu'à la suite d'attaques épileptiques, il existe pendant plusieurs jours une hémiplégie complète ou seulement la paralysie d'un membre.

Enfin, chez ceux qui sont le moins sévèrement traités, une extrême irritabilité, des emportements violents, un besoin désordonné d'action musculaire, et, en même temps, l'affaiblissement des membres pour les moindres causes, sont les conséquences les moins graves de la souffrance du cerveau dans les attaques; mais dans ces cas mêmes, il reste sur le facies de l'épileptique une empreinte particulière qu'un œil exercé reconnaît sans peine au premier abord. »

II. Il est peu de maladies avec lesquelles l'épilepsie puisse être confondue. L'hystérie, avec laquelle elle offre peut-être le plus de ressemblance, en diffère essentiellement par l'absence de la perte complète de connaissance durant les attaques, par l'absence d'écume à la bouche, par les cris, les rires, les larmes, qui accompagnent souvent les convulsions, etc., etc.

Les convulsions épileptiformes qu'on observe, soit chez les enfants, soit chez les adultes, soit surtout chez certaines femmes en couche, celles qui sont symptomatiques d'autres affections, telles qu'une méningite des centres nerveux situés à la base de l'encéphale, ou qui sont produites par des agents toxiques, etc., ne diffèrent point, au fond, de l'épilepsie ordinaire ou spontanée, pour me servir d'une expression généralement employée, bien qu'elle soit très vicieuse en elle-même. Cependant il importe de distinguer ces convulsions de l'épilepsie ordinaire, en réservant à celle-ci le nom d'*épilepsie proprement dite*, et en désignant les convulsions dont il s'agit sous le nom de *convulsions épileptiformes* que nous avons employé tout-à-l'heure, ou bien en joignant au mot *épilepsie* un adjectif qui la caractérise, ainsi qu'on le pratique dans les dénominations d'*épilepsie saturnine*, *épilepsie puerpérale*, etc.

§ III. Causes.

I. De toutes les causes déterminantes de l'épilepsie proprement dite, la frayeur est incontestablement la plus ordinaire et la plus puissante. Les excès vénériens, l'onanisme en particulier, occupent le second rang.

Certains agents toxiques, ainsi que je l'ai déjà noté plus haut, donnent lieu à des accès de convulsions épileptiformes, quelquefois si violentes qu'elles entraînent souvent la mort des sujets. Telle est, entre autres, l'*épilepsie saturnine*, sur laquelle nous aurons à revenir en nous occupant de l'*infection saturnine* (1).

II. Il y a, très souvent, pour cette maladie comme pour l'aliénation mentale, etc., etc., une prédisposition organique ou native qu'il importe de prendre en sérieuse considération. L'épilepsie est au rang des maladies qui méritent, au plus juste titre, la dénomination d'*héréditaires*.

(1) On a publié dans les *Annales de chirurgie française et étrangère* (janvier 1841) un cas d'épilepsie *occasionnée par une lésion traumatique des nerfs de la main*. Était-ce bien une épilepsie que la maladie dont il est question dans ce cas? Une pareille cause est bien plus propre à produire le tétanos. Quoi qu'il en soit, l'amputation ayant été pratiquée, on trouva, dit-on, les altérations suivantes : *les branches digitales du nerf médian et du cubital* ont QUATRE FOIS *leur volume ordinaire*, *surtout près de leur terminaison ; leurs extrémités renflées se trouvent engagées dans une cicatrice très dure ; elles sont rouges, et leur tissu offre plus de dureté qu'à l'état normal*. Je rappelle ce fait sans en garantir toutes les circonstances.

§ **IV**. **Pronostic**.

I. Considérant que l'altération, quelle qu'elle soit, qui produit l'épilepsie, étant très passagère, doit pour cela même rentrer dans la classe de celles qui peuvent complétement disparaître, M. Foville pense que *c'est peut-être pour n'avoir pas distingué avec assez de soin les cas simples de ceux qui offrent des complications désespérantes, qu'on a porté un jugement désespérant sur l'épilepsie, dont bon nombre de cas, s'il ne s'abuse, doivent être susceptibles de guérison.* Toutefois, notre savant confrère ajoute que l'épilepsie est une maladie toujours grave, et que tous les cas de cette maladie qui offrent, comme complication, des désordres persistants dans les fonctions intellectuelles et locomotrices sont vraisemblablement toujours au-dessus des ressources de la nature.

II. Tout le monde sait quelle répulsion involontaire inspirent en général les sujets épileptiques. Ne fût-ce que sous ce rapport, l'épilepsie est une affection des plus déplorables, et dont le pronostic est toujours sérieux. Elle peut, d'ailleurs, par elle-même, quand les attaques sont d'une violence extrême, entraîner la mort des sujets. D'un autre côté, quand elle se prolonge pendant des années, et qu'elle revient à des intervalles assez rapprochés, elle finit par être suivie d'une dégradation intellectuelle et morale pire en quelque sorte que la mort.

§ **V**. **Traitement**.

I. L'épilepsie a défié jusqu'ici tous les moyens de la thérapeutique. Ce n'est pas qu'on ne possède un certain nombre de cas de cette maladie qui se sont terminés par la guérison. Mais il n'est pas clairement démontré que, dans ces cas, les moyens de l'art aient été pour beaucoup ou même pour quelque chose dans la guérison.

La plupart des médicaments que j'ai énumérés, dans nos considérations générales sur le traitement des névroses actives ont été opposés à l'épilepsie. Les préparations de valériane, en particulier, ont été préconisées, mais il faut avouer qu'elles ne sont guère moins précaires que les autres. Depuis quelques années, on a proposé l'indigo (bleu de Prusse). Les succès qu'on prétend avoir obtenus de l'emploi de ce moyen ont grandement besoin de confirmation. Les sétons, les cautères à la nuque sont au rang des moyens les plus énergiques dont on ait tenté l'usage. Ils constituent avec la valériane et quelques autres substances de la même espèce, la base du traitement de l'épilepsie.

II. On comprend assez qu'il faut, avant tout, éloigner les causes connues de la maladie, et que les moyens hygiéniques doivent seconder les agents de la thérapeutique proprement dite. Puisque je viens de signaler l'importance d'éloigner les causes connues de l'épilepsie, si l'on veut obtenir quelques résultats favorables des moyens curatifs, je ne terminerai pas sans mentionner ici une observation qui a été publiée en 1844, dans le journal l'*Expérience*, sous le titre de *Cas remarquable de convulsions puerpérales épileptiformes, survenues au sixième mois de la grossesse, et guéries par l'ouverture d'une ancienne cicatrice frontale*. Mais je m'en tiens à cette simple mention et je ne me constitue pas le garant du fait. Les conclusions qu'on pourrait en tirer sont, en effet, trop graves pour qu'il soit permis de l'adopter sans contrôle et pour ainsi dire sans plus ample information.

V. Chorée, ou danse de Saint-Guy (1), et tremblements musculaires choréiformes.

§ Ier. Considérations sur les caractères essentiels et le siége du tremblement musculaire en général et sur la chorée en particulier.

I. Quel est le *genre* de désordre des mouvements musculaires en lequel consistent la chorée et quelques trem-

(1) L'origine de cette seconde dénomination mérite qu'on s'y arrête quelques instants. On prétend, non sans quelque exagération, peut-être,

blements musculaires ? Et à quelle *espèce* de lésion du système nerveux faut-il rapporter ce désordre? C'est là un double problème dont la solution est loin d'être la même dans les différents auteurs.

Voici ce que M. le docteur Calmeil a écrit (1) sur la question qui nous occupe :

« La chorée, ou danse de Saint-Guy, qui n'est qu'un *symptôme* d'une affection cérébrale inconnue, et que Pinel avait placée primitivement dans la classe des asthénies musculaires, n'est pas toujours aussi facile à distinguer qu'on pourrait le croire de la *paralysie générale* des aliénés. Je dois appeler l'attention sur le diagnostic différentiel de ces deux maladies, parce que, dans quelques cas, il m'a embarrassé, et que les lumières des personnes qui m'entouraient n'ont pu éclaircir mes doutes (2). »

Le même auteur s'exprime ainsi, au sujet des tremblements musculaires proprement dits :

que, vers la fin du quinzième siècle ou le commencement du seizième, la maladie que nous étudions était endémique en Souabe, et que pour en être guéris ou préservés, les habitants de cette contrée se rendaient chaque année, au mois de mai, à une chapelle rurale, près d'Ulm, dédiée à un saint que les Allemands appellent *saint Weit*, et les Français *saint Guy*, auquel ils adressaient des vœux et des prières. Sydenham fait mention de l'affluence du peuple à cette chapelle, où les personnes des deux sexes venaient, à un jour précis, sauter et danser d'une manière extravagante et fanatique. De là, si nous en croyons certains auteurs, est venue la dénomination de danse de *Saint-Weit* ou de *Saint-Guy*. (Voyez *Mémoire sur la chorée épidémique du moyen âge*, par J.-P. Hecker (*Annales d'hygiène publique*, t. XII, p. 312.)

Le docteur Bouteille, qui, en 1810, publia une *Monographie* sur cette névrose, lui donna, le premier, le nom de *chorée*.

(1) *De la paralysie considérée chez les aliénés*, Paris, 1826, page 360.

(2) Malheureusement M. Calmeil n'a pas mis les caractères de la chorée en présence de ceux de la paralysie générale, se fondant sur ce que l'*aspect* de la première est rarement le même chez deux individus différents, et sur ce qu'on a souvent décrit sous le même titre des objets qui, selon lui, manquent entièrement d'analogie. Il est bien à souhaiter que M. Calmeil, comme il l'avait annoncé, revienne par la suite sur cet important sujet.

« Les tremblements (*tremor* des nosologistes) m'ont parfois jeté dans la même incertitude ; j'ai eu sous les yeux des vieillards aliénés dont la voix était tremblante, dont la tête et les mains étaient continuellement en mouvement, dont la démarche était comme cadencée, et qui du reste jouissaient d'une bonne santé : une maladie accidentelle mettait fin à leurs jours avant que la lésion des mouvements se fût accrue, et je me demandais s'ils avaient présenté les symptômes propres à la *paralysie générale* qui débute. J'espère que de nouvelles études m'aideront à résoudre ces dificultés. Combien voit-on naître de difficultés semblables lorsqu'il est question de rapporter à leur type une foule de désordres de la locomotion (1) ! »

Les tremblements musculaires dont il s'agit et la chorée elle-même tiennent donc en quelque sorte une place à part parmi les lésions que les mouvements du système musculaire de la vie animale peuvent éprouver. On observe le tremblement musculaire en général dans des cas en apparence très différents. C'est ainsi, par exemple, que les muscles sont agités de tremblotements ou de véritables tremblements, et chez les individus atteints de cette excitation musculaire, voisine des convulsions, qu'on observe dans la période d'irritation de la méningo-encéphalite aiguë,

---

(1) Les difficultés signalées ici par M. Calmeil ne sont souvent que trop réelles. Mais les connaissances que nous avons acquises sur les fonctions de *coordination* des mouvements dévolues à certains centres nerveux, permettent de résoudre aujourd'hui quelques unes de ces difficultés. Quelques unes des espèces de tremblement auxquelles M. Calmeil semble faire allusion, ne sont, à parler rigoureusement, ni des *convulsions* ni des *paralysies* musculaires ; elles sont le résultat d'une *coordination vicieuse*, d'une sorte d'*incohérence* dans les mouvements qui concourent à l'exécution de certaines fonctions, comme le délire proprement dit ou la folie *intellectuelle* est le résultat d'une *incohérence*, d'un *désordre* dans les idées. Sous ce rapport, on pourrait, par une sorte de métaphore médicale, donner aux mouvements *désordonnés*, *incohérents*, *ataxiques*, dont il s'agit, les noms de *délire* ou de *folie des mouvements*.

et chez les individus menacés de cette paralysie musculaire connue sous le nom de *paralysie des aliénés*, et chez
les individus atteints de fièvre intermittente, à son premier
stade ; et chez les individus en proie à une vive émotion
morale, une vive frayeur, surtout ; et chez les individus qui
abusent des boissons spiritueuses, le tremblement coïncidant souvent alors avec le délire (*delirium tremens*, genre
de délire qu'on observe aussi à la suite des grandes opérations, des grandes blessures), et chez les individus soumis
à l'influence des émanations mercurielles, etc., etc.

Certains tremblements musculaires se transforment
souvent en convulsions véritables et souvent aussi ils se
convertissent en paralysie! Qu'est-ce à dire? sinon que
quelquefois le phénomène n'est, à la rigueur, ni un *excès* ni
un *défaut* de l'action nerveuse normale qui préside à l'action musculaire, mais une sorte d'*aberration*, de *désordre*,
d'*incoordination*, d'*ataxie*, de cette action. Il est alors, je le
répète, par rapport aux actes musculaires, ce qu'est le
délire par rapport aux actes intellectuels, et constitue par
conséquent une sorte de délire musculaire.

Le tremblement *désordonné* qui nous occupe produit,
d'ailleurs, des effets très divers selon les fonctions spéciales des organes dont il affecte les muscles, et de là des
noms différents pour chacune des principales espèces de
tremblement, tels que *titubation* pour le tremblement des
membres inférieurs, *bégaiement* pour celui des organes
chargés de l'articulation des sons, etc., etc.

Le tremblement dont nous nous proposons de faire ici
particulièrement l'histoire, soit qu'il constitue la chorée
proprement dite, soit qu'il consiste seulement en un
désordre qui s'en rapproche, a pour siége spécial les
membres, et surtout les membres inférieurs, considérés
comme organes de la station et de la locomotion, et c'est
pour cela que nous l'avons rattaché aux névroses du
cervelet.

En traitant de la cérébellite (t. II, pag. 76 de cette Nosographie), j'ai dit :

« Certaines affections désignées sous le nom vague de *mal dies nerveuses* ne tarderont probablement pas à rentrer dans la classe des lésions particulières au cervelet : telles sont entre autres celles caractérisées, tantôt par la crainte de tomber en marchant, tantôt par une tendance irrésistible à reculer, tantôt par un besoin invincible de courir, d'exécuter des sauts, des culbutes, des pirouettes extraordinaires, sans aucun motif raisonné. (J'ai connaissance de deux cas de ce dernier genre, extrêmement curieux, recueillis par feu le docteur Cassan, dans le service de M. Duméril à la maison de santé). »

Ces formes particulières de névroses des fonctions de la station et de la locomotion sont encore trop peu connues pour pouvoir être l'objet de monographies spéciales. Nous ne les signalons que pour mémoire, et maintenant nos considérations vont porter spécialement sur la chorée ou danse de Saint-Guy. Le désordre des mouvements musculaires qui en constitue le caractère pathognomonique, doit-il être rangé parmi les paralysies, comme le veulent Galien, Mead, etc., ou parmi les convulsions, comme le prétend Sydenham, et avec lui la pluralité des auteurs? ou bien enfin ce désordre est-il, ainsi que le soutiennent Baumes, Pinel, et quelques autres nosologistes, un mélange bizarre de convulsion et de paralysie? Selon le docteur Bouteille, c'est une erreur notable que de croire, avec Sydenham, que la chorée appartient à la classe des convulsions. Cet auteur pense qu'elle tient plus de la paralysie que de la convulsion, et que c'est une espèce d'hémiplégie. Mais ce qui prouve que ses idées à ce sujet n'étaient pas bien arrêtées, c'est qu'avant de soutenir l'opinion ci-dessus indiquée, il avait dit, dans sa définition de la chorée, que cette affection *consiste dans des mouvements convulsifs...*

Quiconque observera attentivement les mouvements choréiques ne tardera pas à se convaincre qu'ils ne constituent, à proprement parler, ni des convulsions ni une paralysie incomplète. Je dis incomplète; car on ne peut pas supposer qu'aucun auteur ait attribué des mouvements tels que ceux de la chorée, à une paralysie réelle et complète. Mais, dira-t-on, si la chorée n'appartient ni aux maladies convulsives ni aux paralysies, qu'est-elle donc? A cela je répondrai que les lésions que peuvent subir des mouvements coordonnés, tels que ceux de progression, de préhension, etc., ne sont pas uniquement des lésions en plus ou en moins, mais aussi un trouble dans l'association, la combinaison, la coordination normale de ces mouvements; et j'ajouterai que c'est à ce dernier genre de lésions qu'il faut rattacher la chorée. Il me semble que telle est bien réellement l'espèce de désordre qui caractérise cette névrose. Si cette opinion était aussi juste qu'elle me le paraît, la chorée serait pour les centres nerveux qui coordonnent les mouvements lésés dans cette affection, ce qu'est pour les centres nerveux qui président aux phénomènes intellectuels, cette espèce de folie dans laquelle les malades *déraisonnent* invinciblement, *jugent de travers*, associent vicieusement leurs idées, sans que ces idées soient nécessairement elles-mêmes ou exaltées ou affaiblies.

Quelques uns des auteurs qui, les premiers, ont écrit sur la chorée, tels que Plater, Hortius, Sennert, Tulpius, Bairo, ont émis une opinion qu'il ne faut pas confondre entièrement avec celle que je viens de proposer. Ces médecins considéraient la chorée comme un désir effréné, une fureur insensée de danser. Cette manière de voir, que Sauvages et Cullen semblent avoir adoptée, avec quelques modifications, ne me semble point tout-à-fait exacte. La dansomanie ou choréomanie est une véritable vésanie qui diffère de la chorée proprement dite, 1º en ce qu'elle suppose nécessairement une lésion morale qui ne fait pas partie essentielle de la chorée ; 2° en ce que cette exaltation pure et simple d'un penchant naturel coïncide avec la possibilité d'exécuter les mouvements qui s'y rattachent, tandis que la chorée suppose un désordre involontaire des mouvements des membres incompatible avec la danse régulière.

Il ne suffit pas de savoir quelle est la nature de la lésion fonctionnelle qu'on observe dans une maladie ; il importe encore de déterminer à quel ordre de lésion organique correspond cette lésion fonctionnelle, puisque celle-ci n'est pour ainsi dire que l'ombre de l'autre. Georget pose cette question : « La chorée ne serait-elle qu'un mode de l'irritation du cerveau ? » Et il avoue que l'anatomie pathologique ne nous a rien appris qui puisse éclairer cette question. Chargé de l'article *Chorée* du *Dictionnaire de médecine et de chirurgie pratiques*, je m'exprimais en ces termes sur cette question :

« Privés que nous sommes ici du flambeau de l'inspection directe, nous ne pouvons employer à la solution du problème dont il s'agit que la lumière incertaine et douteuse de l'analogie et de l'induction. Or, si l'on ne perd pas de vue les rapprochements que nous avons faits antécédemment entre la chorée et certaines aliénations mentales, et si l'on réfléchit ensuite que ces aliénations sont souvent le résultat d'une phlegmasie cérébrale, on sentira que des observations ultérieures permettront peut-être de répondre affirmativement, au moins dans quelques cas, à la question posée par Georget. »

Je dois ajouter ici que les cas dont il s'agit n'appartiendraient pas à l'ordre de ceux qui nous occupent, puisqu'ils se rapporteraient, non à une simple irritation, à une névrose active, mais à une véritable inflammation.

Ces cas, comme ceux dans lesquels l'aliénation mentale est la conséquence d'une phlegmasie de la substance grise de la pulpe cérébrale, rentrent dans ceux qui ont été l'objet de notre premier ordre des irritations; nous renvoyons donc le lecteur à la description que nous avons tracée des diverses formes de phlegmasies des centres nerveux.

II. Les auteurs n'avaient point tenté jusqu'ici de *localiser* la chorée, c'est-à-dire de lui assigner un siége précis dans le système cérébro-spinal.

Pinel a placé cette maladie parmi les *névroses* de la locomotion et de la voix, entre la névralgie et le tétanos, et se contente de la faire provenir de l'*influence nerveuse* (1). Mais quoi de plus vague que ce mot *influence nerveuse*, employé *seul*, quand on réfléchit à toutes les espèces d'influence nerveuse qu'on est obligé d'admettre aujourd'hui! de quel centre nerveux cette influence tire-t-elle son origine? est-ce de la moelle spinale, de la moelle allongée, ou du mésocéphale, ou du cervelet, ou du cerveau? les auteurs se taisent complétement sur cette question.

Dans l'article *Chorée* du *Dictionnaire de médecine et de chirurgie pratiques*, je me hasardai à dire que le cervelet présidant à la coordination des mouvements de station et de progression, et la chorée ayant pour caractère fondamental l'impossibilité de cette coordination régulière, on était naturellement conduit à considérer cet organe comme étant, dans certains cas du moins, le siége de la lésion, quelle qu'elle soit, qui détermine la *chorée*. Depuis l'époque où cet article a paru, les études nouvelles que j'ai faites n'ont pu que me confirmer dans cette opinion, en ce qui concerne la *chorée* proprement dite, ou le désordre, l'*ataxie* des mouvements de station et de progression.

(1) *Que de maladies différentes*, dit-il, en commençant l'étude de cet ordre de névroses, *semblent naître d'une même cause*, l'INFLUENCE NERVEUSE! *névralgies, spasmes, tétanos, convulsions, danse de Saint-Guy, tremblement, paralysie, aphonie, voix convulsive*, etc. On voit que Pinel confond ici des névroses d'un génie bien différent.

§ II. Symptômes, type et durée.

I. Le caractère essentiel et vraiment pathognomonique de la chorée, considérée sous le point de vue symptomatique, consiste, selon les auteurs, en des mouvements désordonnés et irrésistibles d'un certain nombre des organes qui sont mus par le système locomoteur volontaire. D'après ces auteurs eux-mêmes, la chorée en général serait donc pour les fonctions locomotrices volontaires ce que sont pour les fonctions intellectuelles certaines formes de l'aliénation mentale. La lésion des mouvements qui caractérise la chorée varie beaucoup, relativement au nombre des parties qu'elle peut affecter : sous ce point de vue, la maladie pourrait être divisée en générale et en partielle. Toutefois la chorée partielle est beaucoup plus commune que la chorée générale. Chez la plupart des malades l'affection est bornée aux membres d'un seul côté.

La description que Sydenham a donnée de la chorée ayant servi de modèle aux auteurs qui lui ont succédé, nous croyons convenable de la reproduire ici : « La chorée, » dit ce profond observateur, est une espèce de convulsion » à laquelle sont sujets les enfants de l'un et de l'autre » sexe, depuis l'âge de dix ans jusqu'à quatorze. Elle se » manifeste par une sorte de boitement ou plutôt de non-» stabilité de l'une ou de l'autre jambe, que le malade, en » voulant marcher, tire à lui, à la manière des idiots. La » main du côté de la jambe affectée l'est aussi, et cette » main, appliquée à la poitrine ou à toute autre partie, n'y » peut rester fixée même momentanément; entraînée par » un mouvement involontaire, elle change aussitôt de » place, quelque effort que fasse le malade pour l'en em-» pêcher. Et si celui-ci veut, par exemple, porter un verre » à la bouche pour boire, il ne peut l'y porter directe-» ment, mais seulement après mille gesticulations, *à la*

» *manière des histrions ;* enfin, le hasard lui faisant rencon-
» trer la bouche, il vide rapidement le verre, et avale le
» liquide qu'il contient d'un seul trait, *comme s'il voulait*
» *faire rire les spectateurs* (1). »

La description tracée par Sydenham s'applique à un
assez bon nombre de cas particuliers; mais on se tromperait singulièrement, si l'on croyait qu'elle représente toutes
les formes que peut revêtir la chorée, formes infiniment
variées, selon que le désordre musculaire est plus ou moins
prononcé, et qu'il occupe un plus ou moins grand nombre
de parties. Ce ne sont pas seulement, en effet, les membres
qui, dans cette maladie, peuvent être en proie aux contorsions les plus bizarres, aux agitations les plus étranges;
mais il en est quelquefois de même des diverses divisions
de la face ; et comme ces contorsions, ces aberrations produisent les sauts, les bonds, les *pas*, les *pirouettes* les plus
extraordinaires ou les gesticulations les plus singulières,
selon qu'elles affectent les membres inférieurs ou bien les
supérieurs; ainsi, quand leur siége est au visage, il en résulte les plus folles grimaces, la mimique la plus ridicule.
Les mouvements du cou, et par suite ceux de la tête, présentent chez quelques sujets les mêmes irrégularités que
ceux des parties déjà indiquées. Les mouvements de la
langue, ainsi que du larynx, ne sont pas exempts de ces
irrégularités : de là des phénomènes particuliers, tels
qu'une difficulté dans l'exercice de la voix et de la parole,
le bégaiement, des éclats de rire sans motif, etc., etc.

Ces mouvements *choréiques* des muscles du larynx et de
la langue ont été regardés à tort par quelques auteurs
comme appartenant à une lésion essentiellement différente

(1) Sous le nom de *scelotyrbe*, Galien avait ainsi décrit la chorée :
scelotyrbe in perturbatione seu in specie solutionis cruris consistit; ità **ut**
erectus homo ambulare non potest, et latus alias in rectum, quandoque
sinistrum in dextrum, nonnumquam dextrum in sinistrum circumfert,
interdumque pedem non attollit, sed trahit, *velut qui* **magnos** *clivos*
ascendunt.

de celle qui produit les mouvements désordonnés des membres. Si, lorsque la lésion occupe les membres inférieurs, les malades, au lieu de marcher comme dans l'état normal, boitent, courent, sautent, dansent pour ainsi dire, tandis qu'ils parlent de la manière la plus bizarre quand la lésion affecte le larynx et ses dépendances, cette différence tient évidemment à celle qui existe entre les fonctions des premiers et celles des seconds ; et si la maladie tire particulièrement son nom de la lésion des mouvements des membres, c'est que cette lésion aura frappé plus vivement que celle des autres parties l'attention des premiers observateurs. Ce n'est pas la première fois, d'ailleurs, que la dénomination d'une maladie qui affecte plusieurs divisions d'un même système ne signifie autre chose que la lésion d'une seule de ces divisions.

Quoi qu'il en soit, ce n'est qu'à la *chorée spéciale* des membres inférieurs qu'il faut appliquer ce que nous avons dit précédemment du siége de la lésion productrice de la *chorée* dans le cervelet.

Au reste, ce n'est qu'en parcourant un certain nombre d'observations particulières de chorée, que l'on pourra se faire une juste idée de toutes les formes dont est susceptible cette espèce de *folie musculaire*.

Quelques uns des auteurs qui ont écrit sur la chorée, tels que le docteur Bouteille, Georget, etc., mettent au rang des symptômes de cette maladie *un idiotisme léger, une légère altération des fonctions intellectuelles*. Ce phénomène se rencontre effectivement chez plusieurs des individus atteints de chorée, quoique Sydenham n'en ait fait aucune mention ; mais il n'en est pas moins vrai que, toutes les fois qu'il existe, il est l'indice d'une complication, et que par conséquent il ne saurait être considéré comme un symptôme essentiel de la chorée. On expliquera facilement la fréquence de cette complication, si l'on réfléchit que les centres nerveux qui président à l'intelligence et aux mouvements volontaires, font partie d'un même système, et que partant la lésion simultanée de ces centres nerveux doit être assez commune. Au reste, la coïncidence fréquente d'un léger degré d'aliénation mentale avec la chorée, n'est-elle pas une des circonstances dont on pourrait s'*autoriser* pour soutenir l'opinion émise plus haut, savoir que la chorée est une sorte de *folie* propre aux centres nerveux qui coordonnent les mouvements volontaires?

La chorée simple n'entraîne aucun désordre notable dans les fonctions dont l'ensemble constitue la *vie organique*. Elle n'excite aucune réaction fébrile.

La chorée n'est point, en général, une maladie douloureuse. Je dis en général ; car, dans deux des observations recueillies par le docteur Bouteille, il existait de la douleur à la tête. L'auteur ne fait pas mention du siége précis de la douleur dans un de ces cas; dans l'autre, il dit que *la douleur était surtout rapportée à l'occiput pendant la violence des accès*. Le docteur Bouteille place la chorée céphalalgique dans l'espèce qu'il a désignée sous le nom de chorée *secondaire* ou *deuto-pathique*, et l'on peut voir par les observations de ce médecin que cette espèce de chorée est ordinairement compliquée d'une autre maladie, telle que la manie, l'hystérie, l'épilepsie.

II. La chorée se déclare tantôt d'une manière subite, tantôt au contraire lentement. Sa marche peut être continue, rémittente ou intermittente. La durée de cette maladie est très variable : elle peut être de quelques jours seulement, de quelques mois, ou de plusieurs années.

§ III. Causes.

I. Parmi les causes prédisposantes de la chorée se placent le sexe féminin, le tempérament nerveux, l'hérédité, l'enfance. Relativement à l'âge, il paraît certain que c'est surtout depuis dix jusqu'à quatorze ans que sévit la chorée;

mais elle n'est pas l'apanage exclusif de cette période de la vie, comme l'avait avancé Sydenham dans le passage que nous avons cité plus haut, et l'on peut même dire qu'à la rigueur il n'est aucun âge qui en soit tout-à-fait exempt.

Les causes déterminantes de la chorée ne sont pas toujours faciles à saisir. On a considéré comme telles une vive frayeur, un accès de colère, des contrariétés violentes et répétées, la jalousie ; quelques auteurs attribuent un grand nombre de chorées à la présence des vers, à la difficulté ou à la suppression de la menstruation, à l'onanisme. Quelquefois la maladie est le résultat d'une chute sur la tête (le docteur Bouteille rapporte deux faits de ce genre). Enfin la chorée se déclare, dans certains cas, par suite de l'extension d'autres maladies des centres nerveux, telles que l'épilepsie, l'hystérie et l'aliénation mentale.

§ IV. Traitement.

I. Avant d'exposer les moyens que l'art peut opposer à la chorée, il n'est pas inutile de faire remarquer que, selon quelques auteurs, cette maladie guérit quelquefois par le seul bénéfice de la *nature*. Les circonstances sous l'influence desquelles s'opère cette heureuse terminaison ne sont pas toutes bien connues ; néanmoins, il en est sur lesquelles l'observation paraît avoir fourni quelques données. C'est ainsi, par exemple, que l'on a vu, dit Georget, la chorée se dissiper, chez les jeunes filles, à l'époque de la puberté, lors de l'éruption du flux menstruel. D'autres fois, le même effet a coïncidé avec l'apparition d'une abondante hémorrhagie nasale ; et, dans les cas où cette hémorrhagie n'a pas été suivie d'une entière guérison, on a observé que du moins les symptômes de la chorée avaient diminué d'intensité. Le docteur Bouteille affirme, de son côté, qu'il n'existe aucune observation qui prouve que la chorée ait été guérie par quelque hémorrhagie naturelle. Il convient seulement que le cours des menstrues, en s'établissant d'une manière régulière, sert puissamment à consolider la guérison. Une des observations rapportées dans son ouvrage semble prouver aussi qu'une épistaxis peut exercer une influence salutaire sur la terminaison de certaines chorées.

II. Quant aux remèdes qu'on a recommandés contre la chorée, ils sont extrêmement nombreux : il n'est peut-être pas une seule classe parmi les agents thérapeutiques qui n'ait été mise à contribution pour le traitement de cette névrose; d'où il est aisé de conclure qu'il lui a été opposé des méthodes curatives tout-à-fait contraires, ce qui n'a pas empêché chaque praticien de citer des cas de guérison à l'appui de sa méthode. On peut voir dans la monographie du docteur Bouteille le tableau de ces contradictions thérapeutiques, qu'il serait trop long de dérouler ici. Ce médecin conseille, à l'exemple de Sydenham, l'emploi alternatif des saignées et des purgatifs, méthode purement empirique entre les mains de Sydenham, et que Bouteille, au contraire, a cherché à *rationaliser*. Quoi qu'il en soit des raisons sur lesquelles se fonde le docteur Bouteille pour adopter la méthode dont il s'agit, ce qu'il y a de certain, c'est que, dans les dix observations rapportées par ce praticien, cette méthode a été mise en usage, et qu'elle a réussi. Au reste, il se l'est, en quelque sorte, appropriée par les règles auxquelles il l'a soumise; règles que l'on chercherait vainement dans les ouvrages de ses prédécesseurs, et qui, pour la plupart, sont marquées au coin d'une saine expérience. Il ne s'est pas borné, comme on pourrait le croire, à la saignée générale, mais il a mis aussi en pratique la saignée locale par l'application des sangsues. Le nombre des émissions sanguines que le docteur Bouteille a prescrites aux jeunes choréiques a été ordinairement de deux; il n'a jamais excédé trois. Souvent la première émission ne produisait aucun soulagement, tandis que la suivante était évidemment avantageuse. Outre les purgatifs et les émissions sanguines, le docteur Bouteille recommande les tempérants ou rafraîchissants, ainsi que les calmants, soit mucilagineux, soit antispasmodiques.

Si je me suis un peu étendu sur les moyens employés par Bouteille, c'est qu'ils comprennent presque tous ceux qui ont été vantés par d'autres praticiens, et que, d'ailleurs, l'auteur rapporte des observations détaillées à l'appui de ses préceptes. Je crois, toutefois, que les idées un peu plus précises que nous possédons aujourd'hui sur le siége et la nature de la chorée, permettent de modifier avec quelque avantage les préceptes de ce praticien sur l'emploi des saignées locales. Peut-être conviendrait-il, dans les cas de chorée récente, *si cette névrose s'élevait au degré voisin de la phlogose,* d'insister sur les applications de sangsues derrière les oreilles et à la nuque. Dans les chorées déjà anciennes, il ne faudrait pas, sans doute, négliger absolument ce moyen, mais il serait utile de recourir en même temps et principalement aux révulsifs, tels que cautères, moxas, sétons, également appliqués dans les régions indiquées tout-à-l'heure. C'est à l'expérience qu'il faut s'en remettre du soin de juger ces prescriptions, que l'induction seule nous autorise jusqu'ici à établir.

Parmi les antispasmodiques employés contre la chorée, il faut principalement citer : 1° le camphre, dont Poissonnier-Desperrières a, le premier, annoncé les succès, dans le tome VI *des Mémoires de la société royale de médecine;* succès, à la vérité, contestés par d'autres praticiens; 2° l'assa-fœtida, employée pour la première fois par Vanter, qui publia trois observations de guérison de chorée par cette substance, et que, plus tard, M. Jadelot prescrivit aussi avec succès; 3° la valériane.

Un praticien dont le nom se trouve souvent cité dans cet article, le docteur Bouteille, ne connaissait aucun médecin qui eût encore administré la valériane contre la chorée, lorsqu'il y eut recours avec succès, en 1766, chez une jeune paysanne, affectée de la chorée la mieux caractérisée. Plus tard, Murray rapporta trois cas de guérison de la danse de Saint-Guy, opérée par la même substance. Enfin, plus récemment, M. Guersant a constaté l'efficacité de cette substance, administrée sous forme de poudre, unie à une pulpe de fruit, qui en masque le goût désagréable. D'autres antispasmodiques, tels que la pomme épineuse, la belladone, l'opium, divers oxides métalliques, etc., ont aussi été mis en usage dans certains cas de chorée.

L'électricité a été appliquée à des individus choréiques. Un des premiers médecins qui traitèrent la chorée par l'électricité est le célèbre de Haen, qui paraît en avoir exagéré l'utilité, mais dont les observations semblent prouver que ce moyen ne doit pas être entièrement négligé.

Dans la chorée, comme dans une foule d'autres affections des centres nerveux, les bains et les affusions constituent des moyens dont on peut tirer le parti le plus avantageux. L'eau dont on se sert doit être à peine tiède ou même froide. Dupuytren assurait avoir eu recours, dans la chorée, avec un succès presque constant, aux bains froids ou aux affusions de même espèce.

Les médicaments anthelmintiques devraient être administrés si l'on avait lieu de soupçonner que la chorée se rattachât à la présence des vers dans le tube digestif.

Terminons ces considérations thérapeutiques en faisant remarquer qu'il est d'une grande importance de favoriser l'action des remèdes qu'on oppose à la chorée, par un heureux emploi des agents hygiéniques, et spécialement par l'éloignement des causes, soit physiques, soit morales, qui ont pu contribuer au développement de la maladie.

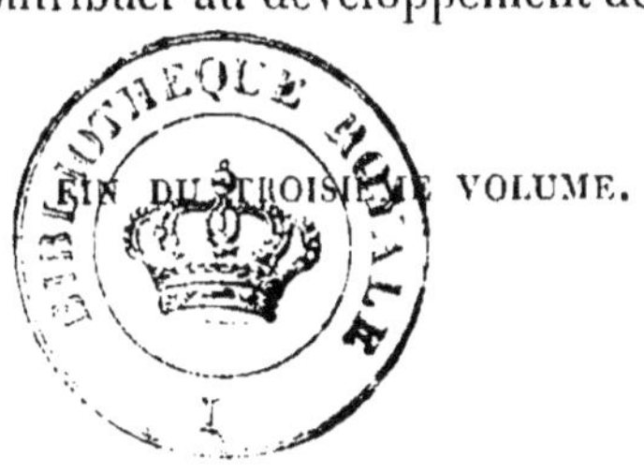

FIN DU TROISIÈME VOLUME.

TABLE DES MATIÈRES.

FIN DE LA TABLE DES MATIÈRES.

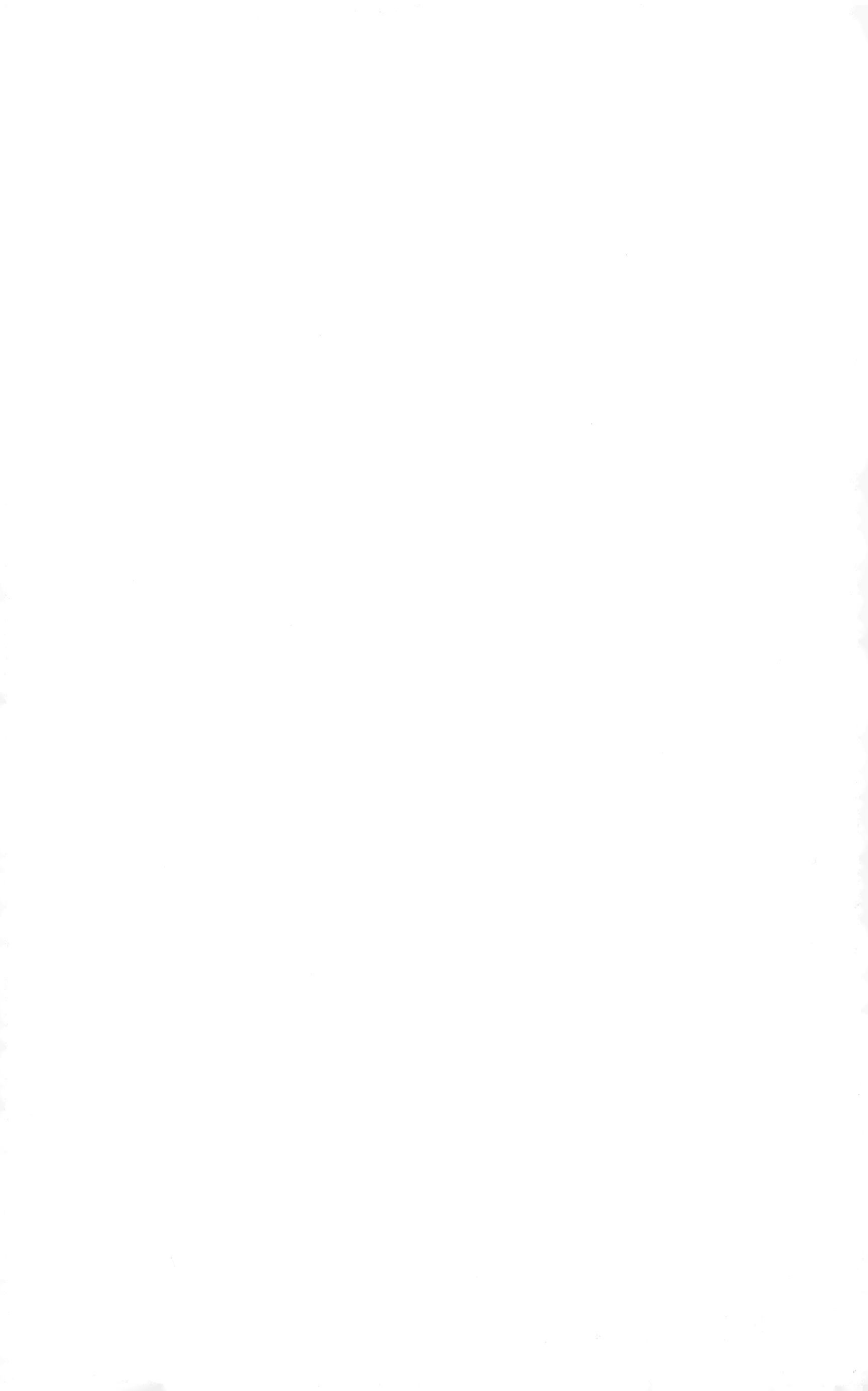